中华人民共和国药典
中成药薄层色谱彩色图集

TLC Atlas of Traditional Chinese Patent Medicines in Pharmacopoeia of the People's Republic of China

第一册
（中英对照）

国家药典委员会

中国健康传媒集团
中国医药科技出版社

U0232830

图书在版编目（CIP）数据

中华人民共和国药典中成药薄层色谱彩色图集．第一册 / 国家药典委员会编著 ．—北京：中国医药科技出版社，2019.9

ISBN 978-7-5214-1194-2

Ⅰ．①中… Ⅱ．①国… Ⅲ．①中药鉴定学—薄层色谱—图集 Ⅳ．① R282.5-64

中国版本图书馆 CIP 数据核字（2019）第 097973 号

中华人民共和国药典
中成药薄层色谱彩色图集
第一册（中英对照）

责任编辑　高雨濛
美术编辑　陈君杞
版式设计　锋尚设计

出版　**中国健康传媒集团** | **中国医药科技出版社**
地址　北京市海淀区文慧园北路甲 22 号
邮编　100082
电话　发行：010-62227427　邮购：010-62236938
网址　www.cmstp.com
规格　889 × 1194mm　$\frac{1}{16}$
印张　48
字数　1332 千字
版次　2019 年 9 月第 1 版
印次　2019 年 9 月第 1 次印刷
印刷　北京盛通印刷股份有限公司
经销　全国各地新华书店
书号　ISBN 978-7-5214-1194-2
定价　880.00 元

获取新书信息、投稿、为图书纠错，请扫码联系我们。

编　委　会

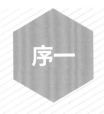

序一

薄层色谱技术是一种历史较久的色谱技术（发轫于 20 世纪 60 年代，由纸色谱衍生而来的平面色谱技术）。不同于柱色谱，薄层色谱的开放性和灵活性，是它独有的色谱优势，尤其可以呈现可视性强的彩色色谱图像，辨别常常只需仔细地肉眼识别。薄层色谱技术兴起于 20 世纪 70 年代，盛行于 80 年代至 90 年代，至今依然是各国药典鉴别天然植物药不可或缺的手段，与柱色谱（如液相色谱）技术取长补短，发挥各自的作用。《中国药典》自 1977 年版首次采用薄层色谱技术，应用于药物鉴别和检查。1990 年版开始使用对照药材用于薄层色谱鉴别，并选择部分中药材、中成药配套出版了《中华人民共和国药典中药薄层色谱彩色图集》，为中药薄层色谱鉴别及其规范化操作奠定了基础。通过国家药典委员会有计划地推进，薄层色谱操作日益规范、普及，使《中国药典》收载的中药薄层色谱鉴别品种不断增加，质量不断提高，在真伪鉴别方面发挥了重要作用。作为《中国药典》（2015 年版）的配套丛书，国家药典委员会立项组织、研制、出版了《中华人民共和国药典中药材薄层色谱彩色图集》（第三册）和《中华人民共和国药典中成药薄层色谱彩色图集》（第一册），为药典收载中药的鉴别项目展示了图文并茂的薄层色谱图像和更加丰富、直观的鉴别信息特征，提高了薄层色谱鉴别的适用性。显而易见，《中华人民共和国药典中药材薄层色谱彩色图集》（第三册），不论是实验操作的规程性、样品的代表性、图谱的质量等方面，较之上一版又有了较大的进步；而且，对部分品种，修订了现版药典的分析条件，大大提高了真伪鉴别的专属性。而《中华人民共和国药典中成药薄层色谱彩色图集》（第一册）则是继本人负责研制、编写的《中华人民共和国药典中药薄层色谱彩色图集》之后，时隔 25 年之久，再次研制、出版中成药的薄层色谱鉴别图谱。作为一名一生从事药品标准研究，并倾力推动、践行中药薄层色谱分析的老药典委员，感到十分欣慰。众所周知，中成药多为复方制剂，不同药味之间往往会相互干扰，薄层色谱鉴别的难度较高，研制出专属性强、信息丰富的图谱，实属不易。而且，《中国药典》收载中成药近 1500 种，要想制作全部品种的薄层色谱鉴别图谱，任重而道远。

这两部中药薄层色谱彩色图集，既是《中国药典》中药材、中成药薄层色谱鉴别的标准图谱，又是中药鉴定研究的专著，对于从事药品检验、教学、科研、中药生产等方面的人员都有重要参考价值，必将对提高中药的质量控制和标准水平，推动中医药事业的健康发展，提升我国中药的监管水平起到积极作用。

本图谱集为中英文双语版，对于促进中药的国际交流以及对于国际上从事中药质量和生产的有关人员都是有价值的参考书，对于国际学术界及药品监管当局了解我国中药的基础与应用研究，推进中药的国际化进程，也均有重要意义。

薄层色谱技术，已成为中药真伪鉴别的主要手段，具有快速、直观、信息量大的特点。而采用"对照药材"为对照物质，可展示待检样品的整体指纹特征。作为《中国药典》的配套丛书之一，薄层色谱彩色图集的陆续研制、出版，将成为《中国药典》的特色之一。也期望在后续的薄层色谱鉴别中，可采用中药对照提取物作为对照，并进一步规范操作规程，以整体薄层色谱图像为评价指标，进一步提高真伪鉴别的专属性和图谱的稳定性。

有幸于出版前阅读书稿，学习之余，乐于为序。

2018 年 7 月 31 日

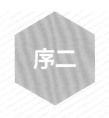
序二

《中国药典》自 1977 年版开始引入薄层色谱法作为鉴别的方法，因其同时兼具分离与鉴别的特性，并具有直观、快速、经济、操作简便等优点，目前已成为中药尤其是中成药主要的鉴别方法。

《中国药典》正文因受体例的限制，对于成分复杂、斑点较多的中药薄层色谱，不可能作过于详细的文字描述，而薄层彩色图谱恰好可以弥补其中的不足，给出更多的、文字难以表达完全的信息，可谓"一张彩图胜于千言万语"。

国家药典委员会组织编撰并于 2009 年出版了《中华人民共和国药典中药材薄层色谱彩色图集》第一和第二册。本次国家药典委员会组织上海中医药大学编著的《中华人民共和国药中药材薄层色谱彩色图集》第三册，是以上两册中药材薄层色谱图集的延续；组织广州市药品检验所编著《中华人民共和国药中成药薄层色谱彩色图集》，尚属首次。

本图集的图谱主要依据 2015 年版《中国药典》（一部）的标准、收集不同产地中药材或相关企业的产品制作而成，以图谱的形式呈现标准的鉴别特征，配以简练的文字说明，同时分享了编者的操作经验与技巧，另外还对部分方法进行修订和验证。图集的出版将有助于检验人员准确理解、有效执行药典标准，也有利于促进检验人员薄层色谱操作能力的提升。

本图集以中英文合版编排，相信将有助于促进国际交流、扩大《中国药典》的国际影响力，突显中药标准的国际主导地位和引领作用。

国家药典委员会

2018 年 10 月

前言

薄层色谱鉴别为《中国药典》一部中成药首选的鉴别方法。与中药材薄层鉴别不同，中成药因含有多个药味，其鉴别关注的是阴性无干扰情况下1至数个特征斑点，但不一定是对照药材全部的特征斑点。然而一个复杂的、尤其是成分未明而斑点较多的中成药薄层色谱，往往是很难用文字描述的。实际工作中检验者有时难以准确把握鉴别的关键点及评判的尺度，加上个人操作的差异以及环境温湿度等对色谱效果的影响较大，均有可能影响中成药真伪的结果判别。

为使药典标准能得到有效的执行，国家药典委员会会同广州市药品检验所编撰《中国药典》部分中成药薄层色谱彩色图集，以提供直观的图谱给应用者参考。

本图集选取收载于《中国药典》2015年版一部且收录于《国家基本药物目录》的60个中成药品种制作薄层色谱彩色图谱。每个中成药品种收集3家企业、合计3～6批的样品，优先收集知名大企业的产品。本图集按照《中国药典》2015年版品种项下规定的薄层色谱鉴别方法进行实验，对于鉴别方法中只以对照品色谱为特征进行鉴别的品种，鉴于单一的化学对照品不能反映药材的整体特征，尤其是一些多种植物共存的化学成分没有专属性，图谱制作时增加对照药材色谱特征作为参考。图集编撰过程中对部分色谱效果欠佳的鉴别的前处理方法、色谱条件等进行了修订和方法的专属性验证，并予以说明。修订的方法在通过了复核单位的复核后，将在《中国药典》有关品种正文作相应的修订。增加或修订的内容在图集中均以＊标记，以示区别。

实验过程中使用的对照品、对照药材均由中国食品药品检定研究院提供，每个品种均考察了普通和高效、国产和进口商品薄层板的色谱效果，并从中选取一张斑点清晰、分离良好的图谱作为正文图谱，中英文版本同时标注，附图提供各种薄层板的比较供参考，不另翻译成英文。

图集编撰过程中得到德国MN公司、北京振翔科技有限公司的协助，提供了部分MN品牌的薄层板，在此表示感谢！

鉴于中成药薄层色谱彩色图集为首次编制，经验不足，水平有限，错漏难免，恳请读者批评指正，以便在后续的编制工作中不断完善。

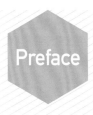

Thin layer chromatography (TLC) is the preferred identification method forChinese Patent Medicines (CPMs) in Chinese Pharmacopoeia (ChP). CPMs are made from herbal medicines, animal materials, and minerals. Due to the variability andcomplexityof chemical componentsinvolved, the TLC identification forCPMs is different from individual herbs or herbal medicines. It focuses on one or several characteristic spots in the chromatogram which have no interference from other ingredients, so there may be not all of the characteristic spots of the controlled herbs. A complicated TLC identification of CPM, especially with more unknown ingredients (spots), is usually difficult to be described in words. Sometimes, a chemist or analyst in the lab is difficult to accurately identify the characteristic point of a TLC chromatogram of a CPM and key point for judgment. In addition, the operational difference between different persons, as well as affection of the temperature and relative humidity of the environment may greatly influence the chromatography behaviors and the image quality, even the judgment and the result.

To insure pharmacopoeia standards to be effectively implemented, the Chinese Pharmacopoeia Commission, together with the Guangzhou Institute of Drug Control, compiled a collection of colour TLC atlas of some CPMs to provide intuitive images for relative users' reference.

60 CPMs are selected, which both listed in 2015 version of ChP and National Essential Drug List, tomake this atlas. The test samples of each CPM are collected 3 to 6 batches, from 1 to 3 well-known manufacturers. The TLC identification methods of this atlas are specified in ChP 2015 version. For those methods that only use chemical reference,we add the chromatograms of reference drugs for reference. In the compilation process of the atlas, some pre-processing methods and chromatographic conditions are revised and optimized. The methods are all validated and make explanation in this atlas. The revised contents will alsobe reviewed and included in the nextedition of ChP. New or revised contents were marked with an asterisk (*).

The chemical references and reference drugswhich used in this atlas are purchased from National Institute for Food and Drug Control. The chromatogram of domestic and imported commercial pre-coated TLC/HPTLC plates are compared in each of TLC identification and the best oneis selected and illustrated in both Chinese and English. The chromatograms from different commercial plates are provided for reference, but they are only illustrated in Chinese and not translated into English.

Some TLC pre-coated plates used in this atlas are sponsored by MACHEREY-NAGEL GMBH &CO.KG, Germany and Beijing Zhenxiang Industy& Trading Ltd. Co. We want to express our gratitude for their generous support.

This is the first edition of colour atlas of CPMs; we would greatly appreciate your feedback on any aspect of the book, so we can improve them in the future editions.

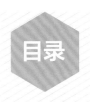

目录

正文品种

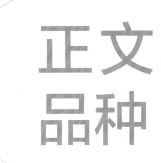

正文
品种

醋香附
Cyperi Rhizoma (processed with vinegar)

t: 26℃ RH: 57%

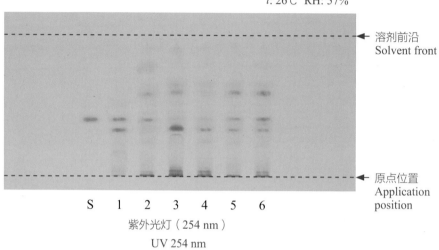

紫外光灯（254 nm）

UV 254 nm

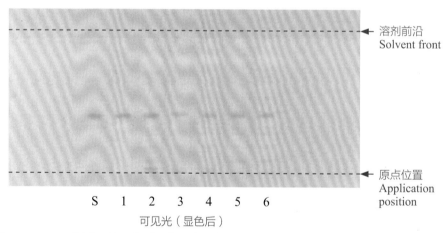

可见光（显色后）

Dinitrophenylhydrazine ethanol TS, white light

S. α - 香附酮对照品（110748-201312）

1. 香附对照药材（121059-201407）

2. 供试品（批号：15D3，大蜜丸，企业 A）

3~4. 供试品（批号：4090038；4090040，大蜜丸，企业 B）

5. 供试品（批号：150401，大蜜丸，企业 C）

6. 供试品（批号：160301，小蜜丸，企业 D）

S, α -cyperone CRS (110748-201312);

track 1, Cyperi Rhizoma reference drug (121059-201407);

tracks 2 to 6, different batches of the test samples

供试品溶液 Test Solution	取本品 9 g，剪碎，加乙醚 20 ml，超声处理 20 分钟，滤过，滤液挥干，残渣加正己烷 0.5 ml 使溶解。 Cut 9 g of pills into pieces, add 20 mL of ether, ultrasonicate for 20 minutes, and filter. Evaporate the filtrate to dryness; dissolve the residue in 0.5 mL of n-hexane.
对照药材溶液 * Reference Drug Solution*	取香附对照药材 1 g，同供试品溶液制备方法制成对照药材溶液。 Prepare a solution of 1 g Cyperi Rhizoma reference drug and 20 mL of ether in the same method as the test solution preparation.
对照品溶液 Reference Solution	取 α - 香附酮对照品，加正己烷制成每 1 ml 含 2 μl 的溶液。 Dissolve α-cyperone CRS in n-hexane to prepare a solution containing 2 μL per mL.
薄层板 Stationary Phase	高效硅胶 F_{254} 预制薄层板（HPTLC-Fertigplatten Nano-SIL-20 UV$_{254}$，MN，批号：309259）。 HPTLC silica gel F_{254} pre-coated plate (HPTLC-Fertigplatten Nano-SIL-20 UV$_{254}$, MN, Lot. 309259).
点样 Sample Application	S：3 μl，1：15 μl；2～6：8～20 μl，条带状点样，条带宽度为 8 mm，条带间距为 16 mm，原点距底边为 10 mm。 Apply separately to the plate at 10 mm from the lower edge, as bands 8 mm, 8-20 μL of each of the test solutions, 15 μL of the reference drug solution and 3 μL of the reference solution, leaving 16 mm between tracks.
展开剂 Mobile Phase	甲苯 - 乙酸乙酯（19:1），15 ml。 Toluene and ethyl acetate (19:1), 15 mL.
展开缸 Developing Chamber	双槽展开缸，20 cm×10 cm。 Twin trough chamber, 20 cm × 10 cm.
展开 Development	展开缸不需预平衡，直接上行展开，展距为 8 cm。 Develop vertically for 8 cm.
显色与检视 Derivatization & Detection	置紫外光灯（254 nm）下检视后，喷二硝基苯肼乙醇试液，放置 1 小时，可见光下检视。 Examine under ultraviolet light at 254 nm, then spray with dinitrophenylhydrazine ethanol TS, allow to stand for 1 hour, and examine in white light.

不同薄层板薄层色谱图的比较

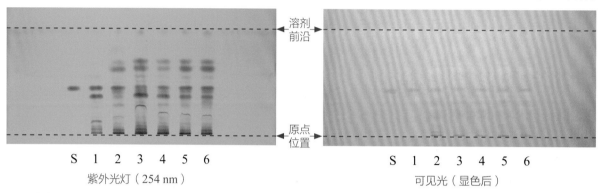

图 1 硅胶 F_{254} 预制薄层板（DC-Fertigplatten SIL G-25 UV$_{254}$，MN 批号：906175）

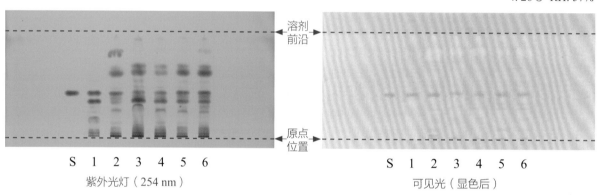

图 2 高效硅胶 F_{254} 预制薄层板（HPTLC-Fertigplatten Nano-SIL-20 UV$_{254}$，MN 批号：309259）

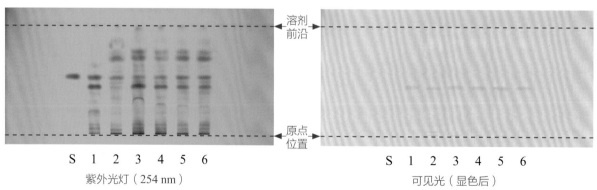

图 3 高效硅胶 GF_{254} 预制薄层板（烟台市化学工业研究所，批号：20151127）

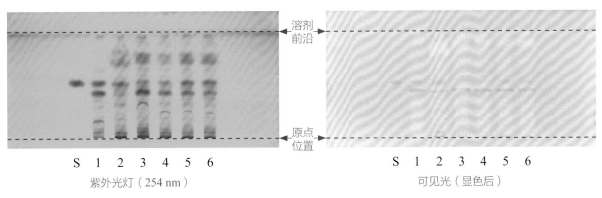

溶剂
前沿

原点
位置

S 1 2 3 4 5 6
紫外光灯（254 nm）

S 1 2 3 4 5 6
可见光（显色后）

图 4 高效硅胶 GF$_{254}$ 预制薄层板（青岛海洋化工厂分厂，批号：20150912）

S. α - 香附酮对照品（110748-201312）

1. 香附对照药材（121059-201407）

2. 供试品（批号：15D3，大蜜丸，企业 A）

3~4. 供试品（批号：4090038；4090040，大蜜丸，企业 B）

5. 供试品（批号：150401，大蜜丸，企业 C）

6. 供试品（批号：160301，小蜜丸，企业 D）

*《中国药典》本项鉴别以 α - 香附酮对照品为对照，本实验增加香附对照药材对照。对照药材溶液参照供试品溶液制备方法制备。

吴茱萸
Euodiae Fructus

t: 24℃ RH: 57%

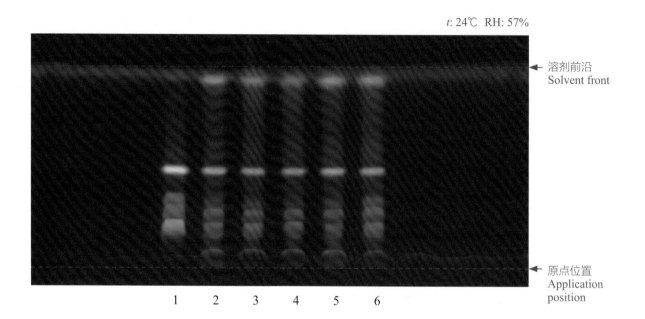

← 溶剂前沿
Solvent front

← 原点位置
Application
position

1　2　3　4　5　6

---

1. 吴茱萸对照药材（120909-201109）
2. 供试品（批号：15D3，大蜜丸，企业 A）
3~4. 供试品（批号：4090038；4090040，大蜜丸，企业 B）
5. 供试品（批号：150401，大蜜丸，企业 C）
6. 供试品（批号：160301，小蜜丸，企业 D）

Track 1, Euodiae Fructus reference drug (120909-201109);

track 2 to 6, different batches of the test samples

供试品溶液 Test Solution	取本品 4.5 g，剪碎，加乙醇 10 ml，加热回流 1 小时，放冷，滤过，取滤液。 Cut 4.5 g of pills into pieces, heat under reflux with 10 mL of ethanol for 1 hour, cool and filter. Use the filtrate as the test solution.
对照药材溶液 Reference Drug Solution	取吴茱萸对照药材 0.2 g，同法制成对照药材溶液。 Prepare a solution of 0.2 g Euodiae Fructus reference drug and 10 mL of ethanol in the same method as the test solution preparation.
薄层板 Stationary Phase	高效硅胶预制薄层板（HPTLC-Fertigplatten Nano-DURASIL-20，MN，批号：305143）。 HPTLC silica gel pre-coated plate (HPTLC-Fertigplatten Nano-DURASIL-20, MN, Lot. 305143).
点样 Sample Application	1 μl，条带状点样，条带宽度为 8 mm，条带间距为 16 mm，原点距底边为 10 mm。 Apply separately to the plate at 10 mm from the lower edge, as bands 8 mm, 1 μL of each of the test solution and the reference drug solution, leaving 16 mm between tracks.
展开剂 Mobile Phase	正丁醇－醋酸－水（2∶1∶1）的上层溶液，15 ml。 The upper layer of a mixture of *n*-butanol, acetic acid and water (2:1:1), 15 mL.
展开缸 Developing Chamber	双槽展开缸，20 cm×10 cm。 Twin trough chamber, 20 cm × 10 cm.
展开 Development	展开缸不需预平衡，直接上行展开，展距为 8 cm。 Develop vertically for 8 cm.
检视 Detection	置紫外光灯（365 nm）下检视。 Examine under ultraviolet light at 365 nm.

不同薄层板薄层色谱图的比较

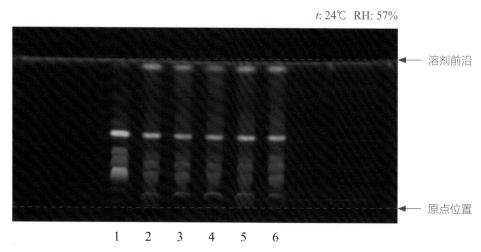

图 1 硅胶预制薄层板（DC-Fertigplatten DURASIL-25，MN 批号：4071956）

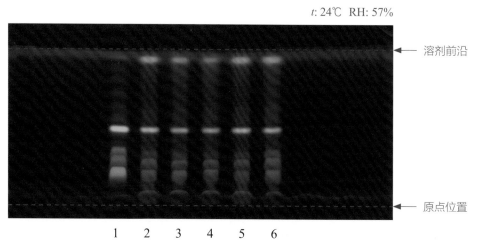

图 2 高效硅胶预制薄层板（HPTLC-Fertigplatten Nano-DURASIL-20，MN 批号：305143）

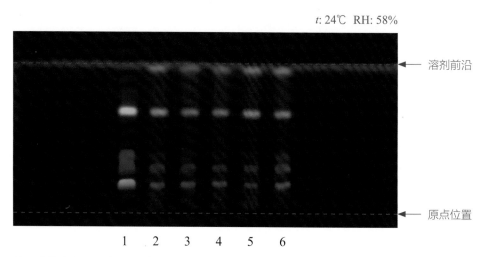

图 3 高效硅胶 G 预制薄层板（烟台市化学工业研究所，批号：20151127）

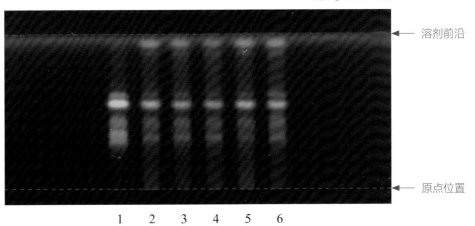

t: 24℃ RH: 58%

溶剂前沿

原点位置

1　2　3　4　5　6

图 4　高效硅胶 G 预制薄层板（青岛海洋化工厂分厂，批号：20150912）

1. 吴茱萸对照药材（120909-201109）

2. 供试品（批号：15D3，大蜜丸，企业 A）

3~4. 供试品（批号：4090038；4090040，大蜜丸，企业 B）

5. 供试品（批号：150401，大蜜丸，企业 C）

6. 供试品（批号：160301，小蜜丸，企业 D）

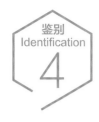

鉴别
Identification
4

白芍
Paeoniae Radix Alba

t: 24℃ RH: 58%

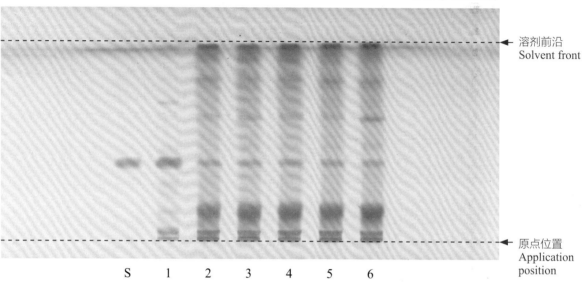

溶剂前沿
Solvent front

原点位置
Application
position

S   1   2   3   4   5   6

S. 芍药苷对照品（110736-201438）

1. 白芍对照药材（120905-201109）

2. 供试品（批号：15D3，大蜜丸，企业 A）

3~4. 供试品（批号：4090038；4090040，大蜜丸，企业 B）

5. 供试品（批号：150401，大蜜丸，企业 C）

6. 供试品（批号：160301，小蜜丸，企业 D）

S, paeoniflorin CRS (110736-201438);

track 1, Paeoniae Radix Alba reference drug
(120905-201109);

track 2 to 6, different batches of the test samples

供试品溶液 Test Solution	取本品 9 g，剪碎，加水 5 ml 浸润，加水饱和的正丁醇 30 ml，摇匀，超声处理 10 分钟，滤过，滤液蒸干，残渣加乙醇 2 ml 使溶解。 Cut 9 g of pills into pieces, macerate with 5 mL of water, then add 30 mL of *n*-butanol saturated with water, shake well, ultrasonicate for 10 minutes and filter. Evaporate the filtrate to dryness and dissolve the residue in 2 mL of ethanol.
对照药材溶液 * Reference Drug Solution*	取白芍对照药材 0.5 g，同供试品溶液制备方法制成对照药材溶液。 Prepare a solution of 0.5 g Paeoniae Radix Alba reference drug and 30 mL of *n*-butanol saturated with water in the same method as the test solution preparation.
对照品溶液 Reference Solution	取芍药苷对照品，加乙醇制成每 1 ml 含 2 mg 的溶液。 Dissolve paeoniflorin CRS in ethanol to prepare a solution containing 2 mg per mL.
薄层板 Stationary Phase	高效硅胶 G 预制薄层板（青岛海洋化工厂分厂，批号：20150912）。 HPTLC silica gel pre-coated plate (Qingdao Haiyang Chemical Co. Ltd., Lot. 20150912).
点样 Sample Application	8 μl，条带状点样，条带宽度为 8 mm，条带间距为 16 mm，原点距底边为 10 mm。 Apply separately to the plate at 10 mm from the lower edge, as bands 8 mm, 8 μL of each of the test solution, the reference drug solution and the reference solution, leaving 16 mm between tracks.
展开剂 Mobile Phase	三氯甲烷－乙酸乙酯－甲醇－甲酸（40∶5∶10∶0.2），15 ml。 Chloroform, ethyl acetate, methanol and formic acid (40:5:10:0.2), 15 mL.
展开缸 Developing Chamber	双槽展开缸，20 cm×10 cm。 Twin trough chamber, 20 cm × 10 cm.
展开 Development	展开缸预平衡 15 分钟，上行展开，展距为 8 cm。 Equilibrate the chamber with the mobile phase for 15 minutes, develop vertically for 8 cm.
显色 Derivatization	喷以 5% 香草醛硫酸溶液，在 105℃ 加热至斑点显色清晰。 Spray with a 5% solution of vanillin in sulfuric acid, and heat at 105℃ until the spots become distinct.
检视 Detection	置可见光下检视。 Examine in white light.

不同薄层板薄层色谱图的比较

t: 24℃ RH: 57%

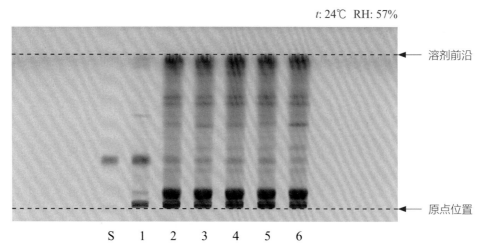

图 1 硅胶预制薄层板（DC-Fertigplatten SIL G-25，MN 批号：405127）

t: 24℃ RH: 57%

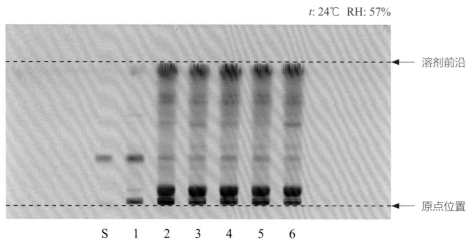

图 2 高效硅胶预制薄层板（HPTLC-Fertigplatten Nano-SIL-20，MN 批号：409251）

t: 24℃ RH: 57%

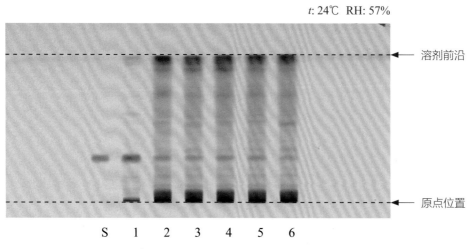

图 3 高效硅胶 G 预制薄层板（烟台市化学工业研究所，批号：20151127）

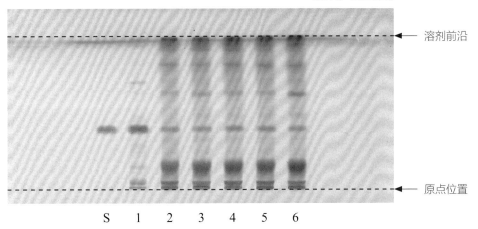

t: 24℃ RH: 58%

溶剂前沿

原点位置

S   1   2   3   4   5   6

图4 高效硅胶 G 预制薄层板（青岛海洋化工厂分厂，批号：20150912）

S. 芍药苷对照品（110736-201438）

1. 白芍对照药材（120905-201109）

2. 供试品（批号：15D3，大蜜丸，企业 A）

3~4. 供试品（批号：4090038；4090040，大蜜丸，企业 B）

5. 供试品（批号：150401，大蜜丸，企业 C）

6. 供试品（批号：160301，小蜜丸，企业 D）

说明

*《中国药典》本项鉴别以芍药苷对照品为对照，本实验增加白芍对照药材对照。对照药材溶液参照供试品溶液制备方法制备。

黄芪
Astragali Radix

t: 25℃ RH: 58%

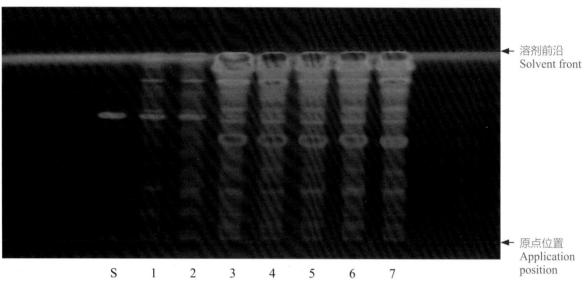

溶剂前沿
Solvent front

原点位置
Application position

S   1   2   3   4   5   6   7

S. 黄芪甲苷对照品（110781-201314）

1. 黄芪（膜荚黄芪）对照药材（121462-201304）

2. 黄芪（蒙古黄芪）对照药材（120974-201311）

3. 供试品（批号：15D3，大蜜丸，企业 A）

4~5. 供试品（批号：4090038；4090040，大蜜丸，企业 B）

6. 供试品（批号：150401，大蜜丸，企业 C）

7. 供试品（批号：160301，小蜜丸，企业 D）

S, astragaloside IV CRS (110781-201314);

track 1, Astragali Radix [*Astragalus membranaceus* (Fisch.) Bge.] reference drug (121462-201304);

track 2, Astragali Radix [*Astragalus membranaceus* (Fisch.) Bge. var. *mongholicus* (Bge.) Hsiao] reference drug (120974-201311);

track 3 to 7, different batches of the test samples

供试品溶液 Test Solution	取本品 9 g，剪碎，加水 5 ml 浸润，加水饱和的正丁醇 30 ml，摇匀，超声处理 10 分钟，滤过，滤液用氨试液洗涤 2 次，每次 30 ml，弃去氨液，正丁醇液蒸干，残渣加甲醇 1 ml 使溶解。 Cut 9 g of pills into pieces, macerate with 5 mL of water, then add 30 mL of *n*-butanol saturated with water, shake well, ultrasonicate for 10 minutes and filter. Wash the filtrate with two 30-mL quantities of ammonia TS, discard the ammonia washings, evaporate the *n*-butanol extract to dryness and dissolve the residue in 1 mL of methanol.
对照药材溶液 * Reference Drug Solution*	取黄芪对照药材 0.5 g，同法制成对照药材溶液。 Prepare a solution of 0.5 g Astragali Radix reference drug and 30 mL of *n*-butanol saturated with water in the same method as the test solution preparation.
对照品溶液 Reference Solution	取黄芪甲苷对照品，加甲醇制成每 1 ml 含 0.5 mg 的溶液。 Dissolve astragaloside Ⅳ CRS in methanol to prepare a solution containing 0.5 mg per mL.
薄层板 Stationary Phase	高效硅胶 G 预制薄层板（青岛海洋化工厂分厂，批号：20150912）。 HPTLC silica gel pre-coated plate (Qingdao Haiyang Chemical Co.,Ltd., Lot. 20150912).
点样 Sample Application	10 μl，条带状点样，条带宽度为 8 mm，条带间距为 16 mm，原点距底边为 10 mm。 Apply separately to the plate at 10 mm from the lower edge, as bands 8 mm, 10 μL of each of the test solution, the reference drug solution and the reference solution, leaving 16 mm between tracks.
展开剂 Mobile Phase	三氯甲烷－甲醇－水（13:7:2）的下层溶液，15 ml。 The lower layer of a mixture of chloroform, methanol and water (13:7:2), 15 mL.
展开缸 Developing Chamber	双槽展开缸，20 cm×10 cm。 Twin trough chamber, 20 cm×10 cm.
展开 Development	展开缸不需预平衡，直接上行展开，展距为 8 cm。 Develop vertically for 8 cm.
显色 Derivatization	喷以 10% 硫酸乙醇溶液，在 110℃加热 10 分钟。 Spray with a 10% solution of sulfuric acid in ethanol and heat at 110℃ for 10 minutes.
检视 Detection	置紫外光灯（365 nm）下检视。 Examine under ultraviolet light at 365 nm.

不同薄层板薄层色谱图的比较

t: 25℃ RH: 59%

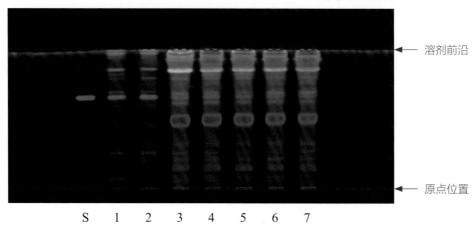

→ 溶剂前沿

→ 原点位置

　　　　S　　1　　2　　3　　4　　5　　6　　7

图 1　硅胶预制薄层板（DC-Fertigplatten DURASIL-25，MN 批号：4071956）

t: 25℃ RH: 59%

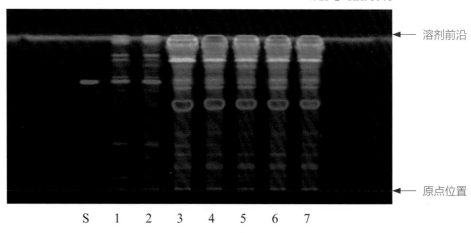

→ 溶剂前沿

→ 原点位置

　　　　S　　1　　2　　3　　4　　5　　6　　7

图 2　高效硅胶预制薄层板（DC-Fertigplatten Nano-DURASIL-20，MN 批号：510297）

t: 25℃ RH: 57%

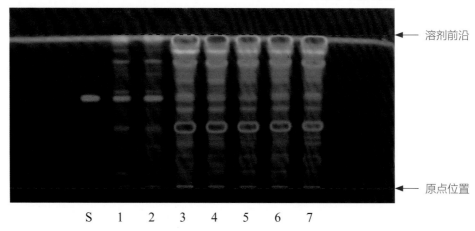

→ 溶剂前沿

→ 原点位置

　　　　S　　1　　2　　3　　4　　5　　6　　7

图 3　高效硅胶 G 预制薄层板（烟台市化学工业研究所，批号：20151127）

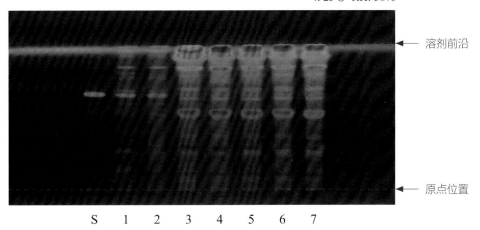

图 4 高效硅胶 G 预制薄层板（青岛海洋化工厂分厂，批号：20150912）

S. 黄芪甲苷对照品（110781-201314）

1. 黄芪（膜荚黄芪）对照药材（121462-201304）

2. 黄芪（蒙古黄芪）对照药材（120974-201311）

3. 供试品（批号：15D3，大蜜丸，企业 A）

4~5. 供试品（批号：4090038；4090040，大蜜丸，企业 B）

6. 供试品（批号：150401，大蜜丸，企业 C）

7. 供试品（批号：160301，小蜜丸，企业 D）

*《中国药典》本项鉴别以黄芪甲苷对照品为对照，本实验增加黄芪对照药材对照。对照药材溶液参照供试品溶液制备方法制备。

（广州市药品检验所　严家浪　王秀芹）

柏子养心丸

Baizi Yangxin Pills

黄芪
Astragali Radix

t: 26℃ RH: 58%

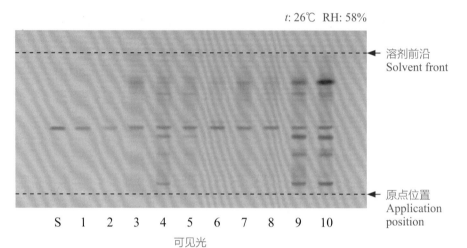

可见光

A 10% solution of sulfuric acid in ethanol, white light

← 溶剂前沿 Solvent front

← 原点位置 Application position

S 1 2 3 4 5 6 7 8 9 10

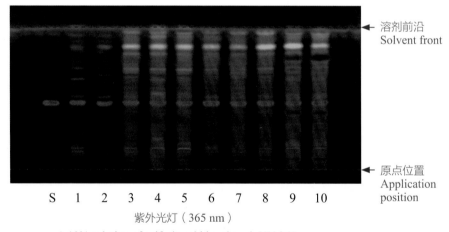

紫外光灯（365 nm）

A 10% solution of sulfuric acid in ethanol, UV 365 nm

← 溶剂前沿 Solvent front

← 原点位置 Application position

S 1 2 3 4 5 6 7 8 9 10

S. 黄芪甲苷对照品（110781-201314）
1. 黄芪（膜荚黄芪）对照药材（121462-201304）2. 黄芪（蒙古黄芪）对照药材（120974-201311）3~5. 供试品（批号：15035319、15035314、3035099，水蜜丸，企业 A）6. 供试品（批号：141102，水蜜丸，企业 B）7. 供试品（批号：5040002，水蜜丸，企业 C）8. 供试品（批号：140301，大蜜丸，企业 D）9. 供试品（批号：20140501，大蜜丸，企业 E）10. 供试品（批号：201411041，小蜜丸，企业 F）

S, astragaloside Ⅳ CRS (110781-201314);
track 1, Astragali Radix [*Astragalus membranaceus* (Fisch.) Bge.] reference drug (121462-201304);
track 2, Astragali Radix [*Astragalus membranaceus* (Fisch.) Bge. var. *mongholicus* (Bge.) Hsiao] reference drug (120974-201311);
tracks 3 to 10, different batches of the test samples

供试品溶液 Test Solution	取本品水蜜丸 12 g，研碎；或取小蜜丸或大蜜丸 18 g，剪碎，加硅藻土 10 g，研匀。置索氏提取器中，用乙醚回流提取至提取液近无色，挥去药渣中的乙醚，用适量的甲醇提取至提取液近无色，提取液回收甲醇至干，残渣加水 40 ml 使溶解，用水饱和的正丁醇振摇提取 4 次，每次 30 ml，合并正丁醇提取液，用氨试液洗涤 3 次，每次 40 ml，弃去洗涤液，正丁醇液蒸干，残渣加 40% 甲醇 10 ml 使溶解，加在中性氧化铝柱（80 目，5 g，内径为 1.5 cm）上，用 40% 甲醇 150 ml 洗脱，收集洗脱液，蒸干，残渣加甲醇 1 ml 使溶解。 Pulverize 12 g of water-honeyed pills, or cut 18 g of small honeyed pills or big honeyed pills into pieces and grind with 10 g of kieselguhr, transfer to a Soxhlet's extractor, heat under reflux with ether on a water bath until the extract becomes colourless. Expel ether from the residue, heat under reflux with a quantity of methanol on a water bath until the extract becomes colourless, and evaporate the extract to dryness. Dissolve the residue in 40 mL of water, extract with four 30-mL quantities of *n*-butanol saturated with water. Combine the *n*-butanol extracts, wash with three 40-mL quantities of ammonia TS, discard the washings, and evaporate the *n*-butanol extracts to dryness. Dissolve the residue in 10 mL of 40% solution of methanol; apply to a column packed with neutral alumina (80 mesh, 5 g, and 1.5 cm in inner diameter). Elute with 150 mL of 40% solution of methanol, collect the eluent and evaporate to dryness. Dissolve the residue in 1 mL of methanol.
对照药材溶液 * Reference Drug Solution*	取黄芪对照药材 1 g，同法制成对照药材溶液。 Prepare a solution of 1 g Astragali Radix reference drug and ether in the same method as the test solution preparation.
对照品溶液 Reference Solution	取黄芪甲苷对照品，加甲醇制成每 1 ml 含 1 mg 的溶液。 Dissolve astragaloside IV CRS in methanol to prepare a solution containing 1 mg per mL.
薄层板 Stationary Phase	高效硅胶预制薄层板（HPTLC-Fertigplatten Nano-DURASIL-20，MN，批号：510297）。 HPTLC silica gel pre-coated plate (HPTLC-Fertigplatten Nano-DURASIL-20, MN, Lot. 510297).
点样 Sample Application	3 μl，条带状点样，条带宽度为 8 mm，条带间距为 16 mm，原点距底边为 10 mm。 Apply separately to the plate at 10 mm from the lower edge, as bands 8 mm, 3 μL of each of the reference solution, the reference drug solution and the test solutions, leaving 16 mm between tracks.
展开剂 Mobile Phase	三氯甲烷－甲醇－水（13:7:2）的下层溶液，15 ml。 The lower layer of a mixture of chloroform, methanol and water (13:7:2), 15 mL.
展开缸 Developing Chamber	双槽展开缸，20 cm × 10 cm。 Twin trough chamber, 20 cm × 10 cm.
展开 Development	展开缸预平衡 15 分钟，上行展开，展距为 8 cm。 Equilibrate the chamber with the mobile phase for 15 minutes, develop vertically for 8 cm.
显色 Derivatization	喷以 10% 硫酸乙醇溶液，在 105℃ 加热约 5 分钟。 Spray with a 10% solution of sulfuric acid in ethanol and heat at 105℃ for 5 minutes.
检视 Detection	①可见光下检视；②置紫外光灯（365 nm）下检视。 Examine in white light and ultraviolet light at 365 nm.

不同薄层板薄层色谱图的比较

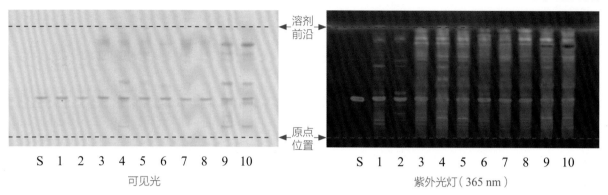

图 1 硅胶预制薄层板（DC-Fertigplatten DURASIL-25，MN 批号：407195）

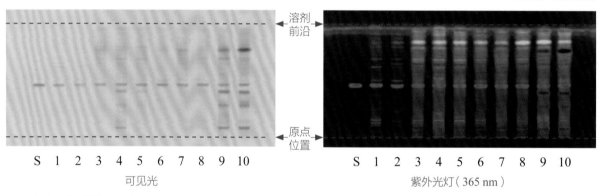

图 2 高效硅胶预制薄层板（HPTLC-Fertigplatten Nano-DURASIL-20，MN 批号：510297）

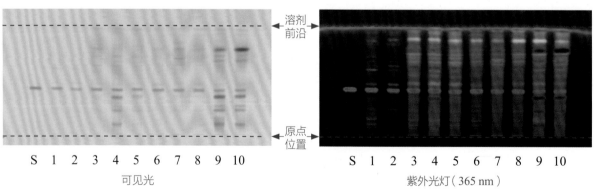

图 3 高效硅胶 G 预制薄层板（烟台市化学工业研究所，批号：20151127）

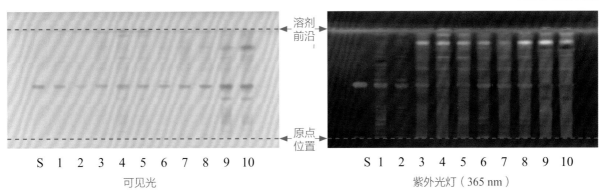

溶剂前沿

原点位置

S 1 2 3 4 5 6 7 8 9 10　　　　S 1 2 3 4 5 6 7 8 9 10

可见光　　　　　　　　　　　　　　紫外光灯（365 nm）

图 4 高效硅胶 G 预制薄层板（青岛海洋化工厂分厂，批号：20150912）

S. 黄芪甲苷对照品（110781-201314）	6. 供试品（批号：141102，水蜜丸，企业 B）
1. 黄芪（膜荚黄芪）对照药材（121462-201304）	7. 供试品（批号：5040002，水蜜丸，企业 C）
2. 黄芪（蒙古黄芪）对照药材（120974-201311）	8. 供试品（批号：140301，大蜜丸，企业 D）
3~5. 供试品（批号：15035319、15035314、3035099，水蜜丸，企业 A）	9. 供试品（批号：20140501，大蜜丸，企业 E）
	10. 供试品（批号：201411041，小蜜丸，企业 F）

说明

*《中国药典》本项鉴别以黄芪甲苷对照品为对照，本实验增加黄芪对照药材对照。对照药材溶液参照供试品溶液制备方法制备。

川芎
Chuanxiong Rhizoma

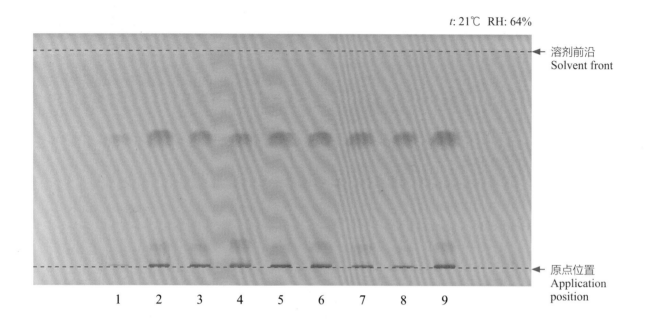

t: 21℃ RH: 64%

溶剂前沿
Solvent front

原点位置
Application position

1 2 3 4 5 6 7 8 9

1. 川芎对照药材（120918-201411）

2~4. 供试品（批号：15035319、15035314、3035099，水蜜丸，企业 A）

5. 供试品（批号：141102，水蜜丸，企业 B）

6. 供试品（批号：5040002，水蜜丸，企业 C）

7. 供试品（批号：140301，大蜜丸，企业 D）

8. 供试品（批号：20140501，大蜜丸，企业 E）

9. 供试品（批号：201411041，小蜜丸，企业 F）

Track 1, Chuanxiong Rhizoma reference drug (120918-201411); tracks 2 to 9, different batches of samples

供试品溶液 Test Solution	取本品水蜜丸 12 g，研碎；或取小蜜丸或大蜜丸 18 g，剪碎，加硅藻土 10 g，研匀。加乙醚 50 ml、氨试液 10 ml，摇匀，放置 24 小时，滤过，滤液蒸干，残渣加无水乙醇 1 ml 使溶解。 Pulverize 12 g of water-honeyed pills, or cut 18 g of small honeyed pills or big honeyed pills into pieces and grind with 10 g of kieselguhr. Add 50 mL of ether and 10 mL of ammonia TS, shake well, allow to stand for 24 hours, and filter. Evaporate the filtrate to dryness; dissolve the residue in 1 mL of anhydrous ethanol.
对照药材溶液 Reference Drug Solution	取川芎对照药材 1 g，加乙醚 10 ml、氨试液 2 ml，同法制成对照药材溶液。 Prepare a solution of 1 g Chuanxiong Rhizoma reference drug and 10 mL of ether, 2 mL of ammonia TS in the same method as the test solution preparation.
薄层板 Stationary Phase	高效硅胶 G 预制薄层板（青岛海洋化工厂分厂，批号：20150912），用 1% 氢氧化钠溶液浸渍改性。 HPTLC silica gel pre-coated plate (Qingdao Haiyang Chemical Co. Ltd., Lot. 20150912), immersed with a 1% solution of sodium hydroxide.
点样 Sample Application	3 μl，条带状点样，条带宽度为 8 mm，条带间距为 16 mm，原点距底边为 10 mm。 Apply separately to the plate at 10 mm from the lower edge, as bands 8 mm, 3 μL of each of the test solution and the reference drug solution, leaving 16 mm between tracks.
展开剂 Mobile Phase	石油醚（30~60℃）－三氯甲烷（1:1），15 ml。 Petroleum ether (30-60℃) and chloroform (1:1), 15 mL.
展开缸 Developing Chamber	双槽展开缸，20 cm×10 cm。 Twin trough chamber, 20 cm × 10 cm.
展开 Development	展开缸预平衡 15 分钟，上行展开，展距为 8 cm。 Equilibrate the chamber with the mobile phase for 15 minutes, develop vertically for 8 cm.
显色 Derivatization	喷以稀碘化铋钾试液。 Spray with a dilute bismuth potassium iodide TS.
检视 Detection	置可见光下检视。 Examine in white light.
注意事项 Note	若喷显色剂后斑点欠清晰，可放置过夜，再检视。 It is suggested to detect 12 hours later after spraying the derivatization reagent.

不同薄层板薄层色谱图的比较

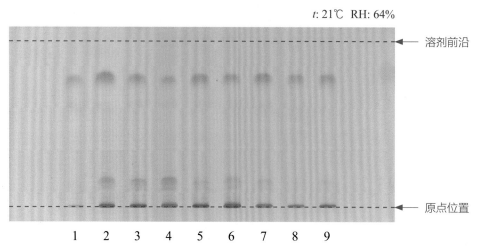

图 1 硅胶预制薄层板（DC-Fertigplatten DURASIL-25，MN 批号：407195）1%氢氧化钠溶液浸渍改性

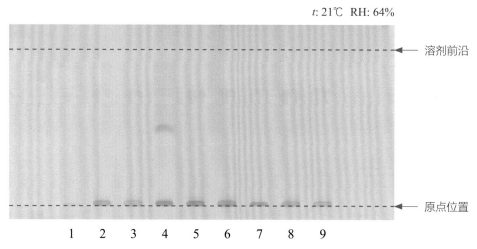

图 2 高效硅胶预制薄层板（HPTLC-Fertigplatten Nano-DURASIL-20，MN 批号：510297）1%氢氧化钠溶液浸渍改性

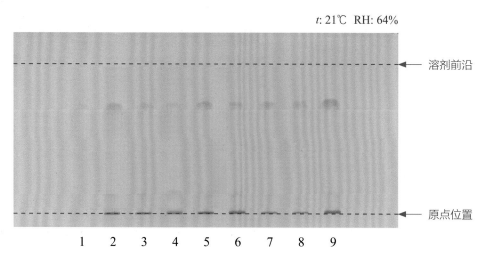

图 3 高效硅胶 G 预制薄层板（烟台市化学工业研究所，批号：20151127）1%氢氧化钠溶液浸渍改性

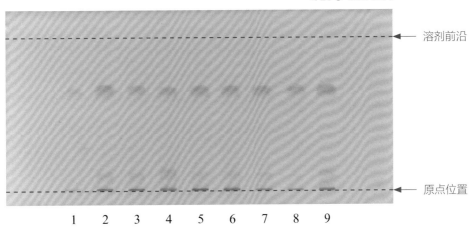

t: 21℃ RH: 64%

溶剂前沿

原点位置

　　　　1　2　3　4　5　6　7　8　9

图 4　高效硅胶 G 预制薄层板（青岛海洋化工厂分厂，批号：20150912）1% 氢氧化钠溶液浸渍改性

1. 川芎对照药材（120918-201411）

2~4. 供试品（批号：15035319、15035314、3035099，水蜜丸，企业 A）

5. 供试品（批号：141102，水蜜丸，企业 B）

6. 供试品（批号：5040002，水蜜丸，企业 C）

7. 供试品（批号：140301，大蜜丸，企业 D）

8. 供试品（批号：20140501，大蜜丸，企业 E）

9. 供试品（批号：201411041，小蜜丸，企业 F）

（广州市药品检验所　严家浪　王秀芹）

Banlangen Keli

板蓝根颗粒

Banlangen Granules

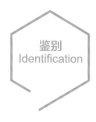
鉴别
Identification

板蓝根
Isatidis Radix

t: 24℃ RH: 60%

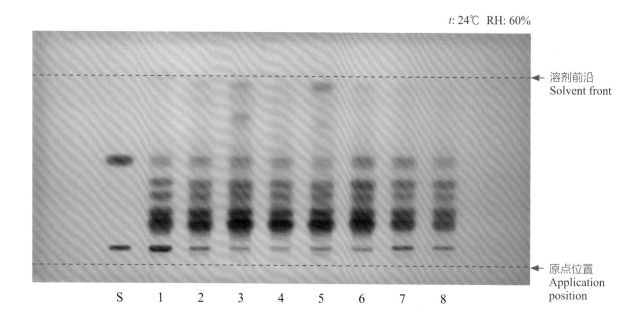

溶剂前沿
Solvent front

原点位置
Application
position

S 1 2 3 4 5 6 7 8

S. 亮氨酸（110876-200204）和精氨酸（110872-201207）混合对照品

1. 板蓝根对照药材（121177-201306）

2～3. 供试品（批号：201302205；201304003，企业 A）

4. 供试品（批号：J2A008，企业 B）

5. 供试品（批号：S01031，企业 C）

6. 供试品（批号：13088，企业 D）

7. 供试品（批号：130443，企业 E）

8. 供试品（批号：130409，企业 F）

S, arginine CRS (110872-201207) and leucine CRS (110876-200204) (increasing R_f);

track 1, Isatidis Radix reference drug (121177-201306);

tracks 2 to 8, different batches of the test samples

供试品溶液 Test Solution	取本品 2 g，研细，加乙醇 10 ml，超声处理 30 分钟，滤过，滤液浓缩至 2 ml。 Pulverize 2 g of the granules, add 10 mL of ethanol, ultrasonicate for 30 minutes, and filter. Concentrate the filtrate to 2 mL.
对照药材溶液 Reference Drug Solution	取板蓝根对照药材 0.5 g，加乙醇 20 ml，同法制成对照药材溶液。 Prepare a solution of 0.5 g Isatidis Radix reference drug and 10 mL of ethanol in the same method as the test solution preparation.
对照品溶液 Reference Solution	取亮氨酸对照品、精氨酸对照品，加乙醇制成每 1 ml 各含 0.1 mg 的混合溶液。 Dissolve leucine CRS and arginine CRS in ethanol to prepare a mixture containing 0.1 mg of each per mL.
薄层板 Stationary Phase	高效硅胶预制薄层板（HPTLC-Fertigplatten Nano-DURASIL-20，MN，批号：305143）。 HPTLC silica gel pre-coated plate (HPTLC-Fertigplatten Nano-DURASIL-20, MN, Lot. 305143).
点样 Sample Application	5 µl，条带状点样，条带宽度为 8 mm，条带间距为 16 mm，原点距底边为 10 mm。 Apply separately to the plate at 10 mm from the lower edge, as bands 8 mm, 5 µL of the reference solution, the reference drug solution and each of the test solution, leaving 16 mm between tracks.
展开剂 Mobile Phase	正丁醇－冰醋酸－水（19:5:5），15 ml。 n-Butanol, glacial acetic acid and water (19:5:5), 15 mL.
展开缸 Developing Chamber	双槽展开缸，20 cm × 10 cm。 Twin trough chamber, 20 cm × 10 cm.
展开 Development	展开缸预平衡 15 分钟，上行展开，展距为 8 cm。 Equilibrate the chamber with the mobile phase for 15 minutes, develop vertically for 8 cm.
显色 Derivatization	喷茚三酮试液，在 105℃加热至斑点显色清晰。 Spray with ninhydrin TS and heat at 105℃ until the spots become distinct.
检视 Detection	置可见光下检视。 Examine in white light.
备注 Note	①混合对照品色谱中由下至上依次为精氨酸和亮氨酸。 ②显色前应挥尽薄层板的残余溶剂，以免影响显色效果。 ① Spots in the chromatogram obtained with the reference solution are arginine and leucine with increasing R_f. ② Remove the solvent residue thoroughly before derivatization.

不同薄层板薄层色谱图的比较

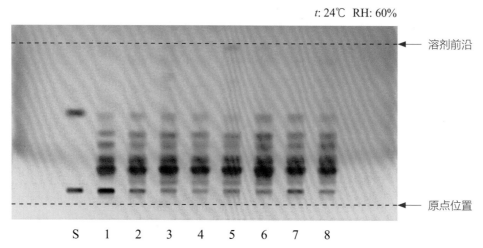

图1 硅胶预制薄层板（DC-Fertigplatten DURASIL-25，MN 批号：112340）

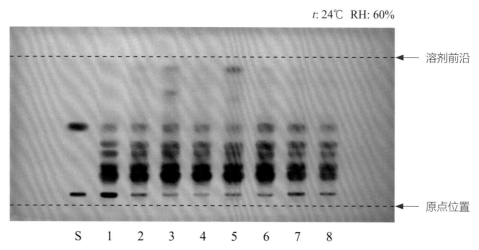

图2 高效硅胶预制薄层板（HPTLC-Fertigplatten Nano-DURASIL-20，MN 批号：305143）

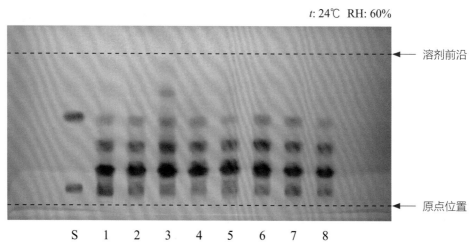

图3 高效硅胶G预制薄层板（烟台市化学工业研究所，批号：20150829）

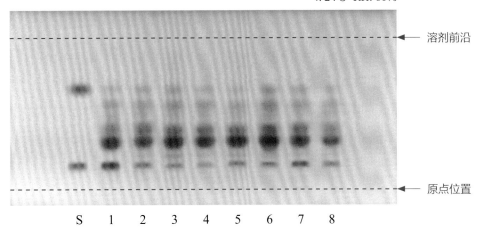

t: 24℃ RH: 60%

溶剂前沿

原点位置

S   1   2   3   4   5   6   7   8

图4 高效硅胶 G 预制薄层板（青岛海洋化工厂分厂，批号：20150708）

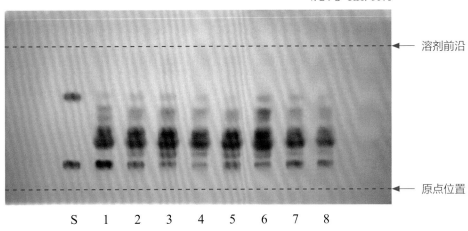

t: 24℃ RH: 60%

溶剂前沿

原点位置

S   1   2   3   4   5   6   7   8

图5 以 0.3% 羧甲基纤维素钠为黏合剂的硅胶 G 薄层板（自制，厚度 0.5mm）

S. 亮氨酸（110876-200204）和精氨酸（110872-201207）混合对照品

1. 板蓝根对照药材（121177-201306）

2～3. 供试品（批号：201302205；201304003，企业 A）

4. 供试品（批号：J2A008，企业 B）

5. 供试品（批号：S01031，企业 C）

6. 供试品（批号：13088，企业 D）

7. 供试品（批号：130443，企业 E）

8. 供试品（批号：130409，企业 F）

（广州市药品检验所 严家浪 王秀芹）

补中益气丸（水丸）

Buzhong Yiqi Watered Pills

甘草

Glycyrrhizae Radix et Rhizoma

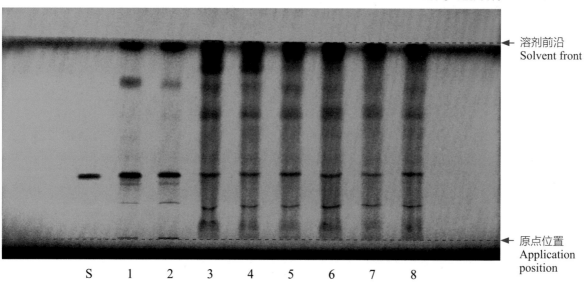

t: 28℃ RH: 80%

溶剂前沿
Solvent front

原点位置
Application
position

S   1   2   3   4   5   6   7   8

S. 甘草酸单铵盐对照品（110731-201418）

1. 甘草（甘草）对照药材（120904-201318）

2. 甘草（胀果甘草）对照药材（121303-201003）

3~5. 供试品（批号：T00001M；T00002M；T00005M，企业A）

6~7. 供试品（批号：120001；130001，企业B）

8. 供试品（批号：14082365，企业C）

S, ammonium glycyrrhizinate CRS (110731-201418);

track 1, Glycyrrhizae Radix et Rhizoma (*Glycyrrhiza uralensis*) reference drug (120904-201318);

track 2, Glycyrrhizae Radix et Rhizoma (*Glycyrrhiza inflata*) reference drug (121303-201003);

tracks 3 to 8, different batches of the test samples

供试品溶液 Test Solution	取本品 5 g，研碎，加水 20 ml，煎煮 30 分钟，滤过，滤液中加稀盐酸 5 ml，超声处理 5 分钟，静置，离心，取沉淀物，用稀乙醇 1 ml 溶解，用 10% 碳酸氢钠溶液调节 pH 值至中性，稍加热，即得。 Triturate 5 g of the pills, add 20 mL of water, decoct for 30 minutes and filter. To the filtrate, add 5 mL of dilute hydrochloric acid, ultrasonicate for 5 minutes, stand and centrifuge. Separate the precipitate and dissolve in 1 mL of dilute ethanol, adjust pH value to 7 with a 10% solution of sodium bicarbonate and heat shortly as the test solution.
对照药材溶液 * Reference Drug Solution*	取甘草对照药材 1 g，加水 30 ml，煎煮 30 分钟，同法制成对照药材溶液。 Prepare a solution of 1 g Glycyrrhizae Radix et Rhizoma reference drug and 30 mL of water in the same method as the test solution preparation.
对照品溶液 Reference Solution	取甘草酸单铵盐对照品，加稀乙醇制成每 1 ml 含 1 mg 的溶液。 Dissolve ammonium glycyrrhizinate CRS in dilute ethanol to prepare a solution containing 1 mg per mL.
薄层板 Stationary Phase	硅胶 F_{254} 预制薄层板（TLC Silica gel 60 F_{254}，Merck，批号：HX242369）。 TLC silica gel F_{254} pre-coated plate (TLC Silica gel 60 F_{254}, Merck, Lot. HX242369).
点样 Sample Application	S：5 µl；1：3 µl；2：6 µl；3～8：2 µl，条带状点样，条带宽度为 8 mm，条带间距为 16 mm，原点距底边为 10 mm。 Apply separately to the plate at 10 mm from the lower edge, as bands 8 mm, 5 µL of the reference solution, 3 µL of Glycyrrhizae Radix et Rhizoma (*Glycyrrhiza uralensis*) reference drug solution, 6 µL of Glycyrrhizae Radix et Rhizoma (*Glycyrrhiza inflata*) reference drug solution, and 2 µL of each of the test solution, leaving 16 mm between tracks.
展开剂 Mobile Phase	正丁醇－冰醋酸－水（6:1:3）的上层溶液，15 ml。 The upper layer of a mixture of *n*-butanol, glacial acetic acid and water (6:1:3), 15 mL.
展开缸 Developing Chamber	双槽展开缸，20 cm×10 cm。 Twin trough chamber, 20 cm × 10 cm.
展开 Development	展开缸预平衡 15 分钟，上行展开，展距为 8 cm。 Equilibrate the chamber with the mobile phase for 15 minutes, develop vertically for 8 cm.
检视 Detection	置紫外光灯（254 nm）下检视。 Examine under ultraviolet light at 254 nm.
备注 Note	本实验在高温、高湿条件下展开，分离效果较好，否则甘草酸单铵盐斑点 R_f 值较低。 It is suggested to develop under the condition of higher temperature and higher relative humidity, in order to get good resolution and appropriate R_f value of ammonium glycyrrhizinate.

不同薄层板薄层色谱图的比较

t: 28℃ RH: 80%

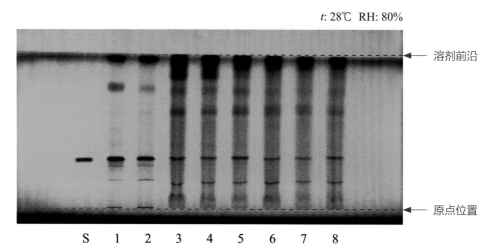

图1 硅胶 F_{254} 预制薄层板（TLC Silica gel 60 F_{254}，Merck，批号：HX242369）

t: 28℃ RH: 80%

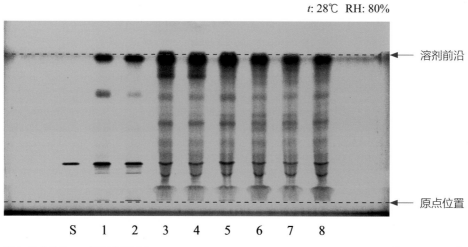

图2 高效硅胶 F_{254} 预制薄层板（HPTLC-Fertigplatten Nano-DURASIL-20 UV_{254}，MN 批号：409273）

t: 28℃ RH: 80%

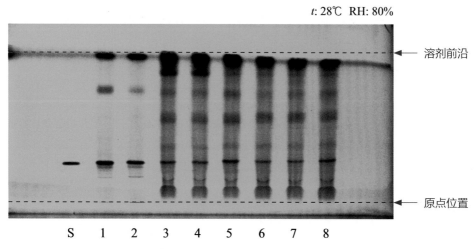

图3 高效硅胶 GF_{254} 预制薄层板（烟台市化学工业研究所，批号：150721）

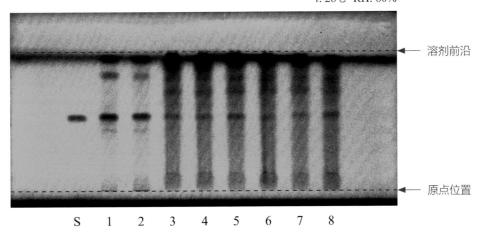

t: 28℃ RH: 80%

溶剂前沿

原点位置

S   1   2   3   4   5   6   7   8

图 4 高效硅胶 GF$_{254}$ 预制薄层板（青岛海洋化工厂分厂，批号：20150512）

S. 甘草酸单铵盐对照品（110731-201418）

1. 甘草（甘草）对照药材（120904-201318）

2. 甘草（胀果甘草）对照药材（121303-201003）

3~5. 供试品（批号：T00001M；T00002M；T00005M，企业 A）

6~7. 供试品（批号：120001；130001，企业 B）

8. 供试品（批号：14082365，企业 C）

说明

1. 按照《中国药典》本项鉴别供试品溶液的制备方法，室温静置、离心，得到沉淀物的量很少，实验中将提取液放置冰箱中静置过夜，再离心，得到的沉淀物量较多，供试品色谱中在与甘草酸单铵盐对照品色谱相应位置上的斑点较清晰。

*2.《中国药典》本项鉴别以甘草酸单铵盐对照品为对照，本实验增加了甘草对照药材对照，对照药材溶液参照供试品溶液制备方法制备。

3.《中国药典》本项鉴别供试品溶液的点样量为 5 μl，实验中发现有过载情况，斑点呈 U 形拖尾，故将供试品溶液的点样量调整为 2 μl。

当归
Angelicae Sinensis Radix

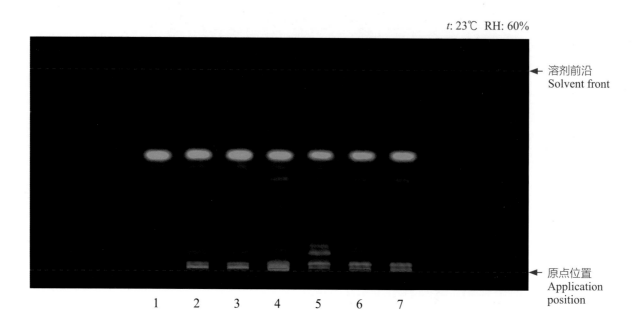

t: 23℃ RH: 60%

溶剂前沿
Solvent front

原点位置
Application
position

1　2　3　4　5　6　7

---

1. 当归对照药材（120927-201315）

2~4. 供试品（批号：T00001M；T00002M；T00005M，企业 A）

5~6. 供试品（批号：120001；130001，企业 B）

7. 供试品（批号：14082365，企业 C）

Track 1, Angelicae Sinensis Radix reference drug (120927-201315);

tracks 2 to7, different batches of the test samples

供试品溶液 Test Solution	取本品 2 g，研碎，加乙酸乙酯 25 ml，超声处理 20 分钟，滤过，滤液挥散至约 1 ml。 Triturate 2 g of the pills, add 25 mL of ethyl acetate, ultrasonicate for 20 minutes, and filter. Evaporate the filtrate to about 1 mL.
对照药材溶液 Reference Drug Solution	取当归对照药材 0.3 g，加乙酸乙酯 10 ml，同法制成对照药材溶液。 Prepare a solution of 0.3 g Angelicae Sinensis Radix reference drug and 10 mL of ethyl acetate in the same method as the test solution preparation.
薄层板 Stationary Phase	硅胶预制薄层板（DC-Fertigplatten DURASIL-25，MN，批号：112340）。 TLC silica gel pre-coated plate (DC-Fertigplatten DURASIL-25, MN, Lot. 112340).
点样 Sample Application	1～3：2 μl；4：6 μl；5～7：4 μl；条带状点样，条带宽度为 8 mm，条带间距为 16 mm，原点距底边为 10 mm。 Apply separately to the plate at 10 mm from the lower edge, as bands 8 mm, 2 μL of the reference drug solution, 2-6 μL of each of the test solution, leaving 16 mm between tracks.
展开剂 Mobile Phase	环己烷－乙酸乙酯（9:2），15 ml。 Cyclohexane and ethyl acetate (9:2), 15 mL.
展开缸 Developing Chamber	双槽展开缸，20 cm×10 cm。 Twin trough chamber, 20 cm × 10 cm.
展开 Development	展开缸预平衡 15 分钟，上行展开，展距为 8 cm。 Equilibrate the chamber with the mobile phase for 15 minutes, develop vertically for 8 cm.
检视 Detection	置紫外光灯（365 nm）下检视。 Examine under ultraviolet light at 365 nm.

不同薄层板薄层色谱图的比较

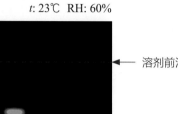

图 1 硅胶预制薄层板（DC-Fertigplatten DURASIL-25，MN 批号：112340）

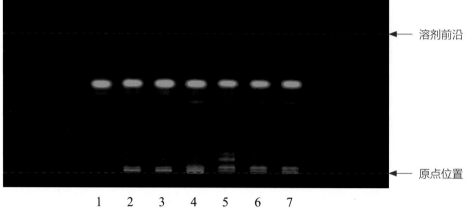

图 2 高效硅胶预制薄层板（HPTLC-Fertigplatten Nano-DURASIL-20，MN 批号：305143）

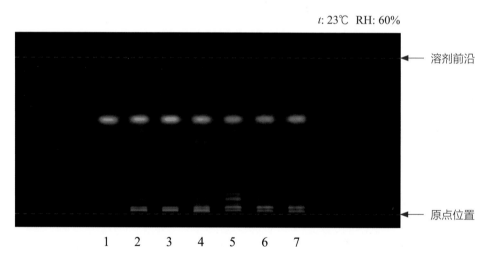

图 3 高效硅胶 G 预制薄层板（烟台市化学工业研究所，批号：150409）

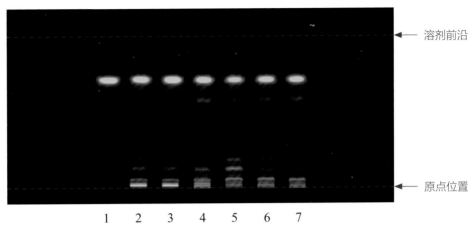

图 4 高效硅胶 G 预制薄层板（青岛海洋化工厂分厂，批号：20150708）

1. 当归对照药材（120927-201315）
2~4. 供试品（批号：T00001M；T00002M；T00005M，企业 A）

5~6. 供试品（批号：120001；130001，企业 B）
7. 供试品（批号：14082365，企业 C）

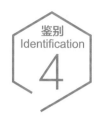

陈皮
Citri Reticulatae Pericarpium

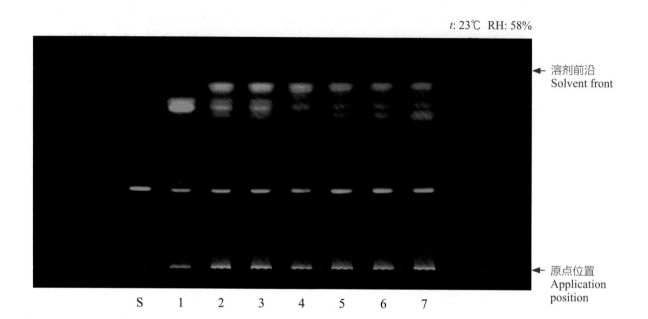

t: 23℃ RH: 58%

溶剂前沿
Solvent front

原点位置
Application position

S   1   2   3   4   5   6   7

S. 橙皮苷对照品（110721-201316）

1. 陈皮对照药材（120969-201109）

2～4. 供试品（批号：T00001M；T00002M；T00005M，企业 A）

5～6. 供试品（批号：120001；130001，企业 B）

7. 供试品（批号：14082365，企业 C）

S, hesperidin CRS (110721-201316);

track 1, Citri Reticulatae Pericarpium reference drug (120969-201109);

tracks 2 to 7, different batches of the test samples

供试品溶液 Test Solution	取本品 2 g，研碎，加甲醇 25 ml，加热回流 20 分钟，滤过，滤液蒸干，残渣加甲醇 2 ml 使溶解。 Triturate 2 g of the pills, add 25 mL of methanol, heat under reflux for 20 minutes, and filter. Evaporate the filtrate to dryness, and dissolve the residue in 2 mL of methanol.
对照药材溶液 * Reference Drug Solution*	取陈皮对照药材 1 g，加甲醇 25 ml，同法制成对照药材溶液。 Prepare a solution of 1 g of Citri Reticulatae Pericarpium reference drug in the same method as the test solution preparation.
对照品溶液 Reference Solution	取橙皮苷对照品，加甲醇制成饱和溶液。 Dissolve hesperidin CRS in methanol to prepare a saturated solution.
薄层板 Stationary Phase	硅胶预制薄层板（DC-Fertigplatten DURASIL-25，MN，批号：112340）。 TLC silica gel pre-coated plate (DC-Fertigplatten DURASIL-25, MN, Lot. 112340).
点样 Sample Application	S：5 μl；1：4 μl；2~7：2 μl，条带状点样，条带宽度为 8 mm，条带间距为 16 mm，原点距底边为 10 mm。 Apply separately to the plate at 10 mm from the lower edge, as bands 8 mm, 5 μL of the reference solution, 4 μL of the reference drug solution, and 2 μL of each of the test solutions, leaving 16 mm between tracks.
展开剂 Mobile Phase	乙酸乙酯－甲醇－水（100∶17∶13），15 ml。 Ethyl acetate, methanol and water (100:17:13)，15 mL.
展开缸 Developing Chamber	双槽展开缸，20 cm×10 cm。 Twin trough chamber, 20 cm × 10 cm.
展开 Development	展开缸预平衡 15 分钟，上行展开，展距为 8 cm。 Equilibrate the chamber with the mobile phase for 15 minutes, develop vertically for 8 cm.
显色 Derivatization	喷三氯化铝试液，在 105℃加热 2 分钟。 Spray with aluminum chloride TS, and heat at 105℃ for 2 minutes.
检视 Detection	置紫外光灯（365 nm）下检视。 Examine under ultraviolet light at 365 nm.
备注 Note	喷三氯化铝试液后，105℃加热 2 分钟，斑点较清晰。 It is suggested to heat the plate at 105℃ for 2 minutes after spraying derivatization reagent, which in order to get better observation result.

不同薄层板薄层色谱图的比较

t: 23℃ RH: 58%

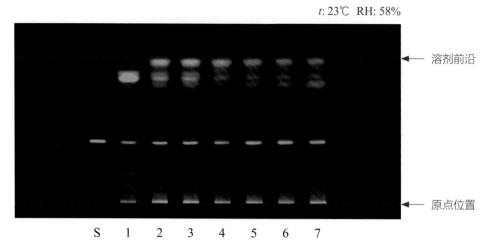

图 1 硅胶预制薄层板（DC-Fertigplatten DURASIL-25，MN 批号：112340）

t: 23℃ RH: 58%

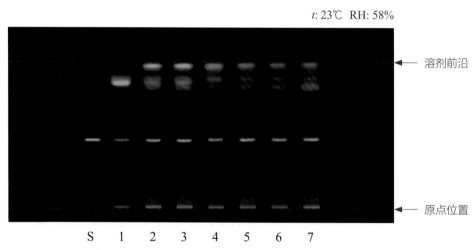

图 2 高效硅胶预制薄层板（HPTLC-Fertigplatten Nano-DURASIL-20，MN 批号：305143）

t: 23℃ RH: 58%

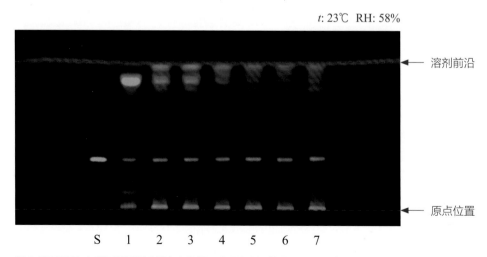

图 3 高效硅胶 G 预制薄层板（烟台市化学工业研究所，批号：150409）

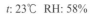

t: 23℃ RH: 58%

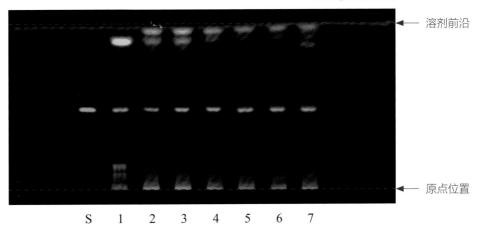

溶剂前沿

原点位置

S   1   2   3   4   5   6   7

图 4 高效硅胶 G 预制薄层板（青岛海洋化工厂分厂，批号：20150708）

S. 橙皮苷对照品（110721-201316）

1. 陈皮对照药材（120969-201109）

2~4. 供试品（批号：T00001M；T00002M；T00005M，企业 A）

5~6. 供试品（批号：120001；130001，企业 B）

7. 供试品（批号：14082365，企业 C）

说明

*1.《中国药典》本项鉴别以橙皮苷对照品为对照，本实验增加了陈皮对照药材对照，对照药材溶液参照供试品溶液的制备方法制备。

2.《中国药典》本项鉴别方法，喷三氯化铝试液后直接置紫外光灯（365 nm）下检视，本实验在显色后，105℃加热 2 分钟，再置紫外光灯（365 nm）下检视，斑点更为清晰。

（广州市药品检验所 王秀芹 严家浪）

防风通圣丸

鉴别
Identification
2

大黄
Rhei Radix et Rhizoma

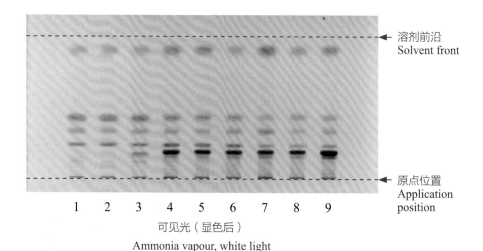

t: 26℃ RH: 61%

溶剂前沿
Solvent front

原点位置
Application position

1 2 3 4 5 6 7 8 9

紫外光灯（254 nm）
UV 254 nm

溶剂前沿
Solvent front

原点位置
Application position

1 2 3 4 5 6 7 8 9

可见光（显色后）
Ammonia vapour, white light

1. 大黄（药用大黄）对照药材（120984-201202）
2. 大黄（唐古特大黄）对照药材（120902-201010）
3. 大黄（掌叶大黄）对照药材（121249-201304）
4~5. 供试品（批号：14081603；15081803，企业 A）
6~7. 供试品（批号：T01012；T01002，企业 B）
8. 供试品（批号：120202，企业 C）
9. 供试品（批号：1307171，企业 D）

Track 1, Rhei Radix et Rhizoma (*Rheum officinale*)reference drug (120984-201202);

track 2, Rhei Radix et Rhizoma (*Rheum tanguticum*)reference drug (120902-201010);

track 3, Rhei Radix et Rhizoma (*Rheum palmatum*)reference drug (121249-201304);

tracks 4 to 9, different batches of the test samples

供试品溶液 Test Solution	取本品 6 g，研细，加盐酸溶液（3→20）20 ml，混匀，加三氯甲烷 40 ml，加热回流 1 小时，分取三氯甲烷液，蒸干，残渣加甲醇 2 ml 使溶解。 Pulverize 6 g of the pills, add 20 mL of a solution of hydrochloric acid (3→20), stir thoroughly, heat under reflux with 40 mL of chloroform for 1 hour. Evaporate the chloroform layer to dryness and dissolve the residue in 2 mL of methanol.
对照药材溶液 Reference Drug Solution	取大黄对照药材 0.5 g，加盐酸溶液（3→20）10 ml，混匀，加三氯甲烷 20 ml，自"加热回流 1 小时"起，同供试品溶液制备方法制成对照药材溶液。 Prepare a solution of 0.5 g of Rhei Radix et Rhizoma reference drug, 10 mL of a solution of hydrochloric acid (3→20) and 20 mL of chloroform in the same method as the test solution preparation.
薄层板 Stationary Phase	硅胶预制薄层板（DC-Fertigplatten SIL G-25，MN，批号：301008）。 TLC silica gel pre-coated plate (DC-Fertigplatten SIL G-25, MN, Lot.301008).
点样 Sample Application	5 μl，条带状点样，条带宽度为 8 mm，条带间距为 17 mm，原点距底边为 10 mm。 Apply separately to the plate at 10 mm from the lower edge, as bands 8 mm, 5 μL of each of the reference drug solution and the test solution, leaving 17 mm between tracks.
展开剂 Mobile Phase	甲苯－甲酸乙酯－甲醇－甲酸－水（6:2:0.4:0.1:1）的上层溶液，15 ml。 The upper layer of a mixture of toluene, ethyl formate, methanol, formic acid, and water (6:2:0.4:0.1:1)，15 mL.
展开缸 Developing Chamber	双槽展开缸，20 cm×10 cm。 Twin trough chamber, 20 cm×10 cm.
展开 Development	展开缸预平衡 15 分钟，上行展开，展距为 8 cm。 Equilibrate the chamber with the mobile phase for 15 minutes, develop vertically for 8 cm.
显色与检视 Derivatization & Detection	置紫外光灯（254 nm）下检视，再置氨蒸气中熏至斑点变为红色，置可见光下检视。 Examine under ultraviolet light at 254 nm, then expose to ammonia vapour until the spots turn to red, and examine in white light.

不同薄层板薄层色谱图的比较

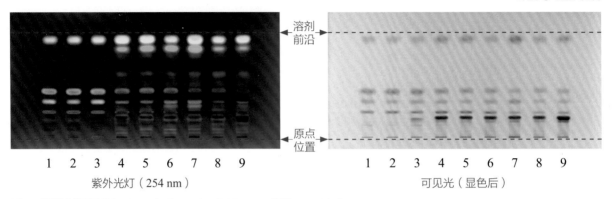

图 1　硅胶预制薄层板（DC-Fertigplatten SIL G-25，MN 批号：301008）

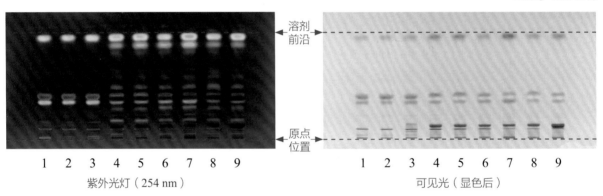

图 2　高效硅胶预制薄层板（HPTLC-Fertigplatten Nano-DURASIL-20，MN 批号：401280）

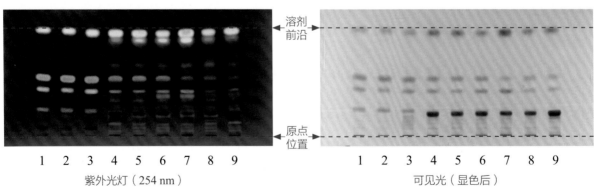

图 3　高效硅胶 G 预制薄层板（烟台市化学工业研究所，批号：150409）

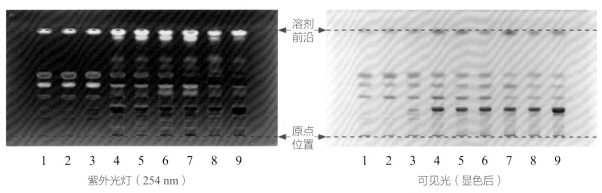

溶剂前沿

原点位置

1　2　3　4　5　6　7　8　9
紫外光灯（254 nm）

1　2　3　4　5　6　7　8　9
可见光（显色后）

图 4　高效硅胶 G 预制薄层板（青岛海洋化工厂分厂，批号：20150708）

1. 大黄（药用大黄）对照药材（120984-201202）
2. 大黄（唐古特大黄）对照药材（120902-201010）
3. 大黄（掌叶大黄）对照药材（121249-201304）
4～5. 供试品（批号：14081603；15081803，企业 A）

6～7. 供试品（批号：T01012；T01002，企业 B）
8. 供试品（批号：120202，企业 C）
9. 供试品（批号：1307171，企业 D）

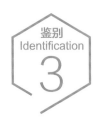
栀子
Gardeniae Fructus

t: 25℃ RH: 65%

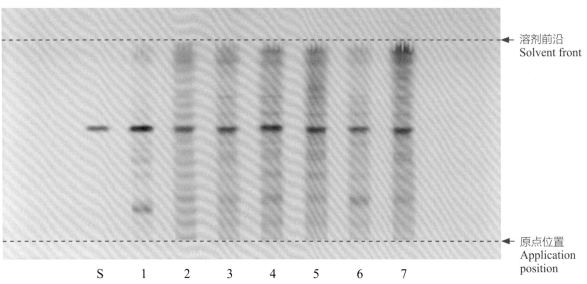

溶剂前沿
Solvent front

原点位置
Application position

S 1 2 3 4 5 6 7

S. 栀子苷对照品（110749-201316）

1. 栀子对照药材（120986-201309）

2～3. 供试品（批号：14081603；15081803，企业 A）

4～5. 供试品（批号：T01012；T01002，企业 B）

6. 供试品（批号：120202，企业 C）

7. 供试品（批号：1307171，企业 D）

S, gardenoside CRS (110749-201316);

track 1, Gardeniae Fructus reference drug (120986-201309);

tracks 2 to 7, different batches of the test solutions

供试品溶液 Test Solution	取本品 6 g，研细，加甲醇 30 ml，超声处理 30 分钟，滤过，滤液蒸干，残渣用水 20 ml 溶解，用乙酸乙酯振摇提取 2 次，每次 20 ml，再用水饱和的正丁醇振摇提取 2 次，每次 20 ml，合并正丁醇提取液，蒸干，残渣加甲醇 2 ml 使溶解。 Pulverize 6 g of the pills, add 30 mL of methanol, ultrasonicate for 30 minutes, and filter. Evaporate the filtrate to dryness, dissolve the residue in 20 mL of water, extract with two 20-mL quantities of ethyl acetate. Successively extract with two 20-mL quantities of *n*-butanol saturated with water, combine the *n*-butanol extracts, evaporate to dryness. Dissolve the residue in 2 mL of methanol.
对照药材溶液 * Reference Drug Solution *	取栀子对照药材 1 g，加甲醇 20 ml，同供试品溶液制备方法制成对照药材溶液。 Prepare a solution of 1 g of Gardeniae Fructus reference drug and 20 mL of methanol in the same method as the test solution preparation.
对照品溶液 Reference Solution	取栀子苷对照品，加甲醇制成每 1 ml 含 1 mg 的溶液。 Dissolve gardenoside CRS in methanol to prepare a solution containing 1 mg per mL.
薄层板 Stationary Phase	硅胶预制薄层板（DC-Fertigplatten DURASIL-25，MN，批号：112340）。 TLC silica gel pre-coated plate (DC-Fertigplatten DURASIL-25, MN, Lot.112340).
点样 Sample Application	5 µl，条带状点样，条带宽度为 8 mm，条带间距为 17 mm，原点距底边为 10 mm。 Apply separately to the plate at 10 mm from the lower edge, as bands 8 mm, 5 µL of each of the reference solution, the reference drug solution and the test solution, leaving 17 mm between tracks.
展开剂 Mobile Phase	三氯甲烷－甲醇－水（13∶7∶2）10℃以下放置的下层溶液，15 ml。 The lower layer of a mixture of chloroform, methanol and water (13:7:2) stood below 10℃, 15 mL.
展开缸 Developing Chamber	双槽展开缸，20 cm×10 cm。 Twin trough chamber, 20 cm × 10 cm.
展开 Development	展开缸预平衡 15 分钟，上行展开，展距为 8 cm。 Equilibrate the chamber with the mobile phase for 15 minutes, develop vertically for 8 cm.
显色 Derivatization	喷 5% 香草醛硫酸溶液，加热至斑点显色清晰。 Spray with a 5% solution of vanillin in sulfuric acid, and heat until the spots become distinct.
检视 Detection	置可见光下检视。 Examine in white light.

不同薄层板薄层色谱图的比较

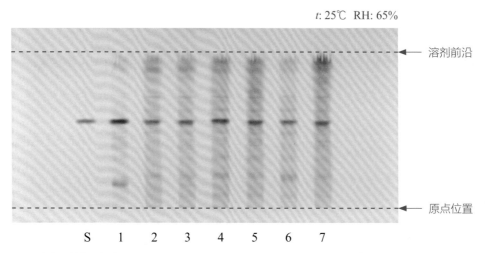

t: 25℃ RH: 65%

溶剂前沿

原点位置

S　1　2　3　4　5　6　7

图 1 硅胶预制薄层板（DC-Fertigplatten DURASIL-25，MN 批号：112340）

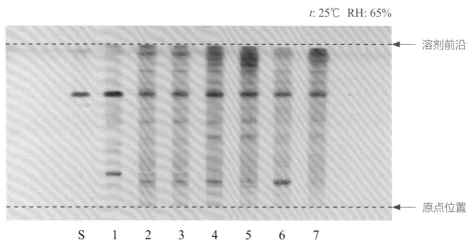

t: 25℃ RH: 65%

溶剂前沿

原点位置

S　1　2　3　4　5　6　7

图 2 高效硅胶预制薄层板（HPTLC-Fertigplatten Nano-DURASIL-20，MN 批号：401280）

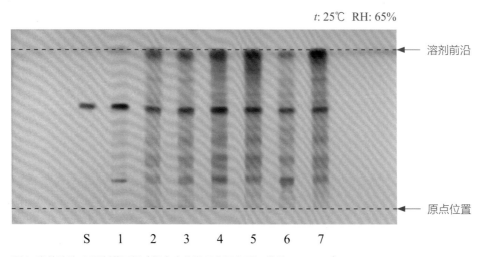

t: 25℃ RH: 65%

溶剂前沿

原点位置

S　1　2　3　4　5　6　7

图 3 高效硅胶 G 预制薄层板（烟台市化学工业研究所，批号：150409）

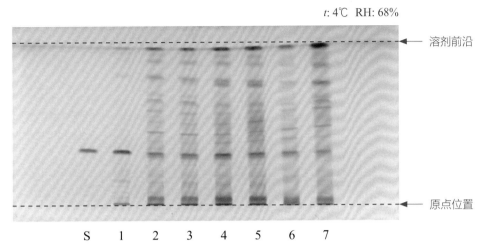

t: 4℃ RH: 68%

→ 溶剂前沿

→ 原点位置

S 1 2 3 4 5 6 7

图4 高效硅胶 G 预制薄层板（青岛海洋化工厂分厂，批号：20150708）

S. 栀子苷对照品（110749-201316）

1. 栀子对照药材（120986-201309）

2~3. 供试品（批号：14081603；15081803，企业 A）

4~5. 供试品（批号：T01012；T01002，企业 B）

6. 供试品（批号：120202，企业 C）

7. 供试品（批号：1307171，企业 D）

说明

*《中国药典》本项鉴别以栀子苷对照品为对照，本实验增加栀子对照药材对照。对照药材溶液参照供试品溶液制备方法制备。

麻黄
Ephedrae Herba

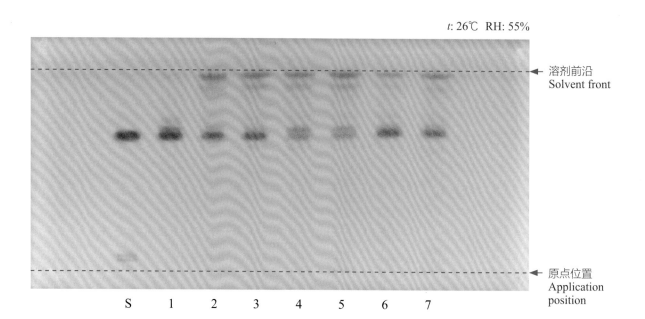

t: 26℃ RH: 55%

溶剂前沿
Solvent front

原点位置
Application
position

S　1　2　3　4　5　6　7

S. 盐酸麻黄碱对照品（171241-201007）

1. 麻黄（草麻黄）对照药材（121051-201005）

2~3. 供试品（批号：14081603；15081803，企业 A）

4~5. 供试品（批号：T01012；T01002，企业 B）

6. 供试品（批号：120202，企业 C）

7. 供试品（批号：1307171，企业 D）

S, ephedrine hydrochloride CRS (171241-201007);

track 1, Ephedrae Herba (*Ephedra sinica*) reference drug (121051-201005);

tracks 2 to 7, different batches of the test solutions

供试品溶液 Test Solution	取本品6g，研细，加甲醇30ml，超声处理30分钟，滤过，滤液蒸干，残渣加水10ml溶解，用1mol/L氢氧化钠溶液调节pH值至10，用三氯甲烷振摇提取2次，每次20ml，合并三氯甲烷提取液，低温蒸干，残渣加甲醇2ml使溶解。 Pulverize 6 g of the pills, add 30 mL of methanol, ultrasonicate for 30 minutes, and filter. Evaporate the filtrate to dryness, dissolve the residue in 10 mL of water, and adjust to pH to 10 with a 1mol/L solution of sodium hydroxide. Extract by shaking with two 20-mL quantities of chloroform, combine the chloroform extracts and evaporate to dryness at lower temperature. Dissolve the residue in 2 mL of methanol.
对照药材溶液 Reference Drug Solution	取麻黄对照药材1g，加甲醇20ml，同供试品溶液制备方法制成对照药材溶液。 Prepare a solution of 1 g of Ephedrae Herba reference drug and 20 mL of methanol in the same method as the test solution preparation.
对照品溶液 Reference Solution	取盐酸麻黄碱对照品，加甲醇制成每1ml含1mg的溶液。 Dissolve ephedrine hydrochloride CRS in methanol to prepare a solution containing 1 mg per mL.
薄层板 Stationary Phase	高效硅胶G预制薄层板（青岛海洋化工厂分厂，批号：20150708）。 HPTLC silica gel pre-coated plate (Qingdao Haiyang Chemical Co. Ltd., Lot.20150708).
点样 Sample Application	对照品溶液与对照药材溶液4μl，供试品溶液7μl，条带状点样，条带宽度为8mm，条带间距为17mm，原点距底边为10mm。 Apply separately to the plate at 10 mm from the lower edge, as bands 8 mm, 4 μL of each of the reference solution and the reference drug solution, 7 μL of each of the test solutions, leaving 17 mm between tracks.
展开剂 Mobile Phase	三氯甲烷－甲醇－浓氨试液（4:1:0.1），15ml。 Chloroform, methanol and concentrated ammonia TS (4:1:0.1), 15 mL.
展开缸 Developing Chamber	双槽展开缸，20 cm×10 cm。 Twin trough chamber, 20 cm × 10 cm.
展开 Development	展开缸预平衡15分钟，上行展开，展距为8cm。 Equilibrate the chamber with the mobile phase for 15 minutes, develop vertically for 8 cm.
显色 Derivatization	喷以茚三酮试液，加热至斑点显色清晰。 Spray with ninhydrin TS and heat until the spots become distinct
检视 Detection	置可见光下检视。 Examine in white light.

不同薄层板薄层色谱图的比较

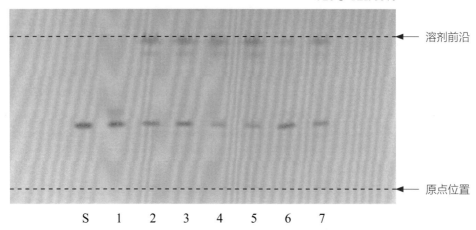

图 1　硅胶预制薄层板（DC-Fertigplatten SIL G-25，MN　批号：304115）

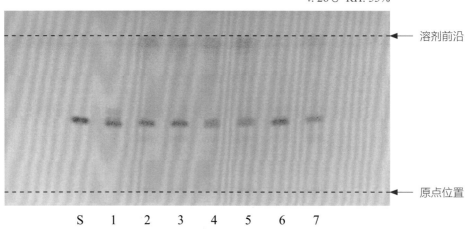

图 2　高效硅胶预制薄层板（HPTLC-Fertigplatten Nano-DURASIL-20，MN　批号：305143）

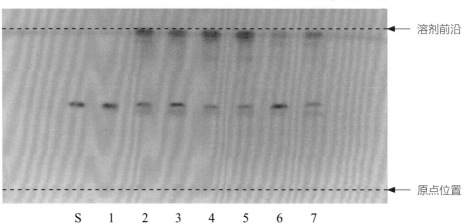

图 3　高效硅胶 G 预制薄层板（烟台市化学工业研究所，批号：150409）

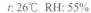

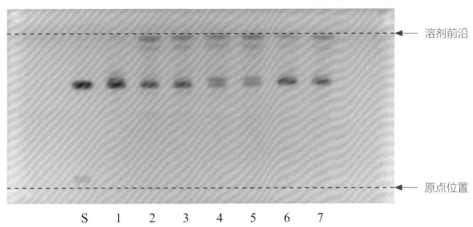

图 4　高效硅胶 G 预制薄层板（青岛海洋化工厂分厂，批号：20150708）

S.　盐酸麻黄碱对照品（171241-201007）

1.　麻黄（草麻黄）对照药材（121051-201005）

2～3.　供试品（批号：14081603；15081803，企业 A）

4～5.　供试品（批号：T01012；T01002，企业 B）

6.　供试品（批号：120202，企业 C）

7.　供试品（批号：1307171，企业 D）

防风
Saposhnikoviae Radix

t: 26℃ RH: 65%

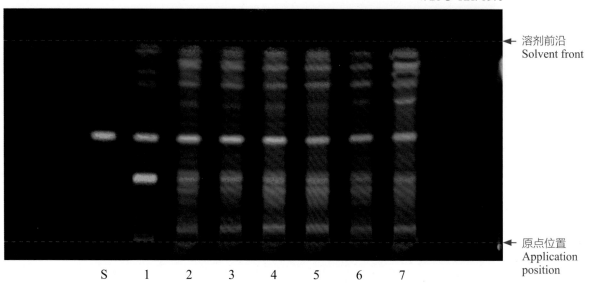

溶剂前沿
Solvent front

原点位置
Application
position

S   1   2   3   4   5   6   7

S. 5-*O*-甲基维斯阿米醇苷对照品（111523-201007）

1. 防风对照药材（120947-201108）

2~3. 供试品（批号：14081603；15081803，企业 A）

4~5. 供试品（批号：T01012；T01002，企业 B）

6. 供试品（批号：120202，企业 C）

7. 供试品（批号：1307171，企业 D）

S, 5-*O*-methylvisamminoside CRS (111523-201007);

track 1, Saposhnikoviae Radix reference drug (120947-201108);

tracks 2 to 7, different batches of the test solutions

供试品溶液 Test Solution	取〔鉴别〕（3）项下的供试品溶液。 Obtained under *Identification* (3).
对照药材溶液 * Reference Drug Solution *	取防风对照药材 1 g，同供试品溶液制备方法制成对照药材溶液。 Prepare a solution of 1 g of Saposhnikoviae Radix reference drug and 30 mL methanol in the same method as the test solution preparation described under Identification (3).
对照品溶液 Reference Solution	取 5-*O*- 甲基维斯阿米醇苷对照品，加乙醇制成每 1 ml 含 1 mg 的溶液。 Dissolve 5-*O*-methylvisamminoside CRS in ethanol to prepare a solution containing 1 mg per mL.
薄层板 Stationary Phase	硅胶预制薄层板（DC-Fertigplatten SIL G-25，MN，批号：304115）。 TLC silica gel pre-coated plate (DC-Fertigplatten SIL G-25, MN, Lot.304115).
点样 Sample Application	对照品溶液 1 µl，对照药材溶液 2 µl，供试品溶液 5 µl，条带状点样，条带宽度为 8 mm，条带间距为 17 mm，原点距底边为 10 mm。 Apply separately to the plate at 10 mm from the lower edge, as bands 8 mm, 1 µL of the reference solution, 2 µL of the reference drug solution and 5 µL of each of the test solutions, leaving 17 mm between tracks.
展开剂 Mobile Phase	三氯甲烷 – 甲醇（4：1），15 ml。 Chloroform and methanol (4:1)，15 mL.
展开缸 Developing Chamber	双槽展开缸，20 cm×10 cm。 Twin trough chamber, 20 cm×10 cm.
展开 Development	展开缸预平衡 15 分钟，上行展开，展距为 8 cm。 Equilibrate the chamber with the mobile phase for 15 minutes, develop vertically for 8 cm.
显色 Derivatization	喷以 10% 硫酸乙醇溶液，105℃加热 3 分钟。 Spray with a 10% solution of sulfuric acid in ethanol, and heat at 105℃ for 3 minutes.
检视 Detection	置紫外光灯（365 nm）下检视。 Examine under ultraviolet light at 365 nm.

不同薄层板薄层色谱图的比较

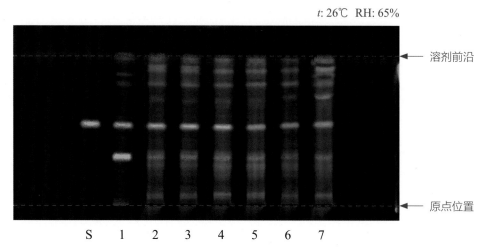

图 1 硅胶预制薄层板（DC-Fertigplatten SIL G-25，MN 批号：304115）

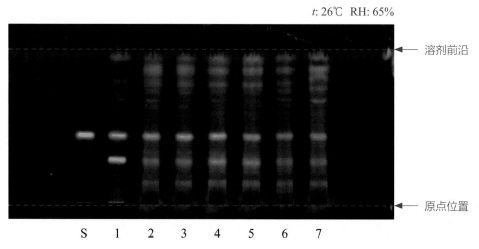

图 2 高效硅胶预制薄层板（HPTLC-Fertigplatten Nano-DURASIL-20，MN 批号：305143）

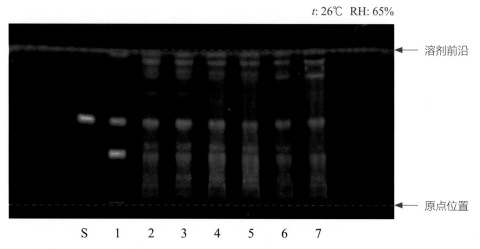

图 3 高效硅胶 G 预制薄层板（烟台市化学工业研究所，批号：150409）

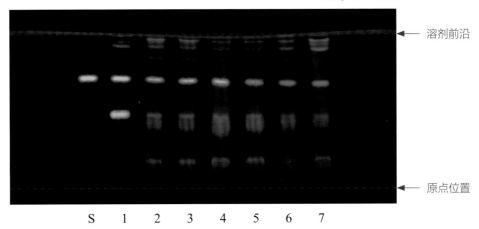

t: 26℃ RH: 65%

溶剂前沿

原点位置

S 1 2 3 4 5 6 7

图 4 高效硅胶 G 预制薄层板（青岛海洋化工厂分厂，批号：20150708）

S. 5-*O*- 甲基维斯阿米醇苷对照品（111523-201007）

1. 防风对照药材（120947-201108）

2~3. 供试品（批号：14081603；15081803，企业 A）

4~5. 供试品（批号：T01012；T01002，企业 B）

6. 供试品（批号：120202，企业 C）

7. 供试品（批号：1307171，企业 D）

说明

*《中国药典》本项鉴别以 5-*O*- 甲基维斯阿米醇苷对照品为对照，本实验增加防风对照药材对照。对照药材溶液参照供试品溶液制备方法制备。

（广州市药品检验所　毕福钧　吕渭升）

妇科千金片

鉴别
Identification
1

穿心莲
Andrographis Herba

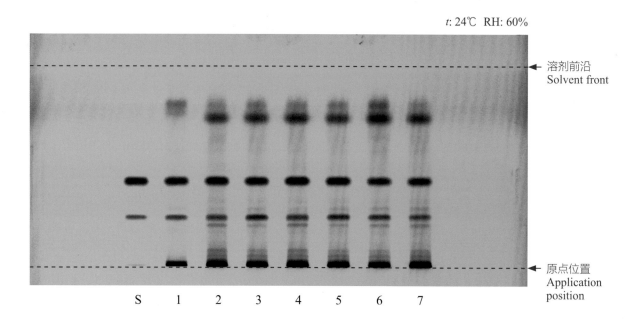

t: 24℃ RH: 60%

溶剂前沿
Solvent front

原点位置
Application
position

S 1 2 3 4 5 6 7

S. 脱水穿心莲内酯（110854-201308）和穿心莲内酯（110797-201108）混合对照品
1. 穿心莲对照药材（121082-201004）
2~7. 供试品（批号：201204048；201204055；201406015；201406017；201411006；201412063）

S, andrographolide CRS (110797-201108) and dehydroandrographolide CRS (110854-201308) (increasing R_f);

track 1, Andrographis Herba reference drug (121082-201004);

tracks 2 to 7, different batches of the test samples

供试品溶液 Test Solution	取本品 3 片，除去包衣，研细，加乙醇 20 ml，超声处理 30 分钟，滤过，滤液蒸干，残渣加乙醇 2 ml 使溶解。 Pulverize 3 tablets with coats removed, add 20 mL of ethanol, ultrasonicate for 30 minutes, and filter. Evaporate the filtrate to dryness, and dissolve the residue in 2 mL of ethanol.
对照药材溶液 Reference Drug Solution	取穿心莲对照药材 0.5 g，同法制成对照药材溶液。 Prepare a solution of 0.5 g Andrographis Herba reference drug and 20 mL ethanol in the same method as the test solution preparation.
对照品溶液 Reference Solution	取穿心莲内酯对照品、脱水穿心莲内酯对照品，加乙醇制成每 1 ml 中各含 1 mg 的混合溶液。 Dissolve dehydroandrographolide CRS and andrographolide CRS in ethanol to prepare a mixture containing 1 mg of each per mL.
薄层板 Stationary Phase	高效硅胶 F$_{254}$ 预制薄层板（HPTLC-Fertigplatten Nano-DURASIL-20 UV$_{254}$，MN，批号：409273）。 HPTLC silica gel F$_{254}$ pre-coated plate (HPTLC-Fertigplatten Nano-DURASIL-20 UV$_{254}$, MN, Lot. 409273).
点样 Sample Application	S～1：6 µl；2～7：4 µl，条带状点样，条带宽度为 8 mm，条带间距为 16 mm，原点距底边为 10 mm。 Apply separately to the plate at 10 mm from the lower edge, as bands 8 mm, 6 µL of each of the reference drug solution and the reference solution, 4 µL of each of the test solutions, leaving 16 mm between tracks.
展开剂 Mobile Phase	二氯甲烷－乙酸乙酯－甲醇（4:3:0.4），15 ml。 Dichloromethane, ethyl acetate and methanol (4:3:0.4)，15 mL.
展开缸 Developing Chamber	双槽展开缸，20 cm×10 cm。 Twin trough chamber, 20 cm×10 cm.
展开 Development	展开缸预平衡 15 分钟，上行展开，展距为 8 cm。 Equilibrate the chamber with the mobile phase for 15 minutes, develop vertically for 8 cm.
检视 Detection	置紫外光灯（254 nm）下检视。 Examine under ultraviolet light at 254 nm.
备注 Note	混合对照品色谱中自下而上依次为穿心莲内酯和脱水穿心莲内酯。 Spots in the chromatogram obtained with the reference solution are andrographolide and dehydroandrographolide with increasing R_f.

不同薄层板薄层色谱图的比较

t: 24℃ RH: 60%

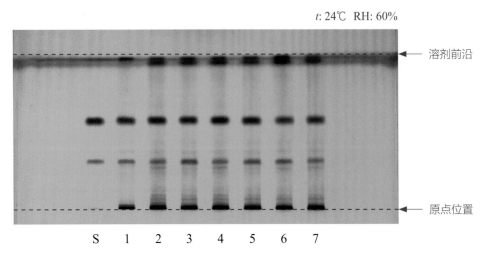

图 1 硅胶 F_{254} 预制薄层板（DC-Fertigplatten DURASIL-25/UV_{254}，MN 批号：309245）

t: 24℃ RH: 60%

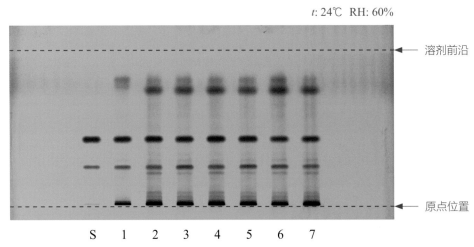

图 2 高效硅胶 F_{254} 预制薄层板（HPTLC-Fertigplatten Nano-DURASIL-20 UV_{254}，MN 批号：409273）

t: 24℃ RH: 60%

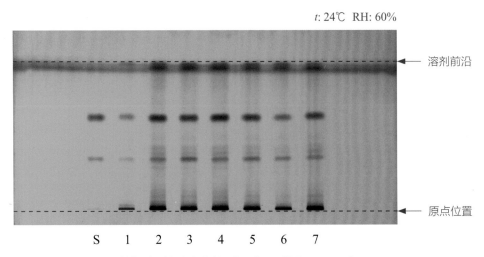

图 3 高效硅胶 GF_{254} 预制薄层板（烟台市化学工业研究所，批号：150721）

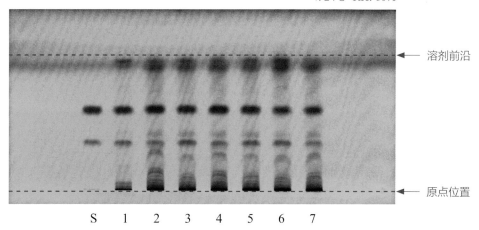

← 溶剂前沿

← 原点位置

S   1   2   3   4   5   6   7

图 4 高效硅胶 GF₂₅₄ 预制薄层板（青岛海洋化工厂分厂，批号：20150512）

S. 脱水穿心莲内酯（110854-201308）和穿心莲内酯（110797-201108）混合对照品

1. 穿心莲对照药材（121082-201004）

2～7. 供试品（批号：201204048；201204055；201406015；201406017；201411006；201412063）

功劳木
Mahoniae Caulis

t: 23℃ RH: 55%

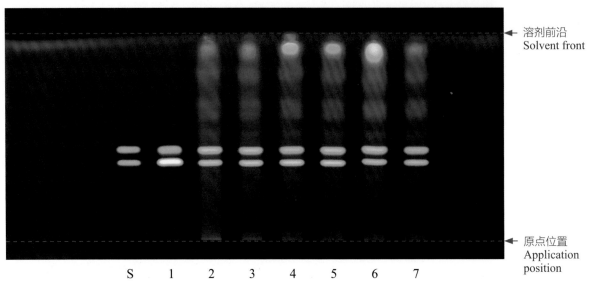

溶剂前沿
Solvent front

原点位置
Application
position

S　1　2　3　4　5　6　7

S. 盐酸小檗碱（110713-201212）和盐酸巴马汀
（110732-201108）混合对照品

1. 功劳木对照药材（121461-200902）

2～7. 供试品（批号：201204048；201204055；
201406015；201406017；201411006；201412063）

S, palmatine hydrochloride CRS (110732-201108) and berberine
hydrochloride CRS (110713-201212) (increasing R_f);

track 1, Mahoniae Caulis reference drug (121461-200902);

tracks 2 to 7, different batches of the test samples

供试品溶液 Test Solution	取本品 12 片，除去包衣，研细，加甲醇 30 ml，加热回流 15 分钟，滤过，滤液蒸干，残渣加 2% 盐酸溶液 20 ml 使溶解，滤过，滤液用浓氨试液调节 pH 值至 9～10，用二氯甲烷振摇提取 2 次，每次 15 ml，合并二氯甲烷液，蒸干，残渣加甲醇 2 ml 使溶解。 Pulverize 12 tablets with coats removed, add 30 mL of methanol, heat under reflux for 15 minutes, and filter. Evaporate the filtrate to dryness, dissolve the residue in 20 mL of 2% hydrochloric acid, and filter. Adjust pH to 9-10 with concentrated ammonia TS, extract by shaking with two 15-mL quantities of dichloromethane. Combine the dichloromethane extracts, evaporate to dryness, and dissolve the residue in 2 mL of methanol.
对照药材溶液 Reference Drug Solution	取功劳木对照药材 0.5 g，加甲醇 15 ml，加热回流 15 分钟，滤过，滤液蒸干，残渣加甲醇 2 ml 使溶解。 To 0.5 g of Mahoniae Caulis reference drug, add 15 mL of methanol, heat under reflux for 15 minutes, and filter. Evaporate the filtrate to dryness, and dissolve the residue in 2 mL of methanol.
对照品溶液 Reference Solution	取盐酸小檗碱对照品、盐酸巴马汀对照品，加甲醇制成每 1 ml 各含 0.5 mg 的混合溶液。 Dissolve berberine hydrochloride CRS and palmatine hydrochloride CRS in methanol to prepare a mixture containing 0.5 mg of each per mL.
薄层板 Stationary Phase	硅胶预制薄层板（DC-Fertigplatten DURASIL-25，MN，批号：112340）。 TLC silica gel pre-coated plate (DC-Fertigplatten DURASIL-25, MN, Lot. 112340).
点样 Sample Application	S～1：1 μl；2～7：2 μl，条带状点样，条带宽度为 8 mm，条带间距为 16 mm，原点距底边为 10 mm。 Apply separately to the plate at 10 mm from the lower edge, as bands 8 mm, 1 μL of each of the reference drug solution and the reference solution, 2 μL of each of the test solutions, leaving 16 mm between tracks.
展开剂 Mobile Phase	正丁醇－冰醋酸－水（7:1:2），15 ml。 n-butanol, glacial acetic acid and water (7:1:2), 15 mL.
展开缸 Developing Chamber	双槽展开缸，20 cm×10 cm。 Twin trough chamber, 20 cm × 10 cm.
展开 Development	展开缸预平衡 15 分钟，上行展开，展距为 8 cm。 Equilibrate the chamber with the mobile phase for 15 minutes, develop vertically for 8 cm.
检视 Detection	置紫外光灯（365 nm）下检视。 Examine under ultraviolet light at 365 nm.
备注 Note	混合对照品色谱中自下而上依次为盐酸巴马汀和盐酸小檗碱。 Spots in the chromatogram obtained with the reference solution are palmatine hydrochloride and berberine hydrochloride with increasing R_f.

不同薄层板薄层色谱图的比较

t: 23℃ RH: 55%

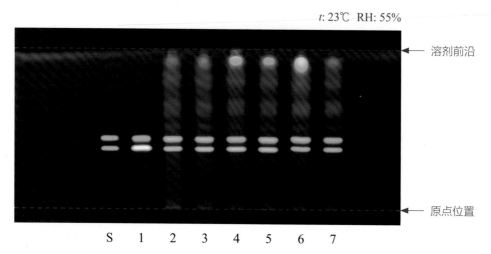

← 溶剂前沿

← 原点位置

S 1 2 3 4 5 6 7

图 1 硅胶预制薄层板（DC-Fertigplatten DURASIL-25，MN 批号：112340）

t: 23℃ RH: 55%

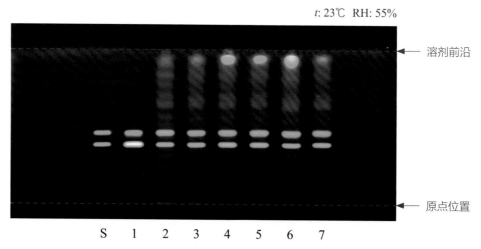

← 溶剂前沿

← 原点位置

S 1 2 3 4 5 6 7

图 2 高效硅胶预制薄层板（HPTLC-Fertigplatten Nano-DURASIL-20，MN 批号：305143）

t: 23℃ RH: 55%

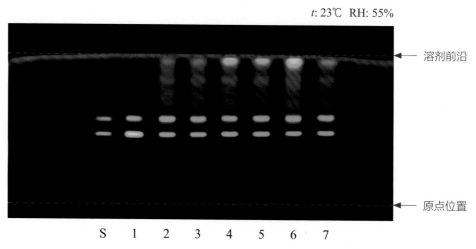

← 溶剂前沿

← 原点位置

S 1 2 3 4 5 6 7

图 3 高效硅胶 G 预制薄层板（烟台市化学工业研究所，批号：150422）

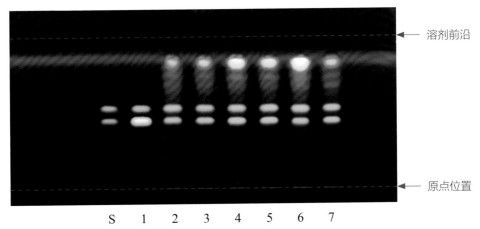

t: 23℃ RH: 55%

溶剂前沿

原点位置

　　　　　S　　1　　2　　3　　4　　5　　6　　7

图 4　高效硅胶 G 预制薄层板（青岛海洋化工厂分厂，批号：20150708）

S.　盐酸小檗碱（110713-201212）和盐酸巴马汀（110732-201108）混合对照品

1.　功劳木对照药材（121461-200902）

2～7.　供试品（批号：201204048；201204055；201406015；201406017；201411006；201412063）

当归
Angelicae Sinensis Radix

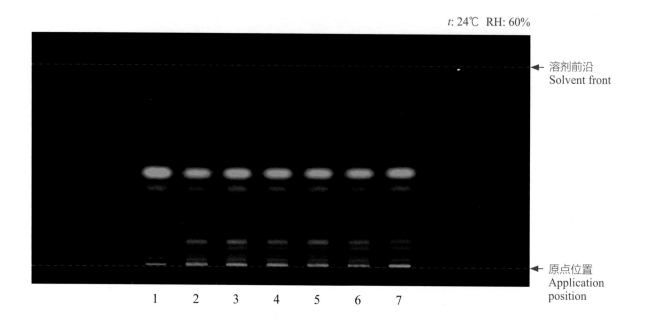

t: 24℃ RH: 60%

溶剂前沿
Solvent front

原点位置
Application
position

1　2　3　4　5　6　7

---

1. 当归对照药材（120927-201315）

2～7. 供试品（批号：201204048；201204055；201406015；201406017；201411006；201412063）

Track 1, Angelicae Sinensis Radix reference drug (120927-201315);

tracks 2 to 7, different batches of the test samples

供试品溶液 Test Solution	取〔鉴别〕（1）项下供试品溶液。 Obtained under *Identification* (1).
对照药材溶液 Reference Drug Solution	取当归对照药材 1 g，加乙醇 20 ml，超声处理 30 分钟，滤过，滤液蒸干，残渣加乙醇 2 ml 使溶解。 To 1 g of Angelicae Sinensis Radix reference drug, add 20 mL of ethanol, ultrasonicate for 30 minutes, and filter, evaporate to dryness, dissolve the residue in 2 mL of ethanol.
薄层板 Stationary Phase	硅胶预制薄层板（DC-Fertigplatten DURASIL-25，MN，批号：112340）。 TLC silica gel pre-coated plate (DC-Fertigplatten DURASIL-25, MN, Lot. 112340).
点样 Sample Application	3 µl，条带状点样，条带宽度为 8 mm，条带间距为 16 mm，原点距底边为 10 mm。 Apply separately to the plate at 10 mm from the lower edge, as bands 8 mm, 3 µL of each of the reference drug solution and the test solution, leaving 16 mm between tracks.
展开剂 Mobile Phase	环己烷－乙酸乙酯（9∶1），15 ml。 Cyclohexane and ethyl acetate (9:1), 15 mL.
展开缸 Developing Chamber	双槽展开缸，20 cm×10 cm。 Twin trough chamber, 20 cm × 10 cm.
展开 Development	展开缸预平衡 15 分钟，上行展开，展距为 8 cm。 Equilibrate the chamber with the mobile phase for 15 minutes, develop vertically for 8 cm.
检视 Detection	置紫外光灯（365 nm）下检视。 Examine under ultraviolet light at 365 nm.

不同薄层板薄层色谱图的比较

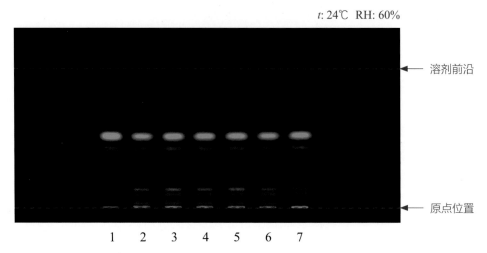

图 1 硅胶预制薄层板（DC-Fertigplatten DURASIL-25，MN　批号：112340）

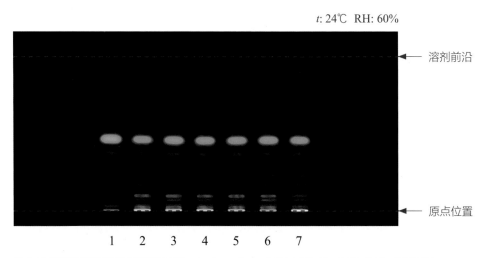

图 2 高效硅胶预制薄层板（HPTLC-Fertigplatten Nano-DURASIL-20，MN　批号：305143）

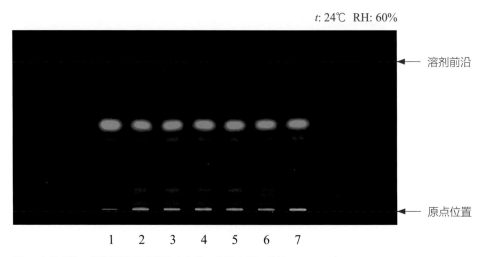

图 3 高效硅胶 G 预制薄层板（烟台市化学工业研究所，批号：150422）

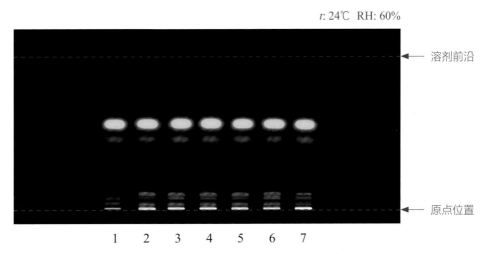

图 4　高效硅胶 G 预制薄层板（青岛海洋化工厂分厂，批号：20150708）

1.　当归对照药材（120927-201315）　　2～7.　供试品（批号：201204048；201204055；201406015；201406017；201411006；201412063）

党参
Codonopsis Radix

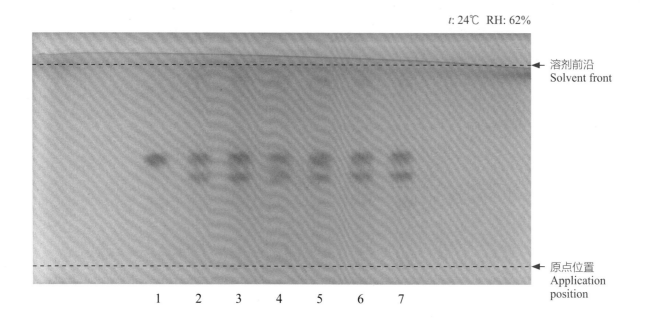

t: 24℃ RH: 62%

溶剂前沿
Solvent front

原点位置
Application position

1　2　3　4　5　6　7

1. 党参对照药材（121057-201206）
2～7. 供试品（批号：201204048；201204055；201406015；201406017；201411006；201412063）

Track 1, Codonopsis Radix reference drug (121057-201206);
tracks 2 to 7, different batches of the test samples

供试品溶液 Test Solution	取本品 5 片，除去包衣，研细，加乙醇 30 ml，超声处理 30 分钟，滤过，滤液蒸干，残渣加甲醇 2 ml 使溶解，加在中性氧化铝（100～200 目，5 g，内径为 1～1.5 cm）上，用 40％甲醇 100 ml 洗脱，收集洗脱液，蒸干，残渣加甲醇 2 ml 使溶解。 Pulverize 5 tablets with coats removed, add 30 mL of ethanol, ultrasonicate for 30 minutes, and filter. Evaporate the filtrate to dryness, and dissolve the residue in 2 mL of methanol. Apply to a column packed with neutral alumina (100-200 mesh, 5 g, 1-1.5 cm in inner diameter), and elute with 100 mL of 40％ methanol. Collect the eluent, evaporate to dryness, and dissolve the residue in 2 mL of methanol.
对照药材溶液 Reference Drug Solution	取党参对照药材 1 g，同法制成对照药材溶液。 Prepare a solution of 1 g of Codonopsis Radix reference drug and 30 mL of ethanol in the same method as the test solution preparation.
薄层板 Stationary Phase	高效硅胶 G 预制薄层板（青岛海洋化工厂分厂，批号：20150708）。 HPTLC silica gel pre-coated plate (Qingdao Haiyang Chemical Co. Ltd., Lot. 20150708).
点样 Sample Application	1 μl，条带状点样，条带宽度为 8 mm，条带间距为 16 mm，原点距底边为 10 mm。 Apply separately to the plate at 10 mm from the lower edge, as bands 8 mm, 1 μL of each of the reference drug solution and the test solution, leaving 16 mm between tracks.
展开剂 Mobile Phase	正丁醇－乙醇－水（15:3:2），15 ml。 n-butanol, ethanol and water(15:3:2)，15 mL.
展开缸 Developing Chamber	双槽展开缸，20 cm×10 cm。 Twin trough chamber, 20 cm×10 cm.
展开 Development	展开缸预平衡 15 分钟，上行展开，展距为 8 cm。 Equilibrate the chamber with the mobile phase for 15 minutes, develop vertically for 8 cm.
显色 Derivatization	喷 10％硫酸乙醇溶液，80℃加热至斑点显色清晰。 Spray with a 10％ solution of sulfuric acid in ethanol, and heat at 80℃ until the spots become distinct.
检视 Detection	置可见光下检视。 Examine in white light.
备注 Note	加热温度过高时，板面容易碳化变黑，宜控制在 80～90℃。 To avoid the background of the plate becoming dark, the heating temperature should be controlled between 80℃ to 90℃.

不同薄层板薄层色谱图的比较

t: 24℃ RH: 62%

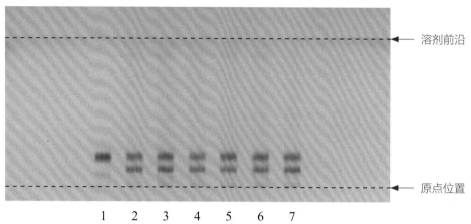

溶剂前沿

原点位置

1　2　3　4　5　6　7

图1　硅胶预制薄层板（DC-Fertigplatten DURASIL-25，MN　批号：112340）

t: 24℃ RH: 62%

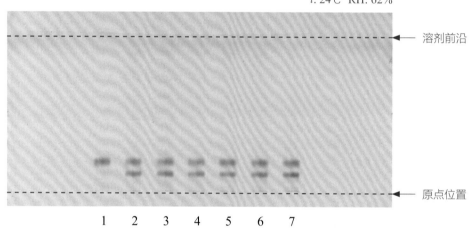

溶剂前沿

原点位置

1　2　3　4　5　6　7

图2　高效硅胶预制薄层板（HPTLC-Fertigplatten Nano-DURASIL-20，MN　批号：305143）

t: 24℃ RH: 62%

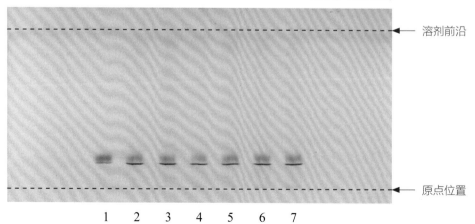

溶剂前沿

原点位置

1　2　3　4　5　6　7

图3　高效硅胶G预制薄层板（烟台市化学工业研究所，批号：150422）

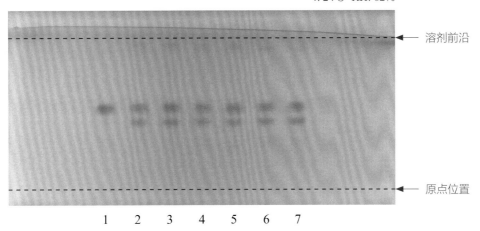

图 4　高效硅胶 G 预制薄层板（青岛海洋化工厂分厂，批号：20150708）

1. 党参对照药材（121057-201206）

2～7．供试品（批号：201204048；201204055；201406015；201406017；201411006；201412063）

（广州市药品检验所　王秀芹　严家浪）

附子理中丸

Fuzi Lizhong Pills

鉴别
Identification
2

白术
Atractylodis Macrocephalae Rhizoma

t: 25℃ RH: 60%

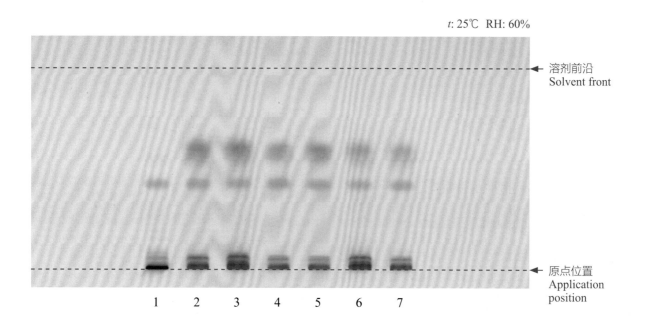

溶剂前沿
Solvent front

原点位置
Application
position

1 2 3 4 5 6 7

1. 白术对照药材（120925-201310）

2~3. 供试品（批号：1411006；1604002，水蜜丸，企业 A）

4~5. 供试品（批号：14031594；15031070，水蜜丸，企业 B）

6~7. 供试品（批号：13012970；15013306，大蜜丸，企业 B）

Track 1, Atractylodis Macrocephalae Rhizoma reference drug (120925-201310);

tracks 2 to 7, different batches of the test samples

供试品溶液 Test Solution	取本品水蜜丸 4 g，研碎；或取小蜜丸或大蜜丸 6 g，剪碎，置 500 ml 圆底烧瓶中，加水 250 ml，连接挥发油测定器，自测定器上端加水至刻度并溢流入烧瓶时为止，再加入石油（60～90℃）1 ml，加热回流 2 小时，放冷，取石油醚液。 Pulverize 4 g of the water-honeyed pills, or cut 6 g of the small honeyed pills or big honeyed pills into pieces. Add 250 mL of water, carry out the method for determination of volatile oil<*2204*>, add 1 mL of petroleum ether (60-90℃), heat under reflux for 2 hours, cool, and separate the petroleum ether layer.
对照药材溶液 Reference Drug Solution	取白术对照药材 0.5 g，加乙酸乙酯 1 ml，超声处理 15 分钟，静置，取上清液。 To 0.5 g of Atractylodis Macrocephalae Rhizoma reference drug, add 1 mL of ethyl acetate, ultrasonicate for 15 minutes, stand and use the supernatant.
薄层板 Stationary Phase	高效硅胶预制薄层板（HPTLC-Fertigplatten Nano-DURASIL-20，MN，批号：510297）。 HPTLC silica gel pre-coated plate (HPTLC-Fertigplatten Nano-DURASIL-20, MN, Lot.510297).
点样 Sample Application	1：25 μl；2～7：20 μl，条带状点样，条带宽度为 8 mm，条带间距为 16 mm，原点距底边为 10 mm。 Apply separately to the plate at 10 mm from the lower edge, as bands 8 mm, 20 μL of each of the test solutions and 25 μL of the reference drug solution, leaving 16 mm between tracks.
展开剂 Mobile Phase	石油醚（60～90℃）－乙酸乙酯（20:0.1），15 ml。 Petroleum ether (60-90℃) and ethyl acetate (20:0.1)，15 mL.
展开缸 Developing Chamber	双槽展开缸，20 cm×10 cm。 Twin trough chamber, 20 cm×10 cm.
展开 Development	展开缸一侧槽加入展开剂 25 ml，用滤纸贴于内壁，并浸入展开剂；另一侧槽加入展开剂 15 ml，预平衡 15 分钟后放入薄层板，上行展开，展距为 8 cm。 Equilibrate the chamber with a filter paper immersed into mobile phase in one trough and the mobile phase in another trough for 15 minutes, develop vertically for 8 cm.
显色 Derivatization	喷以 5% 香草醛硫酸溶液，加热至斑点显色清晰。 Spray with a 5% solution of vanillin in sulfuric acid, and heat until the spots become distinct.
检视 Detection	置可见光下检视。 Examine in white light.

不同薄层板薄层色谱图的比较

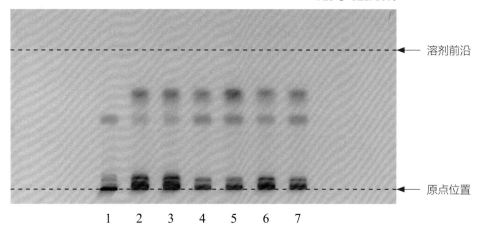

图 1　硅胶预制薄层板（DC-Fertigplatten DURASIL-25，MN　批号：407195）

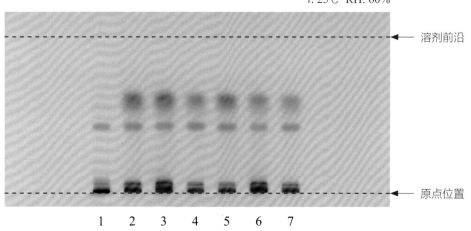

图 2　高效硅胶预制薄层板（HPTLC-Fertigplatten Nano-DURASIL-20，MN　批号：510297）

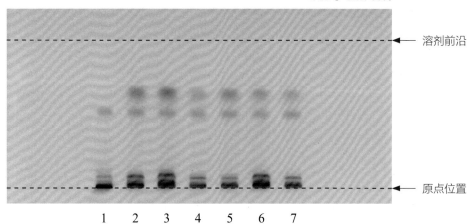

图 3　高效硅胶 G 预制薄层板（烟台市化学工业研究所，批号：20151127）

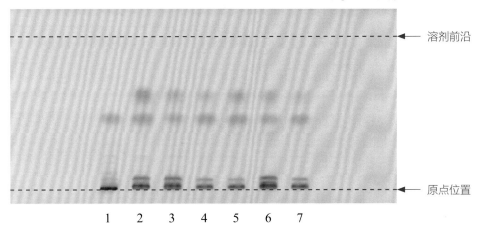

溶剂前沿

原点位置

图 4 高效硅胶 G 预制薄层板（青岛海洋化工厂分厂，批号：20150912）

1. 白术对照药材（120925-201310）

2~3. 供试品（批号：1411006；1604002，水蜜丸，企业 A）

4~5. 供试品（批号：14031594；15031070，水蜜丸，企业 B）

6~7. 供试品（批号：13012970；15013306，大蜜丸，企业 B）

干姜
Zingiberis Rhizoma

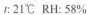

t: 21℃ RH: 58%

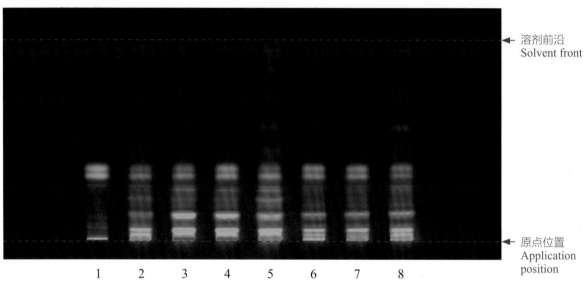

溶剂前沿
Solvent front

原点位置
Application
position

1　2　3　4　5　6　7　8

---

1. 干姜对照药材（120942-201309）

2~3. 供试品（批号：14031594；15031070，水蜜丸，企业 B）

4~5. 供试品（批号：13012970；15013306，大蜜丸，企业 B）

6~8. 供试品（批号：9100002；9100003；9100005，水蜜丸，企业 C）

Track 1, Zingiberis Rhizoma reference drug (120942-201309);

tracks 2 to 8, different batches of the test samples

供试品溶液 Test Solution	取本品水蜜丸 5 g，研细；或取小蜜丸或大蜜丸 7.5 g，剪碎，加硅藻土 5 g，研细，加甲醇 40 ml，超声处理 40 分钟，放冷，滤过，滤液蒸干，残渣用水 20 ml 溶解，用正丁醇振摇提取 2 次，每次 30 ml，合并正丁醇提取液，蒸干，残渣加甲醇 2 ml 使溶解。 Pulverize 5 g of water-honeyed pills, or cut 7.5 g of small honeyed pills or big honeyed pills into pieces and triturate with 5 g of kieselguhr, add 40 mL of methanol, ultrasonicate for 40 minutes, allow to cool and filter. Evaporate the filtrate to dryness and dissolve the residue in 20 mL of water, extract by shaking with two 30-mL quantities of *n*-butanol. Combine the *n*-butanol extracts, evaporate to dryness, and dissolve the residue in 2 mL of methanol.
对照药材溶液 Reference Drug Solution	取干姜对照药材 1 g，同法制成对照药材溶液。 Prepare a solution of 1 g of Zingiberis Rhizoma reference drug and 40 mL methanol in the same method as the test solution preparation.
薄层板 Stationary Phase	高效硅胶预制薄层板（HPTLC-Fertigplatten Nano-DURASIL-20，MN，批号：510297）。 HPTLC silica gel pre-coated plate (HPTLC-Fertigplatten Nano-DURASIL-20, MN, Lot.510297).
点样 Sample Application	2 µl，条带状点样，条带宽度为 8 mm，条带间距为 16 mm，原点距底边为 10 mm。 Apply separately to the plate at 10 mm from the lower edge, as bands 8 mm, 2 µL of each of the reference drug solution and the test solution, leaving 16 mm between tracks.
展开剂 Mobile Phase	石油醚（60～90℃）－乙酸乙酯－甲醇－冰醋酸（20:3:1:0.4），15 ml。 Petroleum ether (60-90℃), ethyl acetate, methanol and glacial acetic acid (20:3:1:0.4)，15 mL.
展开缸 Developing Chamber	双槽展开缸，20 cm×10 cm。 Twin trough chamber, 20 cm × 10 cm.
展开 Development	展开缸不需预平衡，直接上行展开，展距为 8 cm。 Develop vertically for 8 cm.
检视 Detection	置紫外光灯（365 nm）下检视。 Examine under ultraviolet light at 365 nm.

不同薄层板薄层色谱图的比较

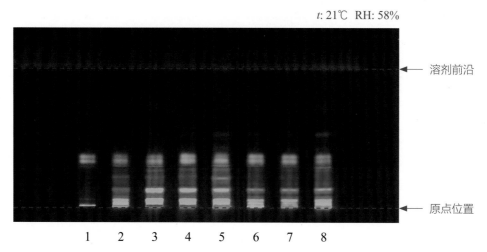

图 1　硅胶预制薄层板（DC-Fertigplatten DURASIL-25，MN　批号：407195）

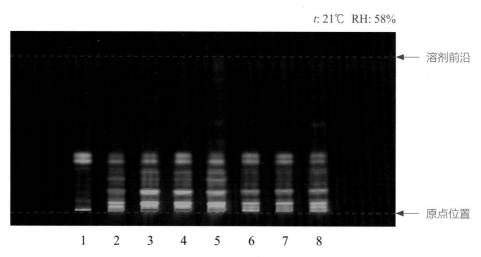

图 2　高效硅胶预制薄层板（HPTLC-Fertigplatten Nano-DURASIL-20，MN　批号：510297）

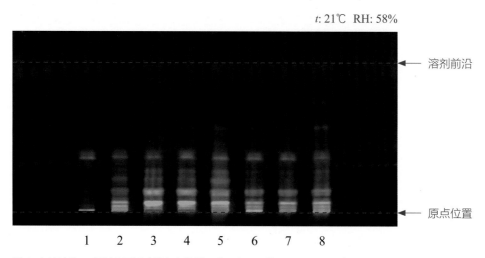

图 3　高效硅胶 G 预制薄层板（烟台市化学工业研究所，批号：20151127）

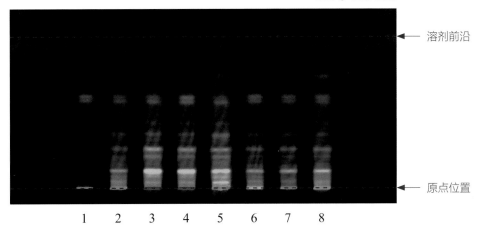

t: 21℃ RH: 58%

← 溶剂前沿

← 原点位置

1　2　3　4　5　6　7　8

图 4　高效硅胶 G 预制薄层板（青岛海洋化工厂分厂，批号：20150912）

1. 干姜对照药材（120942-201309）

2~3. 供试品（批号：14031594；15031070，水蜜丸，企业 B）

4~5. 供试品（批号：13012970；15013306，大蜜丸，企业 B）

6~8. 供试品（批号：9100002；9100003；9100005，水蜜丸，企业 C）

甘草
Glycyrrhizae Radix et Rhizoma

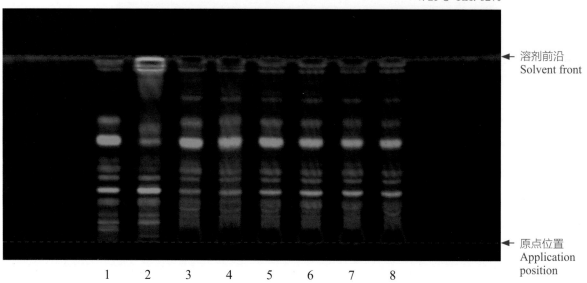

t: 25℃ RH: 62%

溶剂前沿
Solvent front

原点位置
Application position

1　2　3　4　5　6　7　8

---

1. 甘草（甘草）对照药材（120904-201318）
2. 甘草（胀果甘草）对照药材（121303-201003）
3~4. 供试品（批号：1411006；1604002，水蜜丸，企业 A）
5~6. 供试品（批号：14031594；15031070，水蜜丸，企业 B）
7~8. 供试品（批号：13012970；15013306，大蜜丸，企业 B）

Track 1, Glycyrrhizae Radix et Rhizoma (*Glycyrrhiza uralensis*) reference drug (120904-201318);

track 2, Glycyrrhizae Radix et Rhizoma (*Glycyrrhiza inflata*) reference drug (121303-201003);

tracks 3 to 8, different batches of the test samples

供试品溶液 Test Solution	取〔鉴别〕（3）项下的供试品溶液。 Obtained under *Identification* (3).
对照药材溶液 Reference Drug Solution	取甘草对照药材 1 g，加甲醇 10 ml，振摇 3 分钟，静置，取上清液。 To 1 g of Glycyrrhizae Radix et Rhizoma reference drug, add 10 mL of methanol, extract by shaking for 3 minutes, stand, and use the supernatant.
薄层板 Stationary Phase	高效硅胶预制薄层板（HPTLC-Fertigplatten Nano-DURASIL-20, MN, 批号：510297）。 HPTLC silica gel pre-coated plate (HPTLC-Fertigplatten Nano-DURASIL-20, MN, Lot.510297).
点样 Sample Application	2 μl，条带状点样，条带宽度为 8 mm，条带间距为 16 mm，原点距底边为 10 mm。 Apply separately to the plate at 10 mm from the lower edge, as bands 8 mm, 2 μL of each of the reference drug solution and the test solution, leaving 16 mm between tracks.
展开剂 Mobile Phase	乙酸乙酯－冰醋酸－甲酸－水（15∶1∶1∶2），15 ml。 Ethyl acetate, glacial acetic acid, formic acid and water (15:1:1:2), 15 mL.
展开缸 Developing Chamber	双槽展开缸，20 cm×10 cm。 Twin trough chamber, 20 cm × 10 cm.
展开 Development	展开缸不需预平衡，直接上行展开，展距为 8 cm。 Develop vertically for 8 cm.
显色 Derivatization	喷以 10% 硫酸乙醇溶液，在 105℃加热至斑点显色清晰。 Spray with a 10% solution of sulfuric acid in ethanol, and heat at 105℃ until the spots become distinct.
检视 Detection	置紫外光灯（365 nm）下检视。 Examine under ultraviolet light at 365 nm.

不同薄层板薄层色谱图的比较

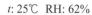

t: 25℃ RH: 62%

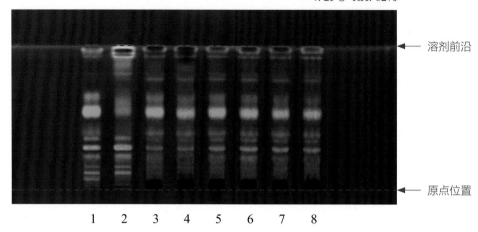

←溶剂前沿

←原点位置

1　2　3　4　5　6　7　8

图 1　硅胶预制薄层板（DC-Fertigplatten DURASIL-25，MN 批号：407195）

t: 25℃ RH: 62%

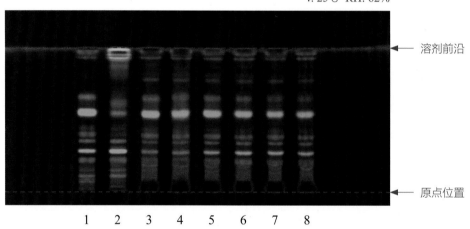

←溶剂前沿

←原点位置

1　2　3　4　5　6　7　8

图 2　高效硅胶预制薄层板（HPTLC-Fertigplatten Nano-DURASIL-20，MN 批号：510297）

t: 25℃ RH: 62%

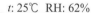

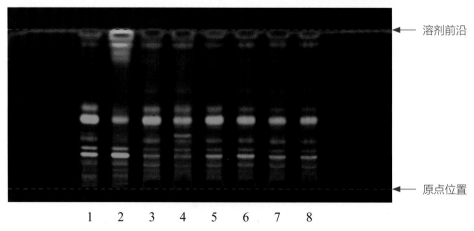

←溶剂前沿

←原点位置

1　2　3　4　5　6　7　8

图 3　高效硅胶 G 预制薄层板（烟台市化学工业研究所，批号：20151127）

t: 25℃   RH: 62%

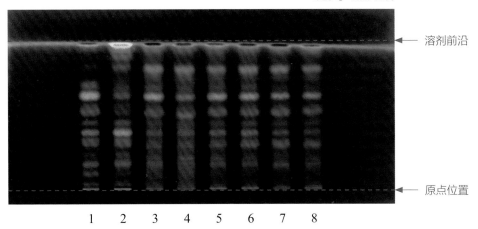

← 溶剂前沿

← 原点位置

1　2　3　4　5　6　7　8

图 4　高效硅胶 G 预制薄层板（青岛海洋化工厂分厂，批号：20150912）

---

1. 甘草（甘草）对照药材（120904-201318）
2. 甘草（胀果甘草）对照药材（121303-201003）
3~4. 供试品（批号：1411006；1604002，水蜜丸，企业 A）

5~6. 供试品（批号：14031594；15031070，水蜜丸，企业 B）
7~8. 供试品（批号：13012970；15013306，大蜜丸，企业 B）

（广州市药品检验所　王秀芹　严家浪）

复方丹参片

Fufang Danshen Tablets

鉴别
Identification
2

丹参、冰片
Salviae Miltiorrhizae Radix et Rhizoma & Borneolum Syntheticum

t: 21℃ RH: 65%

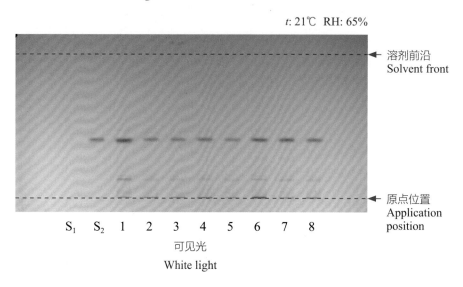

溶剂前沿
Solvent front

S₁ S₂ 1 2 3 4 5 6 7 8

原点位置
Application position

可见光
White light

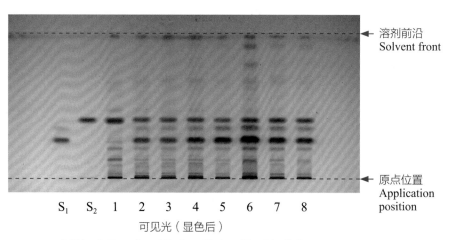

溶剂前沿
Solvent front

S₁ S₂ 1 2 3 4 5 6 7 8

原点位置
Application position

可见光（显色后）
A 1% solution of vanillin in sulfuric acid, white light

S₁. 冰片对照品（110743-200905）
S₂. 丹参酮ⅡA对照品（110766-200619）
1. 丹参对照药材（120923-201414）2~3. 供试品（批号：G4A013；D4A015，企业A）4~5. 供试品（批号：3130420；3121102，企业B）6. 供试品（批号：131102，企业C）7. 供试品（批号：140203，企业D）8. 供试品（批号：120902，企业E）

S₁, (±)-borneol and (±)-isoborneol CRS (110743-200905);
S₂, tanshinone ⅡA CRS (110766-200619);
track 1, Salviae Miltiorrhizae Radix et Rhizoma reference drug (120923-201414);
tracks 2 to 8, different batches of the test samples

供试品溶液 Test Solution	取本品5片［规格（1）、规格（3）］或2片［规格（2）］，糖衣片除去糖衣，研碎，加乙醚10 ml，超声处理5分钟，滤过，滤液挥干，残渣加乙酸乙酯2 ml 使溶解。 Pulverize 5 tablets [Strength (1) and (3)], or 2 tablets [Strength (2)], with sugar coats removed. Add 10 mL of ether, ultrasonicate for 5 minutes, and filter. Evaporate the filtrate to dryness, and dissolve the residue in 2 mL of ethyl acetate.
对照药材溶液 * Reference Drug Solution*	取丹参对照药材1 g，加乙醚10 ml，同法制成对照药材溶液。 Prepare a solution of 1 g of Salviae Miltiorrhizae Radix et Rhizoma reference drug and 10 mL of ether in the same method as the test solution preparation.
对照品溶液 Reference Solution	取丹参酮ⅡA对照品、冰片对照品，分别加乙酸乙酯制成每1 ml含0.5 mg的溶液。 Dissolve tanshinone ⅡA CRS, (±)-borneol and (±)-isoborneol CRS in ethyl acatate to prepare a mixture containing 0.5 mg of each per mL.
薄层板 Stationary Phase	高效硅胶预制薄层板（HPTLC-Fertigplatten Nano-DURASIL-20, MN 批号：305143）。 HPTLC silica gel pre-coated plate (HPTLC-Fertigplatten Nano-DURASIL-20, MN, Lot. 305143).
点样 Sample Application	$S_1 \sim 1$：3 µl；$2 \sim 8$：4 µl，条带状点样，条带宽度为8 mm，条带间距为16 mm，原点距底边为10 mm。 Apply separately to the plate at 10 mm from the lower edge, as bands 8 mm, 3 µL of each of the reference drug solution and the reference solution, 4 µL of the test solution, leaving 16 mm between tracks.
展开剂 Mobile Phase	甲苯－乙酸乙酯（19:1），15 ml。 Toluene and ethyl acetate (19:1), 15 mL.
展开缸 Developing Chamber	双槽展开缸，20 cm×10 cm。 Twin trough chamber, 20 cm×10 cm.
展开 Development	展开缸预平衡15分钟，上行展开，展距为8 cm。 Equilibrate the chamber with the mobile phase for 15 minutes, develop vertically for 8 cm.
显色与检视 Derivatization & Detection	置可见光下检视后，喷1%香草醛硫酸溶液，在110℃加热5分钟，置可见光下检视。 Examine in white light. Spray with a 1% solution of vanillin in sulfuric acid, and heat at 110℃ for 5 minutes, and examine in white light.
备注 Note	（1）因冰片易挥发，在制备供试品溶液时，乙醚自然挥干后应尽快加入乙酸乙酯溶解。 （2）先在可见光下观察丹参的相应斑点，再喷1%香草醛硫酸溶液显色观察时，冰片对照品的两个斑点不够清晰，建议喷显色剂前将薄层板加热至110℃，趁热喷显色剂，再加热后观察，冰片对应的斑点显色较清晰。 (1) The residue in the test solution should be dissolved as soon as possible to avoid evaporating. (2) To get a satisfied derivatization results, the plate should be heated to 110℃ before derivatization.

不同薄层板薄层色谱图的比较

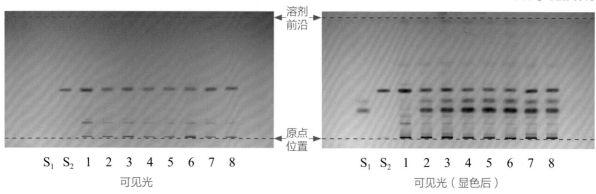

图 1　硅胶预制薄层板（DC-Fertigplatten DURASIL-25，MN　批号：112340）

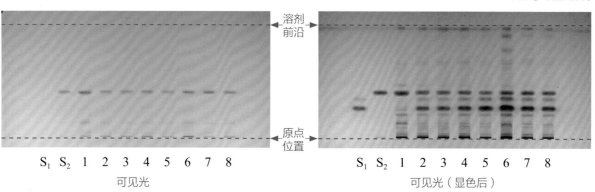

图 2　高效硅胶预制薄层板（HPTLC-Fertigplatten Nano-DURASIL-20，MN　批号：305143）

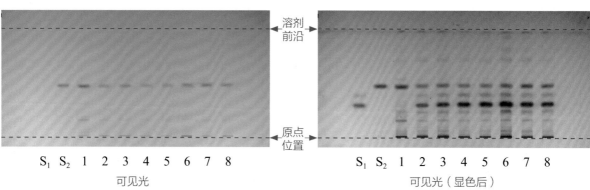

图 3　高效硅胶 G 预制薄层板（烟台市化学工业研究所，批号：141229）

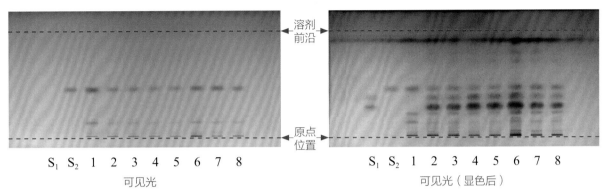

溶剂前沿

原点位置

| S₁ S₂ | 1 | 2 | 3 | 4 | 5 | 6 | 7 | 8 |

可见光

可见光（显色后）

图 4 高效硅胶 G 预制薄层板（青岛海洋化工厂分厂，批号：20141212）

S₁. 冰片对照品（110743-200905）

S₂. 丹参酮ⅡA 对照品（110766-200619）

1. 丹参对照药材（120923-201414）

2 ~ 3. 供试品（批号：G4A013；D4A015，企业 A）

4 ~ 5. 供试品（批号：3130420；3121102，企业 B）

6. 供试品（批号：131102，企业 C）

7. 供试品（批号：140203，企业 D）

8. 供试品（批号：120902，企业 E）

说明

*《中国药典》本项鉴别以丹参酮ⅡA 对照品为对照，本实验增加了丹参对照药材对照。对照药材溶液参照供试品溶液制备方法制备。

三七
Notoginseng Radix et Rhizoma

t: 6℃ RH: 55%

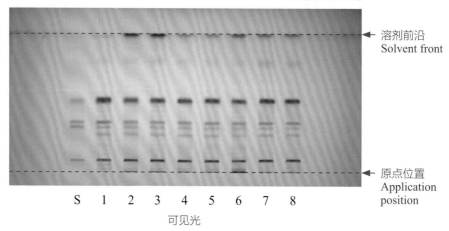

溶剂前沿
Solvent front

原点位置
Application position

S 1 2 3 4 5 6 7 8

可见光

A 10% solution of sulfuric acid in ethanol, white light

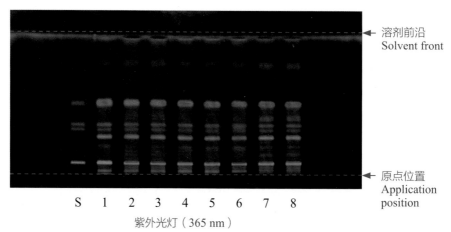

溶剂前沿
Solvent front

原点位置
Application position

S 1 2 3 4 5 6 7 8

紫外光灯（365 nm）

A 10% solution of sulfuric acid in ethanol, UV 365 nm

S. 人参皂苷 Rg$_1$（110703-200726）、三七皂苷 R$_1$（110745-200617）、人参皂苷 Re（110754-201324）和人参皂苷 Rb$_1$（110704-201424）混合对照品

1. 三七对照药材（120941-201108）

2~3. 供试品（批号：G4A013；D4A015，企业 A）

4~5. 供试品（批号：3130420；3121102，企业 B）

6. 供试品（批号：131102，企业 C）

7. 供试品（批号：140203，企业 D）

8. 供试品（批号：120902，企业 E）

S, ginsenoside Rb$_1$ CRS (110704-201424), ginsenoside Re CRS (110754-201324), notoginsenoside R$_1$ CRS (110745-200617), and ginsenoside Rg$_1$ CRS (110703-200726) (with increasing R_f);

track 1, Notoginseng Radix et Rhizoma reference drug (120941-201108);

tracks 2 to 8, different batches of the test samples

供试品溶液 Test Solution	取本品 10 片，除去包衣，研细，取约 1g，加入 70%甲醇 50 ml，超声处理 30 分钟，放冷，滤过，取续滤液 45 ml，蒸干，残渣加水 10 ml 使溶解，滤过，滤液至 C$_{18}$ 小柱（0.5 g，分别用甲醇 5 ml 和水 5 ml 预处理）上，分别用水 10 ml、25%甲醇 10 ml 洗脱，弃去洗脱液，再用甲醇 10 ml 洗脱，收集洗脱液，蒸干，残渣加甲醇 2 ml 使溶解。 Pulverize 10 tablets with coats removed. To 1 g of the powder, add 50 mL of 70% methanol, ultrasonicate for 30 minutes, cool and filter. Evaporate 45 mL of the successive filtrate to dryness, dissolve the residue in 10 mL of water, and filter. Transfer the filtrate to a C$_{18}$ column (0.5 g, pretreat with 5 mL of methanol and 5 mL of water, respectively), elute with 10 mL of water and 10 mL of 25% methanol, respectively. Discard the eluent. Then elute with 10 mL of methanol, collect the eluent, evaporate to dryness, and dissolve the residue in 2 mL of methanol.
对照药材溶液 Reference Drug Solution	取三七对照药材 1 g，加 70%甲醇 20 ml，超声处理 30 分钟，滤过，滤液蒸干，残渣自"加水 10 ml 使溶解"起，同供试品溶液制备方法制成对照药材溶液。 To 1 g of Notoginseng Radix et Rhizoma reference drug, add 20 mL of 70% methanol, ultrasonicate for 30 minutes, filter, evaporate the filtrate to dryness, then follow the same procedure of the test solution starting at "dissolve the residue in 10 mL of water".
对照品溶液 Reference Solution	取三七皂苷 R$_1$ 对照品、人参皂苷 Rb$_1$ 对照品、人参皂苷 Rg$_1$ 对照品及人参皂苷 Re 对照品，加甲醇制成每 1 ml 各含 1 mg 的混合溶液。 Dissolve notoginsenoside R$_1$ CRS, ginsenoside Rb$_1$CRS, ginsenoside Rg$_1$ CRS and ginsenoside Re CRS in methanol to prepare a mixture containing 1 mg of each per mL.
薄层板 Stationary Phase	高效硅胶预制薄层板（HPTLC-Fertigplatten Nano-DURASIL-20，MN，批号：305143）。 HPTLC silica gel pre-coated plate (HPTLC-Fertigplatten Nano-DURASIL-20, MN, Lot. 305143).
点样 Sample Application	1 μl，条带状点样，条带宽度为 8 mm，条带间距为 16 mm，原点距底边为 10 mm。 Apply separately to the plate at 10 mm from the lower edge, as bands 8 mm, 1 μL of each of the reference drug solution, the reference solution and the test solution, leaving 16 mm between tracks.
展开剂 Mobile Phase	二氯甲烷 – 无水乙醇 – 水（70:45:6.5），15 ml。 Dichloromethane, anhydrous ethanol and water (70:45:6.5)，15 mL
展开缸 Developing Chamber	双槽展开缸，20 cm × 10 cm。 Twin trough chamber, 20 cm × 10 cm.
展开 Development	展开缸预平衡 15 分钟，上行展开，展距为 8 cm。 Equilibrate the chamber with the mobile phase for 15 minutes, develop vertically for 8 cm.
显色 Derivatization	喷 10%硫酸乙醇溶液，在 105℃加热至斑点显色清晰。 Spray with a 10% solution of sulfuric acid in ethanol, and heat at 105℃ until the spots become distinct.
检视 Detection	（1）置可见光下检视；（2）置紫外光灯（365 nm）下检视。 Examine in white light and under ultraviolet light at 365 nm.
备注 Note	（1）混合对照品色谱中自下而上依次为人参皂苷 Rb$_1$、人参皂苷 Re、三七皂苷 R$_1$ 和人参皂苷 Rg$_1$。 （2）本实验在 10℃以下展开，人参皂苷 Re 和三七皂苷 R$_1$ 斑点分离效果较好；展开缸加入展开剂后置冰箱中（10℃以下）预平衡 15 分钟；相对湿度在 60%以下展开效果较好。 (1) The spots in the chromatogram obtained with the reference solution are ginsenoside Rb$_1$, ginsenoside Re, notoginsenoside R$_1$ and ginsenoside Rg$_1$ with increasing R_f. (2) It is suggested to develop at a temperature belowing 10℃ and relative humidity belowing 60%.

不同薄层板薄层色谱图的比较

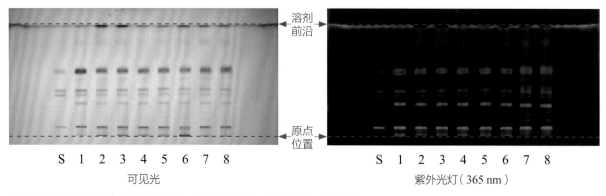

图 1　硅胶预制薄层板（DC-Fertigplatten DURASIL-25，MN　批号：112340）

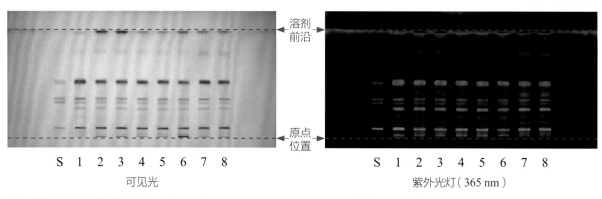

图 2　高效硅胶预制薄层板（HPTLC-Fertigplatten Nano-DURASIL-20，MN　批号：305143）

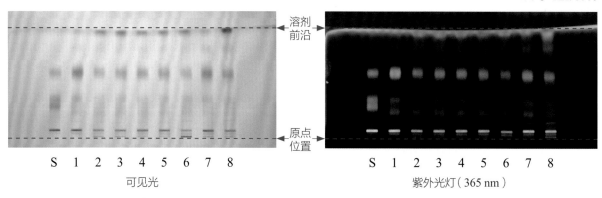

图 3　高效硅胶 G 预制薄层板（烟台市化学工业研究所，批号：141229）

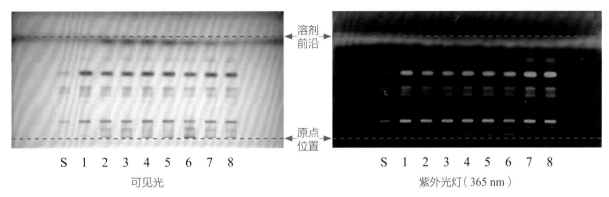

可见光　　　　　　　　　　　　　　　　紫外光灯（365 nm）

图4　高效硅胶 G 预制薄层板（青岛海洋化工厂分厂，批号：20141212）

S.　人参皂苷 Rg$_1$（110703-200726）、三七皂苷 R$_1$（110745-200617）、人参皂苷 Re（110754-201324）和人参皂苷 Rb$_1$（110704-201424）混合对照品

1.　三七对照药材（120941-201108）

2~3.　供试品（批号：G4A013；D4A015，企业 A）

4~5.　供试品（批号：3130420；3121102，企业 B）

6.　供试品（批号：131102，企业 C）

7.　供试品（批号：140203，企业 D）

8.　供试品（批号：120902，企业 E）

说明

*1.《中国药典》本项鉴别的点样量为 2 μl，实验中发现点样量较大，影响斑点的分离效果，使图谱质量变差，故将点样量调整为 1 μl。

2.《中国药典》本项鉴别使用高效预制硅胶 G 薄层板，实验中比较了普通硅胶预制薄层板（MN），结果人参皂苷 Re 和三七皂苷 R$_1$ 斑点分离效果较好。

（广州市药品检验所　王秀芹　严家浪）

复方黄连素片

Berberine Hydrochloride Compound Tablets

鉴别
Identification
1

吴茱萸、盐酸小檗碱
Euodiae Fructus & Berberine Hydrochloride

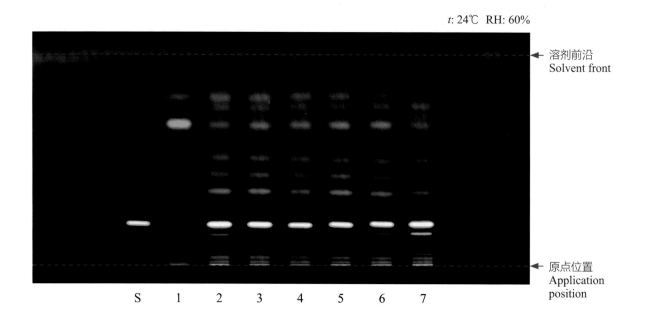

t: 24℃ RH: 60%

溶剂前沿
Solvent front

原点位置
Application
position

S   1   2   3   4   5   6   7

S. 盐酸小檗碱对照品（110713-201212）

1. 吴茱萸对照药材（120909-201109）

2~4. 供试品（批号：120514；140101；150119，企业 A）

5. 供试品（批号：120705，企业 B）

6. 供试品（批号：12090010，企业 C）

7. 供试品（批号：20150301，企业 D）

S, berberine hydrochloride CRS (110713-201212);

track 1, Euodiae Fructus reference drug (120909-201109);

tracks 2 to 7, different batches of the test samples

供试品溶液 Test Solution	取本品 4 片，除去糖衣，研细，加水 20 ml，煮沸 5 分钟，趁热滤过，滤液放冷后用氨试液调节 pH 值至 9～10，加三氯甲烷 10 ml，振摇提取，分取三氯甲烷液，蒸干，残渣加盐酸－乙醇（1:100）的混合溶液 1 ml 使溶解。 Triturate 4 tablets with sugar coats removed, add 20 mL of water, boiling for 5 minutes and filter while hot. Allow the filtrate to cool, adjust the pH value to 9-10 with ammonia TS, extract by shaking with 10 mL of chloroform and evaporate the extract to dryness. Dissolve the residue in 1 mL of a mixture of hydrochloric acid and ethanol (1:100).
对照药材溶液 Reference Drug Solution	取吴茱萸对照药材 0.5 g，加乙醇 10 ml，超声处理 10 分钟，滤过，取滤液。 To 0.5 g of Euodiae Fructus reference drug, add 10 mL of ethanol, ultrasonicate for 10 minutes, filter and use the filtrate as reference drug solution.
对照品溶液 Reference Solution	取盐酸小檗碱对照品，加甲醇制成每 1 ml 含 0.1 mg 的溶液。 Dissolve berberine hydrochloride CRS in methanol to prepare a solution containing 0.1 mg per mL.
薄层板 Stationary Phase	硅胶预制薄层板（DC-Fertigplatten DURASIL-25，MN，批号：112340）。 TLC silica gel pre-coated plate (DC-Fertigplatten DURASIL-25, MN, Lot. 112340).
点样 Sample Application	3 µl，条带状点样，条带宽度为 8 mm，条带间距为 16 mm，原点距底边为 10 mm。 Apply separately to the plate at 10 mm from the lower edge, as bands 8 mm, 3 µL of each of the reference drug solution, the reference solution and the test solution, leaving 16 mm between tracks.
展开剂 * Mobile Phase*	甲苯－乙酸乙酯－异丙醇－甲醇－浓氨试液（12:6:3:3:1），15 ml。 Toluene, isopropanol, ethyl acetate, methanol and concentrated ammonia TS (12:3:6:3:1), 15 mL.
展开缸 Developing Chamber	双槽展开缸，20 cm × 10 cm。 Twin trough chamber, 20 cm × 10 cm.
展开 Development	展开缸一侧槽中加入展开剂 15 ml，另一侧槽中加入 5 ml 的浓氨试液，预平衡 15 分钟，上行展开，展距为 8 cm。 Equilibrate the chamber with 5 mL of concentrated ammonia TS in one trough and 15 mL of the mobile phase in another trough for 15 minutes, develop vertically for 8 cm.
显色 * Derivatization*	喷 5% 三氯化铝乙醇溶液，在 105℃加热 5 分钟。 Spray with a 5% solution of aluminium chloride in ethanol, and heat at 105℃ for 5 minutes.
检视 Detection	置紫外光灯（365 nm）下检视。 Examine under ultraviolet light at 365 nm.
说明 * Note*	展开剂修订为甲苯－乙酸乙酯－异丙醇－甲醇－浓氨试液（12:6:3:3:1）。 The mobile phase is change to Toluene, isopropanol, ethyl acetate, methanol and concentrated ammonia TS (12:3:6:3:1) for better separation.

不同薄层板薄层色谱图的比较

t: 24℃ RH: 60%

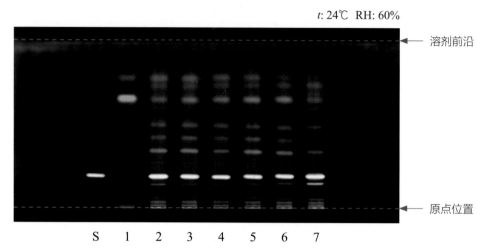

图 1 硅胶预制薄层板（DC-Fertigplatten DURASIL-25，MN 批号：112340）

t: 24℃ RH: 60%

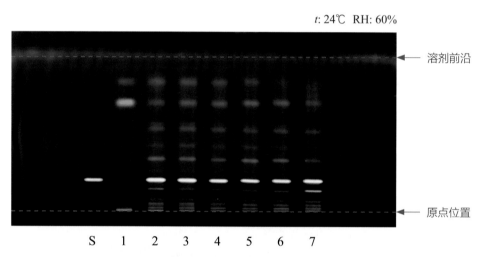

图 2 高效硅胶预制薄层板（HPTLC-Fertigplatten Nano-DURASIL-20，MN 批号：305143）

t: 24℃ RH: 60%

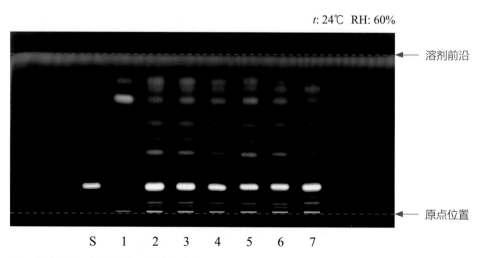

图 3 高效硅胶 G 预制薄层板（烟台市化学工业研究所，批号：141229）

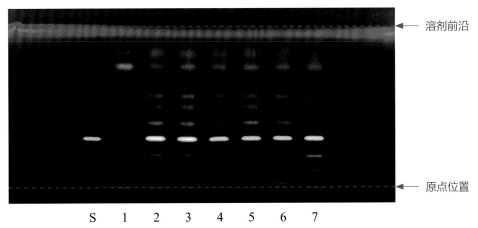

t: 24℃ RH: 60%

← 溶剂前沿

← 原点位置

S 1 2 3 4 5 6 7

图 4 高效硅胶 G 预制薄层板（青岛海洋化工厂分厂，批号：20150708）

图 1~4

S. 盐酸小檗碱对照品（110713-201212）

1. 吴茱萸对照药材（120909-201109）

2~4. 供试品（批号：120514；140101；150119，企业 A）

5. 供试品（批号：120705，企业 B）

6. 供试品（批号：12090010，企业 C）

7. 供试品（批号：20150301，企业 D）

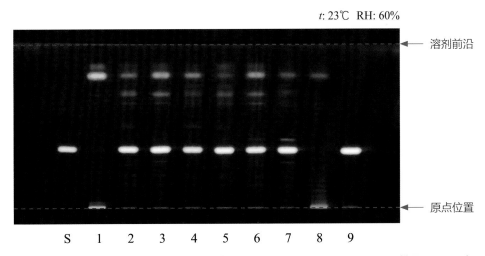

t: 23℃ RH: 60%

← 溶剂前沿

← 原点位置

S 1 2 3 4 5 6 7 8 9

图 5 修改方法专属性考察—硅胶预制薄层板（DC-Fertigplatten DURASIL-25，MN 批号：112340）

图 5

S. 盐酸小檗碱对照品（110713-201212）

1. 吴茱萸对照药材（120909-201109）

2~4. 供试品（批号：120514；140101；150119，企业 A）

5. 供试品（批号：120705，企业 B）

6. 供试品（批号：12090010，企业 C）

7. 供试品（批号：20150301，企业 D）

8. 盐酸小檗碱阴性对照（自制）

9. 吴茱萸阴性对照（自制）

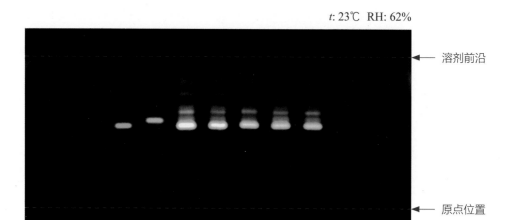

t: 23℃ RH: 62%

溶剂前沿

原点位置

S　1　2　3　4　5　6

图6《中国药典》方法—硅胶预制薄层板（TLC Silica gel 60，Merck 批号：HX42524826）

图6

S. 盐酸小檗碱对照品（110713-201212）

1. 吴茱萸对照药材（120909-201109）

2~4. 供试品（批号：120514；140101；150119，企业A）

5. 供试品（批号：120705，企业B）

6. 供试品（批号：12090010，企业C）

说明

1.《中国药典》本项鉴别以正丁醇 - 冰醋酸 - 水（5：1：1）为展开剂，展开后置紫外光灯（365 nm）下检视，结果显示盐酸小檗碱斑点和吴茱萸对照药材主斑点很难达到完全分离（图6），实验中比较 Merck 普通板、Merck 高效板、烟台高效板及青岛高效板等4种薄层板，分离效果均不理想。参照《中国药典》"知柏地黄丸"〔鉴别〕（3）黄柏展开剂系统，以甲苯 - 乙酸乙酯 - 异丙醇 - 甲醇 - 浓氨试液（12：6：3：3：1）为展开剂，置氨蒸气饱和的展开缸中展开，展开后喷5% 三氯化铝乙醇溶液，105℃加热5分钟后再置紫外光灯（365 nm）下检视，结果盐酸小檗碱斑点和吴茱萸对照药材主斑点分离较好（图1~图4），盐酸小檗碱阴性对照和吴茱萸阴性对照均无干扰（图5）。

2. 盐酸小檗碱阴性对照溶液制备（图5）：取盐酸小檗碱阴性对照适量（相当于4片样品量），加水 20 ml，按供试品溶液制备方法制成盐酸小檗碱阴性对照溶液。

吴茱萸阴性对照溶液制备（图5）：取吴茱萸阴性对照适量（相当于4片样品量），加水 20 ml，按供试品溶液制备方法制成吴茱萸阴性对照溶液。

木香
Aucklandiae Radix

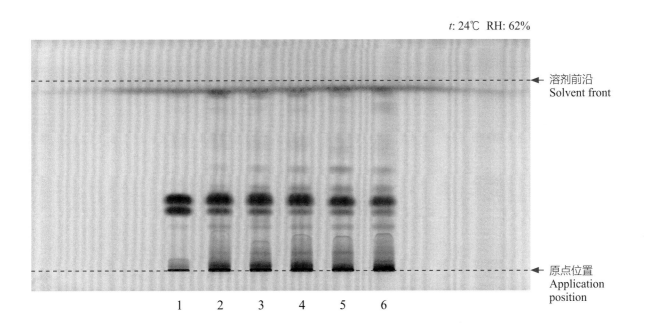

t: 24℃ RH: 62%

溶剂前沿
Solvent front

原点位置
Application
position

1　2　3　4　5　6

---

1. 木香对照药材（120921-201309）

2~4. 供试品（批号：120514；140101；150119，企业 A）

5. 供试品（批号：120705，企业 B）

6. 供试品（批号：12090010，企业 C）

Track 1, Aucklandiae Radix reference drug (120921-201309);

tracks 2 to 6, different batches of the test samples

供试品溶液 Test Solution	取本品 10 片，除去糖衣，研细，加三氯甲烷 20 ml，超声处理 20 分钟，滤过，滤渣备用，滤液浓缩至约 2 ml。 Triturate 10 tablets with sugar coats removed, add 20 mL of chloroform, ultrasonicate for 20 minutes, and filter. Keep the residue for later use and evaporate the filtrate to about 2 mL.
对照药材溶液 Reference Drug Solution	取木香对照药材 0.5 g，加三氯甲烷 10 ml，同法制成对照药材溶液。 Prepare a solution of 0.5 g of Aucklandiae Radix reference drug and 10 mL of chloroform the same method as the test solution preparation.
薄层板 Stationary Phase	高效硅胶 G 预制薄层板（青岛海洋化工厂分厂，批号：20150708）。 HPTLC silica gel pre-coated plate (Qingdao Haiyang Chemical Co. Ltd., Lot. 20150708).
点样 Sample Application	1：2 µl；2~4：4 µl；5~6：6 µl，条带状点样，条带宽度为 8 mm，条带间距为 16 mm，原点距底边为 10 mm。 Apply separately to the plate at 10 mm from the lower edge, as bands 8 mm, 2 µL of the reference drug solution, 4-6 µL of the test solution, leaving 16 mm between tracks.
展开剂 Mobile Phase	正己烷－乙酸乙酯（9:1），15 ml。 *n*-hexane and ethyl acetate (9:1)，15 mL.
展开缸 Developing Chamber	双槽展开缸，20 cm×10 cm。 Twin trough chamber, 20 cm×10 cm.
展开 Development	展开缸预平衡 15 分钟，上行展开，展距为 8 cm。 Equilibrate the chamber with the mobile phase for 15 minutes, develop vertically for 8 cm.
显色 Derivatization	喷 1% 香草醛硫酸溶液，加热至斑点显色清晰。 Spray with a 1% solution of vanillin in sulfuric acid, and heat until the spots become distinct.
检视 Detection	置可见光下检视。 Examine in white light.

不同薄层板薄层色谱图的比较

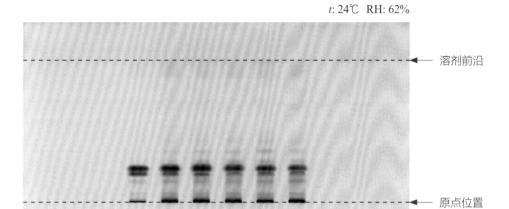

图 1 硅胶预制薄层板（DC-Fertigplatten DURASIL-25，MN 批号：112340）

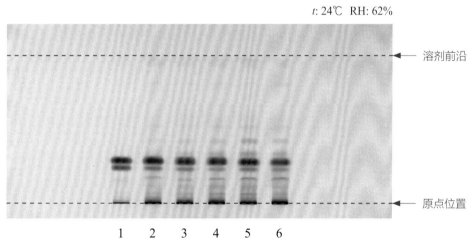

图 2 高效硅胶预制薄层板（HPTLC-Fertigplatten Nano-DURASIL-20，MN 批号：305143）

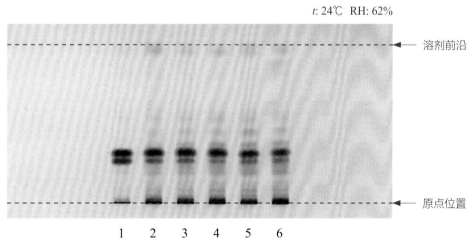

图 3 高效硅胶 G 预制薄层板（烟台市化学工业研究所，批号：150409）

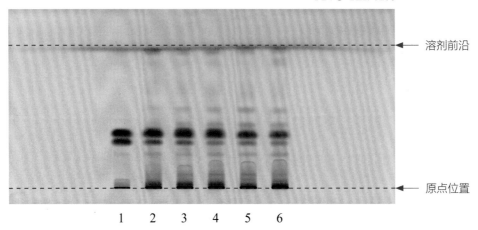

图 4　高效硅胶 G 预制薄层板（青岛海洋化工厂分厂，批号：20150708）

1. 木香对照药材（120921-201309）
2~4. 供试品（批号：120514；140101；150119，企业 A）

5. 供试品（批号：120705，企业 B）
6. 供试品（批号：12090010，企业 C）

白芍
Paeoniae Radix Alba

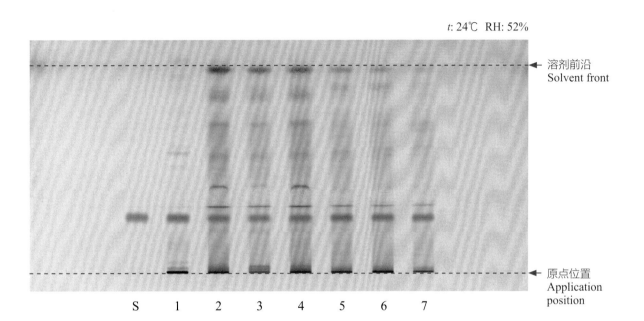

t: 24℃ RH: 52%

溶剂前沿
Solvent front

原点位置
Application
position

S   1   2   3   4   5   6   7

S. 芍药苷对照品（110736-201438）

1. 白芍对照药材（120905-201109）

2~4. 供试品（批号：120514；140101；150119，企业A）

5. 供试品（批号：120705，企业B）

6. 供试品（批号：12090010，企业C）

7. 供试品（批号：20150301，企业D）

S, paeoniflorin CRS (110736-201438);

track 1, Paeoniae Radix Alba reference drug (120905-201109);

tracks 2 to 7, different batches of the test samples

供试品溶液 Test Solution	取〔鉴别〕（2）项下的备用滤渣，加甲醇 30 ml，加热回流 1 小时，滤过，滤液蒸干，残渣加水 20 ml 使溶解，用水饱和的正丁醇振摇提取 2 次，每次 30 ml，合并正丁醇液，用正丁醇饱和的水洗涤 2 次，每次 30 ml，正丁醇液蒸干，残渣加乙醇 1 ml 使溶解。 To the residue obtained under *Identification* (2), add 30 mL of methanol, heat under reflux for 1 hour, filter, and evaporate the filtrate to dryness. Dissolve the residue in 20 mL of water, extract by shaking with two 30-mL quantities of *n*-butanol saturated with water, combine the *n*-butanol extracts. Wash the extracts with two 30-mL quantities of water saturated with *n*-butanol. Evaporate the *n*-butanol extracts to dryness, dissolve the residue in 1 mL of ethanol.
对照药材溶液 * Reference Drug Solution*	取白芍对照药材 1.5 g，同供试品溶液制备方法制成对照药材溶液。 Prepare a solution of 1.5 g of Paeoniae Radix Alba reference drug and 30 mL of methanol in the same method as the test solution preparation.
对照品溶液 Reference Solution	取芍药苷对照品，加乙醇制成每 1 ml 含 2 mg 的溶液。 Dissolve paeoniflorin CRS in ethanol to prepare a solution containing 2 mg per mL.
薄层板 Stationary Phase	硅胶预制薄层板（DC-Fertigplatten DURASIL-25，MN，批号：112340）。 TLC silica gel pre-coated plate (DC-Fertigplatten DURASIL-25, MN, Lot. 112340).
点样 Sample Application	S～5：5 μl；6：3 μl；7：8 μl，条带状点样，条带宽度为 8 mm，条带间距为 16 mm，原点距底边为 10 mm。 Apply separately to the plate at 10 mm from the lower edge, as bands 8 mm, 5 μL of each of the reference drug solution and the reference solution, 3-8 μL of the test solution, leaving 16 mm between tracks.
展开剂 Mobile Phase	三氯甲烷－乙酸乙酯－甲醇－甲酸（40：5：10：0.2），15 ml。 Chloroform, ethyl acetate, methanol and formic acid (40:5:10:0.2)，15 mL.
展开缸 Developing Chamber	双槽展开缸，20 cm × 10 cm。 Twin trough chamber, 20 cm × 10 cm.
展开 Development	展开缸预平衡 15 分钟，上行展开，展距为 8 cm。 Equilibrate the chamber with the mobile phase for 15 minutes, develop vertically for 8 cm.
显色 Derivatization	喷 5% 香草醛硫酸溶液，在 105℃加热至斑点显色清晰。 Spray with a 5% solution of vanillin in sulfuric acid, and heat at 105℃ until the spots become distinct.
检视 Detection	置可见光下检视。 Examine in white light.

不同薄层板薄层色谱图的比较

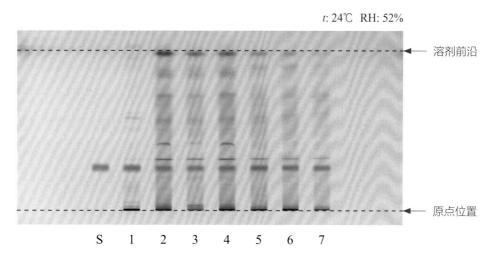

图 1 硅胶预制薄层板（DC-Fertigplatten DURASIL-25，MN 批号：112340）

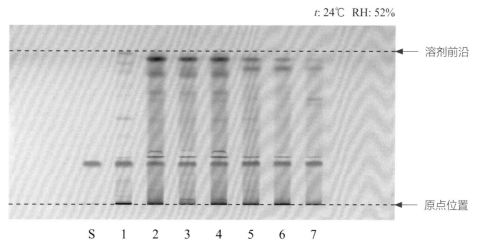

图 2 高效硅胶预制薄层板（HPTLC-Fertigplatten Nano-DURASIL-20，MN 批号：305143）

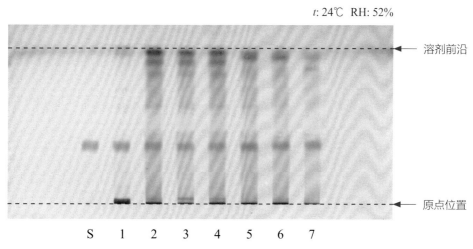

图 3 高效硅胶 G 预制薄层板（烟台市化学工业研究所，批号：150409）

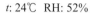

t: 24℃ RH: 52%

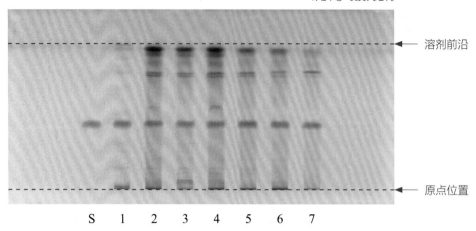

图 4 高效硅胶 G 预制薄层板（青岛海洋化工厂分厂，批号：20150708）

S. 芍药苷对照品（110736-201438）

1. 白芍对照药材（120905-201109）

2~4. 供试品（批号：120514；140101；150119，企业 A）

5. 供试品（批号：120705，企业 B）

6. 供试品（批号：12090010，企业 C）

7. 供试品（批号：20150301，企业 D）

*《中国药典》本项鉴别以芍药苷对照品为对照，本实验增加了白芍对照药材对照。对照药材溶液参照供试品溶液制备方法制备。

（广州市药品检验所　王秀芹　严家浪）

感冒清热颗粒

鉴别
Identification
1

荆芥穗
Schizonepetae Spica

t: 23℃ RH: 55%

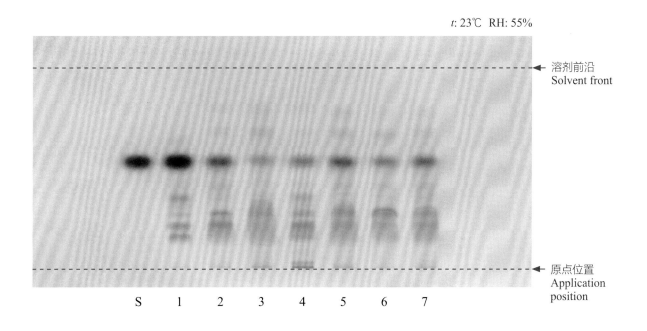

溶剂前沿
Solvent front

原点位置
Application
position

S   1   2   3   4   5   6   7

S. 胡薄荷酮对照品（111706-201205）

1. 荆芥穗对照药材（121424-201103）

2~3. 供试品（批号：130231；130341，企业 A）

4~5. 供试品（批号：L2F002；E5F002，企业 B）

6. 供试品（批号：130901，企业 C）

7. 供试品（批号：140111，企业 D）

S, pulegone CRS (111706-201205);

track 1, Schizonepetae Spica reference drug (121424-201103);

tracks 2 to 7, different batches of the test samples

供试品溶液 Test Solution	取本品 4 袋，置挥发油提取器中，连接挥发油提取器，加水 200 ml，自测定器上端加乙酸乙酯 1 ml，加热回流 2 小时，收集乙酸乙酯液。 To 4 packs of the granules, add 200 mL of water, carry out the method for determination of volatile oil, add 1 mL of ethyl acetate, heat for 2 hours. Separate and use the ethyl acetate layer.
对照药材溶液 Reference Drug Solution	取荆芥穗对照药材 1 g，同法制成对照药材溶液。 Proceed as directed for the test solution, except to use 1 g of Schizonepetae Spica reference drug.
对照品溶液 Reference Solution	取胡薄荷酮对照品，加乙酸乙酯制成每 1 ml 含 0.5 mg 的溶液。 Dissolve pulegone CRS in ethyl acetate to prepare a solution containing 0.5 mg per mL.
薄层板 Stationary Phase	硅胶预制薄层板（DC-Fertigplatten DURASIL-25，MN，批号：112340）。 TLC silica gel pre-coated plate (DC-Fertigplatten DURASIL-25, MN, Lot.112340).
点样 Sample Application	S、1：3 µl；2：10 µl；3：30 µl；4~7：20 µl，条带状点样，条带宽度为 8 mm，条带间距为 16 mm，原点距底边为 10 mm。 Apply separately to the plate at 10 mm from the lower edge, as bands 8 mm, 10-30 µL of the test solution, 3 µL of the reference drug solution and 1 µL of the reference solution, leaving 16 mm between tracks.
展开剂 Mobile Phase	正己烷－乙酸乙酯（17:3），15 ml。 n-hexane and ethyl acetate (17:3)，15 mL.
展开缸 Developing Chamber	双槽展开缸，20 cm × 10 cm。 Twin trough chamber, 20 cm × 10 cm.
展开 Development	展开缸预平衡 15 分钟，上行展开，展距为 8 cm。 Equilibrate the chamber with the mobile phase for 15 minutes, develop vertically for 8 cm.
显色 Derivatization	喷茴香醛硫酸乙醇溶液［茴香醛－硫酸－无水乙醇（1:1:18）］，热风吹至斑点显色清晰。 Spray with a mixture of p-anisaldehyde, sulfuric acid and anhydrous ethanol (1:1:18),and heat until the spots become distinct.
检视 Detection	置可见光下检视。 Examine in white light.
备注 Note	胡薄荷酮对照品斑点颜色随加热时间不同，由紫红色变为蓝色。 The colour of the pulegone changes from aubergine to blue as the heating time increases.

不同薄层板薄层色谱图的比较

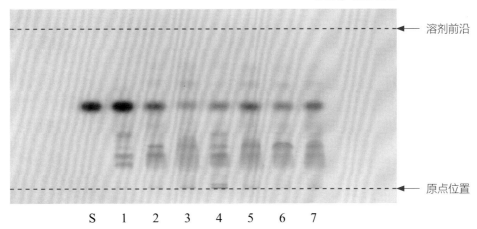

t: 23℃ RH: 55%

溶剂前沿

原点位置

S 1 2 3 4 5 6 7

图 1 硅胶预制薄层板（DC-Fertigplatten DURASIL-25，MN 批号：112340）

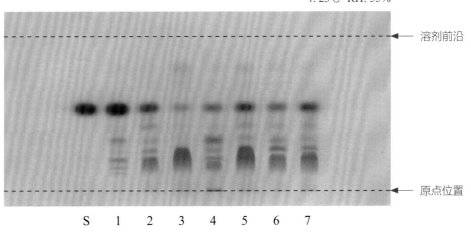

t: 23℃ RH: 55%

溶剂前沿

原点位置

S 1 2 3 4 5 6 7

图 2 高效硅胶预制薄层板（HPTLC-Fertigplatten Nano-DURASIL-20，MN 批号：305143）

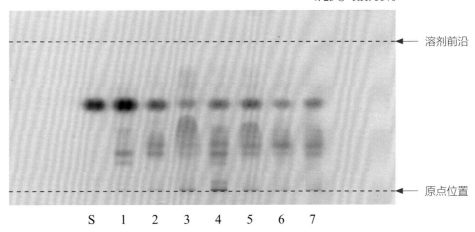

t: 23℃ RH: 55%

溶剂前沿

原点位置

S 1 2 3 4 5 6 7

图 3 高效硅胶 G 预制薄层板（烟台市化学工业研究所，批号：20150829）

t: 23℃　RH: 55%

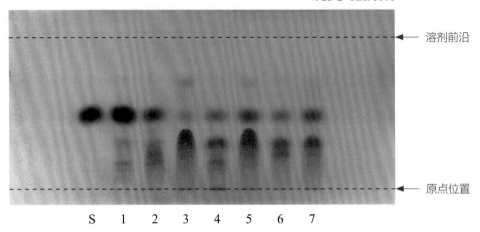

溶剂前沿

原点位置

S　1　2　3　4　5　6　7

图 4　高效硅胶 G 预制薄层板（青岛海洋化工厂分厂，批号：20150708）

S. 胡薄荷酮对照品（111706-201205）

1. 荆芥穗对照药材（121424-201103）

2~3. 供试品（批号：130231；130341，企业 A）

4~5. 供试品（批号：L2F002；E5F002，企业 B）

6. 供试品（批号：130901，企业 C）

7. 供试品（批号：140111，企业 D）

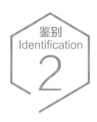

荆芥穗
Schizonepetae Spica

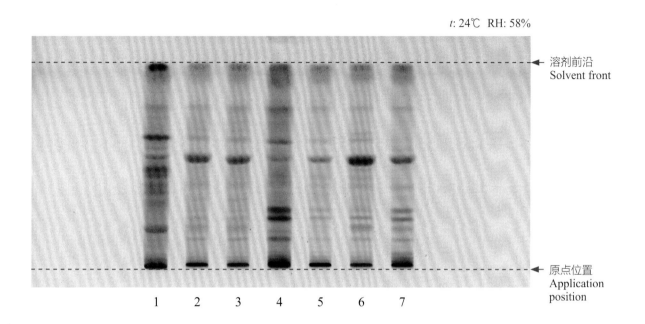

t: 24℃   RH: 58%

溶剂前沿
Solvent front

原点位置
Application position

1   2   3   4   5   6   7

---

1. 荆芥穗对照药材（121424-201103）

2~3. 供试品（批号：130231；130341，企业 A）

4~5. 供试品（批号：E5F002；L2F002，企业 B）

6. 供试品（批号：110202，企业 C）

7. 供试品（批号：140111，企业 D）

Track 1, Schizonepetae Spica reference drug (121424-201103); tracks 2 to 7, different batches of the testsamples

供试品溶液 Test Solution	取本品半袋，研细，加水 30 ml 使溶解，用乙醚振摇提取 2 次，每次 15 ml，弃去乙醚液，水液用水饱和的正丁醇振摇提取 2 次，每次 20 ml，合并正丁醇液，加氨试液 40 ml，振摇，分取正丁醇液，蒸干，残渣加甲醇 1 ml 使溶解。 Dissolve half pack of the granules in 30 mL of water, extract with two 15-mL quantities of ether, and discard the ether extracts. Extract the water layer with two 20-mL quantities of *n*-butanol saturated with water, combine the *n*-butanol extracts, add 40 mL of ammonia TS and shake. Evaporate the *n*-butanol extracts to dryness and dissolve the residue in 1 mL of methanol.
对照药材溶液 Reference Drug Solution	取荆芥穗对照药材 1 g，加水 40 ml，煎煮 1 小时，放冷，滤过，滤液用水饱和的正丁醇振摇提取 3 次（20 ml，15 ml，15 ml），合并正丁醇液，蒸干，残渣加甲醇 1 ml 使溶解。 Decoct 1 g of Schizonepetae Spica reference drug with 40 mL of water for 1 hour, cool and filter. Extract the filtrate by shaking with *n*-butanol saturated with water for three times (20 mL, 15 mL, 15 mL), combine the *n*-butanol extracts, and evaporate to dryness. Dissolve the residue in 1 mL of methanol.
薄层板 Stationary Phase	硅胶预制薄层板（DC-Fertigplatten DURASIL-25，MN，批号：112340）。 TLC silica gel pre-coated plate (DC-Fertigplatten DURASIL-25, MN, Lot.112340).
点样 Sample Application	1：2 µl；2~7：8 µl；8：5 µl，条带状点样，条带宽度为 8 mm，条带间距为 16 mm，原点距底边为 10 mm。 Apply separately to the plate at 10 mm from the lower edge, as bands 8 mm, 5-8 µL of the test solution and 2 µL of the reference drug solution, leaving 16 mm between tracks.
展开剂 Mobile Phase	三氯甲烷－乙酸乙酯－甲醇－浓氨试液（8:2:4:1），15 ml。 Chloroform, ethyl acetate, methanol and concentrated ammonia TS (8:2:4:1), 15 mL.
展开缸 Developing Chamber	双槽展开缸，20 cm×10 cm。 Twin trough chamber, 20 cm × 10 cm.
展开 Development	展开缸预平衡 15 分钟，上行展开，展距为 8 cm。 Equilibrate the chamber with the mobile phase for 15 minutes, develop vertically for 8 cm.
显色 Derivatization	喷 2% 香草醛硫酸溶液，在 105℃加热至斑点显色清晰。 Spray with a 2% solution of vanillin in sulfuric acid, and heat at 105℃ until the spots become distinct.
检视 Detection	置可见光下检视。 Examine in white light.

不同薄层板薄层色谱图的比较

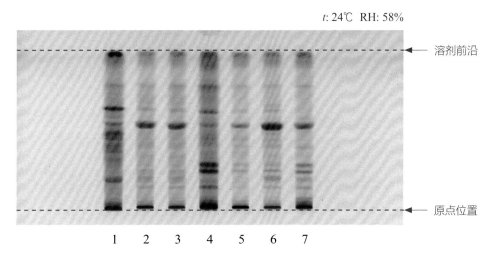

t: 24℃ RH: 58%

溶剂前沿

原点位置

1　2　3　4　5　6　7

图 1　硅胶预制薄层板（DC-Fertigplatten DURASIL-25，MN 批号：112340）

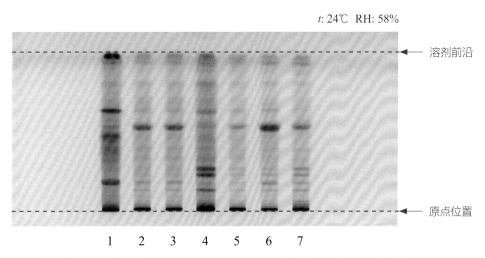

t: 24℃ RH: 58%

溶剂前沿

原点位置

1　2　3　4　5　6　7

图 2　高效硅胶预制薄层板（HPTLC-Fertigplatten Nano-DURASIL-20，MN 批号：305143）

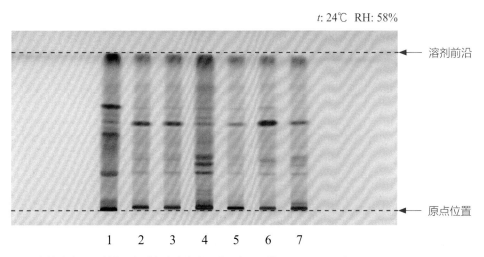

t: 24℃ RH: 58%

溶剂前沿

原点位置

1　2　3　4　5　6　7

图 3　高效硅胶 G 预制薄层板（烟台市化学工业研究所，批号：20150829）

t: 24℃ RH: 58%

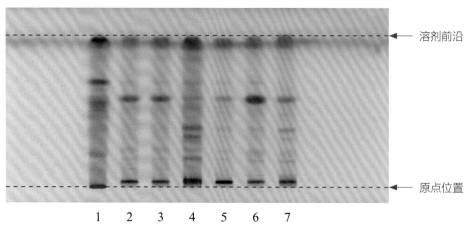

溶剂前沿

原点位置

1　　2　　3　　4　　5　　6　　7

图 4　高效硅胶 G 预制薄层板（青岛海洋化工厂分厂，批号：20150708）

1. 荆芥穗对照药材（121424-201103）
2~3. 供试品（批号：130231；130341，企业 A）
4~5. 供试品（批号：E5F002；L2F002，企业 B）

6. 供试品（批号：110202，企业 C）
7. 供试品（批号：140111，企业 D）

白芷、防风
Angelicae Dahuricae Radix & Saposhnikoviae Radix

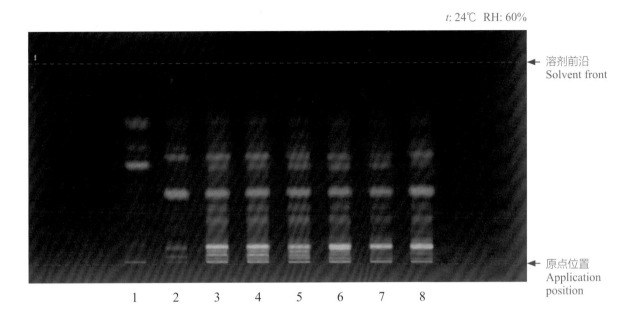

t: 24℃ RH: 60%

溶剂前沿
Solvent front

原点位置
Application
position

1   2   3   4   5   6   7   8

1. 白芷对照药材（120945-201309）
2. 防风对照药材（120947-201108）
3～4. 供试品（批号：130231；130341，企业 A）
5～6. 供试品（批号：L2F002；E5F002，企业 B）
7. 供试品（批号：110202，企业 C）
8. 供试品（批号：140111，企业 D）

Track 1, Angelicae Dahuricae Radix reference drug (120945-201309);

track 2, Saposhnikoviae Radix reference drug (120947-201108);

tracks 3 to 8, different batches of the test samples

供试品溶液 Test Solution	取〔鉴别〕（2）项下的供试品溶液。 The sample test solution obtained under *Identification* (2).
对照药材溶液 Reference Drug Solutions	取白芷对照药材、防风对照药材各 1 g，分别加水 40 ml，煎煮 1 小时，放冷，滤过，滤液用乙酸乙酯振摇提取 3 次（20 ml, 15 ml, 15 ml），合并乙酸乙酯液，蒸干，残渣加甲醇 1 ml 使溶解。 Decoct 1 g of Angelicae Dahuricae Radix reference drug or Saposhnikoviae Radix reference drug with 40 mL of water for 1 hour, respectively. Cool and filter. Extract the filtrate by shaking with ethyl acetate for three times (20 mL, 15 mL, 15 mL), combine the ethyl acetate extracts, and evaporate to dryness. Dissolve the residue in 1 mL of methanol, respectively.
薄层板 Stationary Phase	硅胶预制薄层板（DC-Fertigplatten DURASIL-25，MN，批号：112340）。 TLC silica gel pre-coated plate (DC-Fertigplatten DURASIL-25, MN, Lot.112340).
点样 Sample Application	1：5 μl；2～8：10 μl，条带状点样，条带宽度为 8 mm，条带间距为 16 mm，原点距底边为 10 mm。 Apply separately to the plate at 10 mm from the lower edge, as bands 8 mm, 10 μL of each of the test solution and Saposhnikoviae Radix reference drug solution and 5 μL of Angelicae Dahuricae Radix reference drug solution, leaving 16 mm between tracks.
展开剂 Mobile Phase	三氯甲烷 – 甲醇（10:1），15 ml。 Chloroform and methanol (10:1), 15 mL.
展开缸 Developing Chamber	双槽展开缸，20 cm×10 cm。 Twin trough chamber, 20 cm × 10 cm.
展开 Development	薄层板放入展开缸中，预平衡 15 分钟，上行展开，展距为 8 cm。 Equilibrate the chamber and the plate with the mobile phase for 15 minutes, develop vertically for 8 cm.
检视 Detection	置紫外光灯（254 nm）下检视。 Examine under ultraviolet light at 254 nm.

不同薄层板薄层色谱图的比较

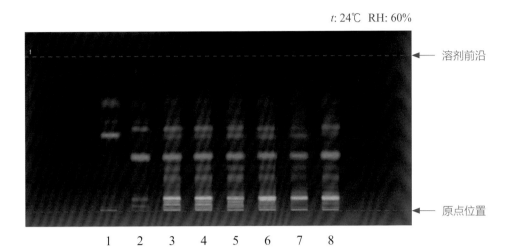

图 1 硅胶预制薄层板（DC-Fertigplatten DURASIL-25，MN 批号：112340）

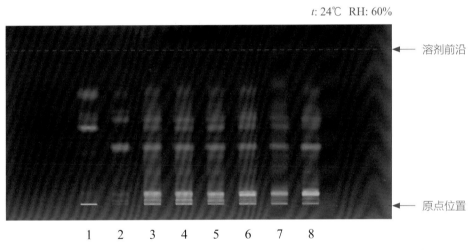

图 2 高效硅胶预制薄层板（HPTLC-Fertigplatten Nano-DURASIL-20，MN 批号：305143）

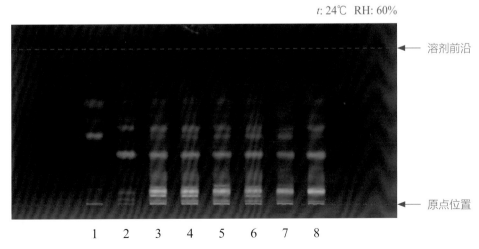

图 3 高效硅胶 G 预制薄层板（烟台市化学工业研究所，批号：20150829）

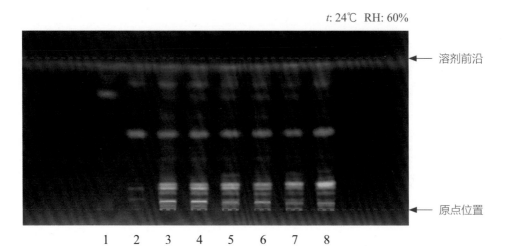

溶剂前沿

原点位置

1　2　3　4　5　6　7　8

图 4　高效硅胶 G 预制薄层板（青岛海洋化工厂分厂，批号：20150708）

---

1. 白芷对照药材（120945-201309）
2. 防风对照药材（120947-201108）
3～4. 供试品（批号：130231；130341，企业 A）

5～6. 供试品（批号：L2F002；E5F002，企业 B）
7. 供试品（批号：110202，企业 C）
8. 供试品（批号：140111，企业 D）

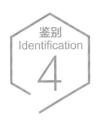

柴胡
Bupleuri Radix

t: 24℃ RH: 55%

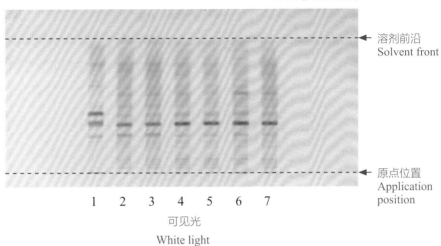

溶剂前沿
Solvent front

原点位置
Application
position

1　2　3　4　5　6　7

可见光
White light

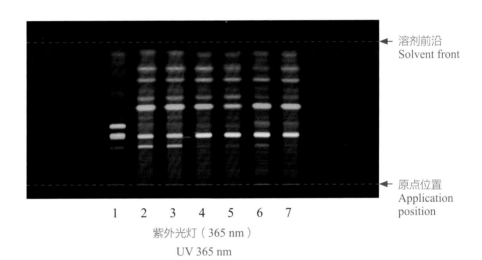

溶剂前沿
Solvent front

原点位置
Application
position

1　2　3　4　5　6　7

紫外光灯（365 nm）
UV 365 nm

---

1. 柴胡（北柴胡）对照药材（120992-201108）

2～3. 供试品（批号：130231；130341，企业 A）

4～5. 供试品（批号：A4F001；L2F002，企业 B）

6. 供试品（批号：110202，企业 C）

7. 供试品（批号：140111，企业 D）

Track 1, Bupleuri Radix (*Bupleurum chinense* DC.) reference drug(120992-201108);

tracks 2 to 7, different batches of the test samples

供试品溶液 Test Solution	取〔鉴别〕（2）项下的供试品溶液。 The same test solution obtained under *Identification* (2).
对照药材溶液 Reference Drug Solution	取柴胡对照药材 0.5 g，加水 50 ml，煎煮 1 小时，放冷，滤过，滤液用水饱和的正丁醇振摇提取 2 次，每次 20 ml，合并正丁醇液，蒸干，残渣加甲醇 1 ml 使溶解。 Decoct 0.5 g of Bupleuri Radix reference drug with 50 mL of water for 1 hour, cool and filter. Extract the filtrate with two 20-mL quantities of *n*-butanol saturated with water, combine the *n*-butanol extracts and evaporate to dryness. Dissolve the residue in 1 mL of methanol.
薄层板 Stationary Phase	硅胶预制薄层板（DC-Fertigplatten DURASIL-25，MN，批号：112340）。 TLC silica gel pre-coated plate (DC-Fertigplatten DURASIL-25, MN, Lot.112340).
点样 Sample Application	1：2 µl；2~3：8 µl；4~7：6 µl，条带状点样，条带宽度为 8 mm，条带间距为 16 mm，原点距底边为 10 mm。 Apply separately to the plate at 10 mm from the lower edge, as bands 8 mm, 6-8 µL of the test solution and 2 µL of the reference drug solution, leaving 16 mm between tracks.
展开剂 Mobile Phase	三氯甲烷－甲醇－水（13：7：2）10℃以下放置过夜的下层溶液，15 ml。 The lower layer of a mixture of chloroform, methanol and water (13:7:2), stood below 10℃ overnight, 15 mL.
展开缸 Developing Chamber	双槽展开缸，20 cm×10 cm。 Twin trough chamber, 20 cm×10 cm.
展开 Development	展开缸预平衡 15 分钟，上行展开，展距为 8 cm。 Equilibrate the chamber with the mobile phase for 15 minutes, develop vertically for 8 cm.
显色 Derivatization	喷 1%对二甲氨基苯甲醛的 10%硫酸乙醇溶液，105℃加热至斑点显色清晰。 Spray with a 1% solution of *p*-dimethylaminobenzaldehyde in 10% solution of sulfuric acid in ethanol, and heat at 105℃ until the spots become distinct.
检视 Detection	（1）置日光下检视；（2）置紫外光灯（365 nm）下检视。 (1) Examine in white light. (2) Examine under ultraviolet light at 365 nm.

不同薄层板薄层色谱图的比较

t: 24℃　RH: 55%

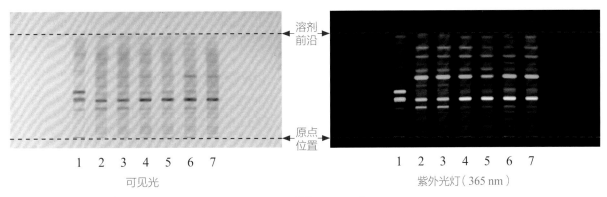

图 1　硅胶预制薄层板（DC-Fertigplatten DURASIL-25，MN　批号：112340）

t: 24℃　RH: 55%

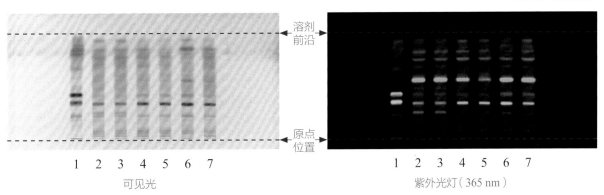

图 2　高效硅胶预制薄层板（HPTLC-Fertigplatten Nano-DURASIL-20，MN　批号：305143）

t: 24℃　RH: 55%

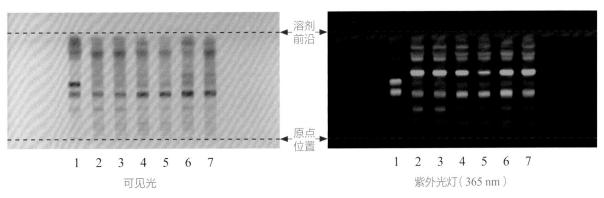

图 3　高效硅胶 G 预制薄层板（烟台市化学工业研究所，批号：20150829）

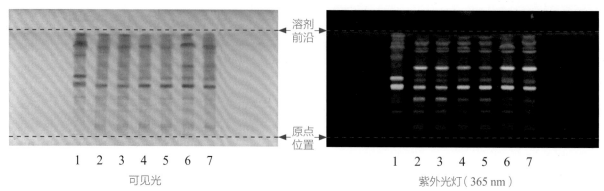

t: 24℃ RH: 55%

溶剂前沿

原点位置

1 2 3 4 5 6 7
可见光

1 2 3 4 5 6 7
紫外光灯（365 nm）

图 4　高效硅胶 G 预制薄层板（青岛海洋化工厂分厂，批号：20150708）

1. 柴胡（北柴胡）对照药材（120992-201108）

2～3. 供试品（批号：130231；130341，企业 A）

4～5. 供试品（批号：A4F001；L2F002，企业 B）

6. 供试品（批号：110202，企业 C）

7. 供试品（批号：140111，企业 D）

葛根
Puerariae Lobatae Radix

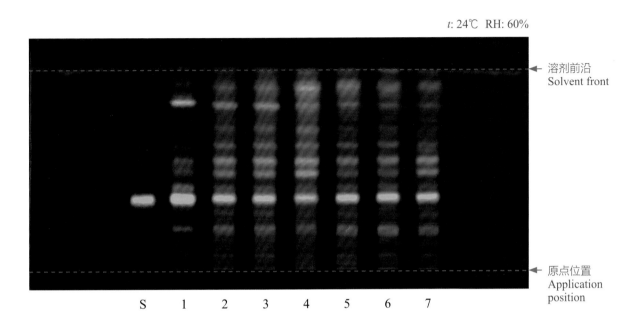

t: 24℃ RH: 60%

溶剂前沿
Solvent front

原点位置
Application
position

S   1   2   3   4   5   6   7

S. 葛根素对照品（110752-200912）	S, puerarin CRS (110752-200912);
1. 葛根对照药材（121551-201103）	track 1, Puerariae Lobatae Radix reference drug (121551-201103);
2～3. 供试品（批号：130231；130341，企业 A）	tracks 2 to 7, different batches of the test samples;
4～5. 供试品（批号：L2F002；E5F002，企业 B）	track 7, test solution (140111, D company)
6. 供试品（批号：130901，企业 C）	
7. 供试品（批号：140111，企业 D）	

供试品溶液 Test Solution	取〔鉴别〕（2）项下的供试品溶液。 The same test solution obtained under *Identification* (2).
对照药材溶液 * Reference Drug Solution*	取葛根对照药材 1 g，加水 40 ml，煎煮 1 小时，放冷，滤过，滤液用乙酸乙酯振摇提取 3 次（20 ml, 15 ml, 15 ml），合并乙酸乙酯液，蒸干，残渣加甲醇 1 ml 使溶解。 Decoct 1 g of Puerariae Lobatae Radix reference drug with 40 mL of water for 1 hour, cool and filter. Extract the filtrate by shaking with ethyl acetate for three times (20 mL, 15 mL, 15 mL), combine the ethyl acetate extracts, and evaporate to dryness. Dissolve the residue in 1 mL of methanol.
对照品溶液 Reference Solution	取葛根素对照品，加甲醇制成每 1 ml 含 1 mg 的溶液。 Dissolve puerarin CRS in methanol to prepare a solution containing 1 mg per mL.
薄层板 Stationary Phase	硅胶预制薄层板（DC-Fertigplatten DURASIL-25，MN，批号：112340）。 TLC silica gel pre-coated plate (DC-Fertigplatten DURASIL-25, MN, Lot.112340).
点样 Sample Application	S、1：2 μl；2～7：8 μl，条带状点样，条带宽度为 8 mm，条带间距为 16 mm，原点距底边为 10 mm。 Apply separately to the plate at 10 mm from the lower edge, as bands 8 mm, 8 μL of the test solution and 2 μL of each of the reference drug solution and the reference solution, leaving 16 mm between tracks.
展开剂 Mobile Phase	三氯甲烷－甲醇－水（28:10:1），15 ml。 Chloroform, methanol and water (28:10:1), 15 mL.
展开缸 Developing Chamber	双槽展开缸，20 cm×10 cm。 Twin trough chamber, 20 cm×10 cm.
展开 Development	薄层板放入展开缸中预平衡 15 分钟，上行展开，展距为 8 cm。 Equilibrate the chamber and the plate with the mobile phase for 15 minutes, develop vertically for 8 cm.
显色 Derivatization	置氨蒸气中熏 5 分钟。 Expose to ammonia vapour for 5 minutes.
检视 Detection	置紫外光灯（365 nm）下检视。 Examine under ultraviolet light at 365 nm.

不同薄层板薄层色谱图的比较

t: 24℃ RH: 60%

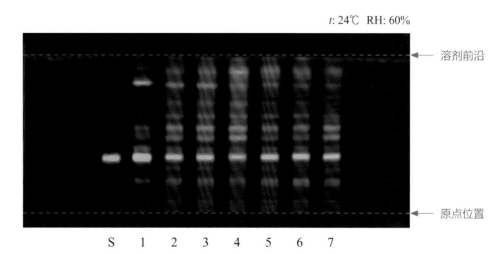

→ 溶剂前沿

→ 原点位置

S 1 2 3 4 5 6 7

图 1 硅胶预制薄层板（DC-Fertigplatten DURASIL-25，MN 批号：112340）

t: 24℃ RH: 60%

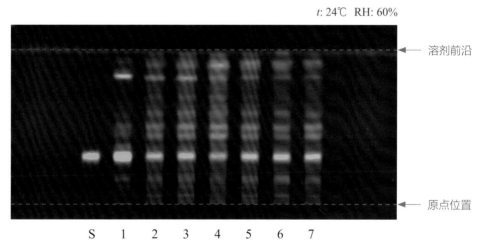

→ 溶剂前沿

→ 原点位置

S 1 2 3 4 5 6 7

图 2 高效硅胶预制薄层板（HPTLC-Fertigplatten Nano-DURASIL-20，MN 批号：305143）

t: 24℃ RH: 60%

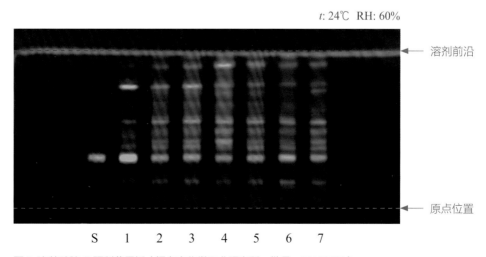

→ 溶剂前沿

→ 原点位置

S 1 2 3 4 5 6 7

图 3 高效硅胶 G 预制薄层板（烟台市化学工业研究所，批号：20150422）

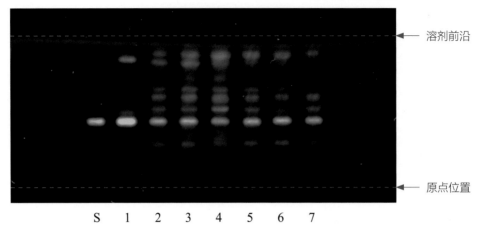

t: 24℃　RH: 60%

溶剂前沿

原点位置

　　　　S　1　2　3　4　5　6　7

图 4　高效硅胶 G 预制薄层板（青岛海洋化工厂分厂，批号：20150708）

S. 葛根素对照品（110752-200912）

1. 葛根对照药材（121551-201103）

2～3. 供试品（批号：130231；130341，企业 A）

4～5. 供试品（批号：L2F002；E5F002，企业 B）

6. 供试品（批号：130901，企业 C）

7. 供试品（批号：140111，企业 D）

说明

*《中国药典》本项鉴别以葛根素对照品为对照，本实验增加了葛根对照药材对照。对照药材溶液参照本品制法和供试品溶液制备方法制备。

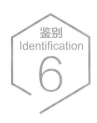

桔梗
Platycodonis Radix

t: 24℃ RH: 58%

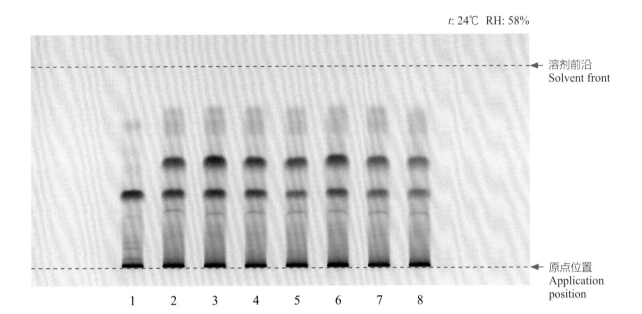

溶剂前沿
Solvent front

原点位置
Application
position

1　2　3　4　5　6　7　8

---

1. 桔梗对照药材（121028-201411）

2~3. 供试品（批号：130231；130341，企业 A）

4~5. 供试品（批号：L2F002；E5F002，企业 B）

6. 供试品（批号：130901，企业 C）

7. 供试品（批号：140111，企业 D）

8. 供试品（批号：1402188，企业 E）

Track 1, Platycodonis Radix reference drug (121028-201411);

tracks 2 to 8, different batches of the test samples

供试品溶液 Test Solution	取本品半袋，研细，加7%硫酸乙醇溶液－水（1:3）混合液20 ml，加热回流3小时，放冷，用三氯甲烷振摇提取2次，每次20 ml，合并三氯甲烷液，加水30 ml洗涤，弃去洗液，三氯甲烷液用无水硫酸钠脱水，滤过，滤液蒸干，残渣加甲醇0.5 ml使溶解。 To half pack of the granules, add 20 mL of a mixture of 7% solution of sulfuric acid in ethanol and water (1:3), heat under reflux for 3 hours and cool. Extract the filtrate with two 20-mL quantities of chloroform, combine the chloroform extracts, wash with 30 mL of water, discard the washings. Dehydrate the chloroform extracts with anhydrous sodium sulphate, filter, and evaporate the filtrate to dryness. Dissolve the residue in 0.5 mL of methanol.
对照药材溶液 Reference Drug Solution	取桔梗对照药材1 g，同法制成对照药材溶液。 Prepare a solution of 1 g of Platycodonis Radix reference drug and 20 mL of a mixture of 7% solution of sulfuric acid in ethanol and water (1:3) in the same method as the test solution preparation.
薄层板 Stationary Phase	硅胶预制薄层板（DC-Fertigplatten DURASIL-25，MN，批号：112340）。 TLC silica gel pre-coated plate (DC-Fertigplatten DURASIL-25, MN, Lot.112340).
点样 Sample Application	2 μl，条带状点样，条带宽度为8 mm，条带间距为16 mm，原点距底边为10 mm。 Apply separately to the plate at 10 mm from the lower edge, as bands 8 mm, 2 μL of each of the test solution and the reference drug solution, leaving 16 mm between tracks.
展开剂 Mobile Phase	三氯甲烷－乙醚（1:1），15 ml。 Chloroform and ether (1:1), 15 mL.
展开缸 Developing Chamber	双槽展开缸，20 cm×10 cm。 Twin trough chamber, 20 cm × 10 cm.
展开 Development	展开缸用滤纸贴于内壁，下端浸入展开剂，预平衡15分钟，上行展开，展距为8 cm。 Equilibrate the chamber with a filter paper immersed into mobile phase in one trough and the mobile phase in another trough for 15 minutes, develop vertically for 8 cm.
显色 Derivatization	喷10%硫酸乙醇溶液，在105℃加热至斑点显色清晰。 Spray with a 10% solution of sulfuric acid in ethanol, and heat at 105℃ until the spots become distinct.
检视 Detection	置可见光下检视。 Examine in white light.

不同薄层板薄层色谱图的比较

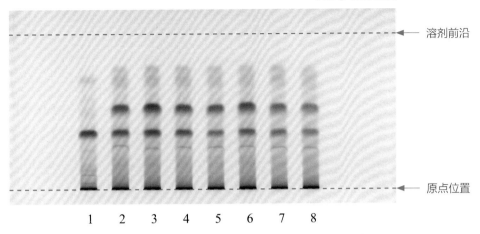

图 1 硅胶预制薄层板（DC-Fertigplatten DURASIL-25，MN 批号：112340）

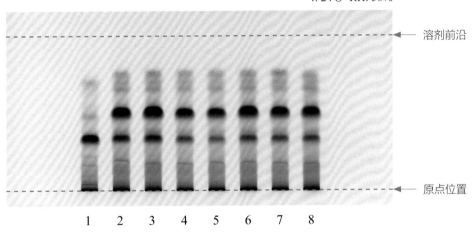

图 2 高效硅胶预制薄层板（HPTLC-Fertigplatten Nano-DURASIL-20，MN 批号：305143）

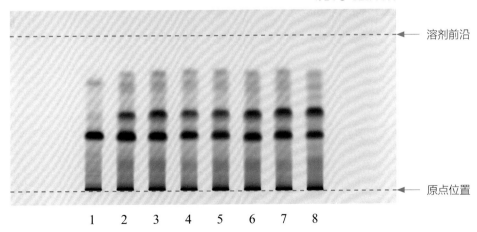

图 3 高效硅胶 G 预制薄层板（烟台市化学工业研究所，批号：20150829）

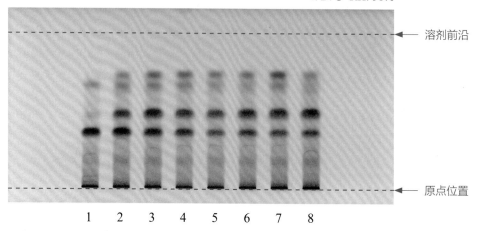

溶剂前沿

原点位置

1　2　3　4　5　6　7　8

图 4　高效硅胶 G 预制薄层板（青岛海洋化工厂分厂，批号：20150708）

1. 桔梗对照药材（121028-201411）

2～3. 供试品（批号：130231；130341，企业 A）

4～5. 供试品（批号：L2F002；E5F002，企业 B）

6. 供试品（批号：130901，企业 C）

7. 供试品（批号：140111，企业 D）

8. 供试品（批号：1402188，企业 E）

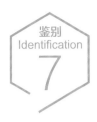

苦地丁
Corydalis Bungeanae Herba

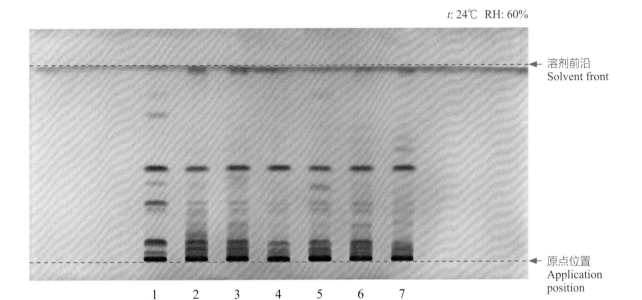

t: 24℃ RH: 60%

溶剂前沿
Solvent front

原点位置
Application
position

1　　2　　3　　4　　5　　6　　7

---

1. 苦地丁对照药材（120990-201406）

2~3. 供试品（批号：130231；130341，企业 A）

4~5. 供试品（批号：A4F001；L2F002，企业 B）

6. 供试品（批号：110202，企业 C）

7. 供试品（批号：140111，企业 D）

Track 1, Corydalis Bungeanae Herba reference drug(120990-201406);

tracks 2 to 7, different batches of the test samples

供试品溶液 Test Solution	取本品 1 袋，研细，加水 50 ml 使溶解，加浓氨试液调节 pH 值至 12，用三氯甲烷振摇提取 2 次，每次 25 ml，分取三氯甲烷层，蒸干，残渣加三氯甲烷 1 ml 使溶解。 Dissolve 1 pack of the granules in 50 mL of water, adjust pH value to 12 with concentrated ammonia TS, extract by shaking with two 25-mL quantities of chloroform. Evaporate the chloroform extracts to dryness and dissolve the residue in 1 mL of chloroform.
对照药材溶液 Reference Drug Solution	取苦地丁对照药材 1 g，加水 50 ml，超声处理 10 分钟，滤过，滤液加浓氨试液调节 pH 值至 12，同法制成对照药材溶液。 To 1 g of Corydalis Bungeanae Herba reference drug, add 50 mL of water, ultrasonicate for 10 minutes, and filter. Adjust the pH value of the filtrate to 12 with concentrated ammonia TS, then follow the same procedure described under the test solution, starting at "extract by shaking with two 25-mL quantities of chloroform".
薄层板 Stationary Phase	高效硅胶 G 预制薄层板（青岛海洋化工厂，批号：20150708），用 0.4% 氢氧化钠溶液浸渍改性。 HPTLC silica gel pre-coated plate (Qingdao Haiyang Chemical Co. Ltd., Lot.20150708), impregnated with a 0.4% solution of sodium hydroxide.
点样 Sample Application	1：10 µl；2～7：20 µl，条带状点样，条带宽度为 8 mm，条带间距为 16 mm，原点距底边为 10 mm。 Apply separately to the plate at 10 mm from the lower edge, as bands 8 mm, 20 µL of the test solution and 10 µL of the reference drug solution, leaving 16 mm between tracks.
展开剂 Mobile Phase	甲苯 – 乙醚 – 二氯甲烷（10∶5∶14），15 ml。 Toluene, ether and dichloromethane (10:5:14), 15 mL.
展开缸 Developing Chamber	双槽展开缸，20 cm×10 cm。 Twin trough chamber, 20 cm × 10 cm.
展开 Development	展开缸预平衡 15 分钟，上行展开，展距为 8 cm。 Equilibrate the chamber with the mobile phase for 15 minutes, develop vertically for 8 cm.
显色 * Derivatization*	喷以改良碘化铋钾试液后，再置碘蒸气中熏至斑点显色清晰。 Spray with a modified bismuth potassium iodide TS, then expose to ammonia vapour until thespots become distinct.
检视 Detection	置可见光下检视。 Examine in white light.
备注 Note	对照药材和供试品溶液制备时，加浓氨试液调节 pH 值应至 12 或以上，否则会影响生物碱成分的提取，从而影响斑点的检出。 In order to extract the alkaloids thoroughly in the test samples and the reference drug, the pH value should be adjusted to 12 or above during the preparation of the test solution and the reference drug solution.

不同薄层板薄层色谱图的比较

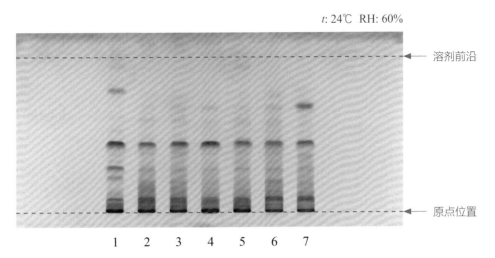

图 1 硅胶预制薄层板（TLC Silica gel 60，Merck 批号：HX42524826）（用 0.4% 氢氧化钠溶液浸渍改性）

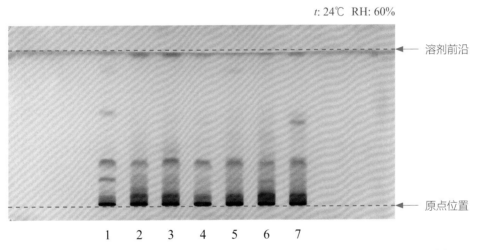

图 2 高效硅胶预制薄层板（HPTLC-Fertigplatten Nano-DURASIL-20，MN 批号：305143）（用 0.4% 氢氧化钠溶液浸渍改性）

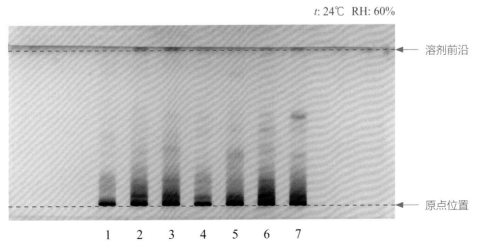

图 3 高效硅胶 G 预制薄层板（烟台市工业研究所，批号：20150829）（用 0.4% 氢氧化钠溶液浸渍改性）

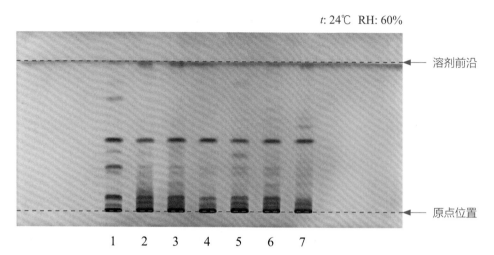

t: 24℃ RH: 60%

溶剂前沿

原点位置

1　2　3　4　5　6　7

图 4　高效硅胶 G 预制薄层板（青岛海洋化工厂，批号：20150708）（用 0.4% 氢氧化钠溶液浸渍改性）

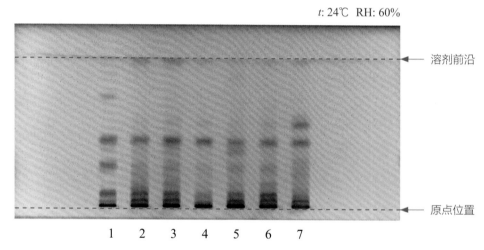

t: 24℃ RH: 60%

溶剂前沿

原点位置

1　2　3　4　5　6　7

图 5　含 0.4% 氢氧化钠的羧甲基纤维素钠溶液为黏合剂的硅胶 G 薄层板（自制，厚 0.5mm）

1. 苦地丁对照药材（120990-201406）

2～3. 供试品（批号：130231；130341，企业 A）

4～5. 供试品（批号：A4F001；L2F002，企业 B）

6. 供试品（批号：110202，企业 C）

7. 供试品（批号：140111，企业 D）

（广州市药品检验所　王秀芹　严家浪）

Guipi Wan, Guipi Wan (nongsuowan)

归脾丸、归脾丸（浓缩丸）

Guipi Pills, Guipi Pills (concentrated pills)

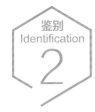

鉴别
Identification
2

党参
Codonopsis Radix

t: 22℃ RH: 59%

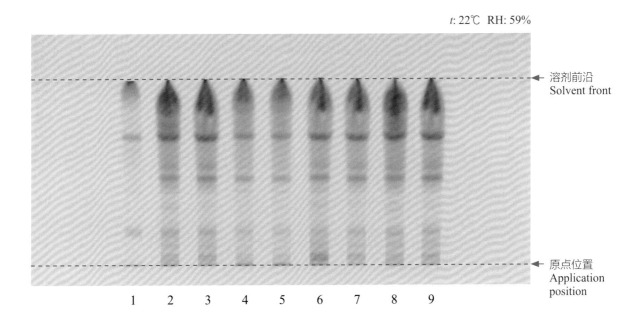

溶剂前沿
Solvent front

原点位置
Application
position

1　2　3　4　5　6　7　8　9

1. 党参对照药材（121057-201206）	Track 1, Codonopsis Radix reference drug (121057-201206);
2. 供试品（批号：150002，水蜜丸，企业 A）	tracks 2 to 9, different batches of the test samples
3. 供试品（批号：T00001，水蜜丸，企业 B）	
4. 供试品（批号：20141101，水蜜丸，企业 C）	
5. 供试品（批号：1410014，水蜜丸，企业 D）	
6. 供试品（批号：120002，大蜜丸，企业 E）	
7. 供试品（批号：201503028，小蜜丸，企业 F）	
8. 供试品（批号：15G62，浓缩丸，企业 G）	
9. 供试品（批号：140301，浓缩丸，企业 H）	

供试品溶液 Test Solution	**大蜜丸、小蜜丸或水蜜丸**：取本品水蜜丸适量，研碎，取 10 g；或取小蜜丸适量，剪碎，取 15 g；或取大蜜丸，剪碎，混匀，取 15 g。加入甲醇 100 ml，冷浸过夜，加热回流 2 小时，放冷，摇匀，滤过，取续滤液 50 ml，回收溶剂至干，残渣加水 10 ml，微热使溶解，用水饱和的正丁醇振摇提取 4 次，每次 40 ml，合并正丁醇提取液，用氨试液充分洗涤 3 次，每次 40 ml，弃去洗涤液，正丁醇液回收溶剂至干，残渣加甲醇 5 ml 使溶解，即得。 **浓缩丸**：取本品适量，研碎，取 1.5 g，置具塞锥形瓶中，加入甲醇 50 ml，超声处理 30 分钟，取出，放冷，滤过，滤液回收溶剂至干，残渣加水 10 ml，微热使溶解，用水饱和的正丁醇振摇提取 3 次，每次 40 ml，合并正丁醇提取液，用氨试液充分洗涤 2 次，每次 40 ml，弃去洗涤液，正丁醇液回收溶剂至干，残渣加甲醇 2 ml 使溶解，即得。 **Pills**　Triturate 10 g of the water-honeyed pills, or cut 15 g of the small honeyed pills or big honeyed pills into pieces, add 100 mL of methanol and macerate overnight. Heat under reflux for 2 hours, stand to cool, shake and filter. Evaporate 50 mL of the subsequent filtrate to dryness, and dissolve the residue in 10 mL of water by heating gently. Extract the solution by shaking with four 40-mL quantities of *n*-butanol saturated with water. Combine the *n*-butanol extracts, wash thoroughly with three 40-mL quantities of ammonia TS and discard the washings. Evaporate the *n*-butanol extracts to dryness and dissolve the residue in 5 mL of methanol. **Concentrated pills**　Triturate 1.5 g of the concentrated pills, add 50 mL of methanol, ultrasonicate for 30 minutes, cool and filter. Evaporate the filtrate to dryness, and dissolve the residue in 10 mL of water by heating gently. Extract the solution by shaking with three 40-mL quantities of *n*-butanol saturated with water. Combine the *n*-butanol extracts, wash thoroughly with two 40-mL quantities of ammonia TS, and discard the washings. Evaporate the *n*-butanol extracts to dryness, and dissolve the residue in 2 mL of methanol.
对照药材溶液 Reference Drug Solution	取党参对照药材 1 g，同浓缩丸供试品制备方法制成对照药材液。 Prepare a solution of 1 g of Codonopsis Radix reference drug and 50 mL of methanol in the same method as the test solution preparation of Concentrated pills.
薄层板 Stationary Phase	硅胶预制薄层板（DC-Fertigplatten DURASIL-25，MN，批号：407195）。 TLC silica gel pre-coated plate (DC-Fertigplatten DURASIL-25, MN, Lot.407195).
点样 Sample Application	1：15 µl；2~9：5~10 µl，条带状点样，条带宽度为 8 mm，条带间距为 16 mm，原点距底边为 10 mm。 Apply separately to the plate at 10 mm from the lower edge, as bands 8 mm, 5-10 µL of the test solution, and 15 µL of the reference drug solution, leaving 16 mm between tracks.
展开剂 Mobile Phase	正丁醇－乙醇－水（7:2:1），15 ml。 *n*-butanol, ethanol and water (7:2:1)，15 mL.
展开缸 Developing Chamber	双槽展开缸，20 cm×10 cm。 Twin trough chamber, 20 cm×10 cm.
展开 Development	展开缸一侧用滤纸贴于内壁，加入展开剂 25 ml，另一侧加入展开剂 15 ml，预平衡 15 分钟，上行展开，展距为 8 cm。 Equilibrate the chamber with a filter paper immersed into mobile phase in one trough and the mobile phase in another trough for 15 minutes, develop vertically for 8 cm.
显色 Derivatization	喷 10%硫酸乙醇溶液，在 105℃加热至斑点显色清晰。 Spray with a 10% solution of sulfuric acid in ethanol, heat at 105℃ until the spots become distinct.
检视 Detection	置可见光下检视。 Examine in white light.

不同薄层板薄层色谱图的比较

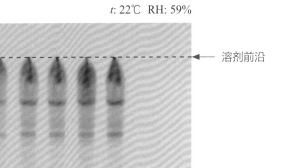

图 1 硅胶预制薄层板（DC-Fertigplatten DURASIL-25，MN 批号：407195）

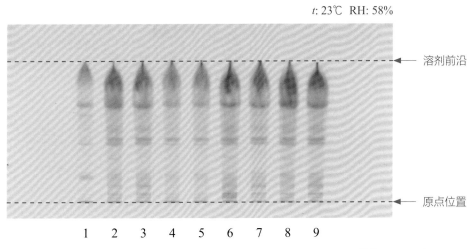

图 2 高效硅胶预制薄层板（HPTLC-Fertigplatten Nano-DURASIL-20，MN 批号：510297）

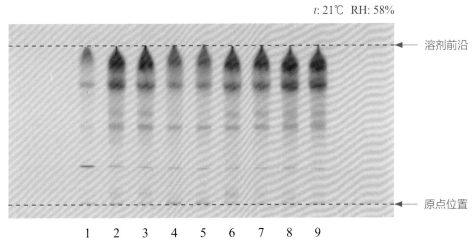

图 3 高效硅胶 G 预制薄层板（烟台市化学工业研究所，批号：20151127）

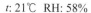

t: 21℃ RH: 58%

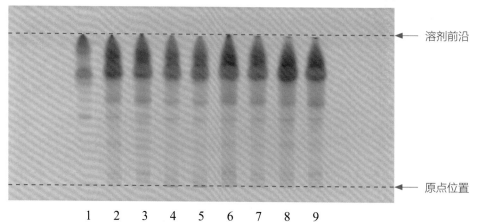

←溶剂前沿

←原点位置

1　2　3　4　5　6　7　8　9

图 4　高效硅胶 G 预制薄层板（青岛海洋化工厂分厂，批号：20150912）

1. 党参对照药材（121057-201206）
2. 供试品（批号：150002，水蜜丸，企业 A）
3. 供试品（批号：T00001，水蜜丸，企业 B）
4. 供试品（批号：20141101，水蜜丸，企业 C）
5. 供试品（批号：1410014，水蜜丸，企业 D）
6. 供试品（批号：120002，大蜜丸，企业 E）
7. 供试品（批号：201503028，小蜜丸，企业 F）
8. 供试品（批号：15G62，浓缩丸，企业 G）
9. 供试品（批号：140301，浓缩丸，企业 H）

远志
Polygalae Radix

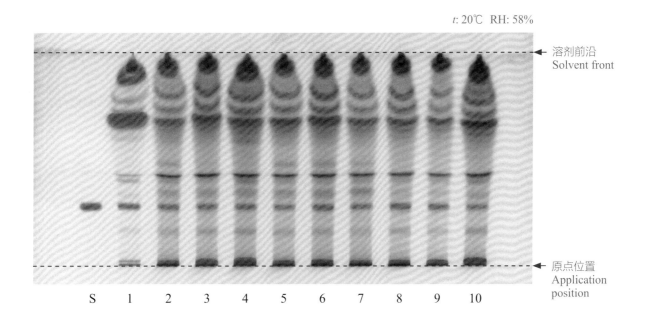

t: 20℃   RH: 58%

溶剂前沿
Solvent front

原点位置
Application position

S   1   2   3   4   5   6   7   8   9   10

S. 远志皂苷元对照品（111572-200702）

1. 远志对照药材（120989-201107）

2. 供试品（批号：150002，水蜜丸，企业 A）

3. 供试品（批号：T00001，水蜜丸，企业 B）

4. 供试品（批号：20141101，水蜜丸，企业 C）

5. 供试品（批号：1410014，水蜜丸，企业 D）

6. 供试品（批号：120002，大蜜丸，企业 E）

7. 供试品（批号：201503028，小蜜丸，企业 F）

8. 供试品（批号：15G62，浓缩丸，企业 G）

9. 供试品（批号：140301，浓缩丸，企业 H）

10. 供试品（批号：150611，浓缩丸，企业 I）

S, senegenin CRS (111572-200702)；

track 1, Polygalae Radix reference drug (120989-201107)；

tracks 2 to 10, different batches of the test samples

供试品溶液 Test Solution	取本品水蜜丸 6 g，研碎；取小蜜丸或大蜜丸 9 g，剪碎；或取浓缩丸 3 g，研细，加甲醇 50 ml，超声处理 30 分钟，滤过，滤液回收溶剂至干，残渣加甲醇 10 ml 使溶解，加盐酸溶液（10→100）30 ml，加热回流 30 分钟，放冷，离心，沉淀加三氯甲烷 0.5 ml 使溶解。 Pulverize 6 g of water-honeyed pills, or cut 9 g of small honeyed pills or big honeyed pills into pieces, or triturate 3 g of concentrated pills, add 50 mL of methanol, ultrasonicate for 30 minutes, and filter. Evaporate the filtrate to dryness, dissolve the residue in 10 mL of methanol, add 30 mL solution of hydrochloric acid (10 → 100), heat under reflux for 30 minutes and cool. Centrifuge and dissolve the precipitation with 0.5 mL of chloroform.
对照药材溶液 * Reference Drug Solution *	取远志对照药材 1 g，同法制成对照药材溶液。 Prepare a solution of 1 g of Polygalae Radix reference drug and 50 mL of methanol in the same method as the test solution preparation.
对照品溶液 Reference Solution	取远志皂苷元对照品，加甲醇制成每 1 ml 含 1 mg 的溶液。 Dissolve senegenin CRS in methanol to prepare a solution containing 1 mg per mL.
薄层板 Stationary Phase	硅胶预制薄层板（DC-Fertigplatten DURASIL-25，MN，批号：407195）。 TLC silica gel pre-coated plate (DC-Fertigplatten DURASIL-25, MN, Lot.407195).
点样 Sample Application	S：2 μl；1：8 μl；2～10：3～6 μl，条带状点样，条带宽度为 8 mm，条带间距为 16 mm，原点距底边为 10 mm。 Apply separately to the plate at 10 mm from the lower edge, as bands 8 mm, 3-6 μL of the test solution, 8 μL of the reference drug solution and 2 μL of the reference solution, leaving 16 mm between tracks.
展开剂 Mobile Phase	甲苯 – 乙酸乙酯 – 冰醋酸（14:8:0.5），15 ml。 Toluene, ethyl acetate and glacial acetic acid (14:8:0.5)，15 mL.
展开缸 Developing Chamber	双槽展开缸，20 cm×10 cm。 Twin trough chamber, 20 cm × 10 cm.
展开 Development	展开缸不需预平衡，直接上行展开，展距为 8 cm。 Develop vertically for 8 cm.
显色 Derivatization	喷以 5% 香草醛硫酸溶液，在 105℃加热至斑点显色清晰。 Spray with a 5% solution of vanillin in sulfuric acid, and heat at 105℃ until the spots become distinct.
检视 Detection	置可见光下检视。 Examine in white light.

不同薄层板薄层色谱图的比较

t: 20℃ RH: 58%

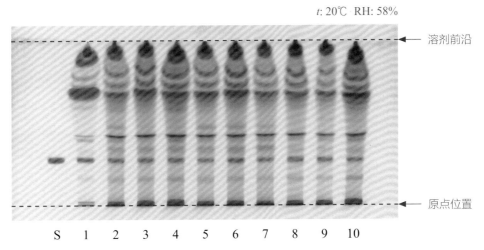

图 1 硅胶预制薄层板（DC-Fertigplatten DURASIL-25，MN 批号：407195）

t: 20℃ RH: 58%

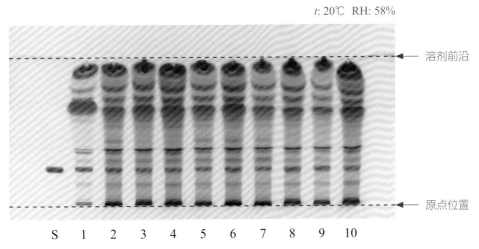

图 2 高效硅胶预制薄层板（HPTLC-Fertigplatten Nano-DURASIL-20，MN 批号：510297）

t: 21℃ RH: 58%

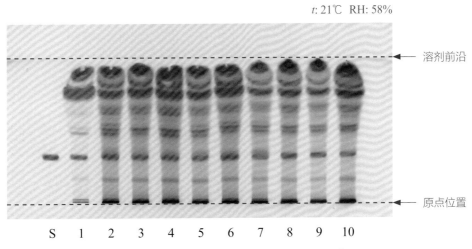

图 3 高效硅胶 G 预制薄层板（烟台市化学工业研究所，批号：20151127）

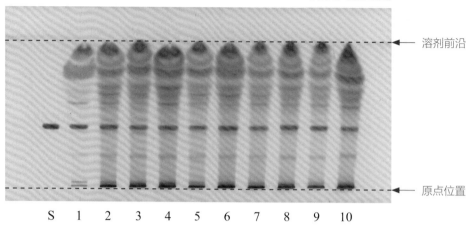

t: 20℃　RH: 58%

溶剂前沿

原点位置

S　1　2　3　4　5　6　7　8　9　10

图 4　高效硅胶 G 预制薄层板（青岛海洋化工厂分厂，批号：20150912）

S. 远志皂苷元对照品（111572-200702）

1. 远志对照药材（120989-201107）

2. 供试品（批号：150002，水蜜丸，企业 A）

3. 供试品（批号：T00001，水蜜丸，企业 B）

4. 供试品（批号：20141101，水蜜丸，企业 C）

5. 供试品（批号：1410014，水蜜丸，企业 D）

6. 供试品（批号：120002，大蜜丸，企业 E）

7. 供试品（批号：201503028，小蜜丸，企业 F）

8. 供试品（批号：15G62，浓缩，企业 G）

9. 供试品（批号：140301，浓缩丸，企业 H）

10. 供试品（批号：150611，浓缩丸，企业 I）

说明

*《中国药典》本项鉴别以远志皂苷元对照品为对照，本实验增加了远志对照药材对照。对照药材溶液参照供试品溶液制备方法制备。

当归、木香
Angelicae Sinensis Radix & Aucklandiae Radix

t: 19℃ RH: 59%

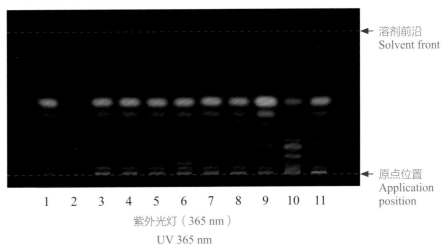

溶剂前沿
Solvent front

原点位置
Application
position

1　2　3　4　5　6　7　8　9　10　11

紫外光灯（365 nm）
UV 365 nm

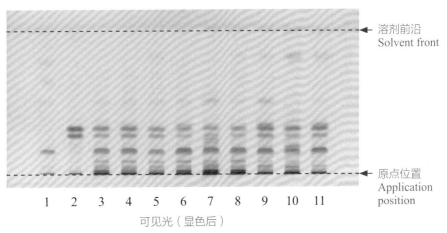

溶剂前沿
Solvent front

原点位置
Application
position

1　2　3　4　5　6　7　8　9　10　11

可见光（显色后）
A 5% solution of vanillin in sulfuric acid, white light

1. 当归对照药材（120927-201315）	Track 1, Angelicae Sinensis Radix reference drug (120927-201315);
2. 木香对照药材（120921-201309）	track 2, Aucklandiae Radix reference drug (120921-201309);
3. 供试品（批号：150002，水蜜丸，企业 A）	tracks 3 to 11, different batches of the test samples
4. 供试品（批号：T00001，水蜜丸，企业 B）	
5. 供试品（批号：20141101，水蜜丸，企业 C）	
6. 供试品（批号：1410014，水蜜丸，企业 D）	
7. 供试品（批号：120002，大蜜丸，企业 E）	
8. 供试品（批号：201503028，小蜜丸，企业 F）	
9. 供试品（批号：15G62，浓缩丸，企业 G）	
10. 供试品（批号：140301，浓缩丸，企业 H）	
11. 供试品（批号：150611，浓缩丸，企业 I）	

供试品溶液 Test Solution	取本品水蜜丸 9 g，研碎；或取小蜜丸或大蜜丸 12 g，剪碎；或取浓缩丸 3 g，研细，加乙醚 50 ml，密塞，浸渍 4 小时，时时振摇，滤过，滤液挥干，残渣加甲醇 1 ml 使溶解。 Pulverize 9 g of water-honeyed pills, or cut 12 g of small honeyed pills or big honeyed pills into pieces, or triturate 3 g of concentrated pills, add 50 mL of ether, macerate for 4 hours, shake constantly, and filter. Evaporate the filtrate to dryness, and dissolve the residue in 1 mL of methanol.
对照药材溶液 Reference Drug Solutions	取当归对照药材、木香对照药材各 1 g，分别同供试品溶液制备方法制成对照药材溶液。 Prepare two solutions of 1 g of Angelicae Sinensis Radix reference drug or Aucklandiae Radix reference drug and 50 mL of ether respectively, in the same method as the Test solution preparation.
薄层板 Stationary Phase	硅胶预制薄层板（DC-Fertigplatten DURASIL-25，MN，批号：407195）。 TLC silica gel pre-coated plate (DC-Fertigplatten DURASIL-25, MN, Lot.407195).
点样 Sample Application	1～2：1 µl；3～11：5～18 µl，条带状点样，条带宽度为 8 mm，条带间距为 16 mm，原点距底边为 10 mm。 Apply separately to the plate at 10 mm from the lower edge, as bands 8 mm, 5-18 µL of the test solution and 1 µL of the reference drug solutions, leaving 16 mm between tracks.
展开剂 Mobile Phase	环己烷－乙酸乙酯（9:1），15 ml。 Cyclohexane and ethyl acetate (9:1)，15 mL.
展开缸 Developing Chamber	双槽展开缸，20 cm×10 cm。 Twin trough chamber, 20 cm×10 cm.
展开 Development	展开缸不需预平衡，直接上行展开，展距为 8 cm。 Develop vertically for 8 cm.
显色与检视 Derivatization & Detection	置紫外光灯（365 nm）检视后，喷以 5％香草醛硫酸溶液，105℃加热至斑点显色清晰，置可见光下检视。 Examine under ultraviolet light at 365 nm, then spray with a 5% solution of vanillin in sulfuric acid, heat at 105℃ until the spots become distinct, and examine in white light.

不同薄层板薄层色谱图的比较

t: 19℃ RH: 59%

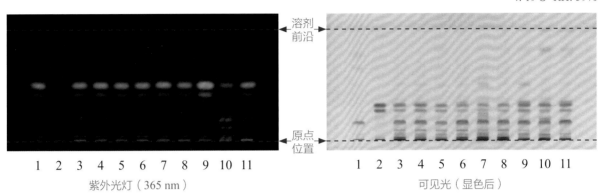

图 1 硅胶预制薄层板（DC-Fertigplatten DURASIL-25，MN 批号：407195）

t: 18℃ RH: 59%

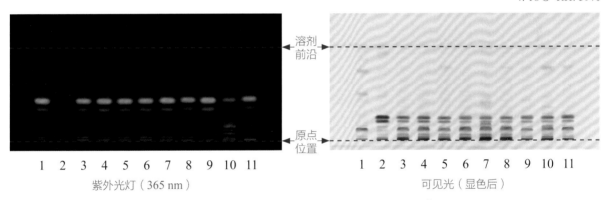

图 2 高效硅胶预制薄层板（HPTLC-Fertigplatten Nano-DURASIL-20，MN 批号：510297）

t: 19℃ RH: 58%

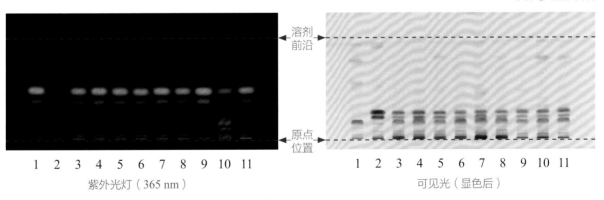

图 3 高效硅胶 G 预制薄层板（烟台市化学工业研究所，批号：20151127）

t: 19℃ RH: 58%

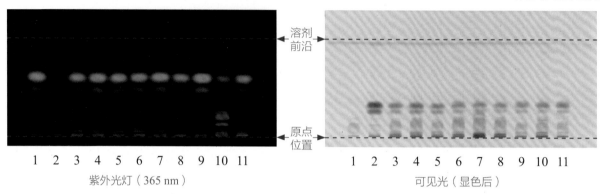

溶剂前沿

原点位置

紫外光灯（365 nm）

可见光（显色后）

图 4 高效硅胶 G 预制薄层板（青岛海洋化工厂分厂，批号：20150912）

1. 当归对照药材（120927-201315）
2. 木香对照药材（120921-201309）
3. 供试品（批号：150002，水蜜丸，企业 A）
4. 供试品（批号：T00001，水蜜丸，企业 B）
5. 供试品（批号：20141101，水蜜丸，企业 C）
6. 供试品（批号：1410014，水蜜丸，企业 D）

7. 供试品（批号：120002，大蜜丸，企业 E）
8. 供试品（批号：201503028，小蜜丸，企业 F）
9. 供试品（批号：15G62，浓缩丸，企业 G）
10. 供试品（批号：140301，浓缩丸，企业 H）
11. 供试品（批号：150611，浓缩丸，企业 I）

（广州市药品检验所 王秀芹 严家浪）

桂龙咳喘宁胶囊

Guilong Kechuanning Capsules

鉴别
Identification
2

桂枝
Cinnamomi Ramulus

t: 24℃ RH: 60%

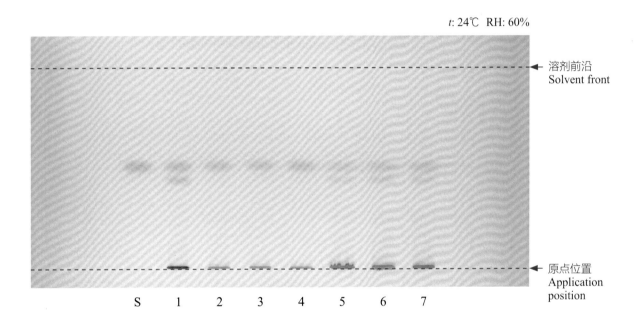

溶剂前沿
Solvent front

原点位置
Application position

S   1   2   3   4   5   6   7

S. 桂皮醛对照品（110710-201418）

1. 桂枝对照药材（121191-201605）

2~7. 供试品（批号：150308；150421；150610；150801；150902；150905）

S, cinnamaldehyde CRS (110710-201418);

track 1, Cinnamomi Ramulus reference drug (121191-201605);

tracks 2 to 7, different batches of the test samples

供试品溶液 Test Solution	取本品内容物 1.5 g，加乙醇 10 ml，密塞，冷浸 30 分钟，时时振摇，滤过，取滤液。 To 1.5 g of content of the capsules, add 10 mL of ethanol, macerate for 30 minutes by shaking frequently, filter, use the filtrate.
对照药材溶液 * Reference Drug Solution*	取桂枝对照药材 1 g，加乙醇 20 ml，同法制成对照药材溶液。 Prepare a solution of 1 g of Cinnamomi Ramulus reference drug and 20 mL of ethanol in the same method as the test solution preparation.
对照品溶液 Reference Solution	取桂皮醛对照品，加乙醇制成每 1 ml 含 1 mg 的溶液。 Dissolve cinnamaldehyde CRS in ethanol to prepare a solution containing 1 mg per mL.
薄层板 Stationary Phase	高效硅胶预制薄层板（HPTLC-Fertigplatten Nano-DURASIL-20, MN 批号：503083）。 HPTLC silica gel pre-coated plate (HPTLC-Fertigplatten Nano-DURASIL-20, MN, Lot.503083).
点样 Sample Application	S：2 µl；1～7：10 µl；条带状点样，条带宽度为 8 mm，条带间距为 16 mm，原点距底边为 10 mm。 Apply separately to the plate at 10 mm from the lower edge, as bands 8 mm, 10 µL of each of the test solution and the reference drug solution and 2 µL of the reference solution, leaving 16 mm between tracks.
展开剂 Mobile Phase	石油醚（60～90℃）－乙酸乙酯（17∶3），15 ml。 Petroleum ether (60-90℃) and ethyl acetate (17:3), 15 mL.
展开缸 Developing Chamber	双槽展开缸，20 cm×10 cm。 Twin trough chamber, 20 cm×10 cm.
展开 Development	展开缸预平衡 15 分钟，上行展开，展距为 8 cm。 Equilibrate the chamber with the mobile phase for 15 minutes, develop vertically for 8 cm.
显色 Derivatization	喷二硝基苯肼试液。 Spray with dinitrophenylhydrazine TS.
检视 Detection	置可见光下检视。 Examine in white light.
备注 Note	二硝基苯肼试液临用前配制，斑点显色较清晰。 The dinitrophenylhydrazine TS should be prepared before use.

不同薄层板薄层色谱图的比较

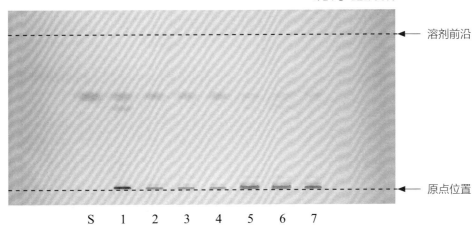

図 1 硅胶预制薄层板（DC-Fertigplatten DURASIL-25，MN 批号：505133

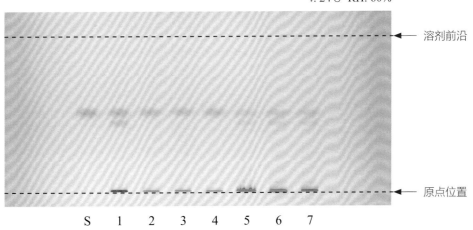

図 2 高效硅胶预制薄层板（HPTLC-Fertigplatten Nano-DURASIL-20，MN 批号：503083）

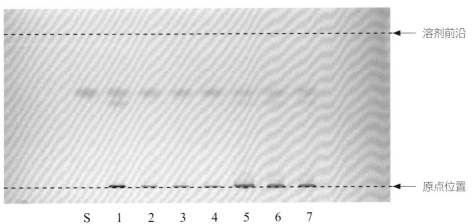

図 3 高效硅胶 G 预制薄层板（烟台市化学工业研究所，批号：20160519）

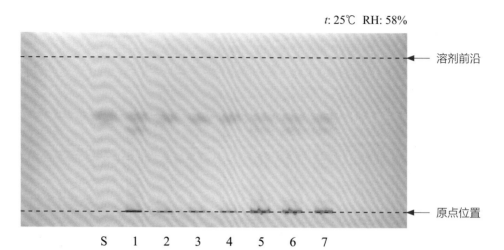

图 4 高效硅胶 G 预制薄层板（青岛海洋化工厂分厂，批号：20160312）

S. 桂皮醛对照品（110710-201418）

1. 桂枝对照药材（121191-201605）

2～7. 供试品（批 号：150308；150421；150610；150801；150902；150905）

说明

*《中国药典》本项鉴别以桂皮醛对照品为对照，本实验增加了桂枝对照药材对照。对照药材溶液参照供试品溶液制备方法制备。

白芍
Paeoniae Radix Alba

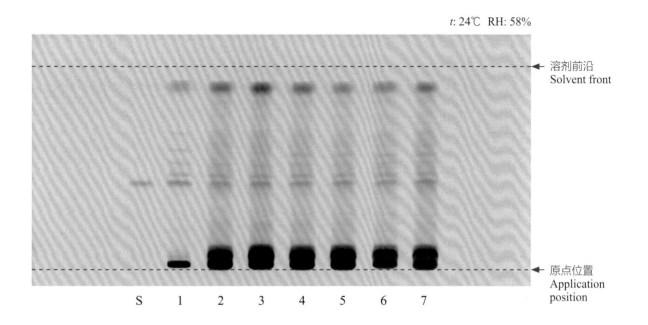

t: 24℃   RH: 58%

溶剂前沿
Solvent front

原点位置
Application
position

S   1   2   3   4   5   6   7

S. 芍药苷对照品（110736-201438）

1. 白芍对照药材（120905-201109）

2～7. 供试品（批号：150308；150421；150610；
150801；150902；150905）

S, paeoniflorin CRS (111736-201438）;

track 1, Paeoniae Radix Alba reference drug (120905-201109）;

tracks 2 to 7, different batches of the test samples

供试品溶液 Test Solution	取本品内容物 1.5 g，加乙醇 10 ml，密塞，振摇 10 分钟，滤过，滤液蒸干，残渣加乙醇 1 ml 使溶解。 To 1.5 g of content of the capsules, add 10 mL of ethanol, shake for 10 minutes and filter. Evaporate the filtrate to dryness, and dissolve the residue in 1 mL of ethanol.
对照药材溶液 * Reference Drug Solution*	取白芍对照药材 1 g，加乙醇 10 ml，同法制成对照药材溶液。 Prepare a solution of 1 g of Paeoniae Radix Alba reference drug and 10 mL of ethanol in the same method as the test solution preparation.
对照品溶液 Reference Solution	取芍药苷对照品，加乙醇制成每 1 ml 含 1 mg 的溶液。 Dissolve paeoniflorin CRS in ethanol to prepare a solution containing 1 mg per mL.
薄层板 Stationary Phase	高效硅胶预制薄层板（HPTLC-Fertigplatten Nano-SIL-20, MN 批号：409251）。 HPTLC silica gel pre-coated plate (HPTLC-Fertigplatten Nano-SIL-20, MN, Lot.409251).
点样 Sample Application	S：6 μl；1~7：3 μl，条带状点样，条带宽度为 8 mm，条带间距为 16 mm，原点距底边为 10 mm。 Apply separately to the plate at 10 mm from the lower edge, as bands 8 mm, 3 μL of each of the test solution and the reference drug solution and 6 μL of the reference solution, leaving 16 mm between tracks.
展开剂 Mobile Phase	三氯甲烷 – 乙酸乙酯 – 甲醇（8∶1∶4），15 ml。 Chloroform, ethyl acetate and methanol (8:1:4), 15 mL.
展开缸 Developing Chamber	双槽展开缸，20 cm×10 cm。 Twin trough chamber, 20 cm×10 cm.
展开 Development	展开缸一侧槽中加入展开剂 15 ml，另一侧槽中加入 15 ml 的浓氨试液，预平衡 15 分钟，上行展开，展距为 8 cm。 Equilibrate the chamber with 15 mL of concentrated ammonia TS in one trough and 15 mL of the mobile phase in another trough for 15 minutes, develop vertically for 8 cm.
显色 Derivatization	喷硫酸乙醇溶液（1→10），在 105℃加热至斑点显色清晰。 Spray with a solution of sulfuric acid in ethanol (1 → 10), and heat at 105℃ until the spots become distinct.
检视 Detection	置可见光下检视。 Examine in white light.
备注 Note	浓氨试液加入量的多少和展开缸饱和时间的长短会影响斑点的分离效果。 The equilibration time and quantity of the concentrated ammonia TS affect the TLC separation.

不同薄层板薄层色谱图的比较

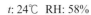

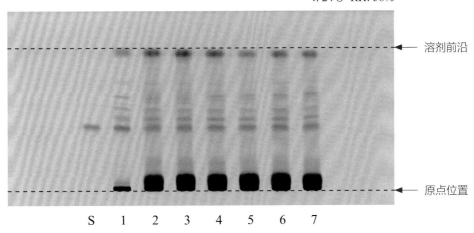

图 1 硅胶预制薄层板（DC-Fertigplatten SIL G-25，MN 批号：406156）

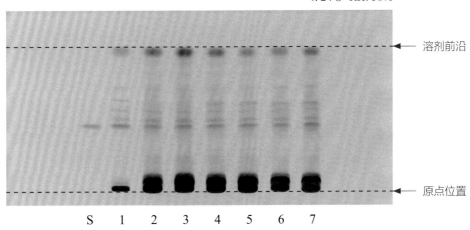

图 2 高效硅胶预制薄层板（HPTLC-Fertigplatten Nano-SIL-20，MN 批号：409251）

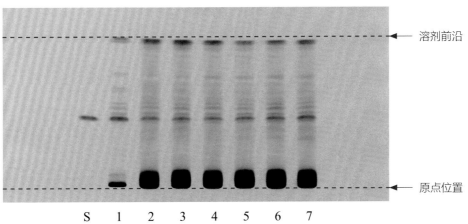

图 3 高效硅胶 G 预制薄层板（烟台市化学工业研究所，批号：20160519）

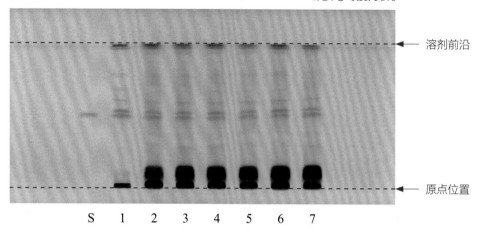

t: 24℃　RH: 58%

溶剂前沿

原点位置

S　　1　　2　　3　　4　　5　　6　　7

图 4　高效硅胶 G 预制薄层板（青岛海洋化工厂分厂，批号：20160312）

S. 芍药苷对照品（110736-201438）

1. 白芍对照药材（120905-201109）

2~7. 供试品（批号：150308；150421；150610；150801；150902；150905）

说明

*《中国药典》本项鉴别以芍药苷对照品为对照，本实验增加了白芍对照药材对照。对照药材溶液参照供试品溶液制备方法制备。

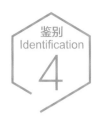

黄连
Coptidis Rhizoma

t: 24℃ RH: 58%

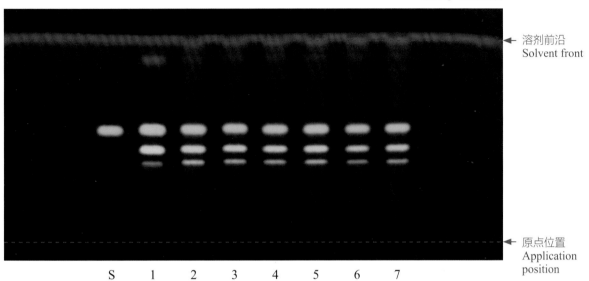

溶剂前沿
Solvent front

原点位置
Application
position

S   1   2   3   4   5   6   7

S. 盐酸小檗碱对照品（110713-201212）

1. 黄连（三角叶黄连）对照药材（120913-201310）

2~7. 供试品（批号：150308；150421；150610；150801；150902；150905）

S, berberine hydrochloride CRS(110713-201212);

track 1, Coptidis Rhizoma reference drug (120913-201310);

tracks 2 to 7, different batches of the test samples

供试品溶液 Test Solution	取〔鉴别〕（2）项下供试品溶液。 The same test solution obtained under *Identification* (2).
对照药材溶液 * Reference Drug Solution*	取黄连对照药材 1 g，加乙醇 20 ml，同法制成对照药材溶液。 Prepare a solution of 1 g of Coptidis Rhizoma reference drug and 20 mL of ethanol in the same method as the test solution preparation.
对照品溶液 Reference Solution	取盐酸小檗碱对照品，加甲醇制成每 1 ml 含 0.5 mg 的溶液。 Dissolve berberine hydrochloride CRS in methanol to prepare a solution containing 0.5 mg per mL.
薄层板 Stationary Phase	高效硅胶 G 预制薄层板（烟台市化学工业研究所，批号：20160519）。 HPTLC silica gel pre-coated plate (Yantai Chemical Industry Research Institute, Lot.20160519).
点样 Sample Application	5 µl，条带状点样，条带宽度为 8 mm，条带间距为 16 mm，原点距底边为 10 mm。 Apply separately to the plate at 10 mm from the lower edge, as bands 8 mm, 5 µL of each of the test solution, the reference drug solution and the reference solution, leaving 16 mm between tracks.
展开剂 Mobile Phase	正丁醇－冰醋酸－水（7∶1∶2），15 ml。 n-butanol, glacial acetic acid and water (7:1:2), 15 mL.
展开缸 Developing Chamber	双槽展开缸，20 cm×10 cm。 Twin trough chamber, 20 cm×10 cm.
展开 Development	展开缸预平衡 15 分钟，上行展开，展距为 8 cm。 Equilibrate the chamber with the mobile phase for 15 minutes, develop vertically for 8 cm.
检视 Detection	置紫外光灯（365 nm）下检视。 Examine under ultraviolet light at 365 nm.

不同薄层板薄层色谱图的比较

t: 24℃ RH: 58%

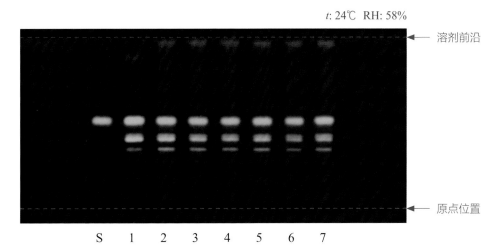

图 1 硅胶预制薄层板（DC-Fertigplatten DURASIL-25，MN 批号：505133）

t: 24℃ RH: 58%

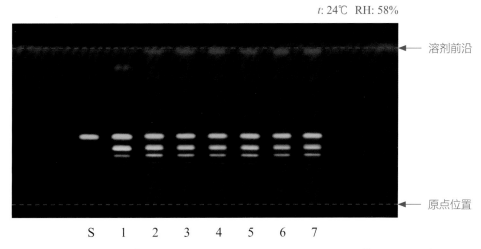

图 2 高效硅胶预制薄层板（HPTLC-Fertigplatten Nano-DURASIL-20，MN 批号：503083）

t: 24℃ RH: 58%

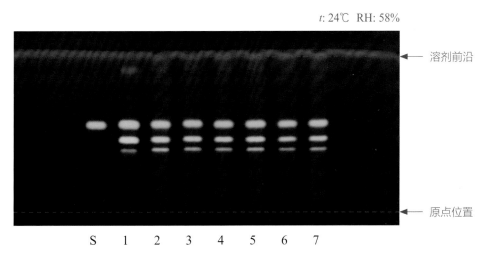

图 3 高效硅胶 G 预制薄层板（烟台市化学工业研究所，批号：20160519）

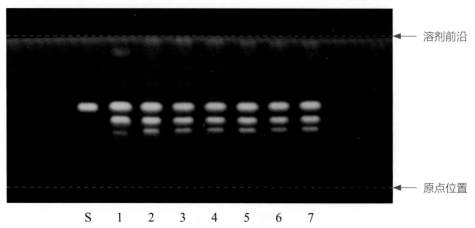

t: 24℃ RH: 58%

溶剂前沿

原点位置

图4 高效硅胶 G 预制薄层板（青岛海洋化工厂分厂，批号：20160312）

S. 盐酸小檗碱对照品（110713-201212）

1. 黄连（三角叶黄连）对照药材（120913-201310）

2～7. 供试品（批号：150308；150421；150610；150801；150902；150905）

说明

*《中国药典》本项鉴别以盐酸小檗碱对照品为对照，本实验增加了黄连对照药材对照。对照药材溶液参照供试品溶液制备方法制备。

（广州市药品检验所　王秀芹　严家浪）

鉴别
Identification
2

牡丹皮
Moutan Cortex

t: 25℃ RH: 58%

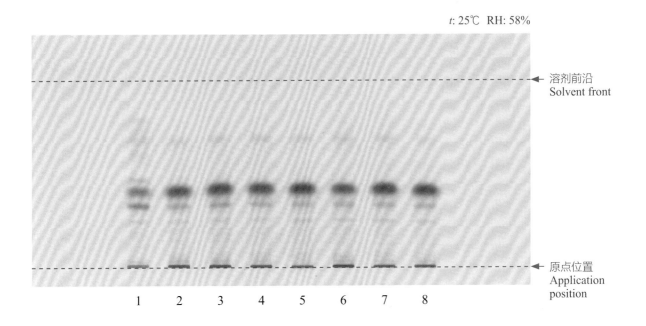

← 溶剂前沿
Solvent front

← 原点位置
Application position

1　2　3　4　5　6　7　8

---

1. 牡丹皮对照药材（121490-201102）
2~8. 供试品（批号：150402；150618；131137；141139；141213；141243；150116）

Track 1, Moutan Cortex reference drug (121490-201102); tracks 2 to 8, different batches of the test samples (150402, 150618, 131137, 141139, 141213, 141243, 150116)

供试品溶液 Test Solution	取本品内容物 2 g，置索氏提取器中，加乙醚适量，加热回流提取 2 小时，放冷，取提取液低温挥干，残渣加甲醇 1 ml 使溶解。 To 2 g of content of the capsules, add a quantity of ether, heat under reflux with for 2 hours, allow to cool. Evaporate the extract to dryness at low temperature. Dissolve the residue in 1 mL of methanol.
对照药材溶液 Reference Drug Solution	取牡丹皮对照药材 1 g，同法制成对照药材溶液。 Prepare a solution of 1 g of Moutan Cortex reference drug and a quantity of ether in the same method as the test solution preparation.
薄层板 Stationary Phase	高效硅胶预制薄层板（HPTLC-Fertigplatten Nano-SIL-20，MN，批号：409251）。 HPTLC silica gel pre-coated plate (HPTLC-Fertigplatten Nano-SIL-20, MN, Lot. 409251).
点样 Sample Application	1：30 µl；2~8：5 µl，条带状点样，条带宽度为 8 mm，条带间距为 16 mm，原点距底边为 10 mm。 Apply separately to the plate at 10 mm from the lower edge, as bands 8 mm, 5 µL of the test solution and 30 µL of the reference drug solution, leaving 16 mm between tracks.
展开剂 Mobile Phase	环己烷－乙酸乙酯（3:1），15 ml。 Cyclohexane and ethyl acetate (3:1), 15 mL.
展开缸 Developing Chamber	双槽展开缸，20 cm×10 cm。 Twin trough chamber, 20 cm × 10 cm.
展开 Development	展开缸一侧槽加展开剂 25 ml，用滤纸贴于内壁，并浸入展开剂，另一侧槽加入展开剂 15 ml，饱和展开缸 15 分钟后放入薄层板，上行展开，展距为 8 cm。 Equilibrate the chamber with a filter paper immersed into mobile phase in one trough and the mobile phase in another trough for 15 minutes, develop vertically for 8 cm.
显色 Derivatization	喷以盐酸酸性 5％三氯化铁乙醇溶液，在 105℃加热至斑点显色清晰。 Spray with a 5% solution of ferric chloride in ethanol acidified by hydrochloric acid, and heat at 105℃ until the spots become distinct.
检视 Detection	置可见光下检视。 Examine in white light.

不同薄层板薄层色谱图的比较

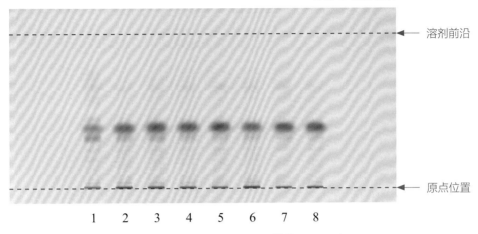

图 1　硅胶预制薄层板（DC-Fertigplatten SIL G-25，MN　批号：407191）

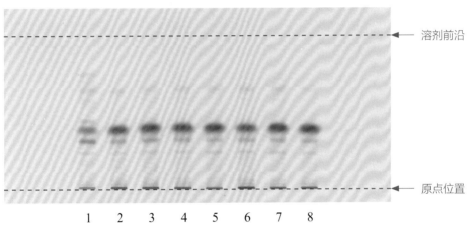

图 2　高效硅胶预制薄层板（HPTLC-Fertigplatten Nano-SIL-20，MN　批号：409251）

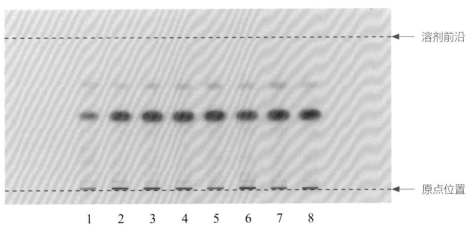

图 3　高效硅胶 G 预制薄层板（烟台市化学工业研究所，批号：20150818）

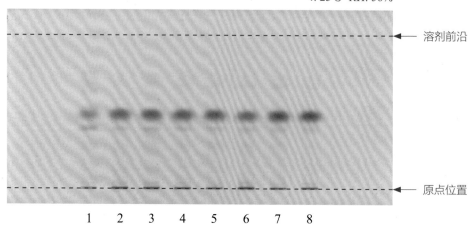

t: 25℃   RH: 56%

溶剂前沿

原点位置

1　2　3　4　5　6　7　8

图 4 高效硅胶 G 预制薄层板（青岛海洋化工厂分厂，批号：20150912）

---

1. 牡丹皮对照药材（121490-201102）

2~8. 供试品（批号：150402；150618；131137；141139；141213；141243；150116）

白芍
Paeoniae Radix Alba

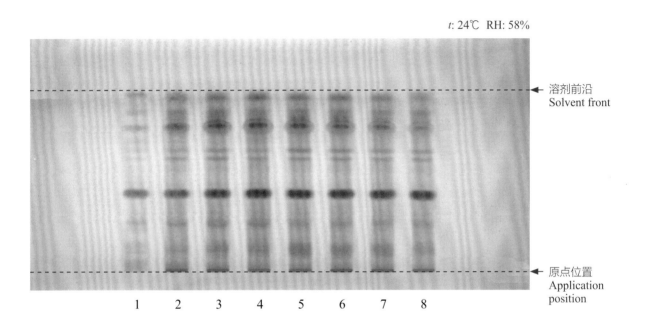

t: 24℃ RH: 58%

溶剂前沿
Solvent front

原点位置
Application position

1   2   3   4   5   6   7   8

1. 白芍对照药材（120905-201109）
2~8. 供试品（批号：150402；150618；131137；141139；141213；141243；150116）

Track 1, Paeoniae Radix Alba reference drug (120905-201109); tracks 2 to 8, different batches of the test samples (150402, 150618, 131137, 141139, 141213, 141243, 150116)

供试品溶液 Test Solution	取本品内容物 2 g，置索氏提取器中，加甲醇适量，加热回流提取 2 小时，放冷，提取液浓缩至约 2 ml。 To 2 g of content of the capsules, add a quantity of methanol, heat under reflux with Soxhlet's extractor for 2 hours, allow to cool. Concentrate the extract to 2 mL.
对照药材溶液 Reference Drug Solution	取白芍对照药材 1 g，同法制成对照药材溶液。 Prepare a solution of 1 g of Paeoniae Radix Alba reference drug and a quantity of methanol in the same method as the test solution preparation.
薄层板 * Stationary Phase*	高效硅胶 G 预制薄层板（青岛海洋化工厂分厂，批号：20160312）。 HPTLC silica gel pre-coated plate (Qingdao Haiyang Chemical Co. Ltd., Lot. 20160312).
点样 Sample Application	1：6 μl；2~8：3 μl，条带状点样，条带宽度为 8 mm，条带间距为 16 mm，原点距底边为 10 mm。 Apply separately to the plate at 10 mm from the lower edge, as bands 8 mm, 3 μL of the test solution and 6 μL of the reference drug solution, leaving 16 mm between tracks.
展开剂 Mobile Phase	三氯甲烷－甲醇－水（26∶14∶5）的下层溶液，15 ml。 The lower layer of a mixture of chloroform, methanol and water (26:14:5), 15 mL.
展开缸 Developing Chamber	双槽展开缸，20 cm×10 cm。 Twin trough chamber, 20 cm × 10 cm.
展开 Development	展开缸的一侧槽加入展开剂 25 ml，用厚滤纸贴于内壁，并浸入展开剂，另一侧槽加入展开剂 15 ml，预平衡 15 分钟后放入薄层板，上行展开，展距为 8 cm。 Equilibrate the chamber with a filter paper immersed into mobile phase in one trough and the mobile phase in another trough for 15 minutes, develop vertically for 8 cm.
显色 Derivatization	喷以茴香醛试液，在 105℃加热至斑点显色清晰。 Spray with anisaldehyde TS and heat at 105℃ until the spots become distinct.
检视 Detection	置可见光下检视。 Examine in white light.

不同薄层板薄层色谱图的比较

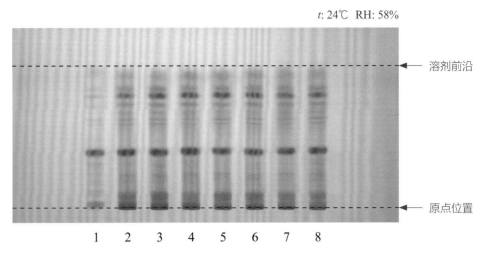

图 1 硅胶预制薄层板（DC-Fertigplatten SIL G-25，MN 批号：406156）

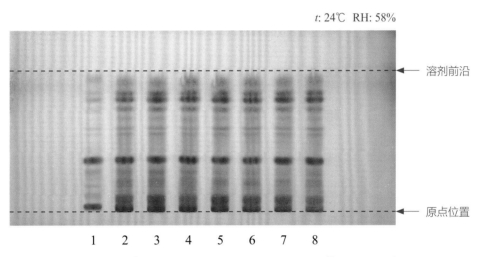

图 2 高效硅胶预制薄层板（HPTLC-Fertigplatten Nano-SIL-20，MN 批号：503083）

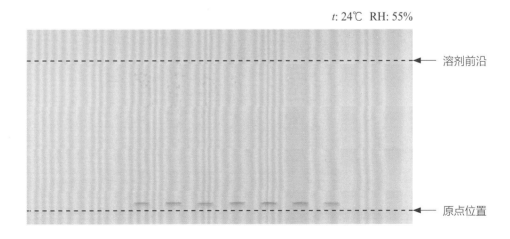

图 3 高效硅胶 G 预制薄层板（烟台市化学工业研究所，批号：20160519）

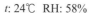

t: 24℃ RH: 58%

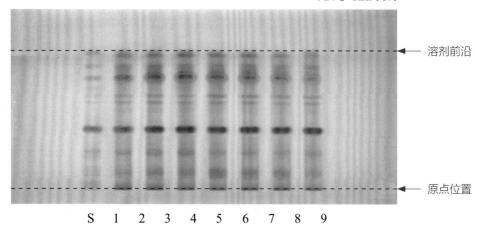

溶剂前沿

原点位置

S 1 2 3 4 5 6 7 8 9

图 4 高效硅胶 G 预制薄层板（青岛海洋化工厂分厂，批号：20160312）

t: 24℃ RH: 60%

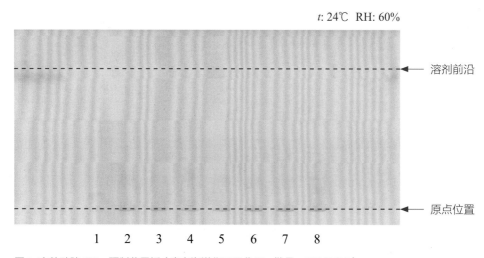

溶剂前沿

原点位置

1 2 3 4 5 6 7 8

图 5 高效硅胶 GF₂₅₄ 预制薄层板（青岛海洋化工厂分厂，批号：20160712）

---

1. 白芍对照药材（120905-201109）

2~8. 供试品（批号：150402；150618；131137；141139；141213；141243；150116）

说明

《中国药典》本项鉴别采用硅胶 GF₂₅₄ 薄层板，实验中考察了 MN 的硅胶 F₂₅₄ 预制薄层板和高效硅胶 F₂₅₄ 预制薄层板、烟台高效硅胶 GF₂₅₄ 预制薄层板、青岛高效硅胶 GF₂₅₄ 预制薄层板，显色结果均不清晰或不显色（图 5）。改用硅胶 G 薄层板，同时考察了 MN 的硅胶预制薄层板和高效硅胶预制薄层板、烟台高效硅胶 G 预制薄层板、青岛高效硅胶 G 预制薄层板，结果只有烟台板显色不清晰，其他三种薄层板显色效果较好，斑点清晰可见（图 1～图 4），故本实验采用硅胶 G 薄层板。

（广州市药品检验所 严家浪 王秀芹）

蛤蚧定喘丸

Gejie Dingchuan Pills

鉴别
Identification
2

黄连
Coptidis Rhizoma

t: 25℃　RH: 58%

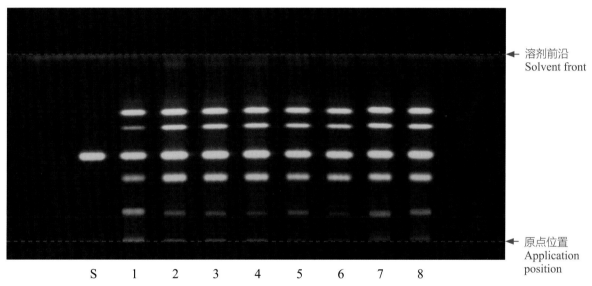

◄ 溶剂前沿
Solvent front

◄ 原点位置
Application
position

S　　1　　2　　3　　4　　5　　6　　7　　8

S. 盐酸小檗碱对照品（110713-201212）

1. 黄连（三角叶黄连）对照药材（120913-201310）

2~4. 供试品（批号：T00003；TR0004M；TR0005M，
水蜜丸，企业 A）

5. 供试品（批号：20120901，水蜜丸，企业 B）

6. 供试品（批号：20151101039，水蜜丸，企业 C）

7~8. 供试品（批号：141002；141104，大蜜丸，企业 D）

S, berberine hydrochloride CRS (110713-201212);

track 1, Coptidis Rhizoma (*Coptis deltoidea* C.Y. Cheng et
Hsiao) reference drug (120913-201310);

tracks 2 to 8, different batches of the test samples

供试品溶液 Test Solution	取本品水蜜丸 1.3 g，研碎；或取小蜜丸或大蜜丸 2 g，剪碎，加硅藻土 1 g，研匀。加在氧化铝柱（100～120 目，5 g，内径为 2.0 cm）上，用无水乙醇 50 ml 洗脱，收集洗脱液，蒸干，残渣加乙醇 2 ml 使溶解，滤过，取滤液。 Triturate 1.3 g of water-honeyed pills, or cut 2 g of small honeyed pills or big honeyed pills into pieces, triturate with 1 g of kieselguhr, apply to a column packed with alumina (100-200 mesh, 5 g, 2 cm in inner diameter), and then elute with 50 mL of anhydrous ethanol. Collect the eluent and evaporate to dryness. Dissolve the residue in 2 mL of ethanol, filter and use the filtrate as the test solution.
对照药材溶液 Reference Drug Solution	取黄连对照药材 50 mg，加甲醇 5 ml，超声处理 15 分钟，滤过，取滤液。 To 50 mg of Coptidis Rhizoma reference drug, add 5 mL of methanol, ultrasonicate for 15 minutes, filter and use the filtrate as the reference drug solution.
对照品溶液 Reference Solution	取盐酸小檗碱对照品，加甲醇制成每 1 ml 含 0.5 mg 的溶液。 Dissolve berberine hydrochloride CRS in methanol to prepare a solution containing 0.5 mg per mL.
薄层板 Stationary Phase	硅胶预制薄层板（DC-Fertigplatten DURASIL-25，MN，批号：505133）。 TLC silica gel pre-coated plate (DC-Fertigplatten DURASIL-25, MN, Lot. 505133).
点样 Sample Application	S：10 µl；1：3 µl；2～8：1～4 µl，条带状点样，条带宽度为 8 mm，条带间距为 16 mm，原点距底边为 10 mm。 Apply separately to the plate at 10 mm from the lower edge, as bands 8 mm, 1-4 µL of the test solutions, 3 µL of the reference drug solution and 10 µL of the reference solution, leaving 16 mm between tracks.
展开剂 Mobile Phase	甲苯 – 乙酸乙酯 – 甲醇 – 异丙醇 – 浓氨试液（12:6:3:3:1），15 ml。 Toluene, ethyl acetate, methanol, isopropanol and concentrated ammonia TS (12:6:3:3:1), 15 mL.
展开缸 Developing Chamber	双槽展开缸，20 cm×10 cm。 Twin trough chamber, 20 cm × 10 cm.
展开 Development	展开缸一侧槽加浓氨试液 5 ml，另一侧槽加展开剂 15 ml，预平衡 15 分钟，放入薄层板上行展开，展距为 8 cm。 Equilibrate the chamber with 5 mL of concentrated ammonia TS in one trough and 15 mL of the mobile phase in another trough for 15 minutes, develop vertically for 8 cm.
检视 Detection	置紫外光灯（365 nm）下检视。 Examine under ultraviolet light at 365 nm.

不同薄层板薄层色谱图的比较

t: 25℃ RH: 58%

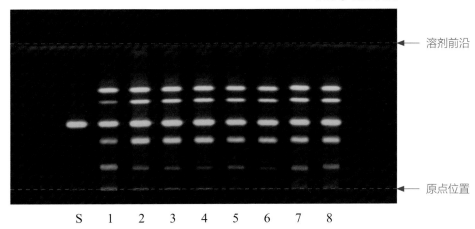

图 1 硅胶预制薄层板（DC-Fertigplatten DURASIL-25，MN 批号：505133）

t: 25℃ RH: 58%

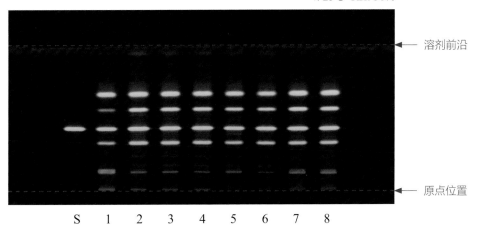

图 2 高效硅胶预制薄层板（HPTLC-Fertigplatten Nano-DURASIL-20，MN 批号：510297）

t: 25℃ RH: 59%

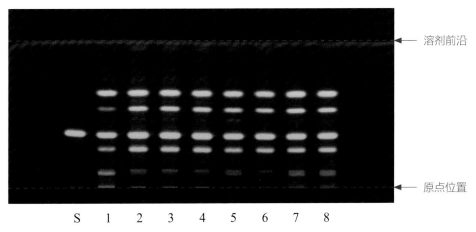

图 3 高效硅胶 G 预制薄层板（烟台市化学工业研究所，批号：20151127）

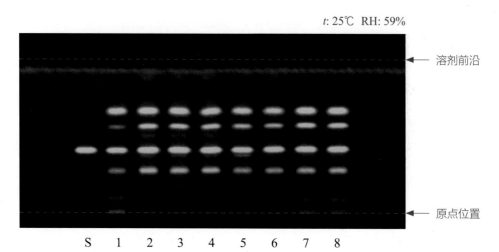

t: 25℃ RH: 59%

溶剂前沿

原点位置

S 1 2 3 4 5 6 7 8

图 4 高效硅胶 G 预制薄层板（青岛海洋化工厂分厂，批号：20150912）

S. 盐酸小檗碱对照品（110713-201212）

1. 黄连（三角叶黄连）对照药材（120913-201310）

2~4. 供试品（批号：T00003；TR0004M；TR0005M，水蜜丸，企业 A）

5. 供试品（批号：20120901，水蜜丸，企业 B）

6. 供试品（批号：20151101039，水蜜丸，企业 C）

7~8. 供试品（批号：141002；141104，大蜜丸，企业 D）

黄芩
Scutellariae Radix

t: 25℃ RH: 58%

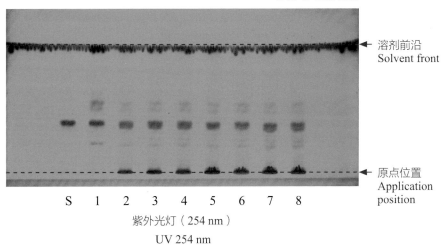

溶剂前沿
Solvent front

原点位置
Application
position

S 1 2 3 4 5 6 7 8

紫外光灯（254 nm）
UV 254 nm

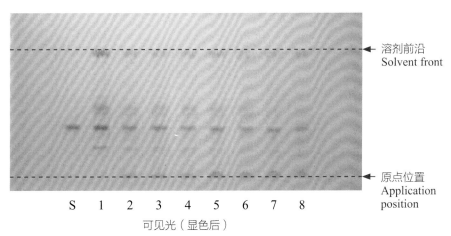

溶剂前沿
Solvent front

原点位置
Application
position

S 1 2 3 4 5 6 7 8

可见光（显色后）

A 5% solution of ferric chloride in ethanol
acidified by hydrochloric acid, white light

S. 黄芩苷对照品（110715-201318）

1. 黄芩对照药材（120955-201309）

2~4. 供试品（批号：T00003；TR0004M；TR0005M，水蜜丸，企业 A）

5. 供试品（批号：20120901，水蜜丸，企业 B）

6. 供试品（批号：20151101039，水蜜丸，企业 C）

7~8. 供试品（批号：141002；141104，大蜜丸，企业 D）

S, baicalin CRS (110715-201318);

track 1, Scutellariae Radix reference drug (120955-201309);

tracks 2 to 8, different batches of the test samples

供试品溶液 Test Solution	取本品水蜜丸 2 g，研碎；或取小蜜丸或大蜜丸 3 g，剪碎，加硅藻土 1.5 g，研匀。加 50% 甲醇 15 ml，超声处理 20 分钟，滤过，滤液蒸干，残渣加甲醇 5 ml 使溶解。 Triturate 2 g of water-honeyed pills, or cut 3 g of small honeyed pills or big honeyed pills into pieces and triturate with 1.5 g of kieselguhr. Add 15 mL of 50% methanol, ultrasonicate for 20 minutes, filter, and evaporate the filtrate to dryness. Dissolve the residue in 5 mL of methanol.
对照药材溶液 * Reference Drug Solution*	取黄芩对照药材 0.5 g，加 50% 甲醇 15 ml，同供试品溶液制备方法制成对照药材溶液。 Prepare a solution of 0.5 g of Scutellariae Radix reference drug and 10 mL of 50% methanol in the same method as the test solution preparation.
对照品溶液 Reference Solution	取黄芩苷对照品，加甲醇制成每 1 ml 含 1 mg 的溶液。 Dissolve baicalin CRS in methanol to prepare a solution containing 1 mg per mL.
薄层板 Stationary Phase	高效硅胶 F_{254} 预制薄层板（HPTLC-Fertigplatten Nano-SIL-20 UV_{254}，MN，批号：309259）。 HPTLC silica gel F_{254} pre-coated plate (HPTLC-Fertigplatten Nano-SIL-20 UV_{254}, MN, Lot.309259).
点样 Sample Application	4 μl，条带状点样，条带宽度为 8 mm，条带间距为 16 mm，原点距底边为 10 mm。 Apply separately to the plate at 10 mm from the lower edge, as bands 8 mm, 4 μL of each of the test solution, the reference drug solution and the reference solution, leaving 16 mm between tracks.
展开剂 Mobile Phase	乙酸乙酯－丁酮－醋酸－水（10:7:5:3）的上层溶液，15 ml。 The upper layer of a mixture of ethyl acetate, butanone, acetic acid and water (10:7:5:3), 15 mL.
展开缸 Developing Chamber	双槽展开缸，20 cm×10 cm。 Twin trough chamber, 20 cm×10 cm.
展开 Development	展开缸不需预平衡，直接上行展开，展距为 8 cm。 Develop vertically for 8 cm.
显色与检视 Derivatization & Detection	置紫外光灯（254 nm）下检视后，喷盐酸酸性 5% 三氯化铁乙醇溶液，日光下检视。 Examine under ultraviolet light at 254 nm, then spray with a 5% solution of ferric chloride in ethanol acidified by hydrochloric acid, examine in white light.

不同薄层板薄层色谱图的比较

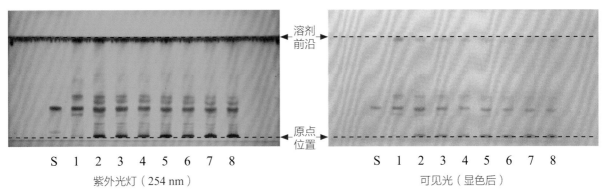

图 1 硅胶 F_{254} 预制薄层板（DC-Fertigplatten SIL G-25 UV$_{254}$，MN 批号：906175）

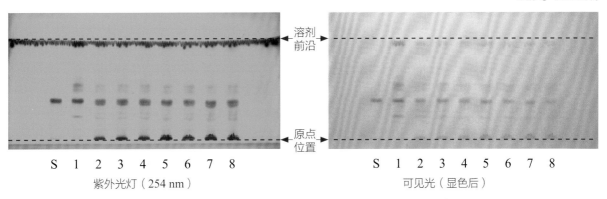

图 2 高效硅胶 F_{254} 预制薄层板（HPTLC-Fertigplatten Nano-SIL-20 UV$_{254}$，MN 批号：309259）

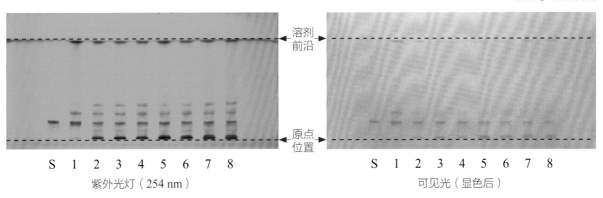

图 3 高效硅胶 GF_{254} 预制薄层板（烟台市化学工业研究所，批号：20150818）

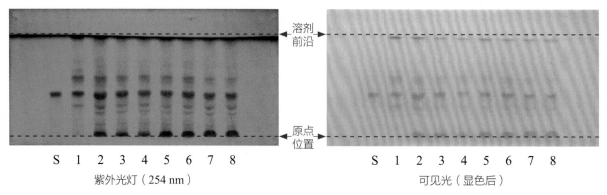

t: 25℃　RH: 58%　　　　　　　　　　　　t: 26℃　RH: 58%

溶剂前沿　　　原点位置

　　S　1　2　3　4　5　6　7　8　　　　　　　　S　1　2　3　4　5　6　7　8

紫外光灯（254 nm）　　　　　　　　　　　可见光（显色后）

图 4　高效硅胶 GF$_{254}$ 预制薄层板（青岛海洋化工厂分厂，批号：20131108）

S.　黄芩苷对照品（110715-201318）

1.　黄芩对照药材（120955-201309）

2~4.　供试品（批号：T00003；TR0004M；TR0005M，水蜜丸，企业 A）

5.　供试品（批号：20120901，水蜜丸，企业 B）

6.　供试品（批号：20151101039，水蜜丸，企业 C）

7~8.　供试品（批号：141002；141104，大蜜丸，企业 D）

说明

*《中国药典》本项鉴别以黄芩苷对照品为对照，本实验增加了黄芩对照药材对照。对照药材溶液参照供试品溶液制备方法制备。

鉴别
Identification
4

麻黄
Ephedrae Herba

t: 4℃ RH: 64%

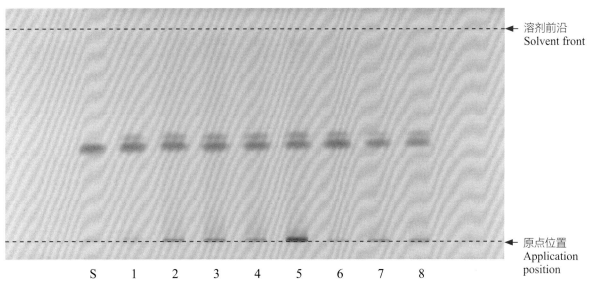

溶剂前沿
Solvent front

原点位置
Application
position

S　1　2　3　4　5　6　7　8

S. 盐酸麻黄碱对照品（171241-201007）

1. 麻黄（草麻黄）对照药材（121051-201005）

2~4. 供试品（批号：T00003；TR0004M；TR0005M，
水蜜丸，企业 A）

5. 供试品（批号：20120901，水蜜丸，企业 B）

6. 供试品（批号：20151101039，水蜜丸，企业 C）

7~8. 供试品（批号：141002；141104，大蜜丸，企业 D）

S, ephedrine hydrochloride CRS (171241-201007);

track 1, Ephedrae Herba (*Ephedra sinica*) reference drug
(121051-201005);

tracks 2 to 8, different batches of the test samples

供试品溶液 Test Solution	取本品水蜜丸 6 g，研碎；或取小蜜丸或大蜜丸 9 g，剪碎，加硅藻土 5 g，研匀。加浓氨试液 1 ml 与乙醚 30 ml，放置 2 小时，时时轻摇，滤过，药渣用乙醚 20 ml 分 3 次洗涤，滤过，合并滤液，加盐酸乙醇（1→20）混合溶液 1 ml，摇匀，蒸干，残渣加甲醇 1 ml 使溶解，滤过，取滤液。 Triturate 6 g of water-honeyed pills, or cut 9 g of small honeyed pills or big honeyed pills into pieces and triturate with 5 g of kieselguhr. Add 1 mL of concentrated ammonia TS and 30 mL of ether, allow to stand for 2 hours, shake frequently and filter. Wash the residue with three 20-mL quantities of ether and filter. Combine the filtrates, add 1 mL of hydrochloric acid in ethanol (1 → 20), shake thoroughly and evaporate to dryness. Dissolve the residue in 1 mL of methanol, filter, and use the filtrate as the test solution.
对照药材溶液 * Reference Drug Solution*	取麻黄对照药材 0.15 g，同法制成对照药材溶液。 Prepare a solution of 0.15 g of Ephedrae Herba reference drug and 1 mL of concentrated ammonia TS, 30 mL of ether in the same method as the test solution preparation.
对照品溶液 Reference Solution	取盐酸麻黄碱对照品，加甲醇制成每 1 ml 含 1 mg 的溶液。 Dissolve ephedrine hydrochloride CRS in methanol to prepare a solution containing 1 mg per mL.
薄层板 Stationary Phase	高效硅胶 G 预制薄层板（青岛海洋化工厂分厂，批号：20160312）。 HPTLC silica gel pre-coated plate (Qingdao Haiyang Chemical Co. Ltd., Lot. 20160312).
点样 Sample Application	S：8 µl；1：4 µl；2～8：3～5 µl，条带状点样，条带宽度为 8 mm，条带间距为 16 mm，原点距底边为 10 mm。 Apply separately to the plate at 10 mm from the lower edge, as bands 8 mm, 3-5 µL of the test solution, 4 µL of the reference drug solution and 8 µL of the reference solution, leaving 16 mm between tracks.
展开剂 Mobile Phase	三氯甲烷－甲醇－浓氨试液（40:7:1），15 ml。 Chloroform, methanol and concentrated ammonia TS (40:7:1), 15 mL.
展开缸 Developing Chamber	双槽展开缸，20 cm×10 cm。 Twin trough chamber, 20 cm × 10 cm.
展开 Development	4℃环境下，展开缸用滤纸贴于内壁，预平衡15分钟，上行展开，展距为8 cm。 Equilibrate the chamber with a filter paper immersed into mobile phase in one trough and the mobile phase in another trough at 4℃ for 15 minutes, develop vertically for 8 cm.
显色 Derivatization	喷以茚三酮试液，在 80℃加热至斑点显色清晰。 Spray with ninhydrin TS and heat at 80℃ until the spots become distinct.
检视 Detection	置可见光下检视。 Examine in white light.

不同薄层板薄层色谱图的比较

t: 4℃ RH: 64%

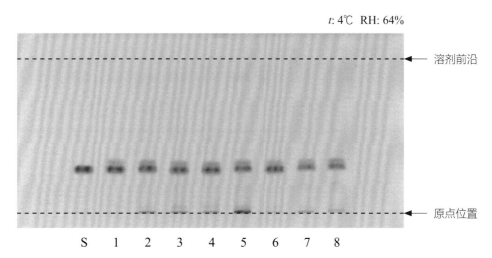

图 1 硅胶预制薄层板（DC-Fertigplatten SIL G-25，MN 批号：407191）

t: 4℃ RH: 64%

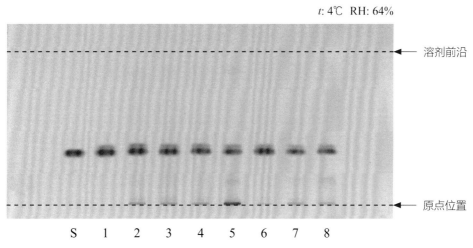

图 2 高效硅胶预制薄层板（HPTLC-Fertigplatten Nano-SIL-20，MN 批号：409251）

t: 4℃ RH: 64%

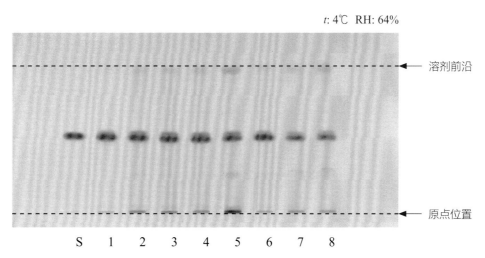

图 3 高效硅胶 G 预制薄层板（烟台市化学工业研究所，批号：20160519）

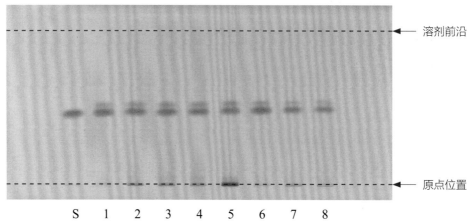

t: 4℃ RH: 64%

溶剂前沿

原点位置

　　S　　1　　2　　3　　4　　5　　6　　7　　8

图 4　高效硅胶 G 预制薄层板（青岛海洋化工厂分厂，批号：20160312）

S. 盐酸麻黄碱对照品（171241-201007）

1. 麻黄（草麻黄）对照药材（121051-201005）

2~4. 供试品（批号：T00003；TR0004M；TR0005M，水蜜丸，企业 A）

5. 供试品（批号：20120901，水蜜丸，企业 B）

6. 供试品（批号：20151101039，水蜜丸，企业 C）

7~8. 供试品（批号：141002；141104，大蜜丸，企业 D）

说明

*《中国药典》本项鉴别以盐酸麻黄碱对照品为对照，本实验增加了麻黄对照药材对照。对照药材溶液参照供试品溶液制备方法制备。

（广州市药品检验所　严家浪　王秀芹）

鉴别
Identification
1

五味子
Schisandrae Chinensis Fructus

t: 21℃ RH: 65%

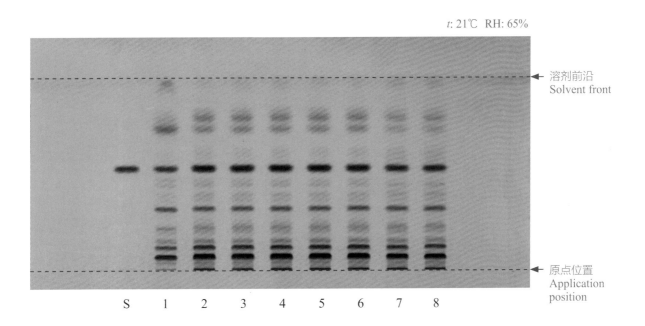

溶剂前沿
Solvent front

原点位置
Application
position

S   1   2   3   4   5   6   7   8

S. 五味子乙素对照品（110765-201311）

1. 五味子对照药材（120922-201309）

2~4. 供试品（批号：201212115；201210049；201210149，企业 A）

5~6. 供试品（批号：2001；14006，企业 B）

7. 供试品（批号：140304，企业 C）

8. 供试品（批号：131202，企业 D）

S, γ-schisandrin CRS (110765-201311);

track 1, Schisandrae Chinensis Fructus reference drug (120922-201309);

tracks 2 to 8, different batches of the test samples

供试品溶液 Test Solution	取本品，糖衣片除去糖衣，研细，取 2.5 g，加正己烷 50 ml，冷浸过夜，80~85℃ 加热回流 2 小时，滤过，药渣备用，滤液低温蒸干，残渣加乙酸乙酯 2 ml 使溶解。 Pulverize tablets with sugar coats removed. To 2.5 g of the powder, add 50 mL of *n*-hexane, macerate overnight, heat under reflux at 80-85℃ for 2 hours, and filter. Keep the residue for later use and evaporate the filtrate at a lower temperature to dryness. Dissolve the residue in 2 mL of ethyl acetate.
对照药材溶液 * Reference Drug Solution*	取五味子对照药材 1 g，加正己烷 50 ml，同法制成对照药材溶液。 Prepare a solution of 1 g of Schisandrae Chinensis Fructus reference drug and 50 mL of *n*-hexane in the same method as the test solution preparation.
对照品溶液 Reference Solution	取五味子乙素对照品，加甲醇制成每 1 ml 含 1 mg 的溶液。 Dissolve γ-schisandrin CRS in methanol to prepare a solution containing 1 mg per mL.
薄层板 Stationary Phase	高效硅胶 F_{254} 预制薄层板（HPTLC-Fertigplatten Nano-DURASIL-20 UV_{254}，MN 批号：409273）。 HPTLC silica gel F_{254} pre-coated plate (HPTLC-Fertigplatten Nano-DURASIL-20 UV_{254}, MN, Lot. 409273).
点样 Sample Application	S~6：3 μl；7~8：4 μl，条带状点样，条带宽度为 8 mm，条带间距为 16 mm，原点距底边为 10 mm。 Apply separately to the plate at 10 mm from the lower edge, as bands 8 mm, 3 μL of each of the reference drug solution and the reference solution, 3-4 μL of the test solution, leaving 16 mm between tracks.
展开剂 Mobile Phase	甲苯－乙酸乙酯（9:1），15 ml。 Toluene and ethyl acetate (9:1)，15 mL.
展开缸 Developing Chamber	双槽展开缸，20 cm×10 cm。 Twin trough chamber, 20 cm×10 cm.
展开 Development	展开缸预平衡 15 分钟，上行展开，展距为 8 cm。 Equilibrate the chamber with the mobile phase for 15 minutes, develop vertically for 8 cm.
检视 Detection	置紫外光灯（254 nm）下检视。 Examine under ultraviolet light at 254 nm.

不同薄层板薄层色谱图的比较

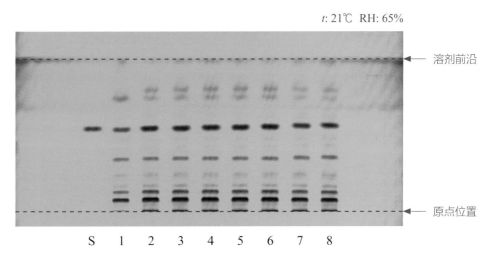

图 1　硅胶 F_{254} 预制薄层板（DC-Fertigplatten DURASIL-25/UV_{254}，MN 批号：309245）

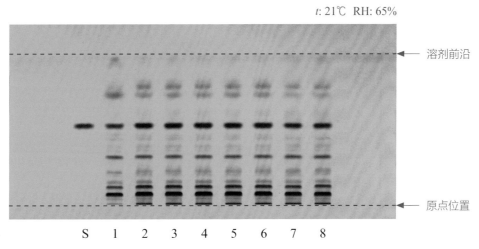

图 2　高效硅胶 F_{254} 预制薄层板（HPTLC-Fertigplatten Nano-DURASIL-20 UV_{254}，MN 批号：409273）

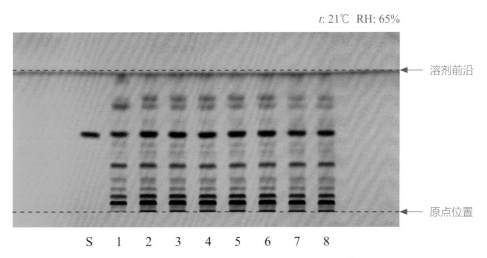

图 3　高效硅胶 GF_{254} 预制薄层板（烟台市化学工业研究所，批号：150418）

t: 21℃ RH: 65%

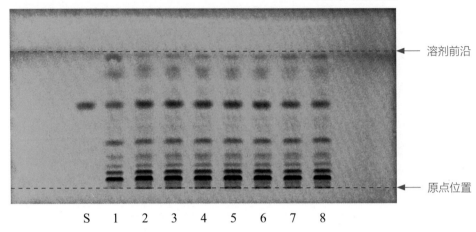

溶剂前沿

原点位置

S   1   2   3   4   5   6   7   8

图4　高效硅胶 GF$_{254}$ 预制薄层板（青岛海洋化工厂分厂，批号：20150512）

S. 五味子乙素对照品（110765-201311）

1. 五味子对照药材（120922-201309）

2~4. 供试品（批号：201212115；201210049；201210149，企业A）

5~6. 供试品（批号：2001；14006，企业B）

7. 供试品（批号：140304，企业C）

8. 供试品（批号：131202，企业D）

说明

*《中国药典》本项鉴别以五味子乙素对照品为对照，本实验增加了五味子对照药材对照。对照药材溶液参照供试品溶液制备方法制备。

猪胆粉
Suis Fellis Pulvis

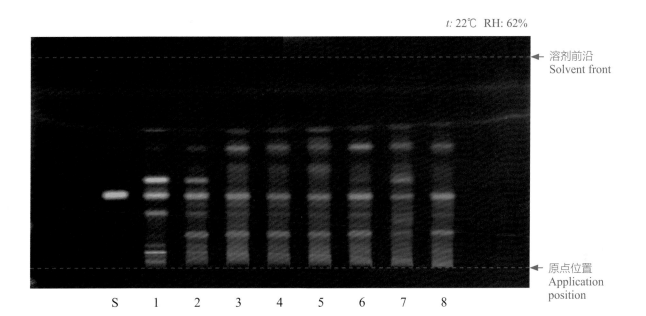

t: 22℃　RH: 62%

溶剂前沿
Solvent front

原点位置
Application
position

S　1　2　3　4　5　6　7　8

S. 猪去氧胆酸对照品（100087-201411）

1. 猪胆粉对照药材（121273-201101）

2～4. 供试品（批号：201212115；201210049；201210149，企业 A）

5～6. 供试品（批号：2001；14006，企业 B）

7. 供试品（批号：140304，企业 C）

8. 供试品（批号：131202，企业 D）

S, hyodeoxycholic acid CRS (100087-201411);

track 1, Suis Fellis Pulvis reference drug (121273-201101);

tracks 2 to 8, different batches of the test samples

供试品溶液 Test Solution	取〔鉴别〕(1)项下正己烷提取后的药渣 0.5 g，挥尽溶剂，加 10% 氢氧化钠溶液 5 ml，在 120℃水解 4 小时，冷却后用盐酸调节 pH 值至 2～3，转移至离心管中，用水洗涤容器，洗液并入离心管中，离心，取上清液，用乙酸乙酯 20 ml 振摇提取，提取液蒸干，残渣加乙醇 5 ml 使溶解。 To 0.5 g of the residue obtained under *Identification* (1), expel the solvent thoroughly, add 5 mL of 10% solution of sodium hydroxide, heat at 120℃ for 4 hours, and cool. Adjust the pH value to 2-3 with hydrochloric acid. Transfer the solution to a centrifuge tube, wash the container with water, combine the washings to the same tube and centrifuge. Extract the supernatant with 20 mL of ethyl acetate, evaporate the extracts to dryness, and dissolve the residue in 5 mL of ethanol.
对照药材溶液 * Reference Drug Solution*	取猪胆粉对照药材 0.5 g，加 10% 氢氧化钠溶液 5 ml，同法制成对照药材溶液。 Prepare a solution of 0.5 g of Suis Fellis Pulvis reference drug and 5 mL of 10% solution of sodium hydroxide in the same method in the test solution preparation.
对照品溶液 Reference Solution	取猪去氧胆酸对照品，加乙醇制成每 1 ml 含 1 mg 的溶液。 Dissolve hyodeoxycholic acid CRS in ethanol to prepare a solution containing 1 mg per mL.
薄层板 Stationary Phase	高效硅胶预制薄层板（HPTLC-Fertigplatten Nano-DURASIL-20，MN，批号：305143）。 HPTLC silica gel pre-coated plate (HPTLC-Fertigplatten Nano-DURASIL-20, MN, Lot. 305143).
点样 Sample Application	5 μl，条带状点样，条带宽度为 8 mm，条带间距为 16 mm，原点距底边为 10 mm。 Apply separately to the plate at 10 mm from the lower edge, as bands 8 mm, 5 μL of each of the reference drug solution, the reference solution and the test solution, leaving 16 mm between tracks.
展开剂 Mobile Phase	异辛烷－乙醚－正丁醇－冰醋酸－水（10:5:3:5:1）上层溶液，15 ml。 The upper layer of a mixture of isooctane, ether, *n*-butanol, glacial acetic acid and water (10:5:3:5:1), 15 mL.
展开缸 Developing Chamber	双槽展开缸，20 cm×10 cm。 Twin trough chamber, 20 cm×10 cm.
展开 Development	展开缸预平衡 15 分钟，上行展开，展距为 8 cm。 Equilibrate the chamber with the mobile phase for 15 minutes, develop vertically for 8 cm.
显色 Derivatization	喷 10% 硫酸乙醇溶液，在 105℃加热至斑点显色清晰。 Spray with a 10% solution of sulfuric acid in ethanol, and heat at 105℃ until the spots become distinct.
检视 Detection	置紫外光灯（365 nm）下检视。 Examine under ultraviolet light at 365 nm.

不同薄层板薄层色谱图的比较

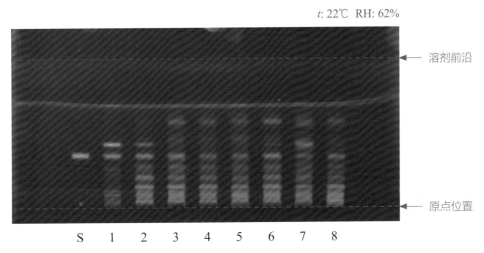

t: 22℃ RH: 62%

溶剂前沿

原点位置

S　1　2　3　4　5　6　7　8

图1　硅胶预制薄层板（DC-Fertigplatten DURASIL-25，MN 批号：112340）

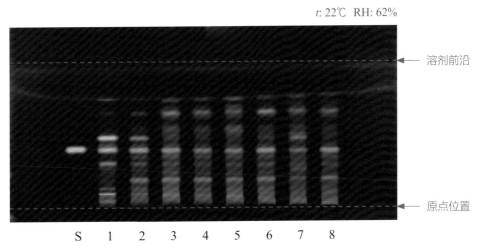

t: 22℃ RH: 62%

溶剂前沿

原点位置

S　1　2　3　4　5　6　7　8

图2　高效硅胶预制薄层板（HPTLC-Fertigplatten Nano-DURASIL-20，MN 批号：305143）

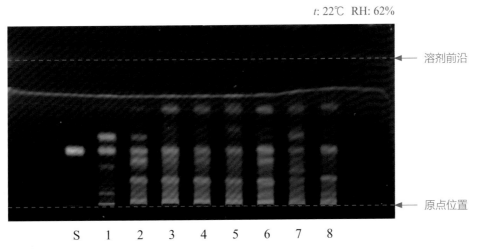

t: 22℃ RH: 62%

溶剂前沿

原点位置

S　1　2　3　4　5　6　7　8

图3　高效硅胶G预制薄层板（烟台市化学工业研究所，批号：141229）

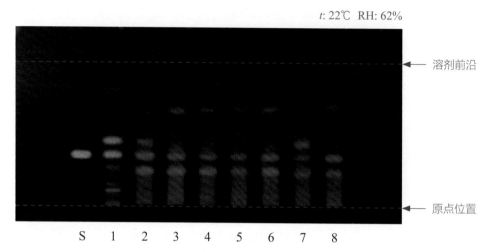

t: 22℃ RH: 62%

← 溶剂前沿

← 原点位置

S   1   2   3   4   5   6   7   8

图 4 高效硅胶 G 预制薄层板（青岛海洋化工厂分厂，批号：20141212）

S. 猪去氧胆酸对照品（100087-201411）

1. 猪胆粉对照药材（121273-201101）

2～4. 供试品（批号：201212115；201210049；201210149，企业 A）

5～6. 供试品（批号：2001；14006，企业 B）

7. 供试品（批号：140304，企业 C） 8. 供试品（批号：131202，企业 D）

说明

*《中国药典》本项鉴别以猪去氧胆酸对照品为对照，本实验增加了猪胆粉对照药材对照。对照药材溶液参照供试品溶液制备方法制备。

（广州市药品检验所 王秀芹 严家浪）

Huatuo Zaizao Wan

华佗再造丸

Huatuo Zaizao Pills

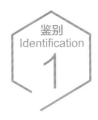

鉴别
Identification
1

冰片
Borneolum Syntheticum

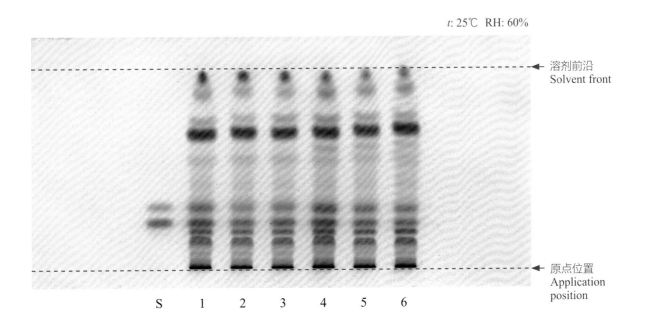

t: 25℃ RH: 60%

溶剂前沿
Solvent front

原点位置
Application
position

S   1   2   3   4   5   6

S. 冰片对照品（110743-200905）

1~6. 供试品（批号：14184A；14161A；14155A；13093A；13058A；12486A）

S, (±) borneol and (±) isoborneol CRS (110743-200905);

tracks 1 to 6, test solutions (14184A, 14161A, 14155A, 13093A, 13058A, 12486A)

供试品溶液 Test Solution	取本品 8 g，研碎，加乙醚 25 ml，浸渍 1 小时，滤过，滤液挥干，残渣加乙酸乙酯 2 ml 使溶解。 Triturate 8 g of pills, macerate with 25 mL of ether for 1 hour, and filter. Evaporate the filtrate to dryness, dissolve the residue in 2 mL of ethyl acetate.
对照品溶液 Reference Solution	取冰片对照品，加乙酸乙酯制成每 1 ml 含 2 mg 的溶液。 Dissolve (±) borneol and (±) isoborneol CRS in ethyl acetate to prepare a solution containing 2 mg per mL.
薄层板 Stationary Phase	硅胶预制薄层板（DC-Fertigplatten SIL G-25，MN，批号：301008）。 TLC silica gel pre-coated plate (DC-Fertigplatten SIL G-25, MN, Lot. 301008).
点样 Sample Application	4 μl，条带状点样，条带宽度为 8 mm，条带间距为 16 mm，原点距底边为 10 mm。 Apply separately to the plate at 10 mm from the lower edge, as bands 8 mm, 4 μL of each of the reference solution and the test solution, leaving 16 mm between tracks.
展开剂 Mobile Phase	甲苯－乙酸乙酯（20:1），15 ml。 Toluene and ethyl acetate (20:1), 15 mL.
展开缸 Developing Chamber	双槽展开缸，20×10 cm。 Twin trough chamber, 20 cm × 10 cm.
展开 Development	展开缸预平衡 15 分钟，上行展开，展距为 8 cm。 Equilibrate the chamber with the mobile phase for 15 minutes, develop vertically for 8 cm.
显色 Derivatization	喷 5%香草醛硫酸溶液，在 110℃加热至斑点显色清晰。 Spray with a 5% solution of vanillin in sulfuric acid, and heat at 110℃ until the colours of the zones become visible.
检视 Detection	置可见光下检视。 Examine under daylight.
备注 Note	（1）因冰片易挥发，供试品溶液制备时，乙醚提取液挥干后应尽快溶解，放置太久斑点不清晰。 （2）喷 5%香草醛硫酸溶液显色再加热，冰片的两个斑点不够清晰，宜在显色前将薄层板加热至 110℃，趁热喷 5%香草醛硫酸溶液，再置 110℃加热，冰片斑点较容易显色。 (1) The residue in the test solution should be dissolved as soon as possible in order to avoid evaporation. (2) To get a satisfied derivatization results, the plate should be heated to 110℃ before derivatization.

不同薄层板薄层色谱图的比较

t: 25℃ RH: 60%

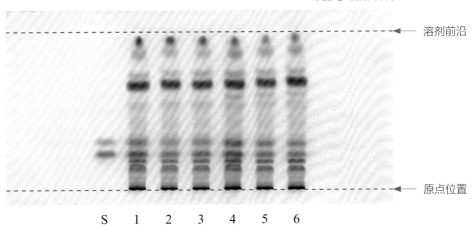

图 1 硅胶预制薄层板（DC-Fertigplatten SIL G-25，MN 批号：301008）

t: 24℃ RH: 55%

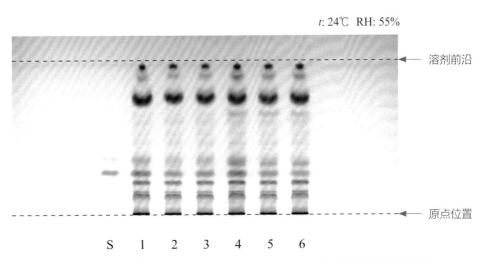

图 2 高效硅胶预制薄层板（HPTLC-Fertigplatten Nano-DURASIL-20，MN 批号：305143）

t: 24℃ RH: 60%

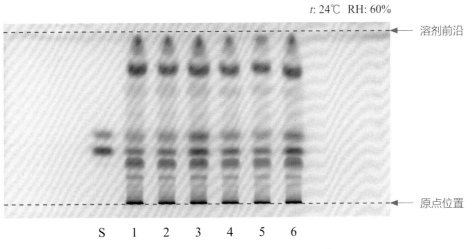

图 3 高效硅胶 G 预制薄层板（烟台市化学工业研究所，批号：141229）

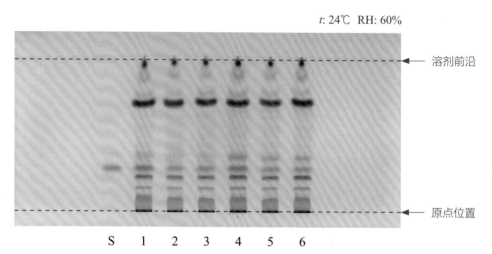

图 4 高效硅胶 G 预制薄层板（青岛海洋化工厂分厂，批号：20141212）

S. 冰片对照品 (110743-200905)

1～6. 供试品（批号：14184A；14161A；14155A；13093A；13058A；12486A）

川芎、吴茱萸
Chuanxiong Rhizoma & Euodiae Fructus

t: 24℃ RH: 62%

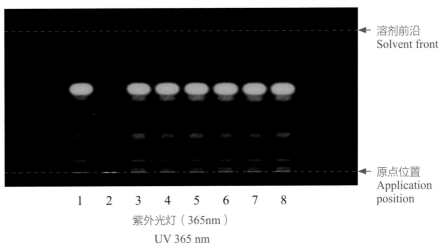

溶剂前沿
Solvent front

原点位置
Application position

1 2 3 4 5 6 7 8

紫外光灯（365nm）
UV 365 nm

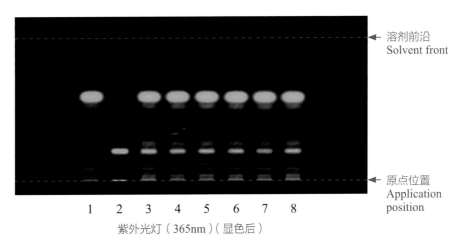

溶剂前沿
Solvent front

原点位置
Application position

1 2 3 4 5 6 7 8

紫外光灯（365nm）（显色后）
A 5% solution of aluminum chloride in ethanol, UV 365 nm

---

1. 川芎对照药材（120918-201411）
2. 吴茱萸对照药材（120909-201109）
3~8. 供试品（批号：14184A；14161A；14155A；13093A；13058A；12486A）

Track 1, Chuanxiong Rhizoma reference drug (120918-201411);

track 2, Euodiae Fructus reference drug (120909-201109);

tracks 3 to 8, test solutions (14184A, 14161A, 14155A, 13093A, 13058A, 12486A)

供试品溶液 Test Solution	取〔鉴别〕（1）项下的供试品溶液。 Obtained under *Identification* (1).
对照药材溶液 Reference Drug Solutions	取川芎对照药材 0.8 g、吴茱萸对照药材 0.2 g，分别加乙醚 20 ml，浸渍 1 小时，滤过，滤液挥干，残渣分别加乙酸乙酯 1 ml 使溶解。 To 0.8 g of Chuanxiong Rhizoma reference drug and 0.2 g of Euodiae Fructus reference drug, add 20 mL of ether respectively, macerate for 1 hour and filter. Dissolve the residue in 1 mL of ethyl acetate.
薄层板 Stationary Phase	高效硅胶预制薄层板（HPTLC-Fertigplatten Nano-DURASIL-20，MN，批号：305143）。 HPTLC silica gel pre-coated plate (HPTLC-Fertigplatten Nano-DURASIL-20, MN, Lot. 305143).
点样 Sample Application	1~2：2 μl；3~8：3 μl，条带状点样，条带宽度为 8 mm，条带间距为 16 mm，原点距底边为 10 mm。 Apply separately to the plate at 10 mm from the lower edge, as bands 8 mm, 2 μL of each of the reference drug solution, 3 μL of the test solution, leaving 16 mm between tracks.
展开剂 * Mobile Phase*	正己烷 – 乙酸乙酯（9∶2），15 ml。 *n*-hexane and ethyl acetate (9:2), 15 mL.
展开缸 Developing Chamber	双槽展开缸，20 cm×10 cm。 Twin trough chamber, 20 cm×10 cm.
展开 Development	展开缸预平衡 15 分钟，上行展开，展距为 8 cm。 Equilibrate the chamber with the mobile phase for 15 minutes, develop vertically for 8 cm.
显色 Derivatization	喷 5%三氯化铝乙醇溶液，在 105℃加热约 3 分钟。 Spray with a 5% solution of aluminum chloride in ethanol, and heat at 105℃ for 3 minutes.
检视 Detection	①置紫外光灯（365 nm）下检视；②显色后再置紫外光灯（365 nm）下检视。 Examine under ultraviolet light at 365 nm before and after derivatization.

不同薄层板薄层色谱图的比较

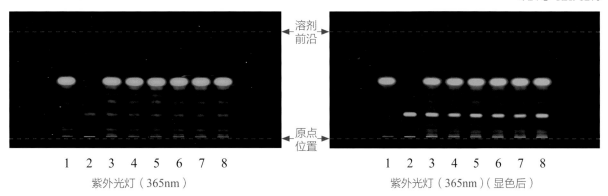

图 1 硅胶预制薄层板（DC-Fertigplatten DURASIL-25，MN 批号：112340）

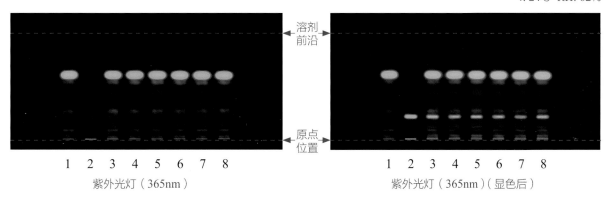

图 2 高效硅胶预制薄层板（HPTLC-Fertigplatten Nano-DURASIL-20，MN 批号：305143）

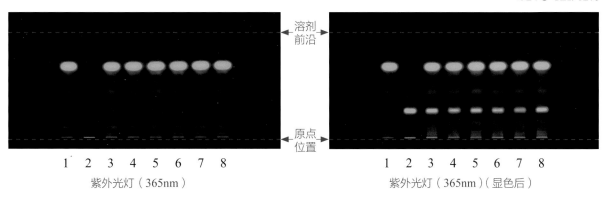

图 3 高效硅胶 G 预制薄层板（烟台市化学工业研究所，批号：141229）

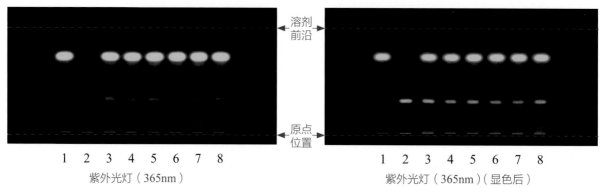

t: 24℃ RH: 62%

紫外光灯（365nm）　　　　紫外光灯（365nm）（显色后）

图4 高效硅胶G预制薄层板（青岛海洋化工厂分厂，批号：20141212）

图1~4
1. 川芎对照药材（120918-201411）
2. 吴茱萸对照药材（120909-201109）

3~8. 供试品（批号：14184A；14161A；14155A；13093A；13058A；12486A）

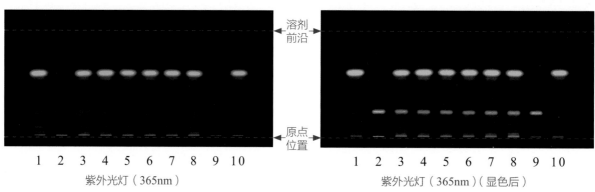

t: 24℃ RH: 62%

紫外光灯（365nm）　　　　紫外光灯（365nm）（显色后）

图5 修改方法专属性考察—硅胶预制薄层板（DC-Fertigplatten DURASIL-25，MN 批号：112340）

图5
1. 川芎对照药材（120918-201411）
2. 吴茱萸对照药材（120909-201109）
3~8. 供试品（批号：14184A；14161A；14155A；13093A；13058A；12486A）

9. 川芎阴性对照（企业提供）
10. 吴茱萸阴性对照（企业提供）

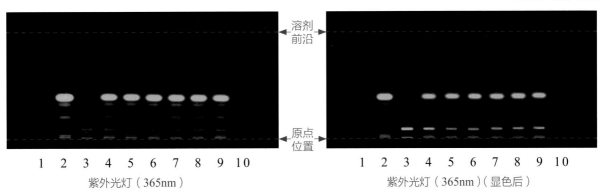

t: 24℃ RH: 62%

溶剂前沿

原点位置

1 2 3 4 5 6 7 8 9 10
紫外光灯（365nm）

1 2 3 4 5 6 7 8 9 10
紫外光灯（365nm）（显色后）

图 6《中国药典》方法—硅胶预制薄层板（DC-Fertigplatten DURASIL-25，MN 批号：112340）

图 6
1. 川芎对照药材（120918-201411）
2. 吴茱萸对照药材（120909-201109）

3～8. 供试品（批号：14184A；14161A；14155A；13093A；13058A；12486A）

说明

1.《中国药典》本项鉴别展开剂为正己烷-乙酸乙酯（9:1），展开后薄层色谱显示吴茱萸对照药材主斑点 R_f 值偏低（图6），实验中尝试 MN 普通板、MN 高效板、烟台高效板及青岛高效板等4种薄层板，结果 R_f 值均偏低，故将展开剂比例调整为正己烷-乙酸乙酯（9:2），结果显示川芎对照药材和吴茱萸对照药材主斑点 R_f 值均较适中（图1～4），考察川芎阴性对照和吴茱萸阴性对照，结果二者均无干扰（图5）。

2. 川芎阴性对照溶液制备：取川芎空白阴性对照适量（相当于样品8g量），加乙醚25 ml，同供试品溶液制备方法制成川芎阴性对照溶液。

吴茱萸阴性对照溶液制备（图5）：取吴茱萸空白阴性对照适量（相当于样品8g量），加乙醚25 ml，同供试品溶液制备方法制成吴茱萸阴性对照溶液。

（广州市药品检验所 王秀芹 严家浪）

槐角丸

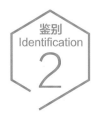

鉴别
Identification
2

槐角
Sophorae Fructus

t: 24℃ RH: 56%

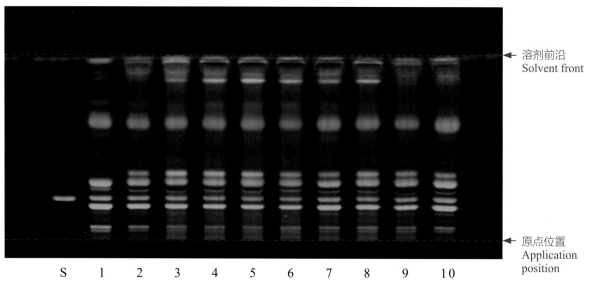

溶剂前沿
Solvent front

原点位置
Application
position

S   1   2   3   4   5   6   7   8   9   10

S. 芦丁对照品（100080-201408）

1. 槐角对照药材（121214-201502）

2. 供试品（批号：150711，水蜜丸，企业 A）

3. 供试品（批号：20121001，水蜜丸，企业 B）

4~5. 供试品（批号：15030004；15050015，水蜜丸，企业 C）

6. 供试品（批号：151036，水蜜丸，企业 D）

7~8. 供试品（批号：1501001；1508002，水蜜丸，企业 E）

9. 供试品（批号：150801，小蜜丸，企业 F）

10. 供试品（批号：160101，大蜜丸，企业 A）

S, rutin CRS (100080-201408);

track 1, Sophorae Fructus reference drug (121214-201502);

tracks 2 to 10, different batches of the test samples

供试品溶液 Test Solution	取本品水蜜丸 1.5 g，研碎；或取小蜜丸或大蜜丸 2 g，剪碎，加等量硅藻土，研匀。加石油醚（30～60℃）20 ml，浸渍 2 小时，时时振摇，滤过，弃去石油醚液，药渣挥尽溶剂，加甲醇 20 ml，超声处理 3 0 分钟，滤过，滤液回收溶剂至干。残渣加水 0.5 ml 使溶解，通过聚酰胺柱（40 目，2 g，内径为 0.8～1cm）上，用水 50 ml 洗脱，弃去水液，再用乙醇 50 ml 洗脱，收集洗脱液，回收溶剂至干，残渣加甲醇 1 ml 使溶解。 Grind 1.5 g of water-honeyed pills, or cut 2 g of small honeyed pills or big honeyed pills into pieces and grind with equal portion of kieselguhr thoroughly, macerate with 20 mL of petroleum ether (30-60℃) for 2 hours by shaking frequently and filter. Discard the petroleum ether, expel petroleum ether from the residue, add 20 mL of methanol, ultrasonicate for 30 minutes and filter. Evaporate the filtrate to dryness, dissolve the residue in 0.5 mL of water, and apply to a column packed with polyamide (40 mesh, 2 g, 0.8-1 cm in inner diameter). Elute with 50 mL of water, discard the eluent, then elute with 50 mL of ethanol and collect the eluent. Evaporate the eluent to dryness, and dissolve the residue in 1 mL of methanol.
对照药材溶液 * Reference Drug Solution*	取槐角对照药材 1 g，加石油醚（30～60℃）20 ml，同法制成对照药材溶液。 Prepare a solution of 1 g of Sophorae Fructus reference drug and 20 mL of petroleum ether (30-60℃) in the same method as the test solution preparation.
对照品溶液 Reference Solution	取芦丁对照品，加甲醇制成每 1 ml 含 1 mg 的溶液。 Dissolve rutin CRS in methanol to prepare a solution containing 1 mg per mL.
薄层板 Stationary Phase	高效硅胶预制薄层板（HPTLC-Fertigplatten Nano-DURASIL-20，MN 批号：503083），用磷酸盐缓冲液（pH 7.0）浸渍改性。 HPTLC silica gel pre-coated plate (HPTLC-Fertigplatten Nano-DURASIL-20, MN, Lot.503083), impregnated with phosphate BS (pH 7.0).
点样 Sample Application	3 μl，条带状点样，条带宽度为 8 mm，条带间距为 16 mm，原点距底边为 10 mm。 Apply separately to the plate at 10 mm from the lower edge, as bands 8 mm, 3 μL of each of the test solution, the reference drug solution and the reference solution, leaving 16 mm between tracks.
展开剂 Mobile Phase	乙酸乙酯 - 甲酸 - 水（8:1:1），15 ml。 Ethyl acetate, formic acid and water (8:1:1), 15 mL.
展开缸 Developing Chamber	双槽展开缸，20 cm × 10 cm。 Twin trough chamber, 20 cm × 10 cm.
展开 Development	展开缸预平衡 15 分钟，上行展开，展距为 8 cm。 Equilibrate the chamber with the mobile phase for 15 minutes, develop vertically for 8 cm.
显色 Derivatization	喷 10% 三氯化铝乙醇溶液，加热至斑点显色清晰。 Spray with a 10% solution of aluminum chloride in ethanol, and heat until the spots become distinct.
检视 Detection	置紫外光灯（365 nm）下检视。 Examine under ultraviolet light at 365 nm.

不同薄层板薄层色谱图的比较

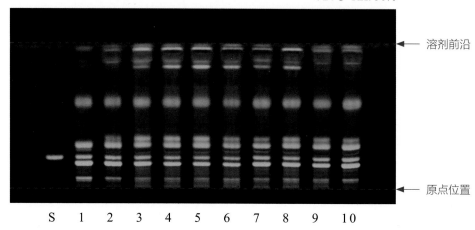

图 1 硅胶预制薄层板（DC-Fertigplatten DURASIL-25，MN 批号：505133），用磷酸盐缓冲液（pH 7.0) 浸渍改性

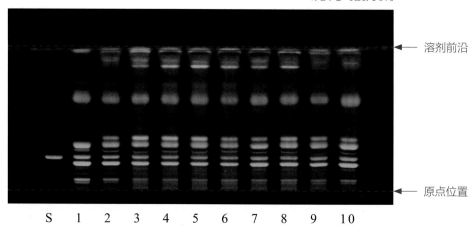

图 2 高效硅胶预制薄层板（HPTLC-Fertigplatten Nano-DURASIL-20，MN 批号：503083），用磷酸盐缓冲液（pH 7.0) 浸渍改性

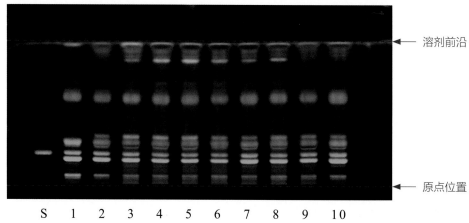

图 3 高效硅胶 G 预制薄层板（烟台市化学工业研究所，批号：20160519），用磷酸盐缓冲液（pH 7.0) 浸渍改性

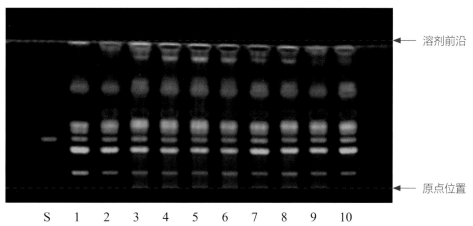

t: 24℃ RH: 58%

溶剂前沿

原点位置

S 1 2 3 4 5 6 7 8 9 10

图 4 高效硅胶 G 预制薄层板（青岛海洋化工厂分厂，批号：20160312），用磷酸盐缓冲液（pH 7.0）浸渍改性

S. 芦丁对照品（100080-201408）

1. 槐角对照药材（121214-201502）

2. 供试品（批号：150711，水蜜丸，企业 A）

3. 供试品（批号：20121001，水蜜丸，企业 B）

4~5. 供试品（批号：15030004；15050015，水蜜丸，企业 C）

6. 供试品（批号：151036，水蜜丸，企业 D）

7~8. 供试品（批号：1501001；1508002，水蜜丸，企业 E）

9. 供试品（批号：150801，小蜜丸，企业 F）

10. 供试品（批号：160101，大蜜丸，企业 A）

说明

*《中国药典》本项鉴别以芦丁对照品为对照，本实验增加槐角对照药材对照。对照药材溶液参照供试品溶液制备方法制备。

地榆、槐角
Sanguisorbae Radix & Sophorae Fructus

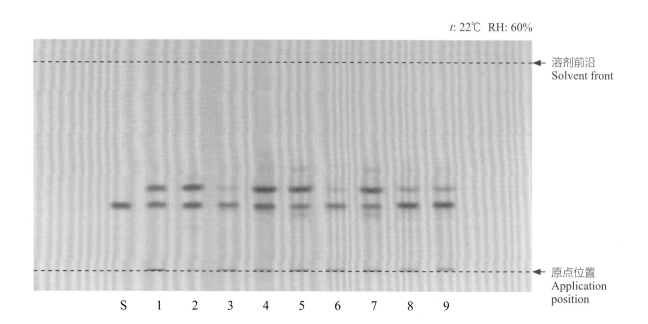

t: 22℃ RH: 60%

溶剂前沿
Solvent front

原点位置
Application
position

S 1 2 3 4 5 6 7 8 9

S. 没食子酸对照品（110831-201605）

1. 地榆（地榆）对照药材（121286-200402）

2. 槐角对照药材（121214-201502）

3. 供试品（批号：20121001，水蜜丸，企业 B）

4~5. 供试品（批号：15030004；15050015，水蜜丸，企业 C）

6~7. 供试品（批号：1501001；1508002，水蜜丸，企业 E）

8. 供试品（批号：150801，小蜜丸，企业 F）

9. 供试品（批号：160101，大蜜丸，企业 A）

S, gallic acid CRS(110831-201605);

track 1, Sanguisorbae Radix (*Sanguisorba officinalis* L.) reference drug (121286-200402);

track 2, Sophorae Fructus reference drug (121214-201502);

tracks 3 to 9, different batches of the test samples

供试品溶液 Test Solution	取本品水蜜丸 5 g，研碎，置圆底烧瓶中，加含 10%盐酸的 50%甲醇溶液 40 ml；或取小蜜丸或大蜜丸 5 g，剪碎，加含 10%盐酸的 50%甲醇溶液 40 ml 分次研磨转移至圆底烧瓶中。加热回流 2 小时，放冷，滤过，滤液用乙醚振摇 提取三次，每次 15 ml，合并乙醚液，挥干，残渣用 10%乙醇 10 ml 溶解，通过 D101 型大孔吸附树脂柱（内径为 1.5 cm，柱高为 5 cm，用水 30 ml 预处理），收集流出液，回收溶剂至干，残渣加甲醇 1 ml 使溶解。 Grind 5 g of water-honeyed pills, add 40 mL of 10% solution of hydrochloric acid in 50% methanol, or cut 5 g of small honeyed pills or big honeyed pills into pieces and grind with 40 mL of 10% solution of hydrochloric acid in 50% methanol, heat under reflux for 2 hours, cool and filter. Extract the filtrate with three 15-mL quantities of ether, combine the ether extracts and evaporate to dryness. Dissolve the residue in 10 mL of 10% ethanol and apply to a column packed with macroporous resin of type D101 (1.5 cm in inner diameter, 5 cm in height, pre-treat with 30 mL of water). Collect the eluent, evaporate to dryness, and dissolve the residue in 1 mL of methanol.
对照药材溶液 Reference Drug Solutions	取地榆对照药材和槐角对照药材各 2 g，加含 10%盐酸的 50%甲醇溶液 40 ml，同供试品溶液制备方法制成对照药材溶液。 Prepare two solutions of 2 g of each of Sanguisorbae Radix reference drug, Sophorae Fructus reference drug and 40 mL of 10% solution of hydrochloric acid in 50% methanol respectively, in the same method as the test solution preparation.
对照品溶液 Reference Solution	取没食子酸对照品，加甲醇制成每 1 ml 含 0.5 mg 的溶液。 Dissolve gallic acid CRS in mehtanol to prepare a solution containing 0.5 mg per mL.
薄层板 Stationary Phase	硅胶预制薄层板（DC-Fertigplatten SIL G-25，MN 批号：406156）。 TLC silica gel pre-coated plate (DC-Fertigplatten SIL G-25, MN, Lot.406156).
点样 Sample Application	S：5 µl；1~2：20 µl；3，7：30 µl；其他：20 µl，条带状点样，条带宽度为 8 mm，条带间距为 16 mm，原点距底边为 10 mm。 Apply separately to the plate at 10 mm from the lower edge, as bands 8 mm, 20-30 µL of the test solution, 20 µL of each of the reference drug solutions and 5 µL of the reference solution, leaving 16 mm between tracks.
展开剂 Mobile Phase	甲苯（用水饱和）－乙酸乙酯－甲酸（6：3：1），15 ml。 Toluene (saturated with water), ethyl acetate and formic acid (6:3:1), 15 mL.
展开缸 Developing Chamber	双槽展开缸，20 cm×10 cm。 Twin trough chamber, 20 cm × 10 cm.
展开 Development	展开缸预平衡 15 分钟，上行展开，展距为 8 cm。 Equilibrate the chamber with the mobile phase for 15 minutes, develop vertically for 8 cm.
显色 Derivatization	喷 1%三氯化铁乙醇溶液。 Spray with a 1% solution of ferric chloride in ethanol.
检视 Detection	置可见光下检视。 Examine in white light.

不同薄层板薄层色谱图的比较

t: 22℃ RH: 60%

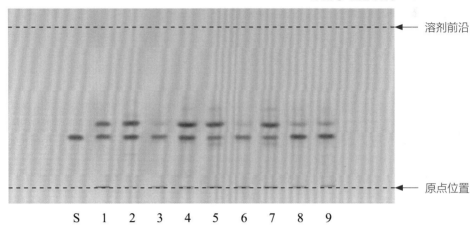

图 1 硅胶预制薄层板（DC-Fertigplatten SIL G-25，MN 批号：406156）

t: 22℃ RH: 58%

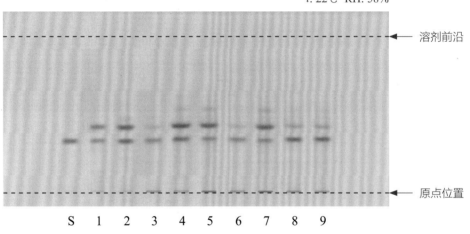

图 2 高效硅胶预制薄层板（HPTLC-Fertigplatten Nano-SIL-20，MN 批号：503083）

t: 22℃ RH: 58%

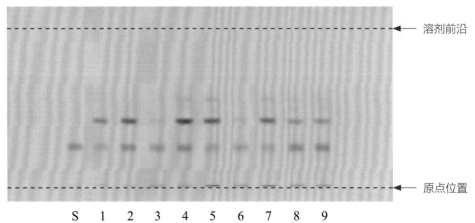

图 3 高效硅胶 G 预制薄层板（烟台市化学工业研究所，批号：20160519）

t: 22℃ RH: 58%

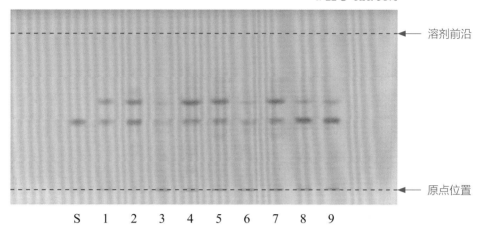

溶剂前沿

原点位置

| S | 1 | 2 | 3 | 4 | 5 | 6 | 7 | 8 | 9 |

图 4 高效硅胶 G 预制薄层板（青岛海洋化工厂分厂，批号：20160312）

S. 没食子酸对照品（110831-201605）

1. 地榆（地榆）对照药材（121286-200402）

2. 槐角对照药材（121214-201502）

3. 供试品（批号：20121001，水蜜丸，企业 B）

4~5. 供试品（批号：15030004；15050015，水蜜丸，企业 C）

6~7. 供试品（批号：1501001；1508002，水蜜丸，企业 E）

8. 供试品（批号：150801，小蜜丸，企业 F）

9. 供试品（批号：160101，大蜜丸，企业 A）

黄芩
Scutellariae Radix

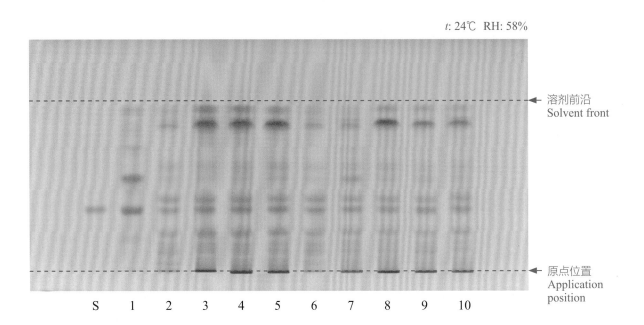

t: 24℃ RH: 58%

溶剂前沿
Solvent front

原点位置
Application position

S   1   2   3   4   5   6   7   8   9   10

S. 黄芩苷对照品（110715-201318）

1. 黄芩对照药材（120955-201309）

2～3. 供试品（批号：1501001；1508002，水蜜丸，企业 E）

4～5. 供试品（批号：15030004；15050015，水蜜丸，企业 C）

6. 供试品（批号：150711，水蜜丸，企业 A）

7. 供试品（批号：20121001，水蜜丸，企业 B）

8. 供试品（批号：151036，水蜜丸，企业 D）

9. 供试品（批号：150801，小蜜丸，企业 F）

10. 供试品（批号：160101，大蜜丸，企业 A）

S, baicalin CRS (110715-201318);

track 1, Scutellariae Radix reference drug (120955-201309);

tracks 2 to 10, different batches of the test samples

供试品溶液 Test Solution	取本品水蜜丸 5 g，研碎；或取小蜜丸或大蜜丸 9 g，剪碎，加等量硅藻土，研匀。加甲醇 30 ml，超声处理 20 分钟，滤过，滤液回收溶剂至干，残渣加水 10 ml 使溶解，再加浓氨试液 3 滴，滤过，滤液加盐酸 3 滴，离心，弃去上清液，沉淀加甲醇 2 ml 使溶解，滤过，滤液作为供试品溶液。 Pulverize 5 g of water-honeyed pills, or cut 9 g of small honeyed pills or big honeyed pills into pieces and grind with equal portion of kieselguhr thoroughly, add 30 mL of methanol, ultrasonicate for 20 minutes, and filter. Evaporate the filtrate to dryness and dissolve the residue in 10 mL of water, add 3 drops of concentrated ammonia TS and filter. To the filtrate, add 3 drops of hydrochloric acid, centrifuge, discard the supernatant. Dissolve the precipitate in 2 mL of methanol, filter, and use the filtrate as the test solution.
对照药材溶液 * Reference Drug Solution*	取黄芩对照药材 1 g，加甲醇 30 ml，同供试品溶液制备方法制成对照药材溶液。 Prepare a solution of 1 g of Scutellariae Radix reference drug and 39 mL of methanol in the same method as the test solution preparation.
对照品溶液 Reference Solution	取黄芩苷对照品，加甲醇制成每 1 ml 含 1 mg 的溶液。 Dissolve baicalin CRS in methanol to prepare a solution containing 1 mg per mL.
薄层板 Stationary Phase	高效硅胶 G 预制薄层板（青岛海洋化工厂分厂，批号：20160312）。 HPTLC silica gel pre-coated plate (Qingdao Haiyang Chemical Co.Ltd., Lot.20160312).
点样 Sample Application	1：2 μl；其他：4 μl，条带状点样，条带宽度为 8 mm，条带间距为 16 mm，原点距底边为 10 mm。 Apply separately to the plate at 10 mm from the lower edge, as bands 8 mm, 4 μL of each of the test solution and the reference solution and 2 μL of the reference drug solution, leaving 16 mm between tracks.
展开剂 Mobile Phase	二氯甲烷 – 甲苯 – 乙酸乙酯 – 甲醇 – 甲酸（6：6：4：4：4），15 ml。 Dichloromethane, toluene, ethyl acetate, methanol and formic acid (6:6:4:4:4), 15 mL.
展开缸 Developing Chamber	双槽展开缸，20 cm×10 cm。 Twin trough chamber, 20 cm×10 cm.
展开 Development	展开缸预平衡 15 分钟，上行展开，展距为 8 cm。 Equilibrate the chamber with the mobile phase for 15 minutes, develop vertically for 8 cm.
显色 Derivatization	喷 2% 三氯化铁乙醇溶液。 Spray with a 2% solution of ferric chloride in ethanol.
检视 Detection	置可见光下检视。 Examine in white light.
备注	供试品溶液制备时，为保证黄芩苷析出，建议加入盐酸 3 滴后，测定溶液 pH 值，若 pH 值显示未达到酸性，建议再补加少量盐酸至溶液 pH 值达到酸性。 To obtain the distinct spots, it is suggested to add enough hydrochloric acid to cnsure acidity of the solution during the preparation of test solution.

不同薄层板薄层色谱图的比较

t: 24℃ RH: 58%

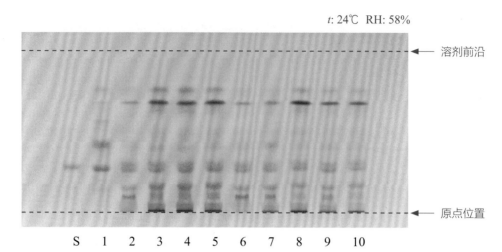

溶剂前沿

原点位置

S 1 2 3 4 5 6 7 8 9 10

图 1 硅胶预制薄层板（DC-Fertigplatten SIL G-25，MN 批号：406156）

t: 24℃ RH: 58%

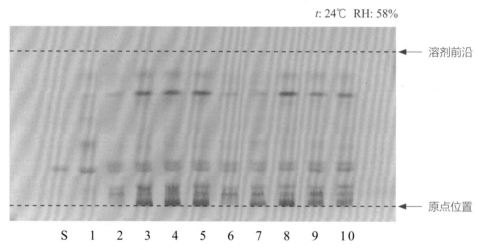

溶剂前沿

原点位置

S 1 2 3 4 5 6 7 8 9 10

图 2 高效硅胶预制薄层板（HPTLC-Fertigplatten Nano-SIL-20，MN 批号：409251）

t: 24℃ RH: 58%

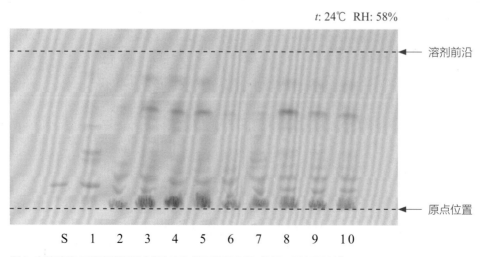

溶剂前沿

原点位置

S 1 2 3 4 5 6 7 8 9 10

图 3 高效硅胶 G 预制薄层板（烟台市化学工业研究所，批号：20160519）

t: 24℃ RH: 58%

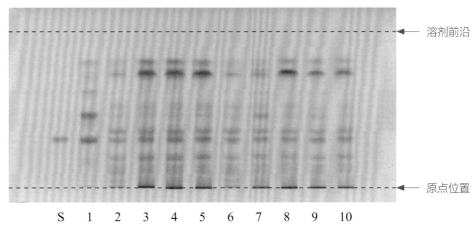

图4 高效硅胶G预制薄层板（青岛海洋化工厂分厂，批号：20160312）

S. 黄芩苷对照品（110715-201318）

1. 黄芩对照药材（120955-201309）

2~3. 供试品（批号：1501001；1508002，水蜜丸，企业E）

4~5. 供试品（批号：15030004；15050015，水蜜丸，企业C）

6. 供试品（批号：150711，水蜜丸，企业A）

7. 供试品（批号：20121001，水蜜丸，企业B）

8. 供试品（批号：151036，水蜜丸，企业D）

9. 供试品（批号：150801，小蜜丸，企业F）

10. 供试品（批号：160101，大蜜丸，企业A）

*《中国药典》本项鉴别以黄芩苷对照品为对照，本实验增加黄芩对照药材对照。对照药材溶液参照供试品溶液制备方法制备。

当归
Angelicae Sinensis Radix

t: 24℃ RH: 60%

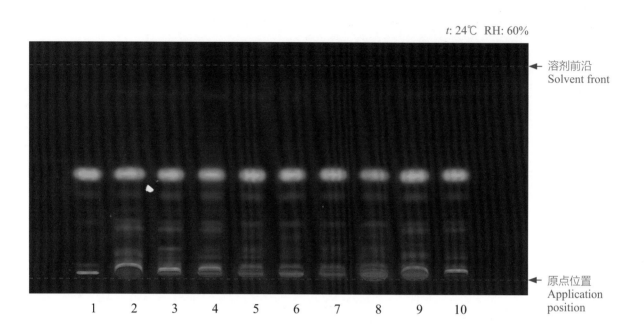

溶剂前沿
Solvent front

原点位置
Application position

1　2　3　4　5　6　7　8　9　10

1. 当归对照药材（120927-201315）
2. 供试品（批号：150711，水蜜丸，企业 A）
3. 供试品（批号：20121001，水蜜丸，企业 B）
4～5. 供试品（批号：15030004；15050015，水蜜丸，企业 C）
6. 供试品（批号：151036，水蜜丸，企业 D）
7～8. 供试品（批号：1501001；1508002，水蜜丸，企业 E）
9. 供试品（批号：150801，小蜜丸，企业 F）
10. 供试品（批号：160101，大蜜丸，企业 A）

Track 1, Angelicae Sinensis Radix reference drug (120927-201315);

tracks 2 to 10, different batches of the test samples

供试品液 Test Solution	取本品水蜜丸 2.5 g，研碎，置锥形瓶中，加乙醇 15 ml；或取小蜜丸或大蜜丸 2.5 g，置乳钵中，用乙醇 15 ml 研磨，并转移至锥形瓶中，超声处理 15 分钟，滤过，滤液作为供试品溶液。 Pulverize 2.5 g of water-honeyed pills, add 15 mL of ethanol, or grind 2.5 g of big honeyed pills or small honeyed pills with 15 mL of ethanol, ultrasonicate for 15 minutes, filter and use the filtrate as the test solution.
对照药材溶液 Reference Drug Solution	取当归对照药材 0.2 g，同供试品溶液制备方法制成对照药材溶液。 Prepare a solution of 0.2 g of Angelicae Sinensis Radix reference drug and 15 mL of ethanol in the same method as the test solution preparation.
薄层板 Stationary Phase	高效硅胶 G 预制薄层板（烟台市化学工业研究所，批号：20160519）。 HPTLC silica gel pre-coated plate (Yantai Chemical Industry Research Institute, Lot.20160519).
点样 Sample Application	10 μl，条带状点样，条带宽度为 8 mm，条带间距为 16 mm，原点距底边为 10 mm。 Apply separately to the plate at 10 mm from the lower edge, as bands 8 mm, 10 μL of each of the test solution and the reference drug solution, leaving 16 mm between tracks.
展开剂 Mobile Phase	环己烷－乙酸乙酯（9:1），15 ml。 Cyclohexane and ethyl acetate (9:1), 15 mL.
展开缸 Developing Chamber	双槽展开缸，20 cm × 10 cm。 Twin trough chamber, 20 cm × 10 cm.
展开 Development	展开缸预平衡 15 分钟，上行展开，展距为 8 cm。 Equilibrate the chamber with the mobile phase for 15 minutes, develop vertically for 8 cm.
检视 Detection	置紫外光灯（365 nm）下检视。 Examine under ultraviolet light at 365 nm.

不同薄层板薄层色谱图的比较

t: 24℃ RH: 60%

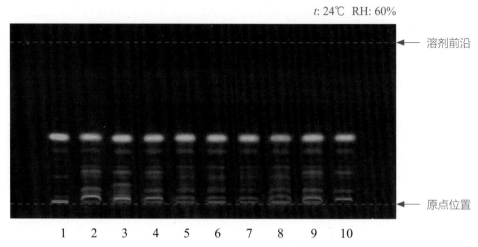

溶剂前沿

原点位置

图 1 硅胶预制薄层板（DC-Fertigplatten DURASIL-25，MN 批号：505133）

t: 24℃ RH: 60%

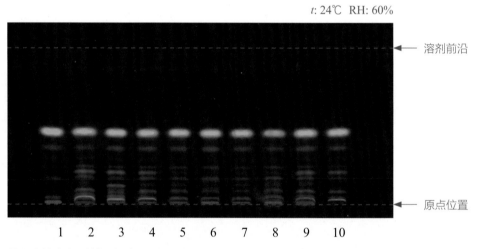

溶剂前沿

原点位置

图 2 高效硅胶预制薄层板（HPTLC-Fertigplatten Nano-DURASIL-20，MN 批号：503083）

t: 24℃ RH: 60%

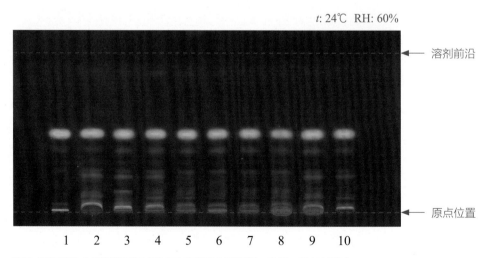

溶剂前沿

原点位置

图 3 高效硅胶 G 预制薄层板（烟台市化学工业研究所，批号：20160519）

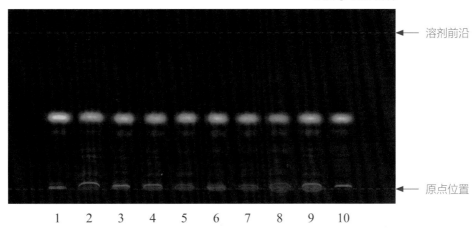

t: 24℃ RH: 58%

溶剂前沿

原点位置

图 4　高效硅胶 G 预制薄层板（青岛海洋化工厂分厂，批号：20160312）

1. 当归对照药材（120927-201315）

2. 供试品（批号：150711，水蜜丸，企业 A）

3. 供试品（批号：20121001，水蜜丸，企业 B）

4~5. 供试品（批号：15030004；15050015，水蜜丸，企业 C）

6. 供试品（批号：151036，水蜜丸，企业 D）

7~8. 供试品（批号：1501001；1508002，水蜜丸，企业 E）

9. 供试品（批号：150801，小蜜丸，企业 F）

10. 供试品（批号：160101，大蜜丸，企业 A）

（广州市药品检验所　王秀芹　严家浪）

黄连上清片

鉴别
Identification
1

大黄
Rhei Radix et Rhizoma

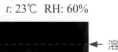

t: 23℃ RH: 60%

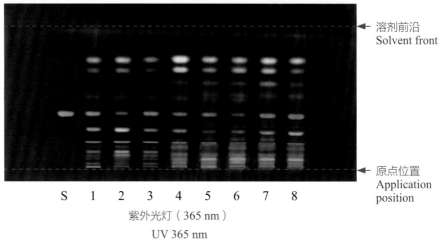

溶剂前沿
Solvent front

原点位置
Application
position

S 1 2 3 4 5 6 7 8

紫外光灯（365 nm）
UV 365 nm

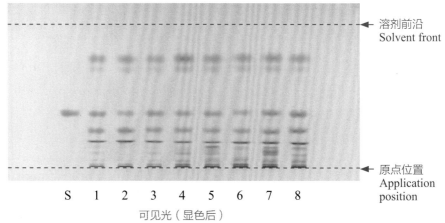

溶剂前沿
Solvent front

原点位置
Application
position

S 1 2 3 4 5 6 7 8

可见光（显色后）
Ammonia vapour, white light

S. 大黄素对照品（110756-200110）1. 大黄（药用大黄）对照药材（120984-201202）2. 大黄（掌叶大黄）对照药材（121249-201003）3. 大黄（唐古特大黄）对照药材（120902-200609）4. 供试品（批号：120819，企业 A）5. 供试品（批号：120701，企业 B）6. 供试品（批号：ZT106300，企业 C）7. 供试品（批号：20140307，企业 D）8. 供试品（批号：1308101，企业 E）

S, emodin CRS (110756-200110); track 1, Rhei Radix et Rhizoma (*Rheum officinale*)reference drug (120984-201202); track 2, Rhei Radix et Rhizoma (*Rheum palmatum*) reference drug (121249-201003); track 3, Rhei Radix et Rhizoma (*Rheum tanguticum*)reference drug (120902-200609); tracks 4 to 8, different batches of the test samples

供试品溶液 Test Solution	取本品 10 片，除去包衣，研细，加甲醇 30 ml，加热回流 30 分钟，滤过，滤液蒸干，残渣加 1%盐酸溶液 25 ml，加热回流 1 小时，放冷，用乙醚振摇提取 2 次，每次 20 ml，合并乙醚液，蒸干，残渣加甲醇 2 ml 使溶解。 Pulverize 10 tablets with coats removed, add 30 mL of methanol, heat under reflux for 30 minutes, and filter. Evaporate the filtrate to dryness, dissolve the residue in 25 mL of 1% solution of hydrochloric acid, heat under reflux for 1 hour, and cool. Extract with two 20-mL quantities of ether, combine the ether extracts, evaporate to dryness, and dissolve the residue in 2 mL of methanol.
对照药材溶液 Reference Drug Solution	取大黄对照药材 0.1 g，加甲醇 10 ml，同法制成对照药材溶液。 Prepare a solution of 0.1 g of Rhei Radix et Rhizoma reference drug and 10 mL of methanol in the same method as the test solution preparation.
对照品溶液 Reference Solution	取大黄素对照品，加甲醇制成每 1 ml 含 1 mg 的溶液。 Dissolve emodin CRS in methanol to prepare a solution containing 1 mg per mL.
薄层板 Stationary Phase	硅胶预制薄层板（DC-Fertigplatten DURASIL-25，MN，批号：112340）。 TLC silica gel pre-coated plate (DC-Fertigplatten DURASIL-25, MN, Lot. 112340).
点样 Sample Application	S：2 μl；1~8：4 μl，条带状点样，条带宽度为 8 mm，条带间距为 16 mm，原点距底边为 10 mm。 Apply separately to the plate at 10 mm from the lower edge, as bands 8 mm, 2 μL of the reference solution, 4 μL of each of the reference drug solution and the test solution, leaving 16 mm between tracks.
展开剂 * Mobile Phase*	正己烷－乙酸乙酯－甲酸（30:10:0.5），15 ml。 *n*-hexane, ethyl acetate and formic acid (30:10:0.5), 15 mL.
展开缸 Developing Chamber	双槽展开缸，20 cm×10 cm。 Twin trough chamber, 20 cm × 10 cm.
展开 Development	展开缸预平衡 15 分钟，上行展开，展距为 8 cm。 Equilibrate the chamber with the mobile phase for 15 minutes, develop vertically for 8 cm.
显色与检视 Derivatization &Detection	置紫外光灯（365 nm）下检视；氨蒸气中熏 5 分钟后置可见光下检视。 Examine under ultraviolet light at 365 nm, then expose to ammonia vapour for 5 minutes. Examine in white light.
备注 Note	供试品色谱中，大黄的 5 个特征斑点自下而上依次为芦荟大黄素、大黄酸、大黄素、大黄素甲醚和大黄酚，紫外光灯（365 nm）下显 5 个橙黄色荧光斑点，氨蒸气熏后置可见光下检视显 5 个橙红色斑点。 Five characteristic spots of Rhei Radix et Rhizoma in the chromatogram obtained with the test solution are aloe-emodin, rhein, emodin, physcion and chrysophanol (with increasing R_f). They are orange fluorescent spots examined under ultraviolet light at 365 nm, which become red in white light after being exposed in ammonia vapour.

不同薄层板薄层色谱图的比较

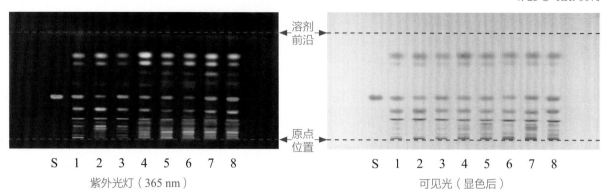

图 1 硅胶预制薄层板（DC-Fertigplatten DURASIL-25，MN 批号：112340）

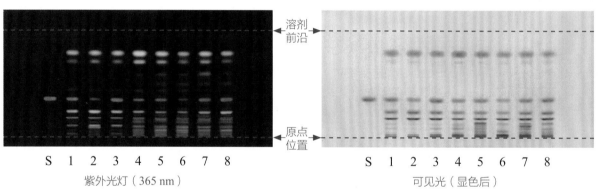

图 2 高效硅胶预制薄层板（HPTLC-Fertigplatten Nano-DURASIL-20，MN 批号：305143）

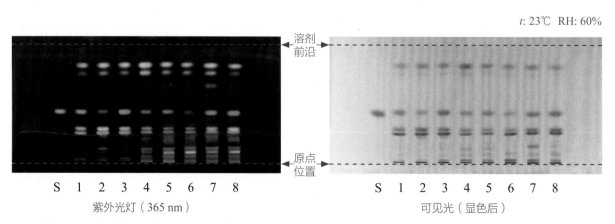

图 3 高效硅胶 G 预制薄层板（烟台市化学工业研究所，批号：150409）

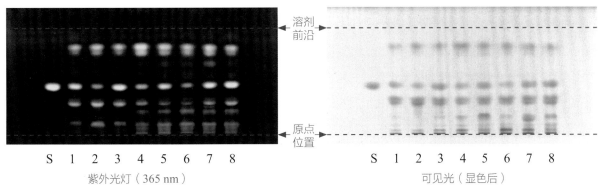

图 4　高效硅胶 G 预制薄层板（青岛海洋化工厂分厂，批号：20150708）

图 1～4

S.　大黄素对照品（110756-200110）

1.　大黄（药用大黄）对照药材（120984-201202）

2.　大黄（掌叶大黄）对照药材（121249-201003）

3.　大黄（唐古特大黄）对照药材（120902-200609）

4.　供试品（批号：120819，企业 A）

5.　供试品（批号：120701，企业 B）

6.　供试品（批号：ZT106300，企业 C）

7.　供试品（批号：20140307，企业 D）

8.　供试品（批号：1308101，企业 E）

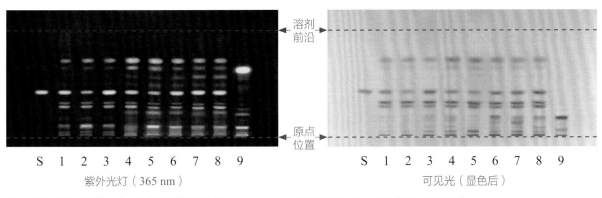

图 5　修改方法专属性考察—硅胶预制薄层板（DC-Fertigplatten DURASIL-25，MN 批号：112340）

图 5

S.　大黄素对照品（110756-200110）

1.　大黄（药用大黄）对照药材（120984-201202）

2.　大黄（掌叶大黄）对照药材（121249-201003）

3.　大黄（唐古特大黄）对照药材（120902-200609）

4.　供试品（批号：120819，企业 A）

5.　供试品（批号：120701，企业 B）

6.　供试品（批号：ZT106300，企业 C）

7.　供试品（批号：20140307，企业 D）

8.　供试品（批号：1308101，企业 E）

9.　大黄阴性对照（自制）

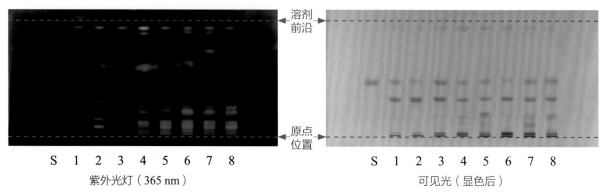

t: 23℃ RH: 60%

溶剂前沿 ← → 溶剂前沿

原点位置 ← → 原点位置

S 1 2 3 4 5 6 7 8　　　　　　　S 1 2 3 4 5 6 7 8

紫外光灯（365 nm）　　　　　　　　可见光（显色后）

图6《中国药典》方法—高效硅胶 G 预制薄层板（烟台市化学工业研究所，批号：150409）

图6

S. 大黄素对照品（110756-200110）

1. 大黄（药用大黄）对照药材（120984-201202）

2. 大黄（掌叶大黄）对照药材（121249-201003）

3. 大黄（唐古特大黄）对照药材（120902-200609）

4. 供试品（批号：120819，企业 A）

5. 供试品（批号：120701，企业 B）

6. 供试品（批号：ZT106300，企业 C）

7. 供试品（批号：20140307，企业 D）

8. 供试品（批号：1308101，企业 E）

说明

1.《中国药典》本项鉴别的展开剂为石油醚（30～60℃）- 甲酸乙酯 - 甲酸（15:5:1）的上层溶液，该展开剂的分层受温度影响较大，常出现分层不明显的情况，并且薄层图谱中大黄的 5 个橙黄色特征斑点很难完全分离（图6）。实验中，比较了 MN 普通板、MN 高效板、烟台高效板及青岛高效板等 4 种薄层板，结果只有 MN 普通板可以检视到大黄的 5 个橙红色特征斑点。为更好观察大黄的 5 个特征斑点，实验中将展开剂修改为正己烷 - 乙酸乙酯 - 甲酸（30:10:0.5），该展开系统不需要分层，大黄的 5 个特征斑点分离良好，在不同薄层板上的色谱重现性好，薄层图见图1～4，大黄阴性对照无干扰（图5）。

2. 大黄阴性对照溶液制备（图5）：取大黄空白阴性对照适量（相当于 10 片样品量），加甲醇 30 ml，按供试品溶液制备方法制成大黄阴性对照溶液。

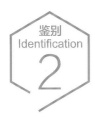

黄连
Coptidis Rhizoma

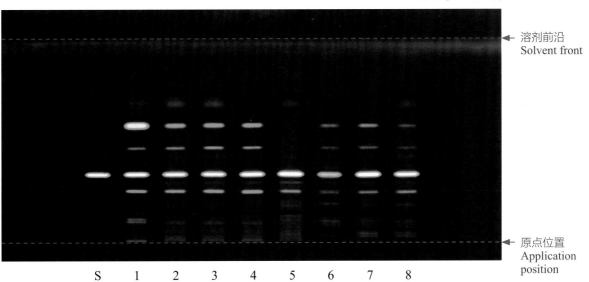

t: 24℃ RH: 58%

→ 溶剂前沿
Solvent front

→ 原点位置
Application position

S 1 2 3 4 5 6 7 8

S. 盐酸小檗碱对照品（110713-201212）

1. 黄连（三角叶黄连）对照药材（120913-201310）

2～4. 供试品（批号：120819；130101；141515，企业 A）

5. 供试品（批号：120701，企业 B）

6. 供试品（批号：ZT106300，企业 C）

7. 供试品（批号：20140307，企业 D）

8. 供试品（批号：1308101，企业 E）

S, berberine hydrochloride CRS (110713-201212);
track 1, Coptidis Rhizoma (*Coptis deltoidea* C.Y. Cheng et Hsiao) reference drug (120913-201310);
tracks 2 to 8, different batches of the test samples

供试品溶液 Test Solution	取本品 5 片，除去包衣，研细，加甲醇 10 ml，超声处理 30 分钟，滤过，取滤液。 Pulverize 5 tablets with coats removed, add 10 mL of methanol, ultrasonicate for 30 minutes, filter, and use the filtrate as the test solution.
对照药材溶液 Reference Drug Solution	取黄连对照药材 0.1 g，同法制成对照药材溶液。 Prepare a solution of 0.1 g of Coptidis Rhizoma reference drug and 10 mL of methanol in the same method as the test solution preparation.
对照品溶液 Reference Solution	取盐酸小檗碱对照品，加甲醇制成每 1 ml 含 0.2 mg 溶液。 Dissolve berberine hydrochloride CRS in methanol to prepare a solution containing 0.2 mg per mL.
薄层板 Stationary Phase	高效硅胶预制薄层板（HPTLC-Fertigplatten Nano-DURASIL-20，MN，批号：305143）。 HPTLC silica gel pre-coated plate (HPTLC-Fertigplatten Nano-DURASIL-20, MN, Lot. 305143).
点样 Sample Application	S～1：1 µl；2～8：2 µl，条带状点样，条带宽度为 8 mm，条带间距为 16 mm，原点距底边为 10 mm。 Apply separately to the plate at 10 mm from the lower edge, as bands 8 mm, 1 µL of each of the reference solution and the reference drug solution, 2 µL of the test solution, leaving 16 mm between tracks.
展开剂 Mobile Phase	甲苯－异丙醇－乙酸乙酯－甲醇－水（6∶1.5∶3∶1.5∶0.3），15 ml。 Toluene, isopropanol, ethyl acetate, methanol and water (6:1.5:3:1.5:0.3), 15 mL.
展开缸 Developing Chamber	双槽展开缸，20 cm×10 cm。 Twin trough chamber, 20 cm×10 cm.
展开 Development	展开缸一侧槽中加入展开剂 15 ml，另一侧槽中加入 15 ml 的浓氨试液，预平衡 15 分钟，上行展开，展距为 8 cm。 Equilibrate the chamber with 15 mL of the mobile phase in one trough and 15 mL of concentrated ammonia TS in another trough for 15 minutes, develop vertically for 8 cm.
检视 Detection	置紫外光灯（365 nm）下检视。 Examine under ultraviolet light at 365 nm.

不同薄层板薄层色谱图的比较

t: 24℃ RH: 58%

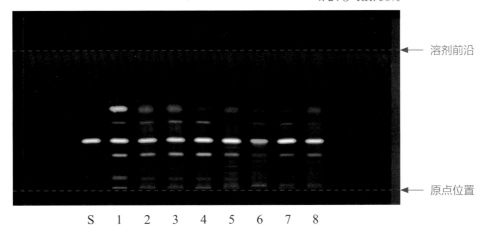

溶剂前沿

原点位置

S 1 2 3 4 5 6 7 8

图 1 硅胶预制薄层板（DC-Fertigplatten DURASIL-25，MN 批号：112340）

t: 24℃ RH: 58%

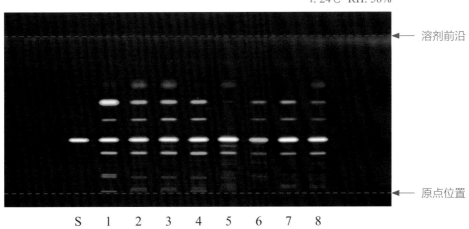

溶剂前沿

原点位置

S 1 2 3 4 5 6 7 8

图 2 高效硅胶预制薄层板（HPTLC-Fertigplatten Nano-DURASIL-20，MN 批号：305143）

t: 24℃ RH: 58%

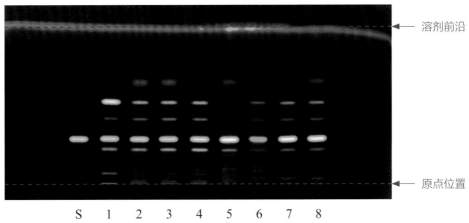

溶剂前沿

原点位置

S 1 2 3 4 5 6 7 8

图 3 高效硅胶 G 预制薄层板（烟台市化学工业研究所，批号：150409）

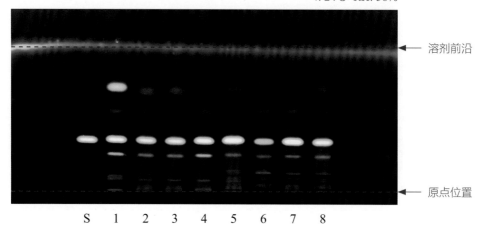

t: 24℃　RH: 58%

溶剂前沿

原点位置

　　S　　1　　2　　3　　4　　5　　6　　7　　8

图 4　高效硅胶 G 预制薄层板（青岛海洋化工厂分厂，批号：20150708）

S. 盐酸小檗碱对照品（110713-201212）

1. 黄连（三角叶黄连）对照药材（120913-201310）

2～4. 供试品（批号：120819；130101；141515，企业 A）

5. 供试品（批号：120701，企业 B）

6. 供试品（批号：ZT106300，企业 C）

7. 供试品（批号：20140307，企业 D）

8. 供试品（批号：1308101，企业 E）

栀子
Gardeniae Fructus

t: 24℃ RH: 62%

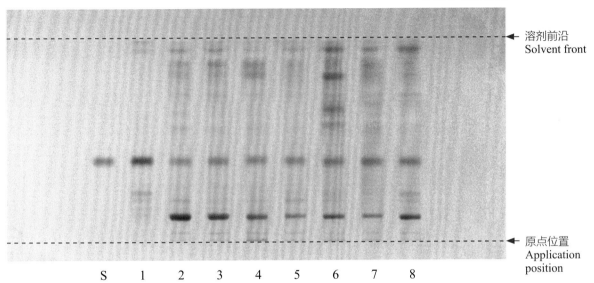

溶剂前沿
Solvent front

原点位置
Application
position

S 1 2 3 4 5 6 7 8

S. 栀子苷对照品（110749-201316）

1. 栀子对照药材（120986-201309）

2～4. 供试品（批号：120819；130101；141515，企业 A）

5. 供试品（批号：120701，企业 B）

6. 供试品（批号：ZT106300，企业 C）

7. 供试品（批号：20140307，企业 D）

8. 供试品（批号：1308101，企业 E）

S, gardenoside CRS (110749-201316);

track 1, Gardeniae Fructus reference drug (120986-201309);

tracks 2 to 8, different batches of the test samples

供试品溶液 Test Solution	取本品 10 片，除去包衣，研细，加乙醚 30 ml，超声处理 10 分钟，滤过，弃去乙醚液，药渣挥干溶剂，加乙酸乙酯 40 ml，加热回流 1 小时，滤过，滤液蒸干，残渣加甲醇 1 ml 使溶解。 Pulverize 10 tablets with coats removed, add 30 mL of ether, ultrasonicate for 10 minutes, and filter. Discard the filtrate, expel ether from the residue, add 40 mL of ethyl acetate, heat under reflux for 1 hour, and filter. Evaporate the filtrate to dryness, and dissolve the residue in 1 mL of methanol.
对照药材溶液 * Reference Drug Solution*	取栀子对照药材 1 g，加乙醚 30 ml，同法制成对照药材溶液。 Prepare a solution of 1 g of Gardeniae Fructus reference drug and 30 mL of ether in the same method as the test solution preparation.
对照品溶液 Reference Solution	取栀子苷对照品，加甲醇制成每 1 ml 含 1 mg 的溶液。 Dissolve gardenoside CRS in methanol to prepare a solution containing 1 mg per mL.
薄层板 Stationary Phase	高效硅胶预制薄层板（HPTLC-Fertigplatten Nano-DURASIL-20，MN，批号：305143）。 HPTLC silica gel pre-coated plate (HPTLC-Fertigplatten Nano-DURASIL-20, MN, Lot. 305143).
点样 Sample Application	S：3 μl；1~8：2 μl，条带状点样，条带宽度为 8 mm，条带间距为 16 mm，原点距底边为 10 mm。 Apply separately to the plate at 10 mm from the lower edge, as bands 8 mm, 3 μL of the reference solution, 2 μL of each of the reference drug solution and the test solution, leaving 16 mm between tracks.
展开剂 Mobile Phase	乙酸乙酯－丙酮－甲酸－水（10:6:2:0.5），15 ml。 Ethyl acetate, acetone, formic acid and water (10:6:2:0.5), 15 mL.
展开缸 Developing Chamber	双槽展开缸，20 cm×10 cm。 Twin trough chamber, 20 cm × 10 cm.
展开 Development	展开缸用滤纸贴于内壁，下端浸入展开剂，预平衡 15 分钟，上行展开，展距为 8 cm。 Equilibrate the chamber with a filter paper immersed into mobile phase in one trough and the mobile phase in another trough for 15 minutes, develop vertically for 8 cm.
显色 Derivatization	喷 10% 硫酸乙醇溶液，加热至斑点显色清晰。 Spray with a 10% solution of sulfuric acid in ethanol, and heat until the spots become distinct.
检视 Detection	置可见光下检视。 Examine in white light.

不同薄层板薄层色谱图的比较

t: 24℃ RH: 62%

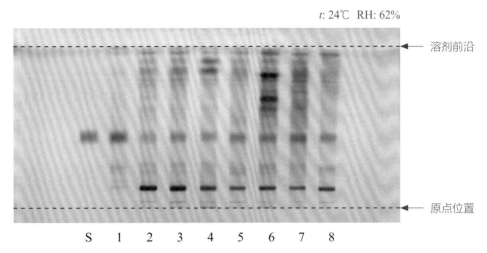

图 1 硅胶预制薄层板（DC-Fertigplatten DURASIL-25，MN 批号：112340）

t: 24℃ RH: 62%

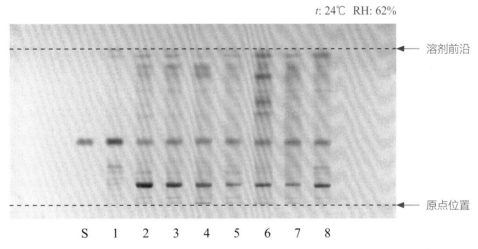

图 2 高效硅胶预制薄层板（HPTLC-Fertigplatten Nano-DURASIL-20，MN 批号：305143）

t: 24℃ RH: 62%

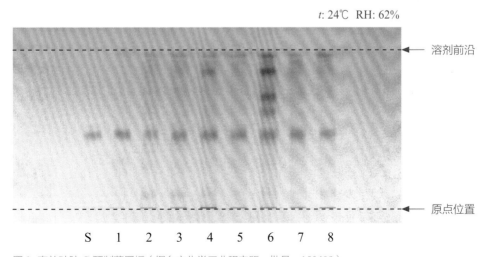

图 3 高效硅胶 G 预制薄层板（烟台市化学工业研究所，批号：150409）

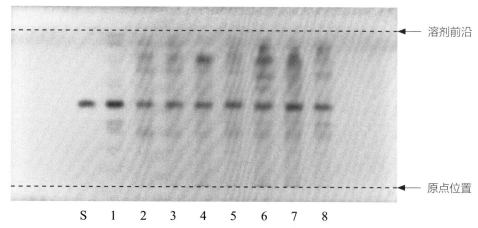

图 4　高效硅胶 G 预制薄层板（青岛海洋化工厂分厂，批号：20150708）

S. 栀子苷对照品（110749-201316）

1. 栀子对照药材（120986-201309）

2~4. 供试品（批号：120819；130101；141515，企业 A）

5. 供试品（批号：120701，企业 B）

6. 供试品（批号：ZT106300，企业 C）

7. 供试品（批号：20140307，企业 D）

8. 供试品（批号：1308101，企业 E）

说明

*《中国药典》本项鉴别以栀子苷对照品为对照，本实验增加了栀子对照药材对照。对照药材溶液参照供试品溶液制备方法制备。

（广州市药品检验所　王秀芹　严家浪）

黄氏响声丸
Huangshi Xiangsheng Pills

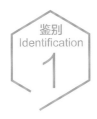

鉴别
Identification
1

大黄
Rhei Radix et Rhizoma

t: 24℃ RH: 58%

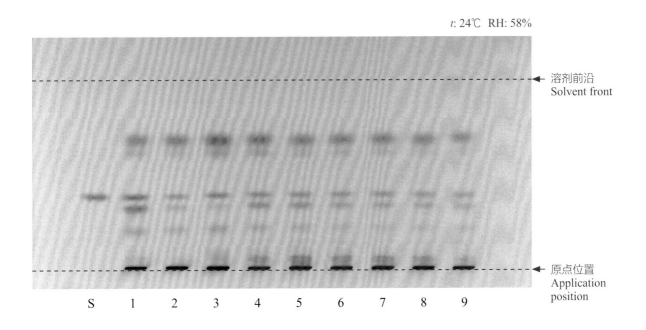

溶剂前沿
Solvent front

原点位置
Application
position

S 1 2 3 4 5 6 7 8 9

S. 大黄素对照品（110756-200110）

1. 大黄（唐古特大黄）对照药材（120902-201311）

2. 大黄（药用大黄）对照药材（120984-201202）

3. 大黄（掌叶大黄）对照药材（121249-201304）

4~9. 供试品（批号：141116；1501015；150401；150411；150509；150903）

S, emodin CRS (110756-200110);

track 1, Rhei Radix et Rhizoma (*Rheum tanguticum*) reference drug (120902-201311);

track 2, Rhei Radix et Rhizoma (*Rheum officinale*) reference drug (120984-201202);

track 3, Rhei Radix et Rhizoma (*Rheum palmatum*) reference drug (121249-201304);

tracks 4 to 9, different batches of the test samples

供试品溶液 Test Solution	取本品，除去包衣，研细，取 2 g，加无水乙醇 20 ml，超声处理 30 分钟，滤过，滤液蒸干，残渣加甲醇 1 ml 使溶解。 Grind the pills with coats removed.To 2 g of the powder, add 20 mL of anhydrous ethanol, ultrasonicate for 30 minutes and filter. Evaporate the filtrate to dryness, dissolve the residue in 1 mL of mehtanol.
对照药材溶液 Reference Drug Solution	取大黄对照药材 1 g，同供试品溶液制备方法制成对照药材溶液。 Prepare a solution of 1 g of Rhei Radix et Rhizoma reference drug and 20 mL of anhydrous ethanol in the same method as the test solution preparation.
对照品溶液 Reference Solution	取大黄素对照品，加甲醇制成每 1 ml 含 1 mg 的溶液。 Dissolve emodin CRS in methanol to prepare a solution containing 1 mg per mL.
薄层板 Stationary Phase	硅胶预制薄层板（DC-Fertigplatten SIL G-25，MN，批号：407191）。 TLC silica gel pre-coated plate (DC-Fertigplatten SIL G-25, MN, Lot.407191).
点样 Sample Application	S：2 μl；1~3：6 μl；4~9：5 μl，条带状点样，条带宽度为 8 mm，条带间距为 16 mm，原点距底边为 10 mm。 Apply separately to the plate at 10 mm from the lower edge, as bands 8 mm, 5 μL of each of the test solution, 6 μL of each of the reference drug solution and 2 μL of the reference solution, leaving 16 mm between tracks.
展开剂 Mobile Phase	石油醚（30~60℃）－甲酸乙酯－甲酸（15:5:1）的上层溶液，15 ml。 The upper layer of a mixture of petroleum ether (30-60℃), ethyl formate and formic acid (15:5:1), 15 mL.
展开缸 Developing Chamber	双槽展开缸，20 cm×10 cm。 Twin trough chamber, 20 cm × 10 cm.
展开 Development	展开缸预平衡 15 分钟，上行展开，展距为 8 cm。 Equilibrate the chamber with the mobile phase for 15 minutes, develop vertically for 8 cm.
显色 Derivatization	置氨蒸气中熏。 Expose to ammonia vapour.
检视 * Detection*	置可见光下检视。 Examine in white light.
备注 Note	（1）展开剂配制后置冰箱中静置 2 小时，取上层液展开，大黄的 5 个特征斑点可较好分离。 （2）《中国药典》本项鉴别是先置紫外光灯（365 nm）下检视，再置氨蒸气中熏。实验中发现紫外光灯（365 nm）下检视，供试品色谱中大黄橙黄色的特征斑点受相邻斑点干扰，无法观察，故本鉴别只采用氨蒸气熏后置可见光下检视。 (1) It is suggested to put the mixture of petroleum ether (30-60℃), ethyl formate and formic acid (15:5:1) in a refrigerator below 10℃ for 2 hours, and then use the upper layer as the mobile phase. (2) The characteristic spots of Rhei Radix et Rhizoma examined under ultraviolet light at 365 nm are seriously interfered by other spots in the test solution (Fig. 5), so the derivatization method is changed to ammonia vapour and examine in white light.

不同薄层板薄层色谱图的比较

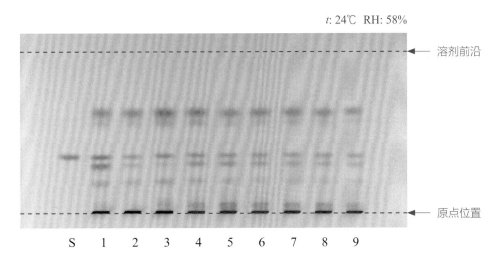

图 1 硅胶预制薄层板（DC-Fertigplatten SIL G-25，MN 批号：407191）

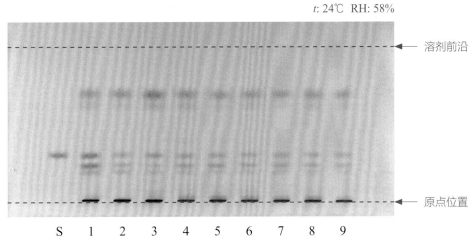

图 2 高效硅胶预制薄层板（HPTLC-Fertigplatten Nano-SIL-20，MN 批号：503083）

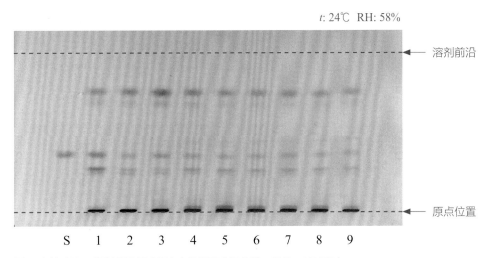

图 3 高效硅胶 G 预制薄层板（烟台市化学工业研究所，批号：141229）

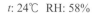

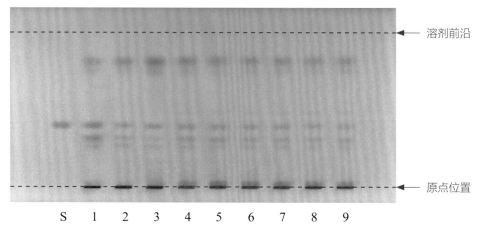

图 4　高效硅胶 G 预制薄层板（青岛海洋化工厂分厂，批号：20141212）

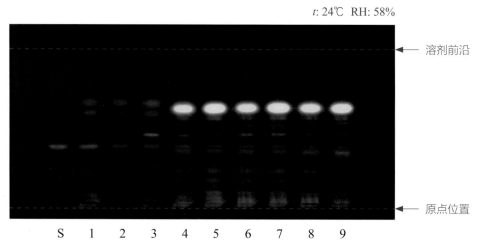

图 5《中国药典》检视方式之紫外光灯（365 nm）- 硅胶预制薄层板（DC-Fertigplatten SIL G-25，MN 批号：407191）

S.　大黄素对照品（110756-200110）

1.　大黄（唐古特大黄）对照药材（120902-201311）

2.　大黄（药用大黄）对照药材（120984-201202）

3.　大黄（掌叶大黄）对照药材（121249-201304）

4～9.　供试品（批号：141116；1501015；150401；150411；150509；150903）

《中国药典》本项鉴别是先置紫外光灯（365 nm）下检视，再置氨蒸气中熏后日光下检视。实验中发现紫外光灯（365 nm）下检视，供试品色谱中大黄橙黄色的特征斑点受相邻红色、蓝色斑点的干扰，无法观察（图 5），考察 MN 普通板、MN 高效板、烟台高效板及青岛高效板四种薄层板，结果显示紫外光灯（365 nm）下均无法很好地观察到大黄的橙黄色特征斑点，故本鉴别只采用氨蒸气熏后置可见光下检视。

川芎
Chuanxiong Rhizoma

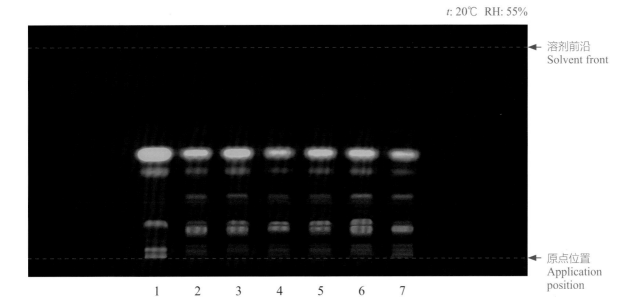

t: 20℃　RH: 55%

溶剂前沿
Solvent front

原点位置
Application
position

1　2　3　4　5　6　7

---

1. 川芎对照药材（120918-201411）

2～7. 供试品（批号：141116；1501015；150401；150411；150509；150903）

Track 1, Chuanxiong Rhizoma reference drug (120918-201411);

tracks 2 to 7, different batches of the test samples

供试品溶液 Test Solution	取本品，除去包衣，研细，取 10 g，加乙醚 60 ml，超声处理 20 分钟，滤过，药渣备用，滤液挥干，残渣加乙酸乙酯 1 ml 使溶解。 Grind the pills with coats removed. To 10 g of the powder, add 60 mL of ether, ultrasonicate for 20 minutes, and filter. Keep the residue for later use, evaporate the filtrate to dryness, and dissolve the residue in 1 mL of ethyl acetate.
对照药材溶液 Reference Drug Solution	取川芎对照药材 0.5 g，加乙醚 30 ml，同法制成对照药材溶液。 Prepare a solution of 0.5 g of Chuanxiong Rhizoma reference drug and 30 mL of ether in the same method as the test solution preparation.
薄层板 Stationary Phase	硅胶预制薄层板（DC-Fertigplatten DURASIL-25，MN，批号：505133）。 TLC silica gel pre-coated plate (DC-Fertigplatten DURASIL-25, MN, Lot.505133).
点样 Stationary Phase	1：4 μl；2~7：8~15 μl，条带状点样，条带宽度为 8 mm，条带间距为 16 mm，原点距底边为 10 mm。 Apply separately to the plate at 10 mm from the lower edge, as bands 8 mm, 8-15 μL of the test solution and 4 μL of the reference drug solution, leaving 16 mm between tracks.
展开剂 Mobile Phase	环己烷－乙酸乙酯（9:1），15 ml。 Cyclohexane and ethyl acetate (9:1), 15 mL.
展开缸 Developing Chamber	双槽展开缸，20 cm × 10 cm。 Twin trough chamber, 20 cm × 10 cm.
展开 Development	展开缸不需预平衡，直接上行展开，展距为 8 cm。 Develop vertically for 8 cm.
检视 Detection	置紫外光灯（365 nm）下检视。 Examine under ultraviolet light at 365 nm.

不同薄层板薄层色谱图的比较

t: 20℃   RH: 55%

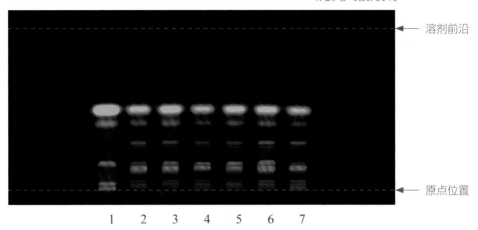

溶剂前沿

原点位置

1　2　3　4　5　6　7

图 1　硅胶预制薄层板（DC-Fertigplatten DURASIL-25，MN 批号：505133）

t: 20℃   RH: 55%

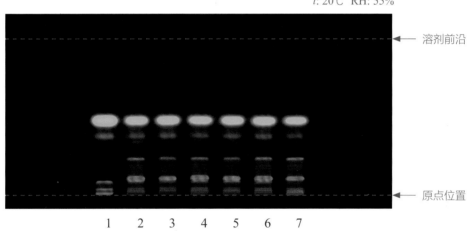

溶剂前沿

原点位置

1　2　3　4　5　6　7

图 2　高效硅胶预制薄层板（DC-Fertigplatten Nano-DURASIL-20，MN 批号：510297）

t: 20℃   RH: 55%

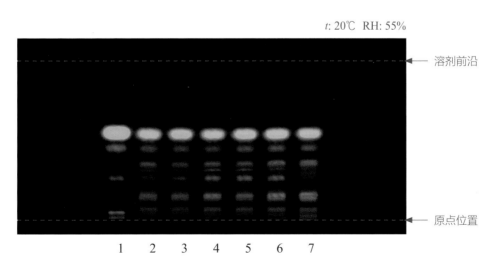

溶剂前沿

原点位置

1　2　3　4　5　6　7

图 3　高效硅胶 G 预制薄层板（烟台市化学工业研究所，批号：20151127）

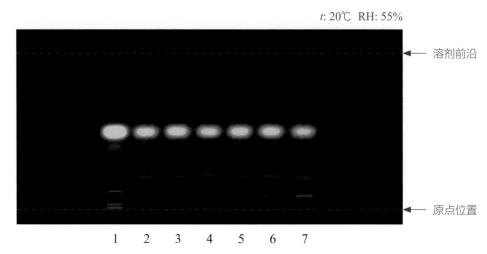

t: 20℃　RH: 55%

溶剂前沿

原点位置

1　2　3　4　5　6　7

图 4　高效硅胶 G 预制薄层板（青岛海洋化工厂分厂，批号 20150912）

1. 川芎对照药材（120918-201411）

2~7. 供试品（批号：141116；1501015；150401；150411；150509；150903）

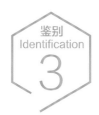

甘草
Glycyrrhizae Radix et Rhizoma

t: 24℃ RH: 60%

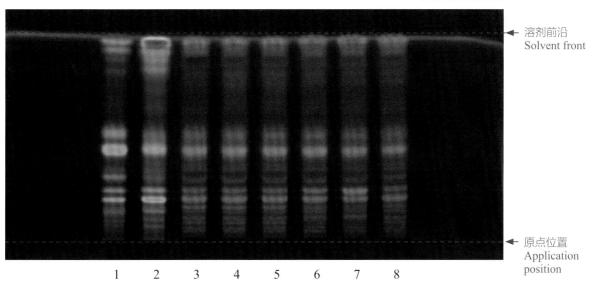

→ 溶剂前沿
Solvent front

→ 原点位置
Application position

1　2　3　4　5　6　7　8

---

1. 甘草（甘草）对照药材（120904-201318）

2. 甘草（胀果甘草）对照药材（121303-201003）

3～8. 供试品（批号：141116；1501015；150401；150411；150509；150903）

Track 1, Glycyrrhizae Radix et Rhizoma (*Glycyrrhiza uralensis*) reference drug 120904-201318);

track 2, Glycyrrhizae Radix et Rhizoma (*Glycyrrhiza inflata*) reference drug (121303-201003);

tracks 3 to 8, different batches of the test samples

供试品溶液 Test Solution	取〔鉴别〕（2）项下乙醚提取后的药渣，挥干，加甲醇 60 ml，超声处理 40 分钟，滤过，滤液蒸干，残渣加水 40 ml 使溶解，用水饱和的正丁醇振摇提取 3 次，每次 20 ml，合并正丁醇液，用正丁醇饱和的水洗涤 3 次，每次 30 ml，正丁醇液蒸干，残渣加甲醇 2 ml 使溶解。 Expel ether from the residue obtained under *Indentification* (2), add 60 mL of methanol, ultrasonicate for 40 minute, and filter. Evaporate the filtrate to dryness, and dissolve the residue in 40 mL of water, extract with three 20-mL quantities of-butanol saturated with water. Combine the *n*-butanol extracts, wash with three 30-mL quantities of water saturated with *n*-butanol, then evaporate the *n*-butanol extract to dryness, and dissolve the residue in 2 mL of methanol.
对照药材溶液 Reference Drug Solution	取甘草对照药材 1 g，加乙醚 40 ml，超声处理 20 分钟，滤过，弃去滤液，取滤渣挥干，同供试品溶液制备方法制成对照药材溶液。 To 1 g of Glycyrrhizae Radix et Rhizoma reference drug, add 40 mL of ether, ultrasonicate for 20 minutes, and filter. Diacard the filtrate, expel ether from the residue. Prepare a solution of the residue in the same method as the test solution preparation, starting from "add 60 mL of methanol…".
薄层板 Stationary Phase	高效硅胶 G 预制薄层板（烟台市化学工业研究所，批号：20160519）。 HPTLC silica gel pre-coated plate (Yantai Chemical Industry Research Institute, Lot.20160519).
点样 Sample Application	1~2：1 μl；3~8：2 μl，条带状点样，条带宽度为 8 mm，条带间距为 16 mm，原点距底边为 10 mm。 Apply separately to the plate at 10 mm from the lower edge, as bands 8 mm, 2 μL of each of the test solution and 1 μL of each of the reference drug solution, leaving 16 mm between tracks.
展开剂 * Mobile Phase*	乙酸乙酯－甲酸－冰醋酸－水（15:1:1:2），15 ml。 Ethyl acetate, formic acid, glacial acetic acid and water (15:1:1:2), 15 mL.
展开缸 Developing Chamber	双槽展开缸，20 cm×10 cm。 Twin trough chamber, 20 cm × 10 cm.
展开 Development	展开缸预平衡 15 分钟，上行展开，展距为 8 cm。 Equilibrate the chamber with the mobile phase for 15 minutes, develop vertically for 8 cm.
显色 * Derivatization*	喷 10% 硫酸乙醇溶液，在 105℃加热至斑点显色清晰。 Spray with a 10% solution of sulfuric acid in ethanol, and heat at 105℃ until the spots become distinct.
检视 Detection	置紫外光灯（365 nm）下检视。 Examine under ultraviolet light at 365 nm.

不同薄层板薄层色谱图的比较

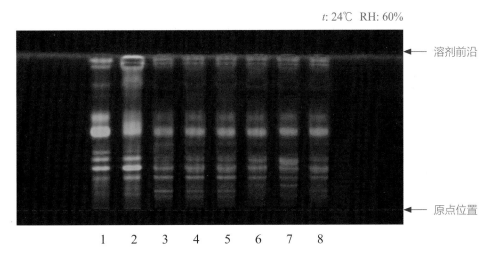

t: 24℃ RH: 60%

溶剂前沿

原点位置

1　2　3　4　5　6　7　8

图 1　硅胶预制薄层板（DC-Fertigplatten DURASIL-25，MN　批号：505133）

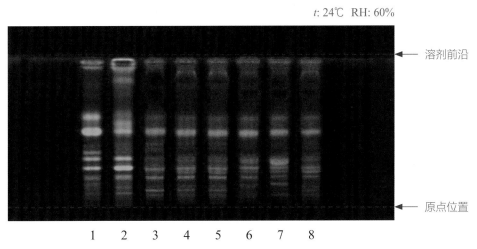

t: 24℃ RH: 60%

溶剂前沿

原点位置

1　2　3　4　5　6　7　8

图 2　高效硅胶预制薄层板（HPTLC-Fertigplatten Nano-DURASIL-20，MN　批号：510297）

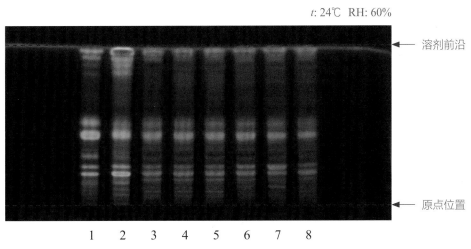

t: 24℃ RH: 60%

溶剂前沿

原点位置

1　2　3　4　5　6　7　8

图 3　高效硅胶 G 预制薄层板（烟台市化学工业研究所，批号：20160519）

t: 24℃　RH: 60%

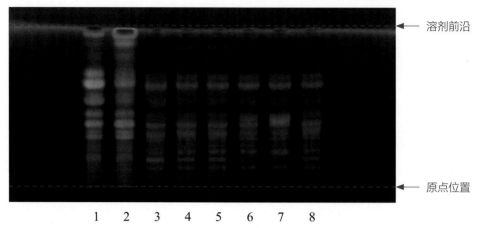

1　2　3　4　5　6　7　8

溶剂前沿

原点位置

图 4　高效硅胶 G 预制薄层板（青岛海洋化工厂分厂，批号：20160312）

t: 24℃　RH: 58%

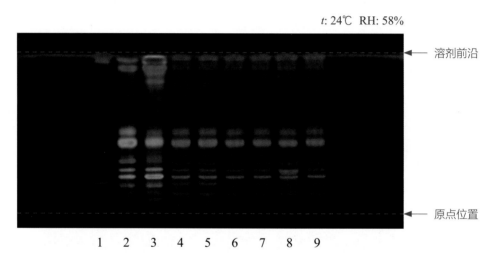

1　2　3　4　5　6　7　8　9

溶剂前沿

原点位置

图 5　修改方法专属性考察—高效硅胶 G 预制薄层板（烟台市化学工业研究所，批号：20160519）

图 5

1. 甘草阴性对照（自制）

2. 甘草（甘草）对照药材（120904-201318）

3. 甘草（胀果甘草）对照药材（121303-201003）

4～9. 供试品（批号：141116；1501015；150401；150411；150509；150903）

---

t: 24℃　RH: 58%

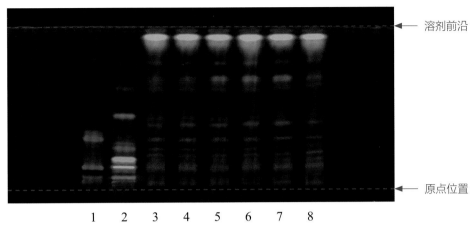

→ 溶剂前沿

→ 原点位置

1　2　3　4　5　6　7　8

图6《中国药典》方法—高效硅胶预制薄层板（HPTLC-Fertigplatten Nano-DURASIL-20，MN 批号：510297）

图1~4和图6：

1. 甘草（甘草）对照药材（120904-201318）

2. 甘草（胀果甘草）对照药材（121303-201003）

3~8. 供试品（批号：141116；1501015；150401；150411；150509；150903）

1.《中国药典》本项鉴别展开剂为甲苯 - 三氯甲烷 - 甲醇（10∶10∶1），二次展开，展距均为8 cm，展开后直接置紫外光灯（365 nm）下检视，结果显示供试品色谱只有一个蓝色斑点与对照药材色谱相对应（图6）。实验中比较了MN普通板、MN高效板、烟台高效板及青岛高效板等4种薄层板，结果供试品色谱与对照药材色谱的对应性较差。参照《中国药典》2015年版一部"甘草"药材〔鉴别〕（2）项下方法，以乙酸乙酯 - 甲酸 - 冰醋酸 - 水（15∶1∶1∶2）为展开剂，10%硫酸乙醇溶液显色，加热显色后置紫外光灯（365 nm）下检视，结果供试品色谱与甘草对照药材色谱对应性好，斑点清晰，分离度良好（图1~图4），甘草阴性对照无干扰（图5）。

2. 甘草阴性对照溶液制备（图5）：取甘草阴性样品适量（相当于样品除去包衣后10 g量），按供试品溶液制备方法制成甘草阴性对照溶液。

（广州市药品检验所　王秀芹　严家浪）

Huodan Wan

藿胆丸

Huodan Pills

鉴别 Identification 1

广藿香
Pogostemonis Herba

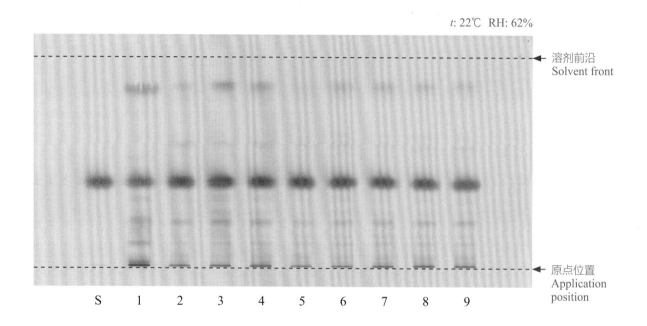

t: 22℃ RH: 62%

溶剂前沿
Solvent front

原点位置
Application position

S   1   2   3   4   5   6   7   8   9

S. 百秋李醇对照品（110772-201407）

1. 广藿香对照药材（121135-200904）

2~3. 供试品（批号：150101；150502，企业 A）

4~6. 供试品（批号：1504003；1506001；1506003，企业 B）

7~9. 供试品（批号：20141203；20150213；20150305，企业 C）

S, patchouli alcohol CRS (110772-201407);

track 1, Pogostemonis Herba reference drug (121135-200904);

tracks 2 to 9, different batches of the test samples

供试品溶液 Test Solution	取本品 4 g，研成粗粉，加乙醚 20 ml，振摇，放置过夜，滤过，滤液挥去乙醚，残渣加乙酸乙酯 1 ml 使溶解。 Pulverize 4 g of the pills, add 20 mL of ether, shake, allow to stand overnight and filter. Expel ether from the filtrate and dissolve the residue in 1 mL of ethyl acetate.
对照药材溶液 Reference Drug Solution	取广藿香对照药材 1 g，加乙醚 20 ml，同供试品溶液制备方法制成对照药材溶液。 Prepare a solution of 1 g of Pogostemonis Herba reference drug and 20 mL ether in the same method as the test solution preparation.
对照品溶液 Reference Solution	取百秋李醇对照品，加乙酸乙酯制成每 1 ml 含 1 mg 的溶液。 Dissolve patchouli alcohol CRS in ethyl acetate to prepare a solution containing 1 mg per mL.
薄层板 Stationary Phase	硅胶预制薄层板（DC-Fertigplatten SIL G-25，MN 批号：406156）。 TLC silica gel pre-coated plate (DC-Fertigplatten SIL G-25, MN, Lot. 406156).
点样 Sample Application	S：10 μl；1：20 μl；2~9：2 μl，条带状点样，条带宽度为 8 mm，条带间距为 16 mm，原点距底边为 10 mm。 Apply separately to the plate at 10 mm from the lower edge, as bands 8 mm, 2 μL of the test solution, 20 μL of the reference drug solution and 10 μL of the reference solution, leaving 16 mm between tracks.
展开剂 Mobile Phase	石油醚（30~60℃）－乙酸乙酯－冰醋酸（95:5:0.2），15 ml。 Petroleum ether (30~60℃), ethyl acetate, and glacial acetic acid (95:5:0.2), 15 mL.
展开缸 Developing Chamber	双槽展开缸，20 cm×10 cm。 Twin trough chamber, 20 cm×10 cm.
展开 Development	展开缸预平衡 15 分钟，上行展开，展距为 8 cm。 Equilibrate the chamber with the mobile phase for 15 minutes, develop vertically for 8 cm.
显色 Derivatization	喷 5% 三氯化铁乙醇溶液，加热至斑点显色清晰。 Spray with a 5% solution of ferric chloride in ethanol, and heat until the spots become distinct.
检视 Detection	置可见光下检视。 Examine in white light.

不同薄层板薄层色谱图的比较

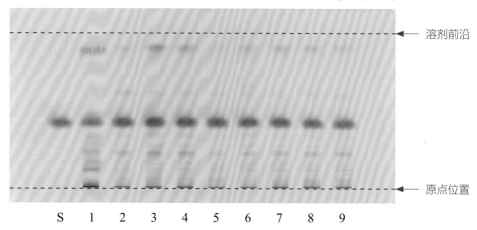

图 1 硅胶预制薄层板（DC-Fertigplatten SIL G-25，MN 批号：406156）

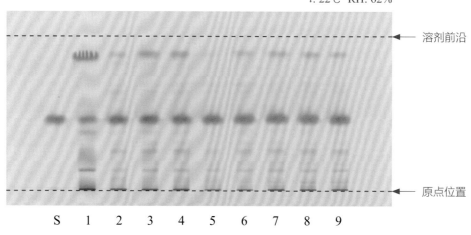

图 2 高效硅胶预制薄层板（HPTLC-Fertigplatten Nano-SIL-20，MN 批号：409251）

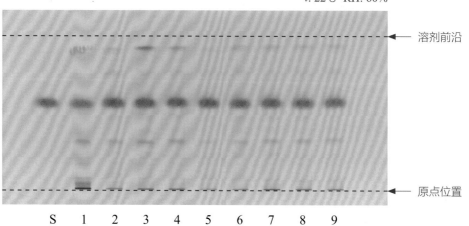

图 3 高效硅胶 G 预制薄层板（烟台市化学工业研究所，批号：20160519）

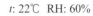
t: 22℃ RH: 60%

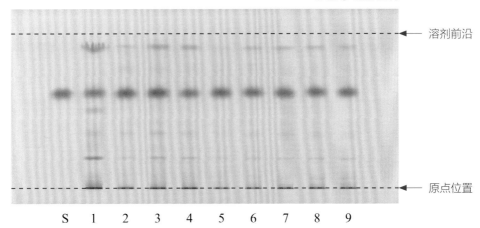

→ 溶剂前沿

→ 原点位置

S 1 2 3 4 5 6 7 8 9

图 4 高效硅胶 G 预制薄层板（青岛海洋化工厂分厂，批号：20160312）

S. 百秋李醇对照品（110772-201407）

1. 广藿香对照药材（121135-200904）

2～3. 供试品（批号：150101；150502，企业 A）

4～6. 供试品（批号：1504003；1506001；1506003，企业 B）

7～9. 供试品（批号：20141203；20150213；20150305，企业 C）

猪胆粉
Suis Fellis Pulvis

t: 24℃ RH: 60%

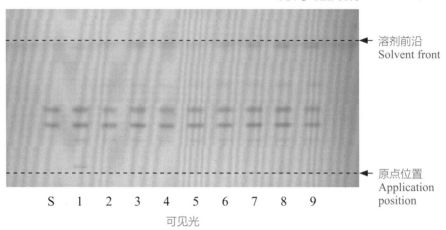

可见光

A 10% solution of sulfuric acid in ethanol, white light

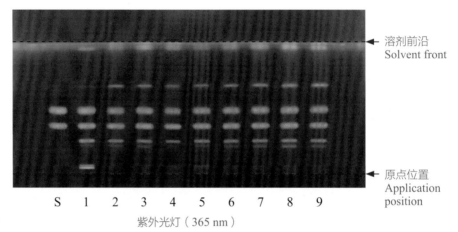

紫外光灯（365 nm）

A 10% solution of sulfuric acid in ethanol, UV 365 nm

S. 鹅去氧胆酸（110806-201105）和猪去氧胆酸（100087-201411）混合对照品

1. 猪胆粉对照药材（121273-201101）

2~3. 供试品（批号：150101；150502，企业 A）

4~6. 供试品（批号：1504003；1506001；1506003，企业 B）

7~9. 供试品（批号：20141203；20150213；20150305，企业 C）

S, hyodeoxycholic acid CRS (100087-201411) and chenodeoxycholic acid CRS (110806-201105) (increasing R_f);

track 1, Suis Fellis Pulvis reference drug (121273-201101);

tracks 2 to 9, different batches of the test samples

供试品溶液 Test Solution	取本品研细，取约 0.6 g，置锥形瓶中，加入 10%氢氧化钠溶液 25 ml，摇匀，用橡胶塞密塞，在高压灭菌锅中 120℃皂化 5 小时，冷却，加水分次洗涤容器至 50 ml，摇匀，滤过。取续滤液 25 ml，用盐酸调节 pH 值至 1，用二氯甲烷振摇提取 4 次（40 ml，40 ml，30 ml，30 ml），提取液均用同一铺有少量无水硫酸钠的脱脂棉滤过，用二氯甲烷 20 ml 分次洗涤无水硫酸钠及滤器，洗液并入滤液，回收二氯甲烷至干，残渣加甲醇 10 ml 溶解，摇匀，滤过，取续滤液。 Pulverize 0.6 g of the pills, add 25 mL of a 10% solution of sodium hydroxide, shake well and stopper tightly with rubber stopper. Heat at 120℃ in an autoclave for 5 hours, allow to cool and filter. Adjust 25 mL of the filtrate to pH 1 with hydrochloric acid, extract by shaking with four quantities of dichloromethane (40 mL, 40 mL, 30 mL, 30 mL). Evaporate the extracts to dryness and dissolve the residue in 10 mL of methanol.
对照药材溶液 * Reference Drug Solution*	取猪胆粉对照药材 0.1 g，同供试品溶液制备方法制成对照药材溶液。 Prepare a solution of 0.1 g of Suis Fellis Pulvis reference drug and 25 mL of a 10% solution of sodium hydroxide in the same method as the test solution preparation.
对照品溶液 Reference Solution	取猪去氧胆酸对照品、鹅去氧胆酸对照品，加无水乙醇制成每 1ml 各含 1 mg 的混合溶液。 Dissolve hyodeoxycholic acid CRS and chenodeoxycholic acid CRS in anhydrous ethanol to prepare a mixture containing 1 mg of each per mL.
薄层板 Stationary Phase	硅胶预制薄层板（DC-Fertigplatten DURASIL-25，MN 批号：505133）。 TLC silica gel pre-coated plate (DC-Fertigplatten DURASIL-25, MN, Lot. 505133).
点样 Sample Application	2 μl，条带状点样，条带宽度为 8 mm，条带间距为 16 mm，原点距底边为 10 mm。 Apply separately to the plate at 10 mm from the lower edge, as bands 8 mm, 2 μL of each of the test solution, the reference drug solution and the reference solution, leaving 16 mm between tracks.
展开剂 Developing Chamber	石油醚（30~60℃）- 乙酸乙酯 - 冰醋酸（95:5:0.2），15 ml。 Petroleum ether (30~60℃), ethyl acetate, and glacial acetic acid (95:5:0.2)，15 mL.
展开缸 Developing Chamber	双槽展开缸，20 cm×10 cm。 Twin trough chamber, 20 cm × 10 cm.
展开 Development	展开缸预平衡 15 分钟，上行展开，展距为 8 cm。 Equilibrate the chamber with the mobile phase for 15 minutes, develop vertically for 8 cm.
显色 Derivatization	喷 10%硫酸乙醇溶液，在 105℃加热至斑点显色清晰。 Spray with a 10% solution of sulfuric acid in ethanol, and heat at 105℃ until the spots become distinct.
检视 Detection	（1）置可见光下检视；（2）置紫外光灯（365 nm）下检视。 Examine in white light and ultraviolet light at 365 nm.
备注 Note	混合对照品色谱中由下至上依次为猪去氧胆酸和鹅去氧胆酸。 The spots in the chromatogram obtained with the reference solution are hyodeoxycholic acid and chenodeoxycholic acid with increasing R_f.

不同薄层板薄层色谱图的比较

t: 24℃ RH: 60%

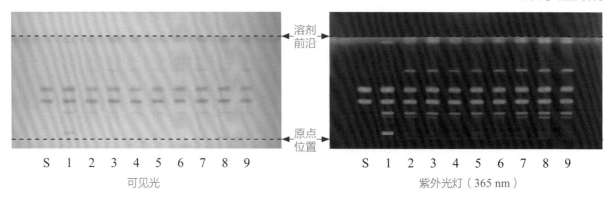

图 1 硅胶预制薄层板（DC-Fertigplatten DURASIL-25，MN 批号：505133）

t: 24℃ RH: 60%

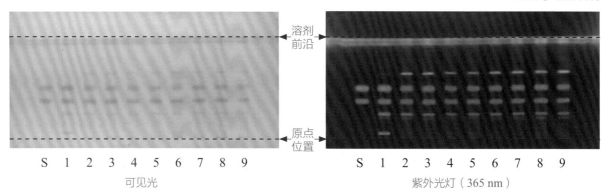

图 2 高效硅胶预制薄层板（HPTLC-Fertigplatten Nano-DURASIL-20，MN 批号：503083）

t: 24℃ RH: 60%

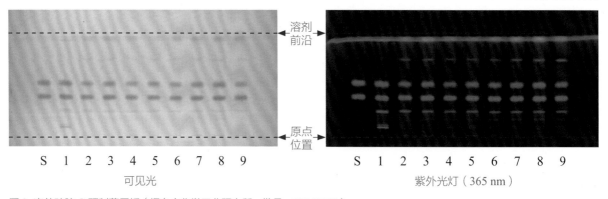

图 3 高效硅胶 G 预制薄层板（烟台市化学工业研究所，批号：20160519）

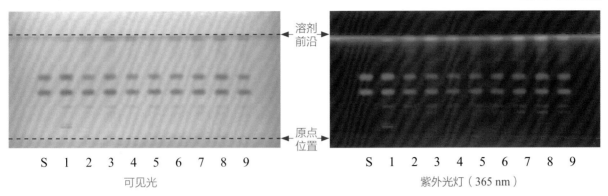

溶剂
前沿

原点
位置

S 1 2 3 4 5 6 7 8 9　　　　　　S 1 2 3 4 5 6 7 8 9

可见光　　　　　　　　　　　　紫外光灯（365 nm）

图 4　高效硅胶 G 预制薄层板（青岛海洋化工厂分厂，批号：20160312）

S.　鹅去氧胆酸（110806-201105）和猪去氧胆酸（100087-201411）混合对照品

1.　猪胆粉对照药材（121273-201101）

2～3.　供试品（批号：150101；150502，企业 A）

4～6.　供试品（批号：1504003；1506001；1506003，企业 B）

7～9.　供试品（批号：20141203；20150213；20150305，企业 C）

说明

*《中国药典》本项鉴别以鹅去氧胆酸和猪去氧胆酸对照品为对照，本实验增加了猪胆粉对照药材对照。对照药材溶液参照供试品溶液制备方法制备。

（广州市药品检验所　严家浪　王秀芹）

藿香正气水

Huoxiang Zhengqi Tincture

鉴别
Identification
1

苍术
Atractylodis Rhizoma

t: 24℃ RH: 55%

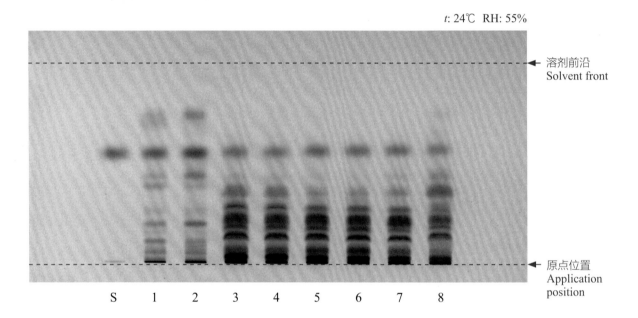

溶剂前沿
Solvent front

原点位置
Application
position

S 1 2 3 4 5 6 7 8

S. 苍术素对照品（111924-201404）

1. 苍术（北苍术）对照药材（120983-201004）

2. 苍术（茅苍术）对照药材（120932-201407）

3~4. 供试品（批号：120075；130007，企业 A）

5~6. 供试品（批号：120136；120177，企业 B）

7. 供试品（批号：15140882，企业 C）

8. 供试品（批号：150509，企业 D）

S, atractydin CRS (111924-201404);

track 1, Atractylodis Rhizoma (*Atractylodes chinensis*) reference drug (120983-201004);

track 2, Atractylodis Rhizoma (*Atractylodes lancea*) reference drug (120932-201407);

tracks 3 to 8, different batches of the test samples

供试品溶液 Test Solution	取本品 20 ml，用环己烷振摇提取 2 次，每次 25 ml，合并环己烷液，低温蒸干，残渣加环己烷 1 ml 使溶解。 Extract 20 mL of the tincture by shaking with two 25-mL quantities of cyclohexane, combine the cyclohexane extracts and evaporate to dryness at a low temperature. Dissolve the residue in 1 mL of cyclohexane.
对照药材溶液 Reference Drug Solution	取苍术对照药材 0.5 g，加环己烷 2 ml，超声处理 15 分钟，滤过，取滤液。 To 0.5 g of Atractylodis Rhizoma reference drug, add 2 mL of cyclohexane, ultrasonicate for 15 minutes, filter and use the filtrate.
对照品溶液 * Reference Solution*	取苍术素对照品，加甲醇制成每 1 ml 含 1 mg 的溶液。 Dissolve atractydin CRS in methanol to prepare a solution containing 1 mg per mL.
薄层板 Stationary Phase	硅胶预制薄层板（DC-Fertigplatten DURASIL-25，MN 批号：304115）。 TLC silica gel pre-coated plate (DC-Fertigplatten DURASIL-25，MN Lot.304115).
点样 Sample Application	S：2 μl；1：3 μl；2：6 μl；3～4：10 μl；5～6：8 μl；7：5 μl；8：10 μl，条带状点样，条带宽度为 8 mm，条带间距为 16 mm，原点距底边为 10 mm。 Apply separately to the plate at 10 mm from the lower edge, as bands 8 mm, 5-10 μL of the test solution, 3 μL of the Atractylodis Rhizoma (Atractylodes chinensis) reference drug solution, 6 μL of the Atractylodis Rhizoma (Atractylodes lancea) reference drug solution, and 2 μL of the reference solution, leaving 16 mm between tracks.
展开剂 Mobile Phase	石油醚（60～90℃）- 乙酸乙酯（20:1），15 ml。 Petroleum ether (60-90℃) and ethyl acetate (20:1), 15 mL.
展开缸 Developing Chamber	双槽展开缸，20 cm×10 cm。 Twin trough chamber, 20 cm×10 cm.
展开 Development	展开缸用滤纸贴于内壁，下端浸入展开剂，预平衡 15 分钟，上行展开，展距为 8 cm。 Equilibrate the chamber with a filter paper immersed into mobile phase in one trough and the mobile phase in another trough for 15 minutes, develop vertically for 8 cm.
显色 Derivatization	喷 5%的对二甲氨基苯甲醛 10%硫酸乙醇溶液，加热至斑点显色清晰。 Spray with a 5% solution of p-dimethylaminobenzaldehyde in 10% solution of sulfuric acid in ethanol, and heat until the spots become distinct.
检视 Detection	置可见光下检视。 Examine in white light.
备注 Note	苍术素斑点随加热时间及加热后放置时间长短不同颜色有变化。 The spot colour of atractydin changes according to the heating time and the deposing time of derivatization.

不同薄层板薄层色谱图的比较

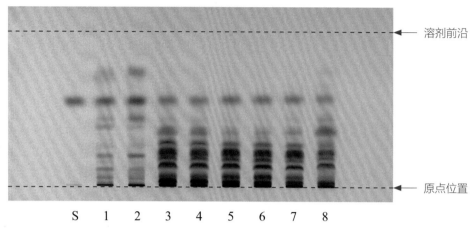

图 1　硅胶预制薄层板（DC-Fertigplatten DURASIL-25，MN　批号：304115）

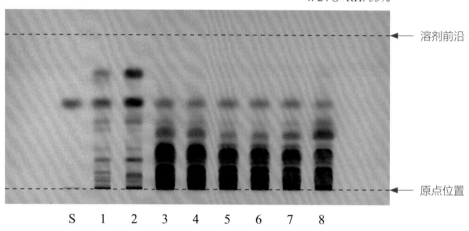

图 2　高效硅胶预制薄层板（HPTLC-Fertigplatten Nano-DURASIL-20，MN　批号：401280）

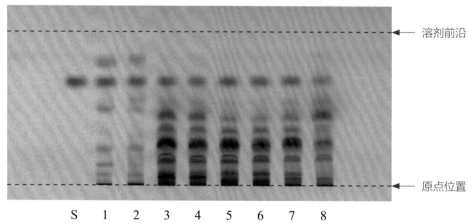

图 3　高效硅胶 G 预制薄层板（烟台市化学工业研究所，批号：150829）

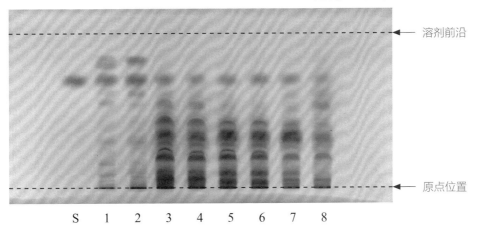

t: 24℃　RH: 55%

溶剂前沿

原点位置

　　S　　1　　2　　3　　4　　5　　6　　7　　8

图 4　高效硅胶 G 预制薄层板（青岛海洋化工厂分厂，批号：20150708）

S. 苍术素对照品（111924-201404）

1. 苍术（北苍术）对照药材（120983-201004）

2. 苍术（茅苍术）对照药材（120932-201407）

3~4. 供试品（批号：120075；130007，企业 A）

5~6. 供试品（批号：120136；120177，企业 B）

7. 供试品（批号：15140882，企业 C）

8. 供试品（批号：150509，企业 D）

说明

*《中国药典》本项鉴别以苍术对照药材为对照，本实验增加了苍术素对照品对照。

陈皮
Citri Reticulatae Pericarpium

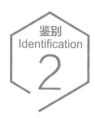

t: 24℃   RH: 60%

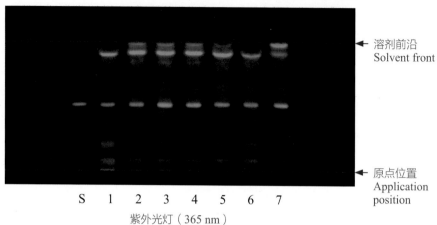

← 溶剂前沿 Solvent front

← 原点位置 Application position

S   1   2   3   4   5   6   7

紫外光灯（365 nm）

A 5% solution of aluminum chloride in ethanol, UV 365 nm

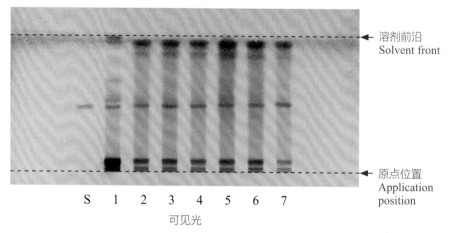

← 溶剂前沿 Solvent front

← 原点位置 Application position

S   1   2   3   4   5   6   7

可见光

A 5% solution of vanillin in sulfuric acid, white light

S. 橙皮苷对照品（110721-201316）

1. 陈皮对照药材（120969-201109）

2~3. 供试品（批号：120075；130007，企业 A）

4~5. 供试品（批号：120136；120177，企业 B）

6. 供试品（批号：15140882，企业 C）

7. 供试品（批号：150509，企业 D）

S, hesperidin CRS (110721-201316);

track 1, Citri Reticulatae Pericarpium reference drug (120969-201109);

tracks 2 to 7, different batches of the test samples

供试品溶液 Test Solution	取本品 20 ml，用石油醚（30～60℃）振摇提取 2 次，每次 25 ml，石油醚液备用；水溶液用乙酸乙酯振摇提取 3 次，每次 20 ml，合并乙酸乙酯液，蒸干，残渣加甲醇 2 ml 使溶解。 Extract 20 mL of the tincture by shaking with two 25-mL quantities of petroleum ether (30-60℃), combine the petroleum ether extracts for later use. Extract the water layer by shaking with three 20-mL quantities of ethyl acetate, combine the ethyl acetate extracts and evaporate to dryness. Dissolve the residue in 2 mL of methanol.
对照药材溶液 Reference Drug Solution	取陈皮对照药材 1g，加甲醇 20 ml，超声处理 30 分钟，滤过，滤液蒸干，残渣加甲醇 1 ml 使溶解。 To 1 g of Citri Reticulatae Pericarpium reference drug, add 20 mL of methanol, ultrasonicate for 30 minutes and filter. Evaporate the filtrate to dryness, and dissolve the residue in 1 mL of methanol.
对照品溶液 Reference Solution	取橙皮苷对照品，加甲醇制成饱和溶液。 Dissolve hesperidin CRS in methanol to prepare a saturated solution.
薄层板 Stationary Phase	高效硅胶预制薄层板（HPTLC-Fertigplatten Nano-DURASIL-20，MN，批号：401280）。 HPTLC silica gel pre-coated plate (HPTLC-Fertigplatten Nano-DURASIL-20, MN, Lot.401280).
点样 Sample Application	S：20 μl；1～7：4 μl，条带状点样，条带宽度为 8 mm，条带间距为 16 mm，原点距底边为 10 mm。 Apply separately to the plate at 10 mm from the lower edge, as bands 8 mm, 4 μL of each of the test solution and the reference drug solution, 20 μL of the reference solution, leaving 16 mm between tracks.
展开剂 Mobile Phase	乙酸乙酯－甲醇－水（100:17:10），15 ml。 Ethyl acetate, methanol and water (100:17:10), 15 mL.
展开缸 Developing Chamber	双槽展开缸，20 cm × 10 cm。 Twin trough chamber, 20 cm × 10 cm.
展开 Development	展开缸预平衡 15 分钟，上行展开，展距为 8 cm。 Equilibrate the chamber with the mobile phase for 15 minutes, develop vertically for 8 cm.
显色与检视 Derivatization & Detection	先喷 5% 三氯化铝乙醇溶液，加热 5 分钟，置紫外光灯（365 nm）下检视；再喷 5% 香草醛硫酸溶液，加热至斑点显色清晰，置日光下检视。 Spray with a 5% solution of aluminum chloride in ethanol, heat for 5 minutes, and examine under ultraviolet light at 365 nm. Then spray with a 5% solution of vanillin in sulfuric acid, heat until the spots become distinct; Examine in white light.

不同薄层板薄层色谱图的比较

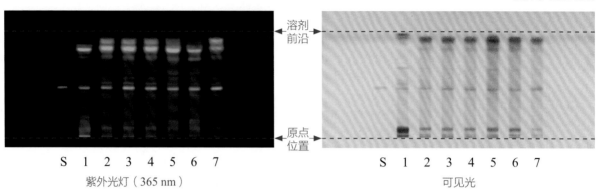

图 1 硅胶预制薄层板（DC-Fertigplatten DURASIL-25，MN 批号：304115）

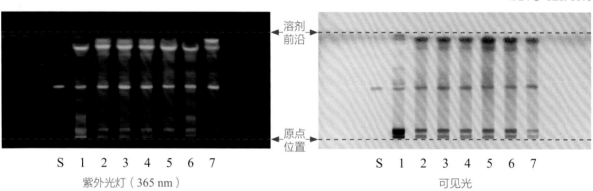

图 2 高效硅胶预制薄层板（HPTLC-Fertigplatten Nano-DURASIL-20，MN 批号：401280）

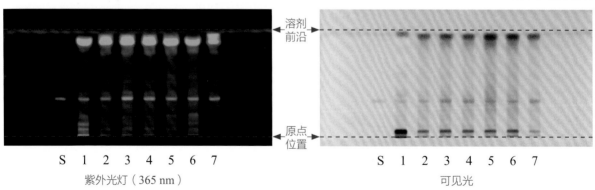

图 3 高效硅胶 G 预制薄层板（烟台市化学工业研究所，批号：150829）

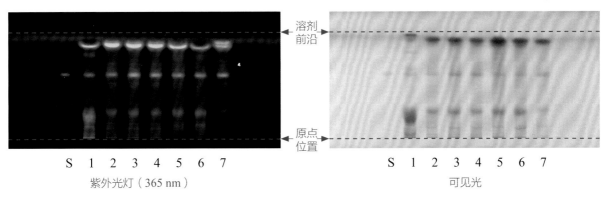

图 4 高效硅胶 G 预制薄层板（青岛海洋化工厂分厂，批号：20150708）

S. 橙皮苷对照品（110721-201316）

1. 陈皮对照药材（120969-201109）

2～3. 供试品（批号：120075；130007，企业 A）

4～5. 供试品（批号：120136；120177，企业 B）

6. 供试品（批号：15140882，企业 C）

7. 供试品（批号：150509，企业 D）

厚朴
Magnoliae Officinalis Cortex

t: 24℃   RH: 58%

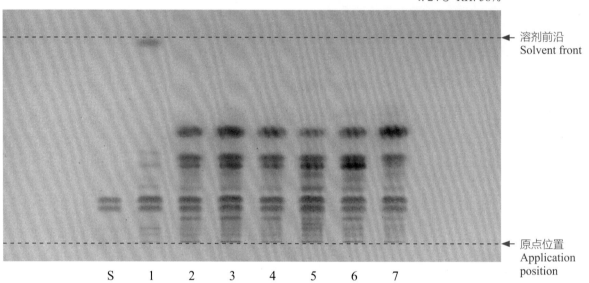

溶剂前沿
Solvent front

原点位置
Application position

S   1   2   3   4   5   6   7

S. 厚朴酚（110729-200726）与和厚朴酚（110730-201313）混合对照品

1. 厚朴（厚朴）对照药材（121285-201303）

2~3. 供试品（批号：120075；130007，企业 A）

4~5. 供试品（批号：120136；120177，企业 B）

6. 供试品（批号：15140882，企业 C）

7. 供试品（批号：150509，企业 D）

S, honokiol CRS (110730-201313) and magnolol CRS (110729-200726) (increasing R_f);

track 1, Magnoliae Officinalis Cortex (*Magnolia officinalis* Rehd.et Wils.) reference drug (121285-201303);

tracks 2 to 7, different batches of the test samples

供试品溶液 Test Solution	取〔鉴别〕（2）项下的石油醚提取液，低温蒸干，残渣加乙酸乙酯 1 ml 使溶解。 Evaporate the petroleum ether extract obtained under *Identification* (2) to dryness at a lower temperature, dissolve the residue in 1 mL of ethyl acetate.
对照药材溶液 * Reference Drug Solution*	取厚朴对照药材 1 g，加石油醚（30～60℃）30 ml，超声处理 20 分钟，滤过，滤液蒸干，残渣加甲醇 1 ml 使溶解。 To 1 g of Magnoliae Officinalis Cortex reference drug, add 30 mL of petroleum ether (30-60℃), ultrasonicate for 20 minutes, and filter. Evaporate the filtrate to dryness, and dissolve the residue in 1 mL of methanol.
对照品溶液 Reference Solution	取厚朴酚对照品、和厚朴酚对照品，加甲醇制成每 1 ml 各含 1mg 的溶液。 Dissolve magnolol CRS and honokiol CRS in methanol to prepare a mixture containing 1 mg of each per mL.
薄层板 Stationary Phase	硅胶预制薄层板（DC-Fertigplatten DURASIL-25，MN，批号：304115）。 TLC silica gel pre-coated plate (DC-Fertigplatten DURASIL-25, MN, Lot.304115).
点样 Sample Application	2 μl，条带状点样，条带宽度为 8 mm，条带间距为 16 mm，原点距底边为 10 mm。 Apply separately to the plate at 10 mm from the lower edge, as bands 8 mm, 2 μL of each of the test solution, the reference drug solution and the reference solution, leaving 16 mm between tracks.
展开剂 Mobile Phase	石油醚（60～90℃）－乙酸乙酯－甲酸（85:15:2），15 ml。 Petroleum ether (60-90℃), ethyl acetate and formic acid (85:15:2), 15 mL.
展开缸 Developing Chamber	双槽展开缸，20 cm×10 cm。 Twin trough chamber, 20 cm×10 cm.
展开 Development	展开缸预平衡 15 分钟，上行展开，展距为 8 cm。 Equilibrate the chamber with the mobile phase for 15 minutes, develop vertically for 8 cm.
显色 Derivatization	喷 5% 香草醛硫酸溶液，加热至斑点显色清晰。 Spray with a 5% solution of vanillin in sulfuric acid, and heat until the spots become distinct.
检视 Detection	置可见光下检视。 Examine under white light.
备注 Note	（1）混合对照品色谱中由下而上依次为和厚朴酚、厚朴酚。 （2）供试品溶液制备，水浴温度宜低于 50℃ 蒸干，否则影响〔鉴别〕（3）（4）和（5）斑点的检出。 (1) The spots in the chromatogram obtained with the reference solution are honokiol and magnolol with increasing R_f. (2) It is suggested that the temperature of evaporation is controlled below 50℃ in the test solution preparation.

不同薄层板薄层色谱图的比较

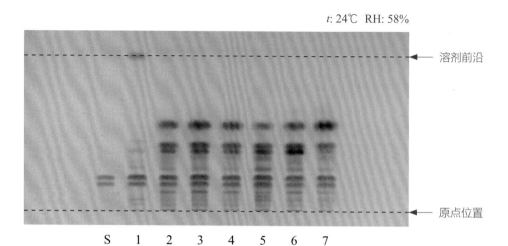

图 1 硅胶预制薄层板（DC-Fertigplatten DURASIL-25，MN 批号：304115）

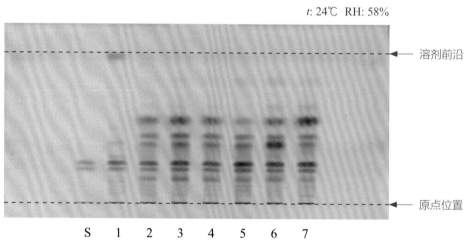

图 2 高效硅胶预制薄层板（HPTLC-Fertigplatten Nano-SIL-20，MN 批号：401280）

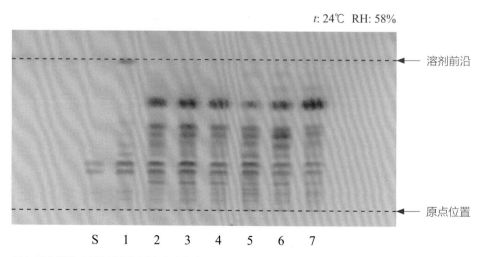

图 3 高效硅胶 G 预制薄层板（烟台市化学工业研究所，批号：150829）

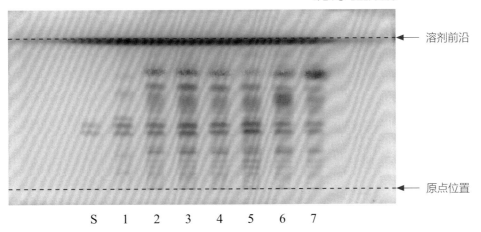

t: 24℃ RH: 58%

溶剂前沿

原点位置

S   1   2   3   4   5   6   7

图4 高效硅胶 G 预制薄层板（青岛海洋化工厂分厂，批号：20150708）

S. 厚朴酚（110729-200726）、和厚朴酚（110730-201313）混合对照品

1. 厚朴（厚朴）对照药材（121285-201303）

2～3. 供试品（批号：120075；130007，企业 A）

4～5. 供试品（批号：120136；120177，企业 B）

6. 供试品（批号：15140882，企业 C）

7. 供试品（批号：150509，企业 D）

*《中国药典》本项鉴别以厚朴酚与和厚朴酚对照品为对照，本实验增加了厚朴对照药材对照。对照药材溶液参照供试品溶液制备方法制备。

广藿香油
Patchouli Oil

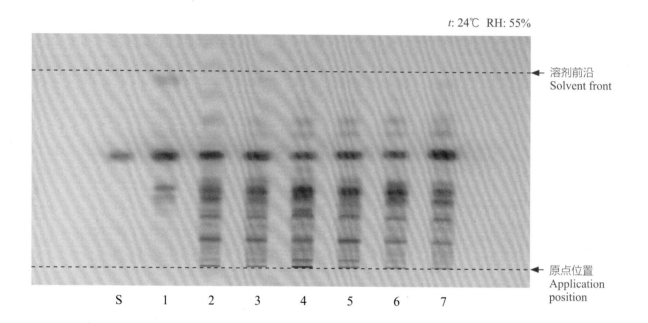

t: 24℃ RH: 55%

溶剂前沿
Solvent front

原点位置
Application
position

S 1 2 3 4 5 6 7

S. 百秋李醇对照品（110772-201407）

1. 广藿香油对照药材（110832-200604）

2～3. 供试品（批号：120075；130007，企业 A）

4～5. 供试品（批号：120136；120177，企业 B）

6. 供试品（批号：15140882，企业 C）

7. 供试品（批号：150509，企业 D）

S, patchouli alcohol CRS (110772-201407);

track 1, Patchouli Oil reference drug (110832-200604);

tracks 2 to 7, different batches of the test samples

供试品溶液 Test Solution	取〔鉴别〕（3）项下的供试品溶液。 The same test solution obtained under *Identification* (3).
对照药材溶液 * Reference Drug Solution *	取广藿香油对照药材 20 μl，加乙酸乙酯 1 ml 使溶解。 Dissolve 20 μL of Patchouli Oil reference drug in 1 mL of ethyl acetate.
对照品溶液 Reference Solution	取百秋李醇对照品，加乙酸乙酯制成每 1 ml 含 2 mg 的溶液。 Dissolve patchouli alcohol CRS in ethyl acetate to prepare a solution containing 2 mg per mL.
薄层板 Stationary Phase	硅胶预制薄层板（DC-Fertigplatten DURASIL-25，MN，批号：304115）。 TLC silica gel pre-coated plate (DC-Fertigplatten DURASIL-25, MN, Lot.304115).
点样 Sample Application	S、1：3 μl；2～3：4 μl；4：6 μl；5～7：3 μl，条带状点样，条带宽度为 8 mm，条带间距为 16 mm，原点距底边为 10 mm。 Apply separately to the plate at 10 mm from the lower edge, as bands 8 mm, 3-6 μL of the test solution, 3 μL of each of the reference drug solution and the reference solution, leaving 16 mm between tracks.
展开剂 Mobile Phase	石油醚（60～90℃）－乙酸乙酯－甲酸（85：15：2），15 ml。 Petroleum ether (60-90℃), ethyl acetate and formic acid (85:15:2), 15 mL.
展开缸 Developing Chamber	双槽展开缸，20 cm×10 cm。 Twin trough chamber, 20 cm× 10 cm.
展开 Development	展开缸预平衡 15 分钟，上行展开，展距为 8 cm。 Equilibrate the chamber with the mobile phase for 15 minutes, develop vertically for 8 cm.
显色 Derivatization	喷 5% 香草醛硫酸溶液，加热至斑点显色清晰。 Spray with a 5% solution of vanillin in sulfuric acid, and heat until the spots become distinct.
检视 Detection	置可见光下检视。 Examine in white light.

不同薄层板薄层色谱图的比较

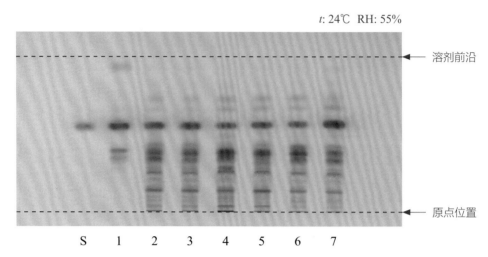

图 1 硅胶预制薄层板（DC-Fertigplatten DURASIL-25，MN 批号：304115）

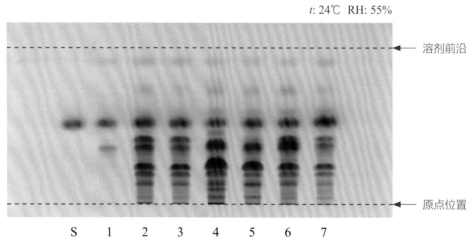

图 2 高效硅胶预制薄层板（HPTLC-Fertigplatten Nano-SIL-20，MN 批号：401280）

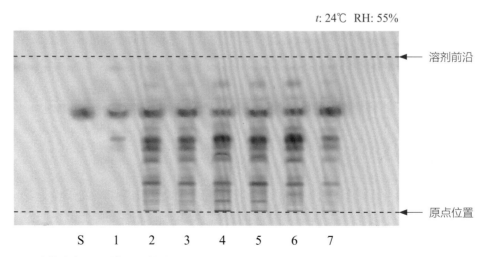

图 3 高效硅胶 G 预制薄层板（烟台市化学工业研究所，批号：150829）

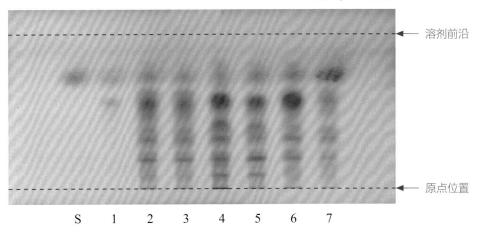

 t: 24℃　RH: 55%

溶剂前沿

原点位置

　　S　　1　　2　　3　　4　　5　　6　　7

图 4　高效硅胶 G 预制薄层板（青岛海洋化工厂分厂，批号：20150708）

S. 百秋李醇对照品（110772-201407）

1. 广藿香油对照品（110832-200604）

2~3. 供试品（批号：120075；130007，企业 A）

4~5. 供试品（批号：120136；120177，企业 B）

6. 供试品（批号：15140882，企业 C）

7. 供试品（批号：150509，企业 D）

说明

*《中国药典》本项鉴别以百秋李醇对照品为对照，本实验增加了广藿香油对照药材对照。对照药材溶液参照供试品溶液制备方法制备。

白芷
Angelicae Dahuricae Radix

t: 23℃ RH: 58%

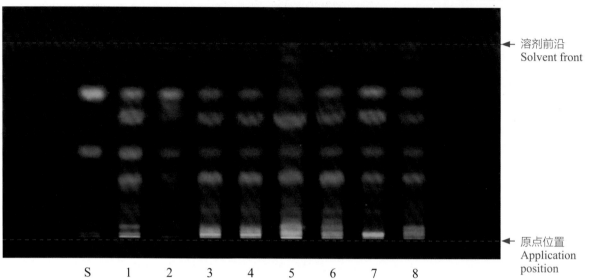

溶剂前沿
Solvent front

原点位置
Application position

S   1   2   3   4   5   6   7   8

S. 异欧前胡素（110827-201109）和欧前胡素（110826-201214）混合对照品

1. 白芷对照药材（120945-201309）

2. 白芷（杭白芷）对照药材（120945-201008）

3～4. 供试品（批号：120075；130007，企业 A）

5～6. 供试品（批号：120136；120177，企业 B）

7. 供试品（批号：15140882，企业 C）

8. 供试品（批号：150509，企业 D）

S, imperatorin CRS (110826-201214) and isoimperatorin CRS (110827-201109) (increasing R_t);

track 1, Angelicae Dahuricae Radix [*Angelica dahurica* (Fisch.ex Hoffm.) Benth. et Hook. f.] reference drug (120945-201309);

track2, Angelicae Dahuricae Radix [*Angelica dahurica* (Fisch. ex Hoffm.) Benth. et Hook. f. var. *formosana* (Boiss.) Shan et Yuan] reference drug (120945-201008);

tracks 3 to 8, different batches of the test samples

供试品溶液 Test Solution	取〔鉴别〕(3)项下的供试品溶液。 The same test solution obtained under *Identification* (3).
对照药材溶液 Reference Drug Solution	取白芷对照药材 0.5 g，加乙醚 10 ml，浸渍 1 小时，不断振摇，滤过，滤液挥干，残渣加乙酸乙酯 1 ml 使溶解。 To 0.5 g of Angelicae Dahuricae Radix reference drug, add 10 mL of ether, macerate for 1 hour by shaking constantly, and filter. Evaporate the filtrate to dryness, and dissolve the residue in 1 mL of ethyl acetate.
对照品溶液 Reference Solution	取欧前胡素对照品、异欧前胡素对照品，加乙酸乙酯制成每 1 ml 各含 1 mg 的混合溶液。 Disslove imperatorin CRS and isoimperatorin CRS in ethyl acetate to prepare a mixture containing 1 mg of each per mL.
薄层板 Stationary Phase	高效硅胶 G 预制薄层板（烟台市化学工业研究所，批号：150829）。 HPTLC silica gel pre-coated plate (Yantai Chemical Industry Research Institute, Lot.150829).
点样 Sample Application	S：3 µl；1：4 µl；2：15 µl；3～4：12 µl；5：20 µl；6～7：8 µl；8：12 µl，条带状点样，条带宽度为 8 mm，条带间距为 16 mm，原点距底边为 10 mm。 Apply separately to the plate at 10 mm from the lower edge, as bands 8 mm, 8-20 µL of each of the test solution, 4 µL of Angelicae Dahuricae Radix [*Angelica dahurica* (Fisch.ex Hoffm.) Benth. et Hook. f.] reference drug solution, 15 µL of Angelicae Dahuricae Radix [*Angelica dahurica* (Fisch.ex Hoffm.) Benth. et Hook. f. var. *formosana*(Boiss.) Shan et Yuan] reference drug solution and 3 µL of the reference solution, leaving 16 mm between tracks.
展开剂 Mobile Phase	石油醚（30～60℃）－乙醚（3:2），15 ml。 petroleum ether (30-60℃) and ether (3:2), 15 mL.
展开缸 Developing Chamber	双槽展开缸，20 cm×10 cm。 Twin trough chamber, 20 cm×10 cm.
展开 Development	展开缸预平衡 15 分钟，上行展开，展距为 8 cm。 Equilibrate the chamber with the mobile phase for 15 minutes, develop vertically for 8 cm.
检视 Detection	置紫外光灯（365 nm）下检视。 Examine under ultraviolet light at 365 nm.
备注 Note	混合对照品色谱中自下而上依次为欧前胡素和异欧前胡素。 The spots in the chromatogram obtained with the reference solution are imperatorin and isoimperatorin with increasing R_f.

不同薄层板薄层色谱图的比较

t: 23℃ RH: 58%

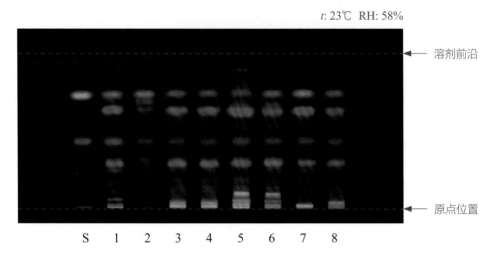

图1 硅胶预制薄层板（DC-Fertigplatten DURASIL-25，MN 批号：304115）

t: 23℃ RH: 58%

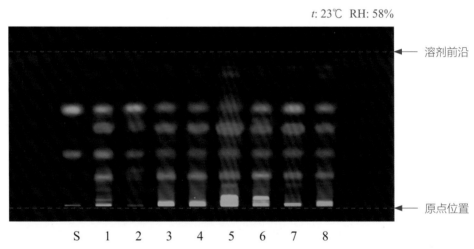

图2 高效硅胶预制薄层板（HPTLC-Fertigplatten Nano-DURASIL-20，MN 批号：401280）

t: 23℃ RH: 58%

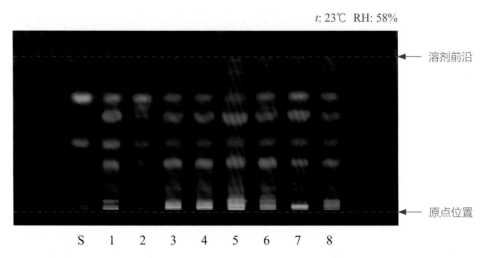

图3 高效硅胶G预制薄层板（烟台市化学工业研究所，批号：150829）

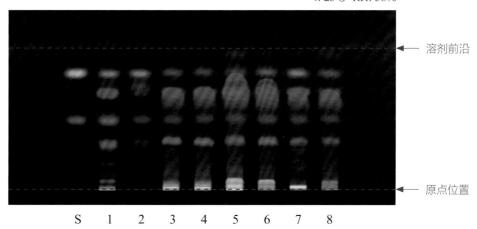

t: 23℃ RH: 58%

溶剂前沿

原点位置

S   1   2   3   4   5   6   7   8

图4 高效硅胶 G 预制薄层板（青岛海洋化工厂分厂，批号：20150708）

S. 异欧前胡素（110827-201109）和欧前胡素（110826-201214）混合对照品

1. 白芷对照药材（120945-201309）

2. 白芷（杭白芷）对照药材（120945-201008）

3~4. 供试品（批号：120075；130007，企业 A）

5~6. 供试品（批号：120136；120177，企业 B）

7. 供试品（批号：15140882，企业 C）

8. 供试品（批号：150509，企业 D）

甘草
Glycyrrhizae Radix et Rhizoma

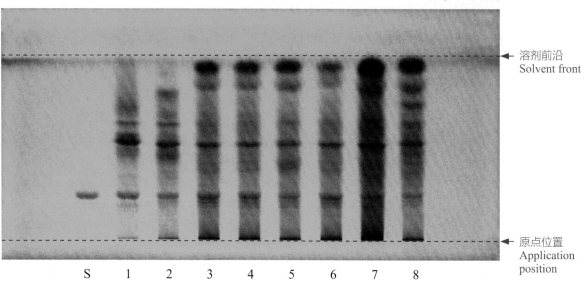

t: 27℃ RH: 82%

溶剂前沿
Solvent front

原点位置
Application
position

S   1   2   3   4   5   6   7   8

S. 甘草酸铵对照品（110731-201418）

1. 甘草（甘草）对照药材（120904-201318）

2. 甘草（胀果甘草）对照药材（121303-201003）

3～4. 供试品（批号：120075；130007，企业 A）

5～6. 供试品（批号：120136；120177，企业 B）

7. 供试品（批号：15140882，企业 C）

8. 供试品（批号：150509，企业 D）

S, ammonium glycyrrhizinate CRS (110731-201418);

track 1, Glycyrrhizae Radix et Rhizoma (*Glycyrrhiza uralensis*)
reference drug (120904-201318);

track 2, Glycyrrhizae Radix et Rhizoma (*Glycyrrhiza inflata*)
reference drug (121303-201003);

tracks 3 to 8, different batches of the test samples

供试品溶液 Test Solution	取本品 30 ml，蒸至无醇味，用乙醚振摇提取 2 次，每次 10 ml，弃去乙醚液，用正丁醇振摇提取 3 次，每次 10 ml，合并正丁醇提取液，用水洗涤 2 次，每次 10 ml，弃去水液，正丁醇液蒸干，残渣加甲醇 2 ml 使溶解。 Evaporate 30 mL of the tincture until no ethanol remained, extract with two 10-mL quantities of ether, and discard the ether extracts. Extract the water layer by shaking with three 10-mL quantities of *n*-butanol, combine the *n*-butanol extracts, wash with two 10-mL quantities of water, discard the washings. Evaporate the *n*-butanol extracts to dryness, dissolve the residue in 2 mL of methanol.
对照药材溶液 Reference Drug Solution	取甘草对照药材 1g，加乙醚 20 ml，加热回流 15 分钟，滤过，弃去乙醚液，药渣挥干溶剂，加甲醇 20 ml，超声处理 30 分钟，滤过，滤液蒸干，残渣加水 20 ml 使溶解，用正丁醇振摇提取 3 次，同法制成对照药材溶液。 To 1 g of Glycyrrhizae Radix et Rhizoma reference drug, add 20 mL of ether, heat under reflux for 15 minutes, and filter. Discard the ether extract and expel ether from the residue, add 20 mL of methanol, ultrasonicate for 30 minutes, and filter. Evaporate the filtrate to dryness, dissolve the residue in 20 mL of water, then follow the same procedure of the Test solution starting at "Extract the water layer by shaking with three 10-mL quantities of *n*-butanol".
对照品溶液 Reference Solution	取甘草酸铵对照品，加甲醇制成每 1 ml 含 2 mg 的溶液。 Dissolve ammonium glycyrrhizinate CRS in methanol to prepare a solution containing 2 mg per mL.
薄层板 Stationary Phase	高效硅胶 GF$_{254}$ 预制薄层板（青岛海洋化工厂分厂，批号：20150512）。 HPTLC silica gel GF$_{254}$ pre-coated plate (Qingdao Haiyang Chemical Co. Ltd., Lot.20150512).
点样 Sample Application	S：6 µl；1~2：3 µl；3~6：2 µl；7~8：4 µl，条带状点样，条带宽度为 8 mm，条带间距为 16 mm，原点距底边为 10 mm。 Apply separately to the plate at 10 mm from the lower edge, as bands 8 mm, 2-4 µL of the test solution, 3 µL of the reference drug solution and 6 µL of the reference solution, leaving 16 mm between tracks.
展开剂 Mobile Phase	正丁醇－甲醇－氨溶液（8 → 10）（5:1.5:2），15 ml。 *n*-butanol, methanol and ammonia solution (8 → 10) (5:1.5:2), 15 mL.
展开缸 Developing Chamber	双槽展开缸，20 cm × 10 cm。 Twin trough chamber, 20 cm × 10 cm.
展开 Development	展开缸预平衡 15 分钟，上行展开，展距为 8 cm。 Equilibrate the chamber with the mobile phase for 15 minutes, develop vertically for 8 cm.
检视 Detection	置紫外光灯（254 nm）下检视。 Examine under ultraviolet light at 254 nm.
备注 Note	本实验宜在高温、高湿条件下展开，否则甘草酸铵斑点 R_f 值很低。 For good resolution and appropriate R_f value of the spot of ammonium glycyrrhizinate, it is suggested to develop under high temperature and high relative humidity.

不同薄层板薄层色谱图的比较

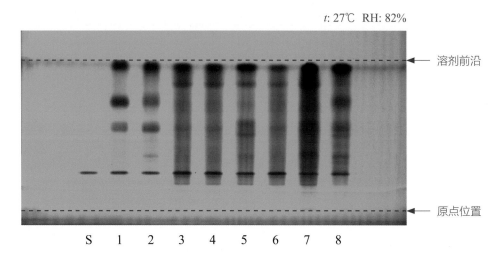

t: 27℃ RH: 82%

溶剂前沿

原点位置

　　S　　1　　2　　3　　4　　5　　6　　7　　8

图 1　硅胶 F_{254} 预制薄层板（DC-Fertigplatten DURASIL-25/UV$_{254}$，MN　批号：309245）

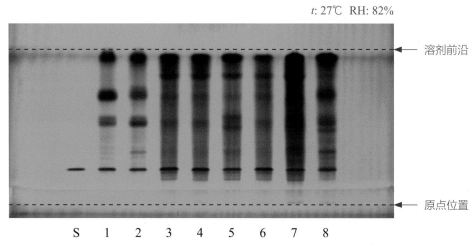

t: 27℃ RH: 82%

溶剂前沿

原点位置

　　S　　1　　2　　3　　4　　5　　6　　7　　8

图 2　高效硅胶 F_{254} 预制薄层板（HPTLC-Fertigplatten Nano-DURASIL-20 UV$_{254}$，MN　批号：409273）

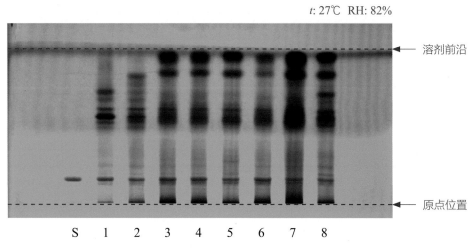

t: 27℃ RH: 82%

溶剂前沿

原点位置

　　S　　1　　2　　3　　4　　5　　6　　7　　8

图 3　高效硅胶 GF_{254} 预制薄层板（烟台市化学工业研究所，批号：150418）

t: 27℃ RH: 82%

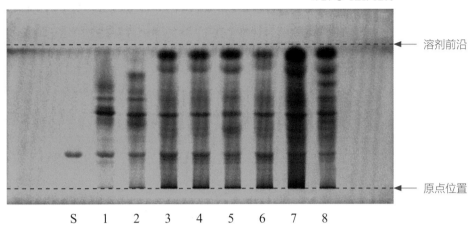

溶剂前沿

原点位置

S   1   2   3   4   5   6   7   8

图 4　高效硅胶 GF$_{254}$ 预制薄层板（青岛海洋化工厂分厂，批号：20150512）

S.　甘草酸铵对照品（110731-201418）

1.　甘草（甘草）对照药材（120904-201318）

2.　甘草（胀果甘草）对照药材（121303-201003）

3～4.　供试品（批号：120075；130007，企业 A）

5～6.　供试品（批号：120136；120177，企业 B）

7.　供试品（批号：15140882，企业 C）

8.　供试品（批号：150509，企业 D）

（广州市药品检验所　王秀芹　严家浪）

健儿消食口服液

Jian'er Xiaoshi Koufuye

Jian'er Xiaoshi Mixture

鉴别
Identification
1

黄芪
Astragali Radix

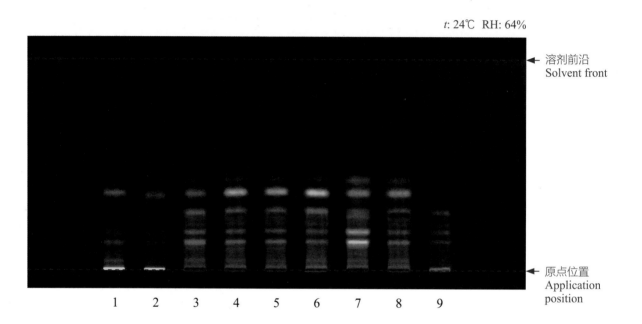

t: 24℃ RH: 64%

→ 溶剂前沿
Solvent front

→ 原点位置
Application position

1 2 3 4 5 6 7 8 9

1. 黄芪（蒙古黄芪）对照药材（120974-201311）
2. 黄芪（膜荚黄芪）对照药材（121462-201304）
3~4. 供试品（批号：140505；150305，企业 A）
5. 供试品（批号：12101012，企业 B）
6. 供试品（批号：140603，企业 C）
7. 供试品（批号：1209003，企业 D）
8. 供试品（批号：120923，企业 E）
9. 黄芪阴性对照（自制）

Track 1, Astragali Radix [*Astragalus membranaceus* (Fisch.) Bge.var.*mongholicus* (Bge.) Hsiao] reference drug (120974-201311);

track 2, Astragali Radix [*Astragalus membranaceus* (Fisch.) Bge.] reference drug (121462-201304);

tracks 3 to 8, different batches of the test sample;

track 9, blank sample for Astragali Radix (self-made)

供试品溶液 * Test Solution*	取本品 30 ml，用石油醚（30～60℃）振摇提取 2 次，每次 30 ml，弃去石油醚液，用乙酸乙酯振摇提取 2 次，每次 30 ml，合并乙酸乙酯液，蒸干，残渣加甲醇 1 ml 使溶解，作为供试品溶液。 Extract 30 mL of the mixture by shaking with two 30-mL quantities of petroleum ether(30-60℃), discard the petroleum ether extracts and wash with two 30-mL quantities of ethyl acetate. Combine the ethyl acetate extracts, evaporate to dryness, and dissolve the residue in 1 mL of methanol.
对照药材溶液 * Reference Drug Solution *	取黄芪对照药材 1.0 g，加水 50 ml，煎煮 1 小时，滤过，滤液浓缩至约 30 ml，同供试品溶液制备方法制成对照药材溶液。 To 1 g of Astragali Radix reference drug, decoct with 50 mL of water for 1 hour, and filter. Concentrate the filtrate to 30 mL, and then prepare a solution with two 30-mL quantities of petroleum ether (30-60℃) in the same method as the test solution preparation.
阴性对照溶液 * Blank sample Solution*	取黄芪阴性溶液，同供试品制备方法制成阴性对照溶液。 Prepare a solution of the mixtures, which Astragali Radix is absent, and two 30-mL quantities of petroleum ether (30-60℃) in the same method as the test solution preparation.
薄层板 Stationary Phase	高效硅胶预制薄层板（HPTLC-Fertigplatten Nano-DURASIL-20，MN，批号：503083）。 HPTLC silica gel pre-coated plate (HPTLC-Fertigplatten Nano-DURASIL-20, MN, Lot.503083).
点样 Sample Application	对照药材溶液 10 μl，供试品溶液和阴性对照溶液各 5 μl，条带状点样，条带宽度为 8 mm，条带间距为 17 mm，原点距底边为 10 mm。 Apply separately to the plate at 10 mm from the lower edge, as bands 8 mm, 10 μL of the reference drug solution, 5 μL of each of the test solution and blank sample solution, leaving 17 mm between tracks.
展开剂 * Mobile Phase*	甲苯－乙酸乙酯（2:1），15 ml。 Toluene and ethyl acetate (2:1), 15 mL.
展开缸 Developing Chamber	双槽展开缸，20 cm×10 cm。 Twin trough chamber, 20 cm×10 cm.
展开 Development	展开缸预平衡 15 分钟，上行展开，展距为 8 cm。 Equilibrate the chamber with the mobile phase for 15 minutes, develop vertically for 8 cm.
显色 Derivatization	置氨蒸气中熏 3 分钟。 Expose to ammonia vapour for 3 minutes.
检视 Detection	置紫外光灯（365 nm）下检视。 Examine under ultraviolet light at 365 nm.

不同薄层板薄层色谱图的比较

t: 26℃ RH: 55%

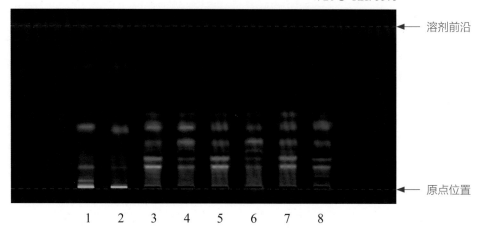
溶剂前沿
原点位置

1 2 3 4 5 6 7 8

图 1 硅胶预制薄层板（DC-Fertigplatten DURASIL-25，MN 批号：112340）

t: 26℃ RH: 55%

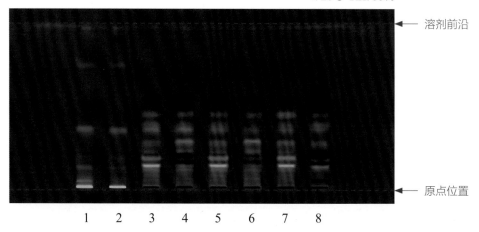
溶剂前沿
原点位置

1 2 3 4 5 6 7 8

图 2 高效硅胶预制薄层板（HPTLC-Fertigplatten Nano-DURASIL-20，MN 批号：401280）

t: 26℃ RH: 55%

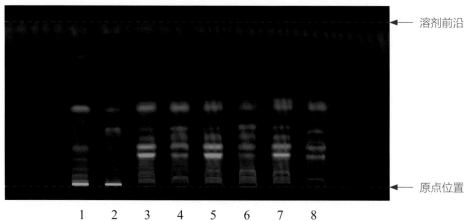
溶剂前沿
原点位置

1 2 3 4 5 6 7 8

图 3 高效硅胶 G 预制薄层板（烟台市化学工业研究所，批号：150409）

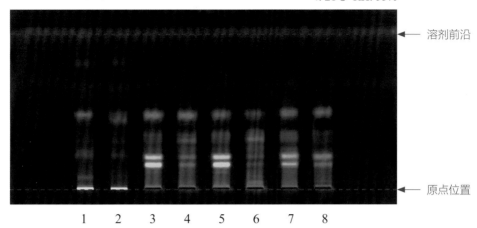

图 4　高效硅胶 G 预制薄层板（青岛海洋化工厂分厂，批号：20150708）

图 1～4

1. 黄芪（蒙古黄芪）对照药材（120974-201311）

2. 黄芪（膜荚黄芪）对照药材（121462-201304）

3～4. 供试品（批号：140505；150305，企业 A）

5. 供试品（批号：12101012，企业 B）

6. 供试品（批号：140603，企业 C）

7. 供试品（批号：1209003，企业 D）

8. 供试品（批号：120923，企业 E）

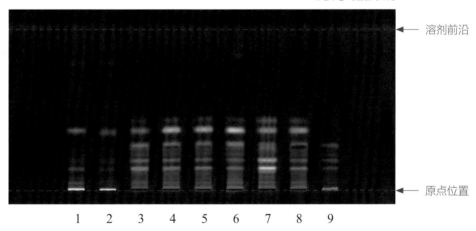

图 5　修改方法专属性考察——高效硅胶预制薄层板（HPTLC-Fertigplatten Nano-DURASIL-20，MN　批号：503083）

图 5

1. 黄芪（蒙古黄芪）对照药材（120974-201311）

2. 黄芪（膜荚黄芪）对照药材（121462-201304）

3～4. 供试品（批号：140505；150305，企业 A）

5. 供试品（批号：12101012，企业 B）

6. 供试品（批号：140603，企业 C）

7. 供试品（批号：1209003，企业 D）

8. 供试品（批号：120923，企业 E）

9. 黄芪阴性对照（自制）

t: 25℃ RH: 62%

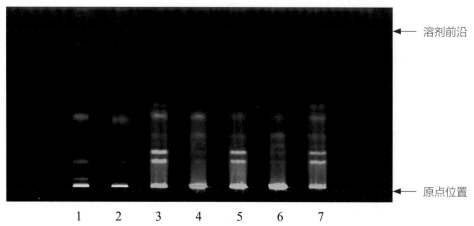

← 溶剂前沿

← 原点位置

1　2　3　4　5　6　7

图 6 《中国药典》方法——硅胶预制薄层板（DC-Fertigplatten DURASIL-25，
MN 批号：112340）

图 6
1. 黄芪（蒙古黄芪）对照药材（120974-201311）
2. 黄芪（膜荚黄芪）对照药材（121462-201304）
3～4. 供试品（批号：140505；150305，企业 A）

5. 供试品（批号：12101012，企业 B）
6. 供试品（批号：140603，企业 C）
7. 供试品（批号：1209003，企业 D）

说明

1. 按《中国药典》本项鉴别供试品溶液的制备，制得的供试品溶液较黏稠，
影响点样并导致部分斑点拖尾严重（图 6）。本实验修改了供试品溶液和对照
药材溶液的制备方法，并将展开剂由甲苯 - 乙酸乙酯（4∶1）调整为（2∶1），
15 ml，专属性试验黄芪阴性对照无干扰（图 5）。
2. 黄芪阴性对照溶液的制备：取黄芪阴性溶液 30 ml，同供试品溶液的制备方
法制得黄芪阴性对照溶液。

陈皮
Citri Reticulatae Pericarpium

t: 25℃ RH: 62%

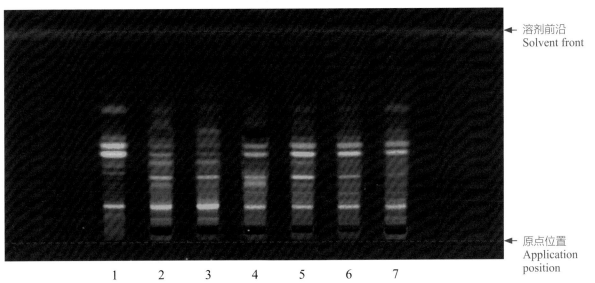

← 溶剂前沿
Solvent front

← 原点位置
Application position

1　2　3　4　5　6　7

---

1. 陈皮对照药材（120969-201109）

2~3. 供试品（批号：140505；150305，企业 A）

4. 供试品（批号：120923，企业 E）

5. 供试品（批号：12101012，企业 B）

6. 供试品（批号：140603，企业 C）

7. 供试品（批号：1209003，企业 D）

Track 1, Citri Reticulatae Pericarpium reference drug (120969-201109);

tracks 2 to 7, different batches of the test samples

供试品溶液 Test Solution	取本品 20 ml，用乙酸乙酯振摇提取 2 次，每次 20 ml，合并乙酸乙酯液，蒸干，残渣加乙醇 1 ml 使溶解。 Extract 20 mL of the mixture by shaking with two 20-mL quantities of ethyl acetate, combine the ethyl acetate extracts, and evaporate to dryness. Dissolve the residue in 1 mL of ethanol.
对照药材溶液 Reference Drug Solution	取陈皮对照药材 1 g，加水 60 ml，煮沸 1 小时，滤过，滤液同供试品溶液制备方法制成对照药材溶液。 Decoct 1 g of Citri Reticulatae Pericarpium reference drug with 60 mL of water for 1 hour, and filter, then prepare a solution with two 20-mL quantities of ethyl acetate in the same method as the test solution preparation.
薄层板 Stationary Phase	高效硅胶预制薄层板（HPTLC-Fertigplatten Nano-DURASIL-20，MN，批号：401280）。 HPTLC silica gel pre-coated plate (HPTLC-Fertigplatten Nano-DURASIL-20, MN, Lot.401280) .
点样 Sample Application	3 μl，条带状点样，条带宽度为 8 mm，条带间距为 18 mm，原点距底边为 10 mm。 Apply separately to the plate at 10 mm from the lower edge, as bands 8 mm, 3 μL of each of the reference drug solution and the test solution, leaving 18 mm between tracks.
展开剂 Mobile Phase	二次展开：（1）乙酸乙酯－甲醇－水（100∶17∶13）；（2）甲苯－乙酸乙酯－甲酸－水（20∶10∶1∶1）的上层溶液，各 15 ml。 (1) Ethyl acetate, methanol and water (100:17:13), 15 mL. (2) The upper layer of a mixture of toluene, ethyl acetate, formic acid and water (20:10:1:1), 15 mL.
展开缸 Developing Chamber	双槽展开缸，20 cm×10 cm。 Twin trough chamber, 20 cm × 10 cm.
展开 Development	展开缸预平衡 15 分钟，先用展开剂（1）上行展开，展距为 3 cm，取出，晾干，再以展开剂（2）上行展开，展距为 8 cm。 Equilibrate the chamber with the mobile phase (1) for 15 minutes, develop vertically for 3 cm. Remove the plate, dry in air, then equilibrate the chamber with the mobile phase (2) for 15 minutes, develop vertically for 8 cm.
显色 Derivatization	喷以三氯化铝试液。 Spray with a solution of aluminum chloride TS.
检视 Detection	置紫外光灯（365 nm）下检视。 Examine under ultraviolet light at 365 nm.

不同薄层板薄层色谱图的比较

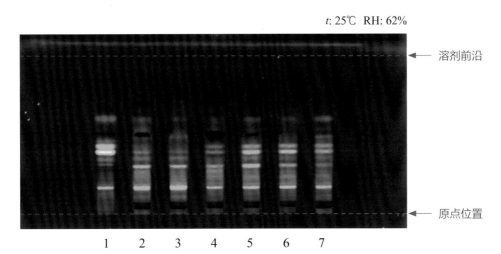

图 1　硅胶预制薄层板（DC-Fertigplatten DURASIL-25，MN　批号：112340）

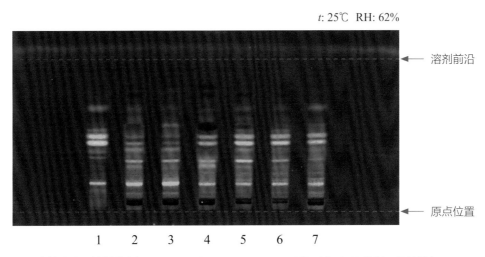

图 2　高效硅胶预制薄层板（HPTLC-Fertigplatten Nano-DURASIL-20，MN　批号：401280）

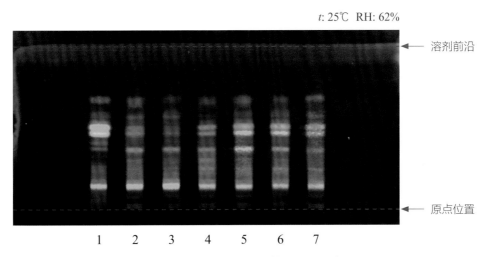

图 3　高效硅胶 G 预制薄层板（烟台市化学工业研究所，批号：150409）

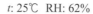

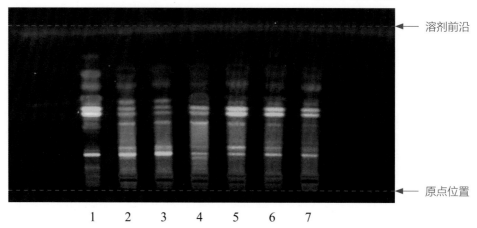

图 4　高效硅胶 G 预制薄层板（青岛海洋化工厂分厂，批号：20150708）

图 1～图 4

1. 陈皮对照药材（120969-201109）

2～3. 供试品（批号：140505；150305，企业 A）

4. 供试品（批号：120923，企业 E）

5. 供试品（批号：12101012，企业 B）

6. 供试品（批号啊：140603，企业 C）

7. 供试品（批号：1209003，企业 D）

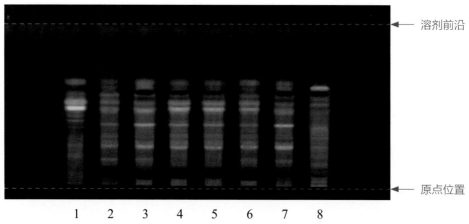

图 5　高效硅胶预制薄层板（HPTLC-Fertigplatten Nano-DURASIL-20，MN 批号：401280）

图 5

1. 陈皮对照药材（120969-201109）

2～3. 供试品（批号：140505；150305，企业 A）

4. 供试品（批号：120923，企业 E）

5. 供试品（批号：12101012，企业 B）

6. 供试品（批号：140603，企业 C）

7. 供试品（批号：1209003，企业 D）

8. 陈皮阴性对照

说明

1. 修改后的〔鉴别〕（1）供试品溶液制备方法与本项鉴别的供试品溶液制备方法基本一致，实验中尝试两个鉴别共用修订后的〔鉴别〕（1）供试品溶液以简化操作，但陈皮阴性对照有干扰（图5）。因此，〔鉴别〕（2）供试品溶液的制备仍采用《中国药典》方法（图1~图4）。

2. 陈皮阴性对照溶液的制备：取陈皮阴性溶液 20 ml，同修订后的〔鉴别〕（1）供试品溶液的制备方法制成陈皮阴性对照溶液。

（广州市药品检验所　毕福钧　吕渭升）

口腔溃疡散
Kouqiang Kuiyang Powder

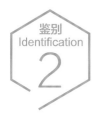

鉴别
Identification
2

青黛
Indigo Naturalis

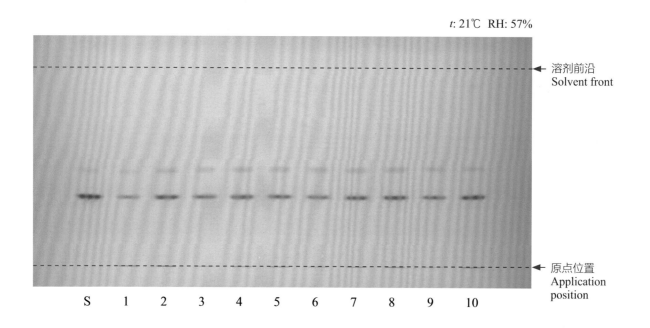

t: 21℃ RH: 57%

溶剂前沿
Solvent front

S 1 2 3 4 5 6 7 8 9 10

原点位置
Application position

S. 靛玉红（110717-200204）和靛蓝（110716-201111）混合对照品

1. 青黛对照药材（121170-200702）

2~4. 供试品（批号：20140327；20150101；20150401，企业 A）

5~7. 供试品（批号：20131101；20140601；20140701，企业 B）

8~10. 供试品（批号：151100001；15100006；4100018，企业 C）

S, indirubin CRS (110717-200204) and indigo CRS (110716-201111) (increasing R_f);

track 1, Indigo Naturalis reference drug (121170-200702);

tracks 2 to 10, different batches of the test samples

供试品溶液 Test Solution	取本品约 40 mg，加三氯甲烷 5 ml 使溶解，滤过，滤液作为供试品溶液。 Dissolve 40 mg of the power in 5 mL of chloroform and filter, use the filtrate as test solution.
对照药材溶液 * Reference Drug Solution*	取青黛对照药材 20 mg，同法制成对照药材溶液。 Prepare a solution of 20 mg of Indigo Naturalis reference drug and 5 mL of chloroform in the same method as the test solution preparation.
对照品溶液 Reference Solution	取靛蓝、靛玉红对照品，加三氯甲烷制成每 1 ml 中各含 1 mg 的混合溶液。 Dissolve indigo CRS and indirubin CRS in chloroform to prepare a mixture containing 1 mg of each per mL.
薄层板 Stationary Phase	高效硅胶 G 预制薄层板（烟台市化学工业研究所，批号：20151127）。 HPTLC silica gel pre-coated plate (Yantai Chemical Industry Research Institute, Lot.20151127).
点样 Sample Application	S：15 µl；1～10：25～30 µl，条带状点样，条带宽度为 8 mm，条带间距为 16 mm，原点距底边为 10 mm。 Apply separately to the plate at 10 mm from the lower edge, as bands 8 mm, 25-30 µL of each of the test solution and the reference drug solution and 15 µL of the reference solution, leaving 16 mm between tracks.
展开剂 * Mobile Phase*	环己烷 - 二氯甲烷 - 无水乙醇（8:5:1），15 ml。 Cyclohexane, dichloromethane and anhydrous ethanol (8:5:1), 15 mL.
展开缸 Developing Chamber	双槽展开缸，20 cm × 10 cm。 Twin trough chamber, 20 cm × 10 cm.
展开 Development	展开缸不需预平衡，直接上行展开，展距为 8 cm。 Develop vertically for 8 cm.
检视 Detection	置可见光下检视。 Examine in white light.
备注 Note	（1）混合对照品色谱中自下而上依次为靛玉红和靛蓝。 （2）展开后应迅速吹干观察，否则靛蓝斑点容易褪色。 (1) The spots in the chromatogram obtained with the reference solution are indirubin and indigo with increasing R_f. (2) Examine immediately after development because the spot of indigo fades quickly.

不同薄层板薄层色谱图的比较

t: 18℃ RH: 57%

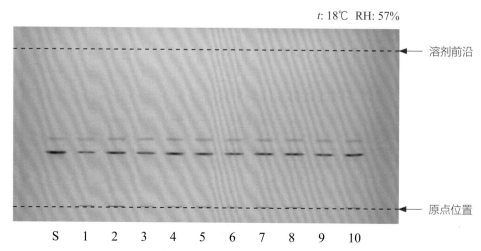

图 1 硅胶预制薄层板（DC-Fertigplatten DURASIL-25，MN 批号：407195）

t: 20℃ RH: 58%

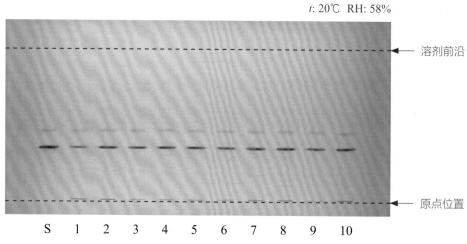

图 2 高效硅胶预制薄层板（HPTLC-Fertigplatten Nano-DURASIL-20，MN 批号：510297）

t: 21℃ RH: 57%

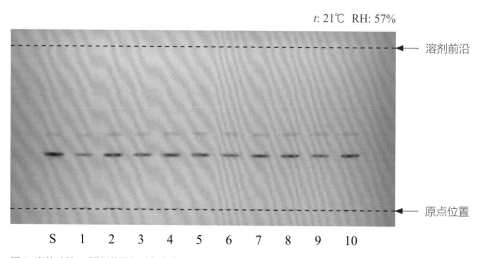

图 3 高效硅胶 G 预制薄层板（烟台市化学工业研究所，批号：20151127）

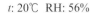

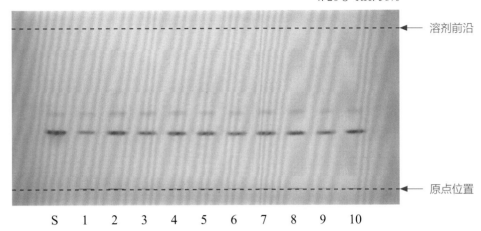

图 4　高效硅胶 G 预制薄层板（青岛海洋化工厂分厂，批号：20150912）

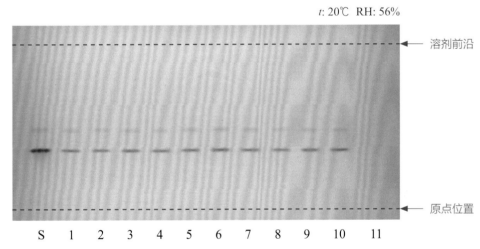

图 5　修改方法专属性考察——高效硅胶 G 预制薄层板（烟台市化学工业研究所，批号：20151127）

图 5

S. 靛蓝（110716-201111）和靛玉红（110717-200204）混合对照品

1. 青黛对照药材（121170-200702）

2～4. 供试品（批号：20140327；20150101；20150401，企业 A）

5～7. 供试品（批号：20131101；20140601；20140701，企业 B）

8～10. 供试品（批号：151100001；15100006；4100018，企业 C）

11. 青黛阴性对照

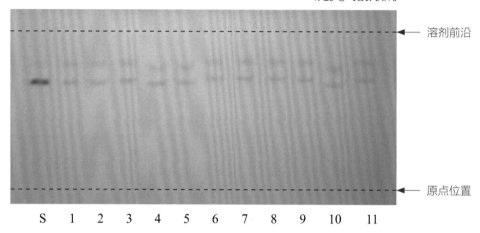

t: 23℃　RH: 58%

←　溶剂前沿

←　原点位置

S　1　2　3　4　5　6　7　8　9　10　11

图 6《中国药典》方法——硅胶预制薄层板（DC-Fertigplatten DURASIL-25，MN　批号：407195）

图 1~图 4 和图 6

S. 靛蓝（110716-201111）和靛玉红（110717-200204）混合对照品

1. 青黛对照药材（121170-200702）

2~4. 供试品（批号：20140327；20150101；20150401，企业 A）

5~7. 供试品（批号：20131101；20140601；20140701，企业 B）

8~11. 供试品（批号：151100001；15100006；4100018；4100021，企业 C）

说明

1.《中国药典》本项鉴别展开剂为三氯甲烷 - 乙醇（9:1），采用该展开剂展开，薄层色谱显示靛蓝和靛玉红斑点 R_f 值偏高且斑点变形，减少点样量也无法消除（图 6）。实验中考察了 MN 普通板、MN 高效板、烟台高效板及青岛高效板四种薄层板，结果均不理想，故将展开系统修改为环己烷 - 二氯甲烷 - 无水乙醇（8:5:1），修改后靛蓝和靛玉红斑点 R_f 值适中，斑点清晰、不弯曲变形（图 1~图 4），青黛阴性对照无干扰（图 5）。

2. 青黛阴性对照溶液制备：取青黛阴性样品适量（相当于样品 40 mg 量），加三氯甲烷 5 ml 使溶解，同供试品溶液制备方法制成青黛阴性对照溶液。

3. *《中国药典》本项鉴别以靛蓝和靛玉红对照品为对照，本实验增加了青黛对照药材对照。对照药材溶液参照供试品溶液制备方法制备。

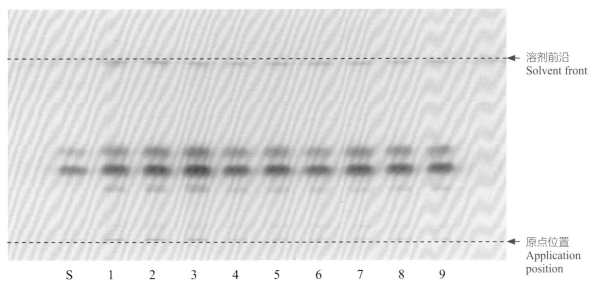

冰片
Borneolum Syntheticum

t: 22℃ RH: 56%

溶剂前沿
Solvent front

原点位置
Application
position

S   1   2   3   4   5   6   7   8   9

S. 冰片对照品（110743-200905）

1～3. 供试品（批号：20140327；20150101；20150401，企业A）

4～6. 供试品（批号：20131101；20140601；20140701，企业B）

7～9. 供试品（批号：151100001；15100006；4100018，企业C）

S, (±)borneol and (±)isoborneol CRS
(110743-200905);

tracks 1 to 9, different batches of the test
samples

供试品溶液 Test Solution	取本品0.5 g，加乙醚10 ml，振摇，滤过，滤液挥干，残渣加乙醇1 ml使溶解。 To 0.5 g of the powder, add 10 mL of ether, shake and filter. Evaporate the filtrate to dryness and dissolve the residue in 1 mL of ethanol.
对照品溶液 Reference Solution	取冰片对照品，加乙醇制成每1 ml含1 mg的溶液。 Dissolve (±) borneol and (±) isoborneol CRS in ethanol to prepare a solution containing 1 mg per mL.
薄层板 Stationary Phase	高效硅胶G预制薄层板（烟台市化学工业研究所，批号：20151127）。 HPTLC silica gel pre-coated plate (Yantai Chemical Industry Research Institute, Lot.20151127).
点样 Sample Application	S：15 μl；1～9：2 μl，条带状点样，条带宽度为8 mm，条带间距为16 mm，原点距底边为10 mm。 Apply separately to the plate at 10 mm from the lower edge, as bands 8 mm, 2 μL of the test solution and 15 μL of the reference solution, leaving 16 mm between tracks.
展开剂 Mobile Phase	环己烷－乙酸乙酯（17:3），15 ml。 Cyclohexane and ethyl acetate (17:3), 15 mL.
展开缸 Developing Chamber	双槽展开缸，20 cm×10 cm。 Twin trough chamber, 20 cm×10 cm.
展开 Development	展开缸不需预平衡，直接上行展开，展距为8 cm。 Develop vertically for 8 cm.
显色 Derivatization	喷以5%香草醛硫酸溶液，在105℃加热至斑点显色清晰。 Spray with a 5% solution of vanillin in sulfuric acid, and heat at 105℃ until the spots become distinct.
检视 Detection	置可见光下检视。 Examine in white light.
备注 Note	冰片两个斑点中上面的点不易显色，显色前可将薄层板加热至130℃左右，趁热喷显色剂，再置105℃加热，斑点可显色清晰。 It is suggested to spray the 5% solution of vanillin in sulfuric acid to a warm plate for easy to get the distinct spots in the chromatogram.

不同薄层板薄层色谱图的比较

t: 22℃　RH: 57%

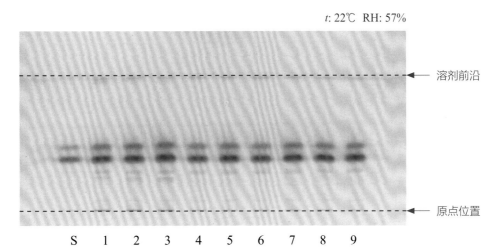

溶剂前沿

原点位置

S　1　2　3　4　5　6　7　8　9

图 1　硅胶预制薄层板（DC-Fertigplatten DURASIL-25，MN　批号：407195）

t: 22℃　RH: 57%

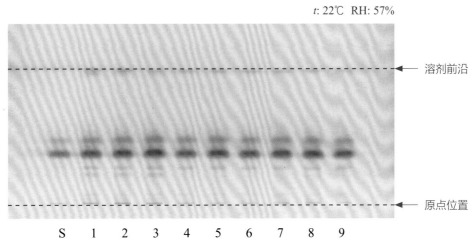

溶剂前沿

原点位置

S　1　2　3　4　5　6　7　8　9

图 2　高效硅胶预制薄层板（HPTLC-Fertigplatten Nano-DURASIL-20，MN　批号：510297）

t: 22℃　RH: 56%

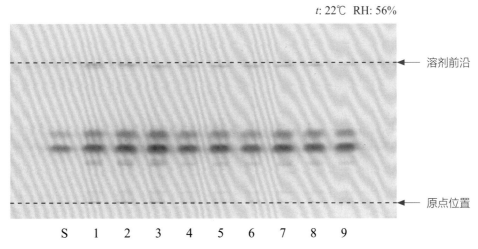

溶剂前沿

原点位置

S　1　2　3　4　5　6　7　8　9

图 3　高效硅胶 G 预制薄层板（烟台市化学工业研究所，批号：20151127）

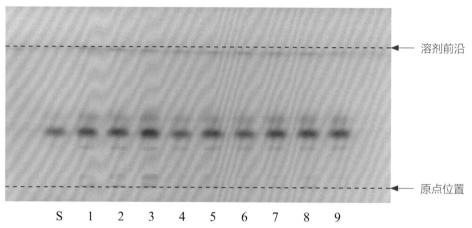

図4 高效硅胶 G 预制薄层板（青岛海洋化工厂分厂，批号：20150912）

S. 冰片对照品（110743-200905）

1~3. 供试品（批号：20140327；20150101；20150401，企业 A）

4~6. 供试品（批号：20131101；20140601；20140701，企业 B）

7~9. 供试品（批号：151100001；15100006；4100018，企业 C）

（广州市药品检验所　王秀芹　严家浪）

连花清瘟胶囊

Lianhuaqingwen Capsules

鉴别
Identification
1

金银花
Lonicerae Japonicae Flos

t: 25℃ RH: 65%

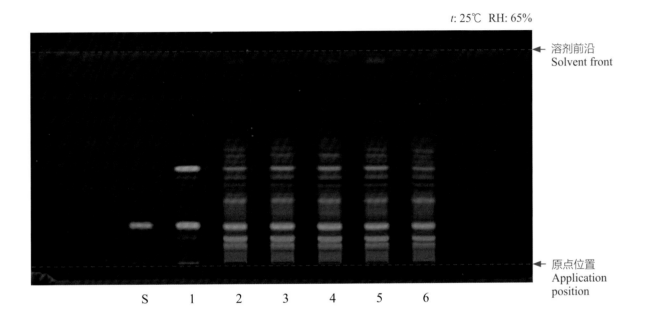

溶剂前沿
Solvent front

原点位置
Application
position

S   1   2   3   4   5   6

S. 绿原酸对照品（110753-201415）

1. 金银花对照药材（121060-201107）

2~6. 供试品（批号：A1410003；A11412008；A1501023；A1501024；A1409026）

S, chlorogenic acid CRS (110753-201415);

track 1, Lonicerae Japonicae Flos reference drug (121060-201107);

tracks 2 to 6, different batches of the test samples

供试品溶液 Test Solution	取本品内容物 2 g，加甲醇 10 ml，超声处理 10 分钟，滤过，滤液蒸干，残渣加水 10 ml 溶解，用乙醚振摇提取 2 次，每次 10 ml，再用水饱和的正丁醇 10 ml 振摇提取，正丁醇液蒸干，残渣加甲醇 1 ml 使溶解。 Ultrasonicate 2 g of content of the capsules with 10 mL of methanol for 10 minutes, and filter. Evaporate the filtrate to dryness, dissolve the residue in 10 mL of water, extract with two 10-mL quantities of ether, and discard the ether extracts. Extract again with 10 mL of *n*-butanol saturated with water, evaporate the extract to dryness, and dissolve the residue in 1 mL of methanol.
对照药材溶液 Reference Drug Solution	取金银花对照药材 0.5 g，加甲醇 8 ml，超声处理 10 分钟，滤过，滤液作为对照药材溶液。 To 0.5 g of Lonicerae Japonicae Flos reference drug, add 8 mL of methanol, ultrasonicate for 10 minutes, filter, use the filtrate as the reference drug solution.
对照品溶液 Reference Solution	取绿原酸对照品，加甲醇制成每 1 ml 含 1 mg 的溶液。 Dissolve chlorogenic acid CRS in methanol to prepare a solution containing 1 mg per mL.
薄层板 Stationary Phase	高效硅胶预制薄层板（HPTLC-Fertigplatten Nano-DURASIL-20，MN，批号：401280）。 HPTLC silica gel pre-coated plate (HPTLC-Fertigplatten Nano-DURASIL-20, MN, Lot.401280) .
点样 Sample Application	对照品与对照药材溶液各 2 μl，供试品溶液 6 μl，条带状点样，条带宽度为 8 mm，条带间距为 17 mm，原点距底边为 10 mm。 Apply separately to the plate at 10 mm from the lower edge, as bands 8 mm, 2 μL of each of the reference solution and the reference drug solution, 6 μL of the test solution, leaving 17 mm between tracks.
展开剂 Mobile Phase	乙酸丁酯－甲酸－水（14:5:5）的上层溶液，15 ml。 The upper layer of a mixture of butyl acetate, formic acid and water (14:5:5), 15 mL.
展开缸 Developing Chamber	双槽展开缸，20 cm×10 cm。 Twin trough chamber, 20 cm × 10 cm.
展开 Development	展开缸预平衡 15 分钟，上行展开，展距为 8 cm。 Equilibrate the chamber with the mobile phase for 15 minutes, develop vertically for 8 cm.
检视 Detection	置紫外光灯（365 nm）下检视。 Examine under ultraviolet light at 365 nm.

不同薄层板薄层色谱图的比较

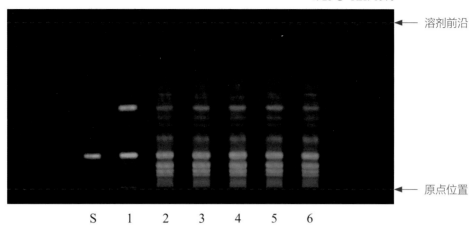

图 1 硅胶预制薄层板（DC-Fertigplatten DURASIL-25，MN 批号：112340）

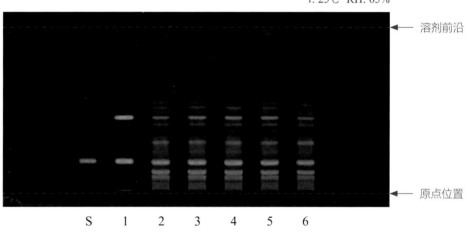

图 2 高效硅胶预制薄层板（HPTLC-Fertigplatten Nano-DURASIL-20，MN 批号：401280）

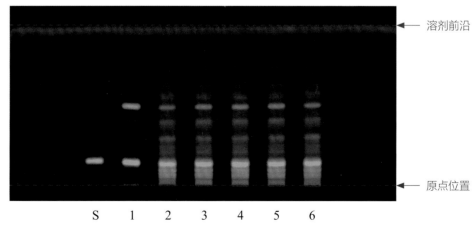

图 3 高效硅胶 G 预制薄层板（烟台市化学工业研究所，批号：150829）

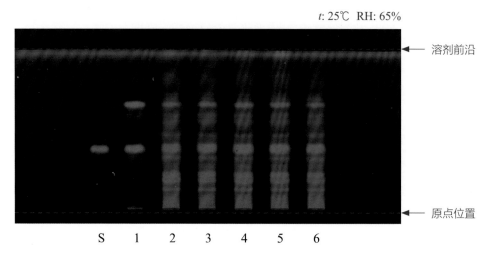

t: 25℃ RH: 65%

→ 溶剂前沿

→ 原点位置

S　1　2　3　4　5　6

图 4　高效硅胶 G 预制薄层板（青岛海洋化工厂分厂，批号：20150912）

S.　绿原酸（110753-201415）

1.　金银花对照药材（121060-201107）

2～6.　供试品（批号：A1410003；A11412008；A1501023；A1501024；A1409026）

甘草
Glycyrrhizae Radix et Rhizoma

t: 25℃ RH: 65%

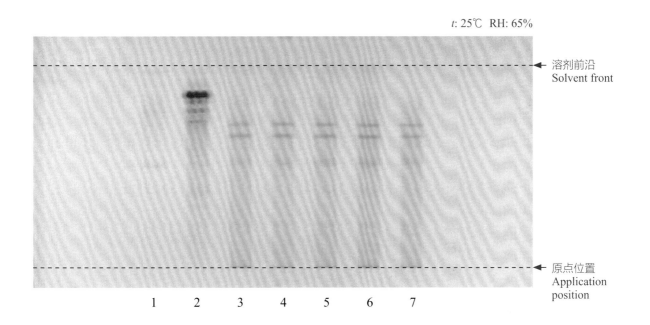

溶剂前沿
Solvent front

原点位置
Application position

1　2　3　4　5　6　7

---

1. 甘草 (甘草) 对照药材 (120904-201318)
2. 甘草 (胀果甘草) 对照药材 (121303-201003)
3~7. 供试品 (批号: A1410003; A11412008; A1501023; A1501024; A1409026)

Track 1, Glycyrrhizae Radix et Rhizoma (*Glycyrrhiza uralensis*) reference drug (120904-201318);

track 2, Glycyrrhizae Radix et Rhizoma (*Glycyrrhiza inflata*) reference drug (121303-201003);

tracks 3 to 7, different batches of the test samples

供试品溶液 Test Solution	取〔鉴别〕（1）项下的供试品溶液。 The same test solution obtained under *Identification* (1).
对照药材溶液 Reference Drug Solution	取甘草对照药材 1 g，加甲醇 8 ml，超声处理 10 分钟，滤过，滤液作为对照药材溶液。 Ultrasonicate 1 g of Glycyrrhizae Radix et Rhizoma reference drug with 8 mL of methanol for 10 minutes, filter, and use the filtrate as the reference drug solution.
薄层板 Stationary Phase	硅胶预制薄层板（DC-Fertigplatten DURASIL-25，MN，批号：112340）。 TLC silica gel pre-coated plate (DC-Fertigplatten DURASIL-25, MN, Lot.112340) .
点样 Sample Application	对照药材溶液 1 μl，供试品溶液 5 μl，条带状点样，条带宽度为 8 mm，条带间距为 18 mm，原点距底边为 10 mm。 Apply separately to the plate at 10 mm from the lower edge, as bands 8 mm, 1 μL of the reference drug solution and 5 μL of each of the test solution, leaving 18 mm between tracks.
展开剂 Mobile Phase	三氯甲烷－甲醇－水（13∶6∶2）10℃以下放置的下层液，15 ml。 The lower layer of a mixture of chloroform, methanol and water (13:6:2),stood below 10℃, 15 mL.
展开缸 Developing Chamber	双槽展开缸，20 cm×10 cm。 Twin trough chamber, 20 cm × 10 cm.
展开 Development	展开缸预平衡 15 分钟，上行展开，展距为 8 cm。 Equilibrate the chamber with the mobile phase for 15 minutes, develop vertically for 8 cm.
显色 Derivatization	喷以 10% 硫酸乙醇溶液，在 105℃加热至斑点显色清晰。 Spray with a 10% solution of sulfuric acid in ethanol, and heat at 105℃until the spots become distinct.
检视 Detection	置可见光下检视。 Examine in white light.

不同薄层板薄层色谱图的比较

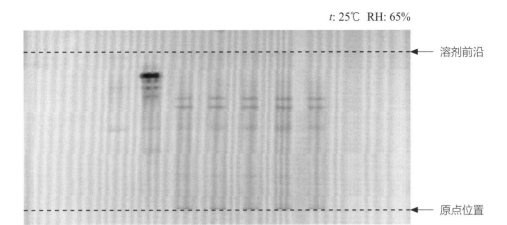

图 1 硅胶预制薄层板（DC-Fertigplatten DURASIL-25，MN 批号：112340）

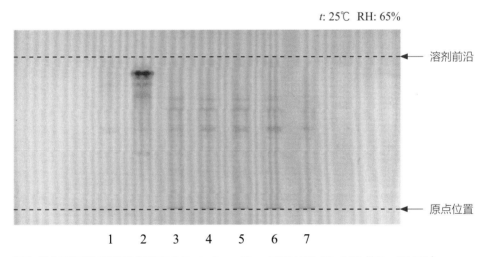

图 2 高效硅胶预制薄层板（HPTLC-Fertigplatten Nano-DURASIL-20，MN 批号：401280）

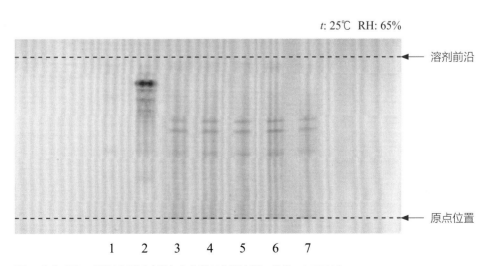

图 3 高效硅胶 G 预制薄层板（烟台市化学工业研究所，批号：150829）

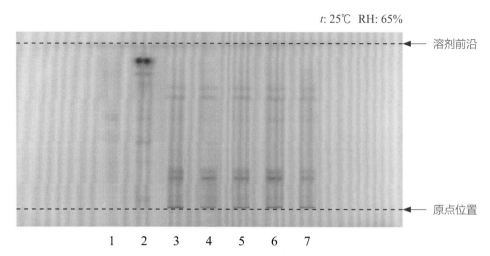

t: 25℃ RH: 65%

溶剂前沿

原点位置

1　2　3　4　5　6　7

图 4　高效硅胶 G 预制薄层板（青岛海洋化工厂分厂，批号：2050912）

---

1. 甘草（甘草）对照药材（120904-201318）
2. 甘草（胀果甘草）对照药材（121303-201003）

3~7. 供试品（批号：A1410003；A11412008；A1501023；A1501024；A1409026）

大黄、鱼腥草
Rhei Radix et Rhizoma & Houttuyniae Herba

t: 25℃ RH: 65%

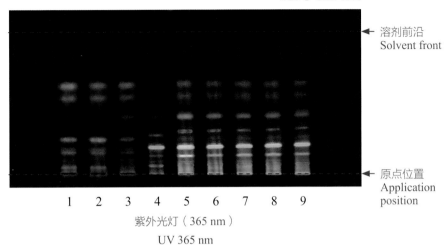

溶剂前沿
Solvent front

原点位置
Application
position

1 2 3 4 5 6 7 8 9

紫外光灯（365 nm）
UV 365 nm

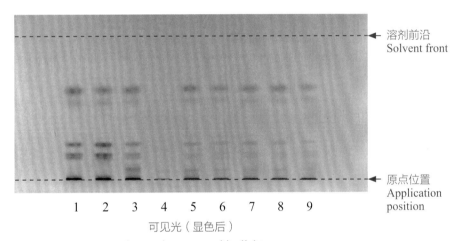

溶剂前沿
Solvent front

原点位置
Application
position

1 2 3 4 5 6 7 8 9

可见光（显色后）
Ammonia vapour, white light

1. 大黄（药用大黄）对照药材（120984-201202）
2. 大黄（唐古特大黄）对照药材（120902-201010）
3. 大黄（掌叶大黄）对照药材（121249-201304）
4. 鱼腥草对照药材（121046-201105）
5~9. 供试品（批号：A1410003；A11412008；A1501023；A1501024；A1409026）

Track 1, Rhei Radix et Rhizoma (*Rheum officinale*) reference drug (120984-201202);

track 2, Rhei Radix et Rhizoma (*Rheum tanguticum*) reference drug (120902-201010);

track 3, Rhei Radix et Rhizoma (*Rheum palmatum*) reference drug (121249-201304);

track 4, Houttuyniae Herba reference drug (121046-201105);

tracks 5 to 9, different batches of the test samples

供试品溶液 Test Solution	取本品内容物 3 g，加乙醇 10 ml，超声处理 10 分钟，静置，上清液作为供试品溶液。 Ultrasonicate 3 g of content of the capsules with 10 mL of ethanol for 10 minutes, filter, and use the filtrate.
对照药材溶液 Reference Drug Solutions	取大黄对照药材 0.5 g，加甲醇 3 ml，同法制成对照药材溶液。再取鱼腥草对照药材 0.5 g，加甲醇 5 ml，超声处理 20 分钟，滤过，滤液作为对照药材溶液。 Prepare a solution of 0.5 g of Rhei Radix et Rhizoma reference drug and 3 mL of methanol in the same method as the test solution preparation. Ultrasonicate 0.5 g of Houttuyniae Herba reference drug with 5 mL of methanol for 20 minutes, filter, and use the filtrate as the reference drug solution.
薄层板 Stationary Phase	高效硅胶预制薄层板（HPTLC-Fertigplatten Nano-SIL-20，MN，批号：409251）。 HPTLC silica gel pre-coated plate (HPTLC-Fertigplatten Nano-SIL-20, MN, Lot.409251).
点样 Sample Application	对照药材溶液各 5 μl，供试品溶液 10 μl，条带状点样，条带宽度为 8 mm，条带间距为 17 mm，原点距底边为 10 mm。 Apply separately to the plate at 10 mm from the lower edge, as bands 8 mm, 5 μL of each of the reference drug solution and 10 μL of each of the test solution, leaving 17 mm between tracks.
展开剂 Mobile Phase	环己烷 - 乙酸乙酯 - 甲酸（4∶1∶0.1），15 ml。 Cyclohexane, ethyl acetate and formic acid (4:1:0.1), 15 mL.
展开缸 Developing Chamber	双槽展开缸，20 cm×10 cm。 Twin trough chamber, 20 cm × 10 cm.
展开 Development	展开缸预平衡 15 分钟，上行展开，展距为 8 cm。 Equilibrate the chamber with the mobile phase for 15 minutes, develop vertically for 8 cm.
显色与检视 * Derivatization &Detection*	紫外光灯（365 nm）下检视后，置氨蒸气中熏至斑点变为红色，置可见光下检视。 Examine under ultraviolet light at 365 nm, then expose to ammonia vapour until the spots turn into red, and examine in white light.

不同薄层板薄层色谱图的比较

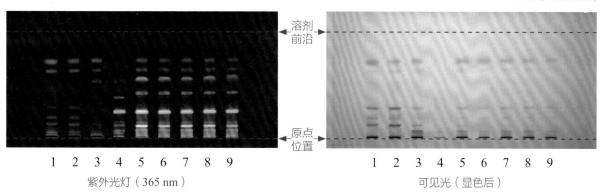

图 1 硅胶预制薄层板（DC-Fertigplatten DURASIL-25，MN 批号：112340）

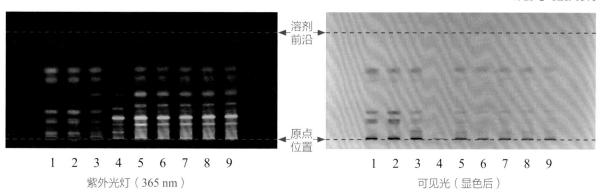

图 2 高效硅胶预制薄层板（HPTLC-Fertigplatten Nano-SIL-20，MN 批号：409251）

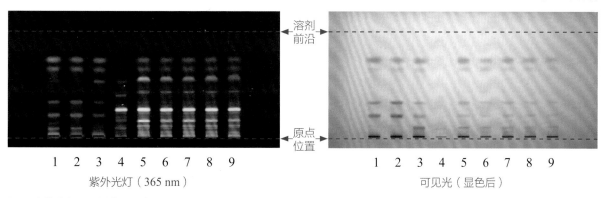

图 3 高效硅胶 G 预制薄层板（烟台市化学工业研究所，批号：150829）

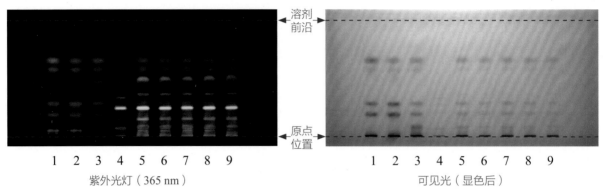

t: 25℃ RH: 65%

溶剂
前沿

原点
位置

1 2 3 4 5 6 7 8 9	1 2 3 4 5 6 7 8 9
紫外光灯（365 nm）	可见光（显色后）

图 4　高效硅胶 G 预制薄层板（青岛海洋化工厂分厂，批号：20150708）

1. 大黄（药用大黄）对照药材（120984-201202）

2. 大黄（唐古特大黄）对照药材（120902-201010）

3. 大黄（掌叶大黄）对照药材（121249-201304）

4. 鱼腥草对照药材（121046-201105）

5~9. 供 试 品（批 号：A1410003；A11412008；A1501023；A1501024；A1409026）

说明

*《中国药典》本项鉴别规定在紫外光灯（365 nm）下检视，供试品色谱中至少显两个与大黄对照药材色谱相应的橙黄色荧光斑点。实验中发现供试品色谱中与大黄对照药材色谱相应的橙黄色荧光斑点容易受到与鱼腥草对照药材相应的红色斑点的干扰，影响其检出。增加氨熏后置可见光下检视，与大黄对照药材色谱相应的特征斑点较为清晰。

麻黄
Ephedrae Herba

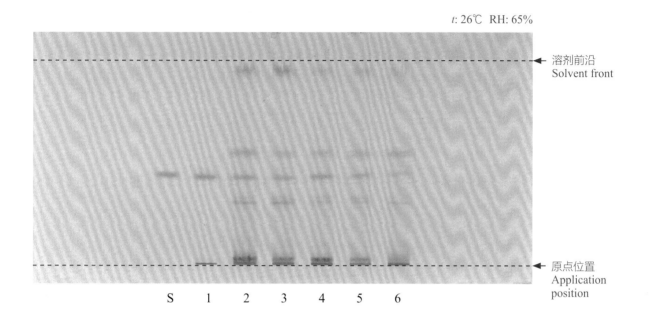

t: 26℃ RH: 65%

溶剂前沿
Solvent front

原点位置
Application position

S　1　2　3　4　5　6

S. 盐酸麻黄碱对照品（171241-201007）
1. 麻黄（草麻黄）对照药材（121051-201005）
2～6. 供试品（批号：A1410003；A11412008；A1501023；A1501024；A1409026）

S, ephedrine hydrochloride CRS (171241-201007);
track 1, Ephedrae Herba (*Ephedra sinica*) reference drug (121051-201005);
tracks 2 to 6, different batches of the test samples

供试品溶液 Test Solution	取〔鉴别〕（3）项下的供试品溶液。 The same test solution obtained under *Identification* (3).
对照药材溶液 * Reference Drug Solution*	取麻黄对照药材 1 g，加甲醇 5 ml，超声处理 20 分钟，滤过，滤液作为对照药材溶液。 To 1 g of Ephedrae Herba reference drug, add 5 mL of methanol, ultrasonicate for 20 minutes, filter, use the filtrate as reference drug solution.
对照品溶液 Reference Solution	取盐酸麻黄碱对照品，加甲醇制成每 1 ml 含 1 mg 的溶液。 Dissolve ephedrine hydrochloride CRS in methanol to prepare a solution containing 1 mg per mL.
薄层板 Stationary Phase	高效硅胶预制薄层板（HPTLC-Fertigplatten Nano-SIL-20，MN，批号：409251）。 HPTLC silica gel pre-coated plate (HPTLC-Fertigplatten Nano-SIL-20, MN, Lot.409251).
点样 Sample Application	对照品与对照药材溶液各 2 μl，供试品溶液 20 μl，条带状点样，条带宽度为 8 mm，条带间距为 15 mm，原点距底边为 10 mm。 Apply separately to the plate at 10 mm from the lower edge, as bands 8 mm, 2 μL of each of the reference solution and the reference drug solution, 20 μL of the test solution, leaving 15 mm between tracks.
展开剂 Mobile Phase	三氯甲烷 – 甲醇 – 浓氨试液（20∶4∶0.5），15 ml。 Chloroform, methanol and concentrated ammonia TS (20:4:0.5), 15 mL.
展开缸 Developing Chamber	双槽展开缸，20 cm×10 cm。 Twin trough chamber, 20 cm×10 cm.
展开 Development	展开缸预平衡 15 分钟，上行展开，展距为 8 cm。 Equilibrate the chamber with the mobile phase for 15 minutes, develop vertically for 8 cm.
显色 Derivatization	喷以茚三酮试液，在 105℃加热至斑点显色清晰。 Spray with ninhydrin TS, and heat at 105℃ until the spots become distinct.
检视 Detection	置可见光下检视。 Examine in white light.

不同薄层板薄层色谱图的比较

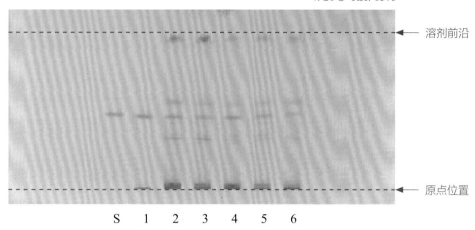

t: 26℃ RH: 65%

溶剂前沿

原点位置

S 1 2 3 4 5 6

图 1 硅胶预制薄层板（DC-Fertigplatten SIL G-25，MN 批号：304115）

t: 26℃ RH: 65%

溶剂前沿

原点位置

S 1 2 3 4 5 6

图 2 高效硅胶预制薄层板（HPTLC-Fertigplatten Nano-SIL-20，MN 批号：409251）

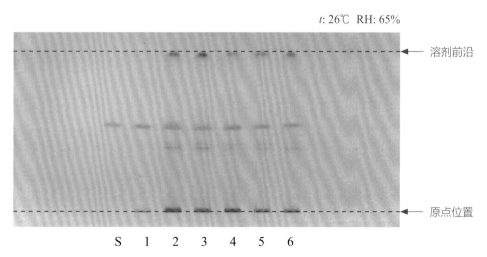

t: 26℃ RH: 65%

溶剂前沿

原点位置

S 1 2 3 4 5 6

图 3 高效硅胶 G 预制薄层板（烟台市化学工业研究所，批号：150829）

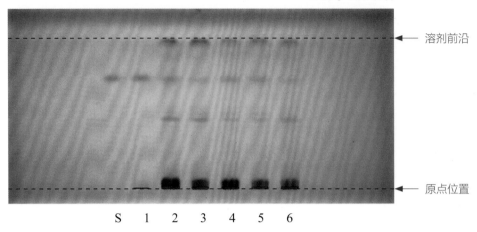

t: 26℃ RH: 65%

溶剂前沿

原点位置

S 1 2 3 4 5 6

图 4 高效硅胶 G 预制薄层板（青岛海洋化工厂分厂，批号：20150912）

S. 盐酸麻黄碱对照品（171241-201007）

1. 麻黄（草麻黄）对照药材（121051-201005）

2~6. 供试品（批号：A1410003；A11412008；A1501023；A1501024；A1409026）

说明

*《中国药典》本项鉴别以盐酸麻黄碱对照品为对照，本实验增加麻黄对照药材对照。对照药材溶液参照供试品溶液制备方法制备。

薄荷脑
l-Menthol

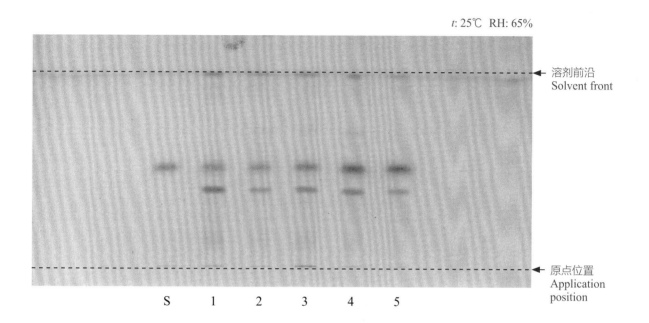

t: 25℃ RH: 65%

→ 溶剂前沿
Solvent front

→ 原点位置
Application position

S   1   2   3   4   5

S. 薄荷脑对照品（110728-200506）

1～5. 供试品（批号：A1410003；A11412008；A1501023；A1501024；A1409026）

S, menthol CRS (110728-200506);

tracks 1 to 5, different batches of the test samples

供试品溶液 Test Solution	取本品内容物 1.5 g，加石油醚（60～90℃）5 ml，振摇 2 分钟，滤过，滤液作为供试品溶液。 To 1.5 g of content of the capsules, add 5 mL of petroleum ether (60-90℃), shake for two minutes, filter, and use the filtrate.
对照品溶液 Reference Solution	取薄荷脑对照品，加甲醇制成每 1 ml 含 0.5 mg 的溶液。 Dissolve menthol CRS in methanol to prepare a solution containing 0.5 mg per mL.
薄层板 Stationary Phase	硅胶预制薄层板（DC-Fertigplatten DURASIL-25，MN，批号：112340）。 TLC silica gel pre-coated plate (DC-Fertigplatten DURASIL-25, MN, Lot.112340) .
点样 Sample Application	对照品溶液 4 μl，供试品溶液 1 μl，条带状点样，条带宽度为 8 mm，条带间距为 17 mm，原点距底边为 10 mm。 Apply separately to the plate at 10 mm from the lower edge, as bands 8 mm, 4 μL of the reference solution and 1 μL of each of the test solution, leaving 17 mm between tracks.
展开剂 Mobile Phase	环己烷 – 乙酸乙酯 – 甲酸（4：1：0.1），15 ml。 Cyclohexane, ethyl acetate and formic acid (4:1:0.1), 15 mL.
展开缸 Developing Chamber	双槽展开缸，20 cm×10 cm。 Twin trough chamber, 20 cm×10 cm.
展开 Development	展开缸预平衡 15 分钟，上行展开，展距为 8 cm。 Equilibrate the chamber with the mobile phase for 15 minutes, develop vertically for 8 cm.
显色 Derivatization	喷以 2% 香草醛硫酸溶液，在 105℃加热至斑点显色清晰。 Spray with a 2% solution of vanillin in sulfuric acid, and heat at 105℃ until the spots become distinct.
检视 Detection	置可见光下检视。 Examine in white light.

不同薄层板薄层色谱图的比较

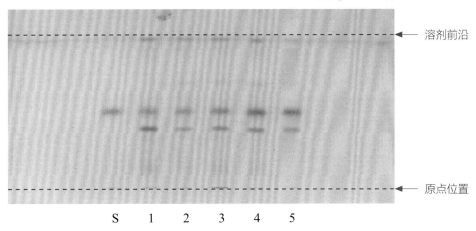

图 1 硅胶预制薄层板（DC-Fertigplatten DURASIL-25，MN 批号：112340）

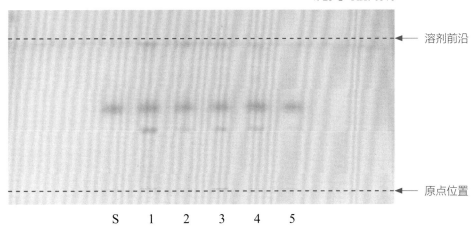

图 2 高效硅胶预制薄层板（HPTLC-Fertigplatten Nano-DURASIL-20，MN 批号：401280）

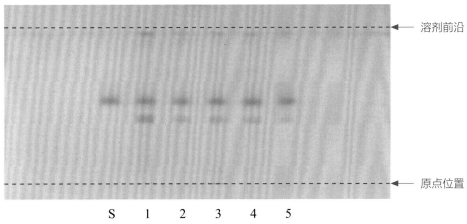

图 3 高效硅胶 G 预制薄层板（烟台市化学工业研究所，批号：150829）

t: 25℃ RH: 65%

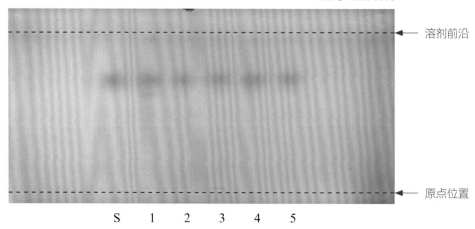

图4 高效硅胶 G 预制薄层板（青岛海洋化工厂分厂，批号：20150912）

S. 薄荷脑对照品（110728-200506）

1～5. 供试品（批号：A1410003；A11412008；A1501023；A1501024；A1409026）

（广州市药品检验所　毕福钧　吕渭升）

六味地黄丸

Liuwei Dihuang Pills

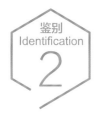

鉴别
Identification
2

酒萸肉
Corni Fructus

t: 25℃　RH: 60%

溶剂前沿
Solvent front

原点位置
Application
position

S　1　2　3　4　5　6　7　8　9　10

S. 莫诺苷（111998-201501）和马钱苷（111640-201606）混合对照品

1. 山茱萸对照药材（121495-201303）

2. 供试品（批号：L3A002，水蜜丸，企业 A）

3. 供试品（批号：1612012，水蜜丸，企业 B）

4. 供试品（批号：11100029，水蜜丸，企业 C）

5～6. 供试品（批号：14030968；15031773，水蜜丸，企业 D）

7. 供试品（批号：FL1001，水蜜丸，企业 E）

8. 供试品（批号：120002，大蜜丸，企业 F）

9. 供试品（批号：15011620，大蜜丸，企业 D）

10. 供试品（批号：201509009，小蜜丸，企业 G）

S, loganin CRS (111640-201606) and morroniside CRS (111998-201501) (increasing R_f);

track 1, Corni Fructus reference drug (121495-201303);

tracks 2 to 10, different batches of the test samples

供试品溶液 Test Solution	取本品水丸3g、水蜜丸4g，研细；或取小蜜丸或大蜜丸6g，剪碎。加甲醇25ml，超声处理30分钟，滤过，滤液蒸干，残渣加水20ml使溶解，用正丁醇－乙酸乙酯（1:1）混合溶液振摇提取2次，每次20ml，合并提取液，用氨溶液（1→10）20ml洗涤，弃去氨液，正丁醇液蒸干，残渣加甲醇1ml使溶解。 Pulverize 3 g of watered pills or 4 g of water-honeyed pills, or cut 6 g of small honeyed pills or big honeyed pills into pieces. Add 25 mL of methanol, ultrasonicate for 30 minutes, and filter. Evaporate the filtrate to dryness, dissolve the residue in 20 mL of water, extract with two 20-mL quantities of a mixture of *n*-butanol and ethyl acetate (1:1). Combine the extracts, wash with 20 mL of ammonia solution (1 → 10), discard the ammonia solution. Evaporate the *n*-butanol extract to dryness, and dissolve the residue in 1 mL of methanol.
对照药材溶液 * Reference Drug Solution*	取山茱萸对照药材1g，加甲醇25ml，同法制成对照药材溶液。 Prepare a solution of 1 g of Corni Fructus reference drug and 25 mL of methanol in the same method as the test solution preparation.
对照品溶液 Reference Solution	取莫诺苷对照品、马钱苷对照品，加甲醇制成每1ml各含2mg的混合溶液。 Dissolve morroniside CRS and loganin CRS in methanol to prepare a mixture containing 2 mg of each per mL.
薄层板 Stationary Phase	硅胶预制薄层板（DC-Fertigplatten DURASIL-25，MN 批号：505133）。 TLC silica gel pre-coated plate (DC-Fertigplatten DURASIL-25, MN, Lot. 505133).
点样 Sample Application	S：3µl；1~10：5µl，条带状点样，条带宽度为8mm，条带间距为16mm，原点距底边为10mm。 Apply separately to the plate at 10 mm from the lower edge, as bands 8 mm, 3 µL of the reference solution and 5 µL of each of the reference drug solution and the test solution, leaving 16 mm between tracks.
展开剂 Mobile Phase	三氯甲烷－甲醇（3:1），15ml。 Chloroform and methanol (3:1), 15 mL.
展开缸 Developing Chamber	双槽展开缸，20 cm×10 cm。 Twin trough chamber, 20 cm × 10 cm.
展开 Development	展开缸不需预平衡，直接上行展开，展距为8 cm。 Develop vertically for 8 cm.
显色 Derivatization	喷10%硫酸乙醇溶液，在105℃加热至斑点显色清晰。 Spray with a 10% solution of sulfuric acid in ethanol, and heat at 105℃ until the spots become distinct.
检视 Detection	置紫外光灯（365 nm）下检视。 Examine under ultraviolet light at 365 nm.
备注 Note	混合对照品色谱中自下而上依次为马钱苷和莫诺苷。 The spots in the chromatogram obtained with the reference solution are loganin and morroniside with increasing R_f.

不同薄层板薄层色谱图的比较

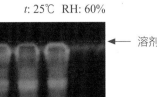

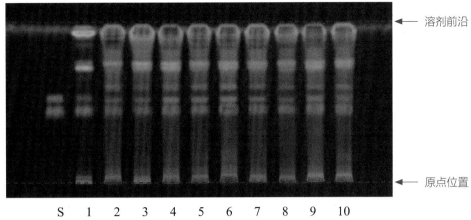

图 1 硅胶预制薄层板（DC-Fertigplatten DURASIL-25，MN 批号：505133）

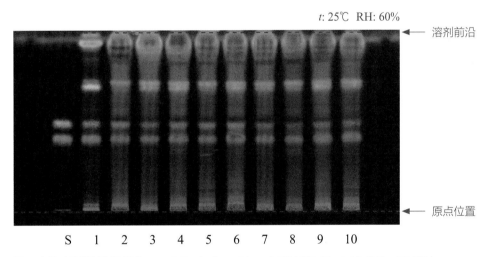

图 2 高效硅胶预制薄层板（HPTLC-Fertigplatten Nano-DURASIL-20，MN 批号：503083）

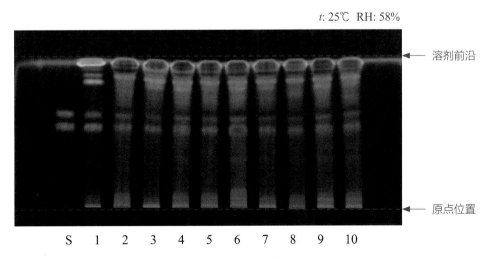

图 3 高效硅胶 G 预制薄层板（烟台市化学工业研究所，批号：20160519）

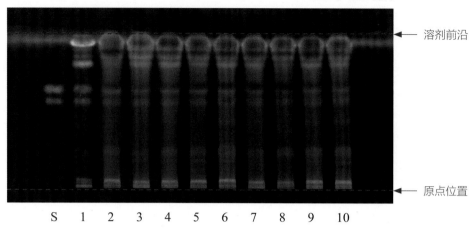

t: 25℃ RH: 58%

溶剂前沿

原点位置

S 1 2 3 4 5 6 7 8 9 10

图 4 高效硅胶 G 预制薄层板（青岛海洋化工厂分厂，批号：20160312）

S. 莫诺苷（111998-201501）和马钱苷（111640-201606）混合对照品

1. 山茱萸对照药材（121495-201303）

2. 供试品（批号：L3A002，水蜜丸，企业 A）

3. 供试品（批号：1612012，水蜜丸，企业 B）

4. 供试品（批号：11100029，水蜜丸，企业 C）

5~6. 供试品（批号：14030968；15031773，水蜜丸，企业 D）

7. 供试品（批号：FL1001，水蜜丸，企业 E）

8. 供试品（批号：120002，大蜜丸，企业 F）

9. 供试品（批号：15011620，大蜜丸，企业 D）

10. 供试品（批号：201509009，小蜜丸，企业 G）

说明

*《中国药典》本项鉴别以莫诺苷和马钱苷对照品为对照，本实验增加山茱萸对照药材对照。对照药材溶液参照供试品溶液制备方法制备。

牡丹皮
Moutan Cortex

t: 24℃ RH: 55%

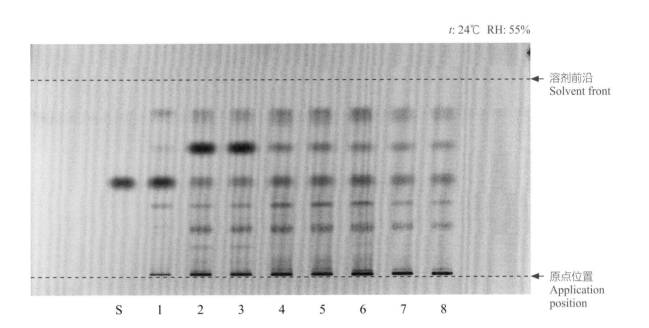

溶剂前沿
Solvent front

原点位置
Application position

S 1 2 3 4 5 6 7 8

S. 丹皮酚对照品（110708-200506）

1. 牡丹皮对照药材（121490-201102）

2~3. 供试品（批号：C3A005；L3A002；水蜜丸，企业 A）

4~5. 供试品（批号：S00007；RF0002；水蜜丸，企业 H）

6. 供试品（批号：FL1001，水蜜丸，企业 E）

7. 供试品（批号：12031502，水蜜丸，企业 D）

8. 供试品（批号：130019，大蜜丸，企业 F）

S, paeonol CRS (110708-200506);

track 1, Moutan Cortex reference drug (121490-201102);

tracks 2 and 3, test solutions (C3A005, L3A002, water-honeyed pills, A company);

tracks 4 to 8, different batches of the test samples

供试品溶液 Test Solution	取本品水丸4.5 g、水蜜丸6 g，研细；或取小蜜丸或大蜜丸9 g，剪碎，加硅藻土4 g，研匀。加乙醚40 ml，回流1小时，滤过，滤液挥去乙醚，残渣加丙酮0.5 ml 使溶解。 Pulverize 4.5 g of watered pills or 6 g of water-honeyed pills, or cut 9 g of small honeyed pills or big honeyed pills and triturate with 4 g of kieselguhr. Heat under reflux with 40 mL of ether for 1 hour, and filter. Evaporate the filtrate to dryness, and dissolve the residue in 0.5 mL of acetone.
对照药材溶液 * Reference Drug Solution*	取牡丹皮对照药材1 g，加乙醚40 ml，同法制成对照药材溶液。 Prepare a solution of 1 g of Moutan Cortex reference drug and 40 mL of ether in the same method as the test solution preparation.
对照品溶液 Reference Solution	取丹皮酚对照品，加丙酮制成每1 ml 含1 mg 的溶液。 Dissolve paeonol CRS in acetone to prepare a solution containing 1 mg per mL.
薄层板 Stationary Phase	硅胶预制薄层板（DC-Fertigplatten SIL G-25，MN，批号：301008）。 TLC silica gel pre-coated plate (DC-Fertigplatten SIL G-25, MN, Lot. 301008).
点样 Sample Application	5 μl，条带状点样，条带宽度为8 mm，条带间距为16 mm，原点距底边为10 mm。 Apply separately to the plate at 10 mm from the lower edge, as bands 8 mm, 5 μL of each of the test solution, the reference drug solution and the reference solution, leaving 16 mm between tracks.
展开剂 Mobile Phase	环己烷－乙酸乙酯（3:1），15 ml。 Cyclohexane and ethyl acetate (3:1), 15 mL.
展开缸 Developing Chamber	双槽展开缸，20 cm×10 cm。 Twin trough chamber, 20 cm × 10 cm.
展开 Development	展开缸预平衡15分钟，上行展开，展距为8 cm。 Equilibrate the chamber with the mobile phase for 15 minutes, develop vertically for 8 cm.
显色 Derivatization	喷盐酸酸性5%三氯化铁乙醇溶液，加热至斑点显色清晰。 Spray with a 5% solution of ferric chloride in ethanol acidified by hydrochloric acid, and heat until the spots become distinct.
检视 Detection	置可见光下检视。 Examine in white light.

不同薄层板薄层色谱图的比较

t: 24℃ RH: 55%

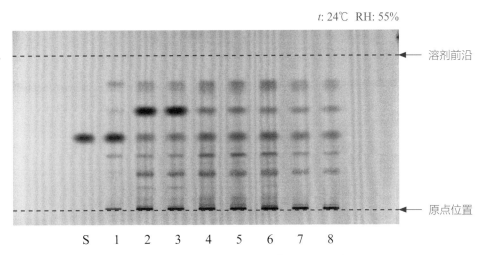

图 1 硅胶预制薄层板（DC-Fertigplatten SIL G-25，MN 批号：301008）

t: 24℃ RH: 55%

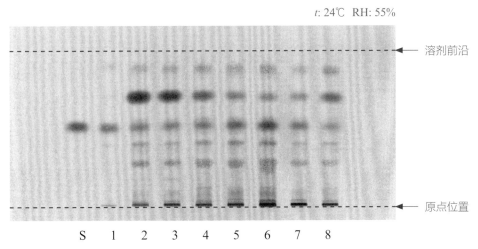

图 2 高效硅胶预制薄层板（HPTLC-Fertigplatten Nano-SIL-20，MN 批号：409251）

t: 24℃ RH: 55%

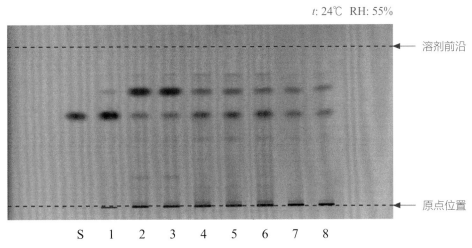

图 3 高效硅胶 G 预制薄层板（烟台市化学工业研究所，批号：150409）

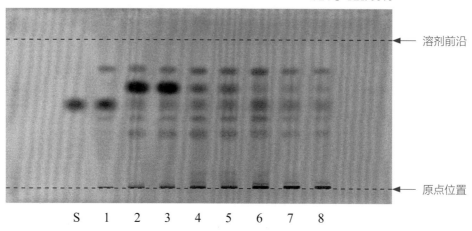

t: 24℃ RH: 55%

溶剂前沿

原点位置

S　1　2　3　4　5　6　7　8

图 4　高效硅胶 G 预制薄层板（青岛海洋化工厂分厂，批号：20150708）

S. 丹皮酚对照品（110708-200506）

1. 牡丹皮对照药材（121490-201102）

2～3. 供试品（批号：C3A005；L3A002；水蜜丸，企业 A）

4～5. 供试品（批号：S00007；RF0002；水蜜丸，企业 H）

6. 供试品（批号：FL1001，水蜜丸，企业 E）

7. 供试品（批号：12031502，水蜜丸，企业 D）

8. 供试品（批号：130019，大蜜丸，企业 F）

说明

*《中国药典》本项鉴别以丹皮酚对照品为对照，本实验增加牡丹皮对照药材对照。对照药材溶液参照供试品溶液制备方法制备。

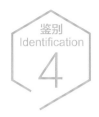
泽泻
Alismatis Rhizoma

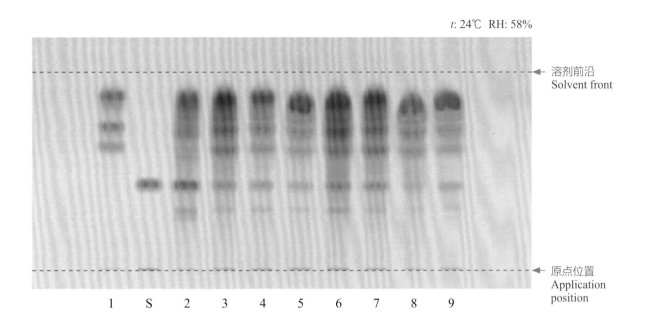

t: 24℃ RH: 58%

溶剂前沿
Solvent front

原点位置
Application position

1 S 2 3 4 5 6 7 8 9

S. 23- 乙酰泽泻醇 B 对照品（111846-201504）

1. 泽泻阴性对照（自制）

2. 泽泻对照药材（121081-201406）

3. 供试品（批号：L3A002，水蜜丸，企业 A）

4. 供试品（批号：11100029，水蜜丸，企业 C）

5. 供试品（批号：15031773，水蜜丸，企业 D）

6. 供试品（批号：FL1001，水蜜丸，企业 E）

7. 供试品（批号：120002，大蜜丸，企业 F）

8. 供试品（批号：15011620，大蜜丸，企业 D）

9. 供试品（批号：201509009，小蜜丸，企业 G）

S, 23-acetate alisol B CRS (111846-201504);

track 1, blank samples for Alismatis Rhizoma (self-made);

track 2, Alismatis Rhizoma reference drug (121081-201406);

tracks 3 to 9, different batches of the test samples

供试品溶液 * Test Solution*	取本品水丸9g、水蜜丸12g，研细；或取小蜜丸或大蜜丸18g，剪碎，加硅藻土8g，研匀。加乙酸乙酯40 ml，超声处理20分钟，放冷，滤过，滤液浓缩至约2 ml，加在中性氧化铝柱（100～200目，6g，内径为1 cm，干法装柱）上，用乙酸乙酯50 ml洗脱，收集洗脱液，蒸干，残渣加乙酸乙酯1 ml使溶解。 Pulverize 9 g of watered pills or 12 g of water-honeyed pills, or cut 18 g of small honeyed pills or big honeyed pills and triturate with 8 g of kieselguhr. Add 40 mL of ethyl acetate, ultrasonicate for 20 minutes, cool and filter. Concentrate the filtrate to about 2 mL, apply to a column packed with neutral alumina (6 g, 100-200 mesh, 1 cm in inner diameter, dry packing method), elute with 50 mL of ethyl acetate. Collect the eluent, evaporate to dryness, and dissolve the residue in 1 mL of ethyl acetate.
对照药材溶液 Reference Drug Solution	取泽泻对照药材1g，加乙酸乙酯40 ml，同法制成对照药材溶液。 Prepare a solution of 1 g of Alismatis Rhizoma reference drug and 40 mL of ethyl acetate in the same method as the test solution preparation.
对照品溶液 * Reference Solution*	取23-乙酰泽泻醇B对照品，加乙酸乙酯制成每1 ml含2 mg的溶液。 Dissolve 23-acetate alisol B CRS in ethyl acetate to prepare a solution containing 2 mg per mL.
薄层板 Stationary Phase	高效硅胶G预制薄层板（烟台市化学工业研究所，批号：20160519）。 HPTLC silica gel pre-coated plate (Yantai Chemical Industry Research Institute, Lot. 20160519).
点样 Sample Application	S和2：10 µl；其他：25 µl，条带状点样，条带宽度为8 mm，条带间距为16 mm，原点距底边为10 mm。 Apply separately to the plate at 10 mm from the lower edge, as bands 8 mm, 10 µL of each of the reference drug solution and the reference solution, 25 µL of the test solutions, leaving 16 mm between tracks.
展开剂 * Mobile Phase*	环己烷－乙酸乙酯（1:1），15 ml。 Cyclohexane and ethyl acetate (1:1), 15 mL.
展开缸 Developing Chamber	双槽展开缸，20 cm×10 cm。 Twin trough chamber, 20 cm×10 cm.
展开 Development	展开缸用滤纸贴于内壁，下端浸入展开剂，预平衡15分钟，上行展开，展距为8 cm。 Equilibrate the chamber with a filter paper immersed into mobile phase in one trough and the mobile phase in anther trough for 15 minutes, develop vertically for 8 cm.
显色 * Derivatization*	喷5%香草醛硫酸溶液，105℃加热至斑点显色清晰。 Spray with a 5% solution of vanillin in sulfuric acid, and heat at 105℃ until the spots become distinct.
检视 Detection	置可见光下检视。 Examine in white light.

不同薄层板薄层色谱图的比较

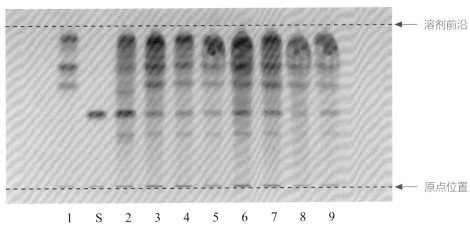

图 1　硅胶预制薄层板（DC-Fertigplatten DURASIL-25，MN 批号：505133）

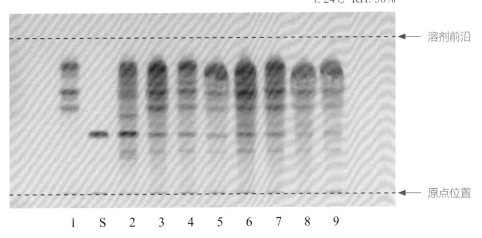

图 2　高效硅胶预制薄层板（HPTLC-Fertigplatten Nano-DURASIL-20，MN 批号：503083）

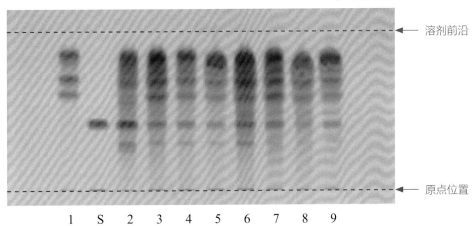

图 3　高效硅胶 G 预制薄层板（烟台市化学工业研究所，批号：20160519）

t: 24℃　RH: 58%

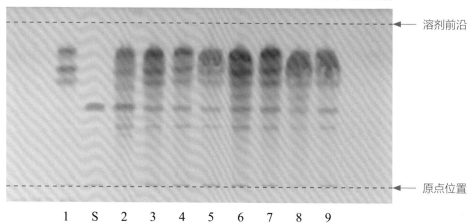

溶剂前沿

原点位置

1　S　2　3　4　5　6　7　8　9

图4　高效硅胶 G 预制薄层板（青岛海洋化工厂分厂，批号：20150708）

图1～4

S. 23- 乙酰泽泻醇 B 对照品（111846-201504）

1. 泽泻阴性对照（自制）

2. 泽泻对照药材（121081-201406）

3. 供试品（批号：L3A002，水蜜丸，企业 A）

4. 供试品（批号：11100029，水蜜丸，企业 C）

5. 供试品（批号：15031773，水蜜丸，企业 D）

6. 供试品（批号：FL1001，水蜜丸，企业 E）

7. 供试品（批号：120002，大蜜丸，企业 F）

8. 供试品（批号：15011620，大蜜丸，企业 D）

9. 供试品（批号：201509009，小蜜丸，企业 G）

t: 23℃　RH: 58%

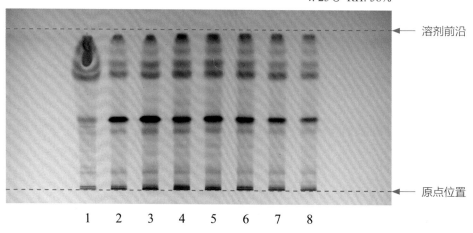

溶剂前沿

原点位置

1　2　3　4　5　6　7　8

图5《中国药典》方法—硅胶预制薄层板（DC-Fertigplatten DURASIL-25，MN 批号：112340）

图5

1. 泽泻对照药材（121081-201406）

2～3. 供试品（批号：C3A005；L3A002；水蜜丸，企业 A）

4～5. 供试品（批号：SO0007；RF0002；水蜜丸，企业 H）

6. 供试品（批号：FL1001，水蜜丸，企业 E）

7. 供试品（批号：201401014，水蜜丸，企业 D）

8. 供试品（批号：130019，大蜜丸，企业 F）

《中国药典》本项鉴别供试品溶液制备方法为乙酸乙酯加热回流提取、提取液浓缩点样，以三氯甲烷 - 乙酸乙酯 - 甲酸（12∶7∶1）为展开剂，展开后喷 10% 硫酸乙醇加热显色，结果显示泽泻对照药材主斑点 R_f 值偏高，且受相邻斑点的干扰，薄层色谱图见图 5。参考《中国药典》2015 年版一部"泽泻"药材〔鉴别〕（2）方法，以泽泻对照药材和 23- 乙酰泽泻醇 B 对照品为对照，供试样品经乙酸乙酯提取后上中性氧化铝柱，用乙酸乙酯洗脱，收集洗脱液，浓缩后点样，以环己烷 - 乙酸乙酯（1∶1）为展开剂，展开后喷 5% 香草醛硫酸，105℃加热显色，结果供试品色谱在与泽泻对照药材色谱及 23- 乙酰泽泻醇 B 对照品色谱相应位置上显相同颜色斑点，泽泻阴性对照无干扰（图 1~图 4）。

（广州市药品检验所　王秀芹　严家浪）

癃闭舒胶囊

鉴别
Identification
1

补骨脂
Psoraleae Fructus

t: 22℃ RH: 65%

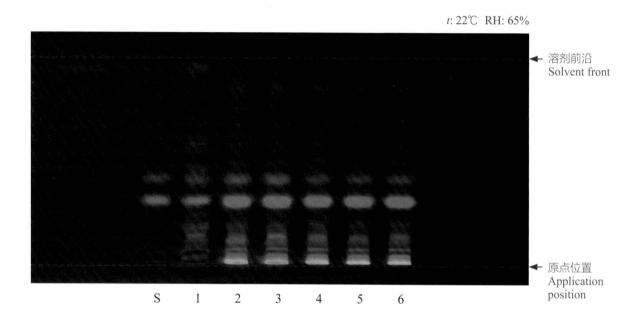

→ 溶剂前沿
Solvent front

→ 原点位置
Application position

S   1   2   3   4   5   6

S. 异补骨脂素（110738-201012）和补骨脂素（110739-201115）混合对照品

1. 补骨脂对照药材（121056-200904）

2～6. 供试品（批号：130301；130603；140412；140902；140922）

S, psoralen CRS (110739-201115) and isopsoralen CRS (110738-201012) (increasing R_f);

track 1, Psoraleae Fructus reference drug (121056-200904);

tracks 2 to 6, different batches of the test samples

供试品溶液 Test Solution	取本品内容物 1.5 g，加乙酸乙酯 30 ml，加热回流 1 小时，放冷，滤过，滤液蒸干，残渣加乙酸乙酯 1 ml 使溶解。 To 1.5 g of content of the capsules, add 30 mL of ethyl acetate, heat under reflux for 1 hour, cool, and filter. Evaporate the filtrate to dryness and dissolve the residue in 1 mL of ethyl acetate.
对照药材溶液 * Reference Drug Solution*	取补骨脂对照药材 1 g，同供试品溶液制备方法制成对照药材溶液。 Prepare a solution of 1 g of Psoraleae Fructus reference drug and 30 mL of ethyl acetate in the same method as the test solution preparation.
对照品溶液 Reference Solution	取补骨脂素对照品、异补骨脂素对照品，加乙酸乙酯制成每 1 ml 各含 2 mg 的混合溶液。 Dissolve Psoralen CRS and Isopsoralen CRS in ethyl acetate to prepare a mixture containing 2 mg of each per mL.
薄层板 Stationary Phase	硅胶预制薄层板（DC-Fertigplatten DURASIL-25，MN，批号：407195）。 TLC silica gel pre-coated plate (DC-Fertigplatten DURASIL-25, MN, Lot. 407195).
点样 Sample Application	S：1 μl；1：1 μl；2～6：3 μl，条带状点样，条带宽度为 8 mm，条带间距为 16 mm，原点距底边为 10 mm。 Apply separately to the plate at 10 mm from the lower edge, as bands 8 mm, 3 μL of the test solution, 1 μL of each of the reference drug solution and the reference solution, leaving 16 mm between tracks.
展开剂 Mobile Phase	正己烷－乙酸乙酯（8:2），15 ml。 n-hexane and ethyl acetate (8:2), 15 mL.
展开缸 Developing Chamber	双槽展开缸，20 cm×10 cm。 Twin trough chamber, 20 cm×10 cm.
展开 Development	展开缸不需预平衡，直接上行展开，展距为 8 cm。 Develop vertically for 8 cm.
显色 Derivatization	喷 1% 氢氧化钠乙醇溶液。 Spray with a 1% solution of sodium hydroxide in ethanol.
检视 Detection	置紫外光灯（365 nm）下检视。 Examine under ultraviolet light at 365 nm.
备注 Note	（1）混合对照品色谱中自下而上依次为补骨脂素和异补骨脂素。 （2）喷显色剂后将薄层板置 105℃加热 5 分钟，斑点会更清晰。 (1) The spots in the chromatogram obtained with the reference solution are Psoralen and Isopsoralen with increasing R_f. (2) It is suggested to heat the plate at 105℃ for 5 minutes after derivatization.

不同薄层板薄层色谱图的比较

t: 22℃　RH: 65%

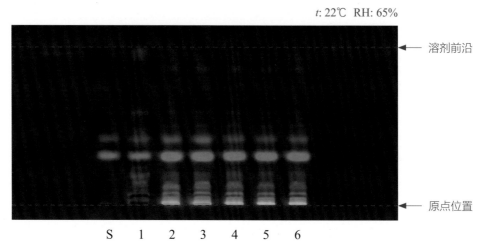

溶剂前沿

原点位置

S　1　2　3　4　5　6

图 1　硅胶预制薄层板（DC-Fertigplatten DURASIL-25，MN　批号：407195）

t: 22℃　RH: 65%

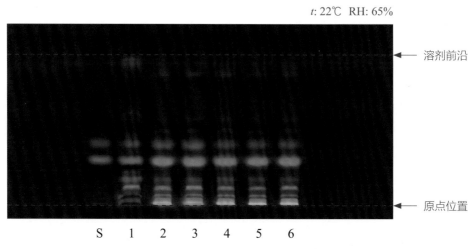

溶剂前沿

原点位置

S　1　2　3　4　5　6

图 2　高效硅胶预制薄层板（HPTLC-Fertigplatten Nano-DURASIL-20，MN　批号：510297）

t: 22℃　RH: 65%

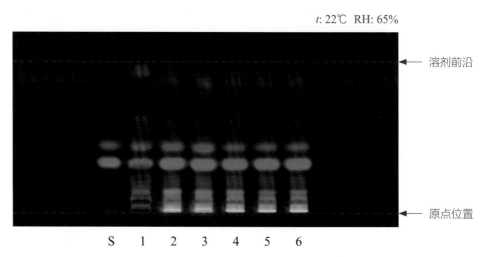

溶剂前沿

原点位置

S　1　2　3　4　5　6

图 3　高效硅胶 G 预制薄层板（烟台市化学工业研究所，批号：20151127）

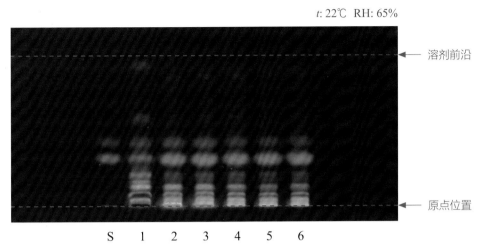

t: 22℃ RH: 65%

溶剂前沿

原点位置

　　S　　1　　2　　3　　4　　5　　6

图 4　高效硅胶 G 预制薄层板（青岛海洋化工厂分厂，批号：20150912）

S. 异补骨脂素（110738-201012）和补骨脂素（110739-201115）混合对照品

1. 补骨脂对照药材（121056-200904）

2～6. 供试品（批号：130301；130603；140412；140902；140922）

说明

*《中国药典》本项鉴别以补骨脂素对照品、异补骨脂素对照品为对照，本实验增加了补骨脂对照药材对照。对照药材溶液参照供试品溶液制备方法制备。

益母草
Leonuri Herba

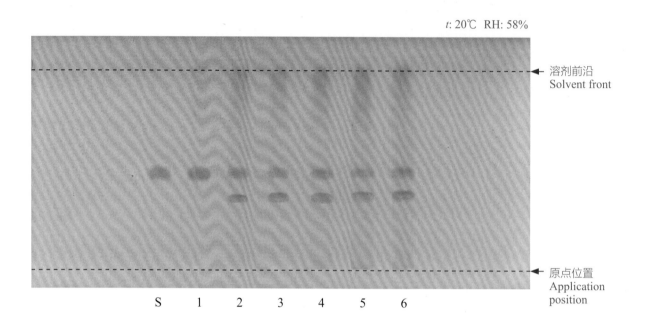

t: 20℃ RH: 58%

溶剂前沿
Solvent front

原点位置
Application
position

S 1 2 3 4 5 6

S. 盐酸水苏碱对照品（110712-201111）

1. 益母草对照药材（120912-201209）

2~6. 供试品（批号：130301；130603；140412；140902；140922）

S, stachydrine hydrochloride CRS (110712-201111);

track 1, Leonuri Herba reference drug (120912-201209);

tracks 2 to 6, different batches of the test samples

供试品溶液 Test Solution	取本品内容物 2 g，加乙醇 30 ml，超声处理 20 分钟，滤过，滤液浓缩至约 5 ml，加在活性炭 – 中性氧化铝柱（活性炭 60～80 目，0.6 g；中性氧化铝 100～200 目，2 g；混匀，装柱，内径为 1 cm）上，用 80% 乙醇 30 ml 洗脱，收集洗脱液，蒸干，残渣加盐酸溶液（6→1000）l0 ml 使溶解，滤过，滤液置水浴上蒸至近干，残渣加乙醇 1 ml，轻摇，取上清液作为供试品溶液。 To 2 g of content of the capsules, add 30 mL of ethanol, ultrasonicate for 20 minutes, and filter. Concentrate the filtrate to about 5 mL, apply to a column packed with activated carbon and neutral alumina (activated carbon, 60-80 mesh, 0.6 g; neutral alumina 100-200 mesh, 2 g; mix well and pack; 1 cm in inner diameter), elute with 30 mL of 80% ethanol, collect the eluent, and evaporate to dryness. Dissolve the residue in 10 mL of hydrochloric acid solution (6 → 1000), and filter. Evaporate the filtrate to near dryness. To the residue, add 1 mL of ethanol and shake slightly, use the supernatant as the test solution.
对照药材溶液 * Reference Drug Solution*	取益母草对照药材 1 g，加水 30 ml，煎煮两次，每次 1 小时，滤过，合并滤液，蒸干，残渣同供试品溶液制备方法制成对照药材溶液。 Decoct 1 g of Leonuri Herba reference drug with 30 mL of water twice, for 1 hour of each, and filter. Combine the filtrates and evaporate to dryness, then prepare a solution with the residue and 30 mL of ethanol in the same method as the test solution preparation.
对照品溶液 Reference Solution	取盐酸水苏碱对照品，加乙醇制成每 1 ml 含 3 mg 的溶液。 Dissolve stachydrine hydrochloride CRS in ethanol to prepare a solution containing 3 mg per mL.
薄层板 Stationary Phase	高效硅胶 G 预制薄层板（青岛海洋化工厂分厂，批号：20160724）。 HPTLC silica gel pre-coated plate (Qingdao Haiyang Chemical Co. Ltd., Lot. 20160724).
点样 Sample Application	S：5 μl；1：5 μl；2～6：10 μl，条带状点样，条带宽度为 8 mm，条带间距为 16 mm，原点距底边为 10 mm。 Apply separately to the plate at 10 mm from the lower edge, as bands 8 mm, 10 μL of the test solutions, 5 μL of each of the reference drug solution and the reference solution, leaving 16 mm between tracks.
展开剂 Mobile Phase	正丁醇 – 乙酸乙酯 – 盐酸（8:1:3），15 ml。 *n*-butanol, ethyl acetate and hydrochloric acid (8:1:3), 15 mL.
展开缸 Developing Chamber	双槽展开缸，20 cm × 10 cm。 Twin trough chamber, 20 cm × 10 cm.
展开 Development	展开缸不需预平衡，直接上行展开，展距为 8 cm。 Develop vertically for 8 cm.
显色 * Derivatization*	喷以稀碘化铋钾试液，放置过夜再检视。 Spray with dilute bismuth potassium iodide TS.
检视 Detection	置可见光下检视。 Examine in white light.
备注 Note	《中国药典》本项鉴别为喷稀碘化铋钾试液，放置 2 小时后再检视，实验显示斑点显色不清晰，本实验改为放置过夜再检视，斑点较清晰。 It is suggested to place the plate overnight after derivatization and then observe.

不同薄层板薄层色谱图的比较

t: 20℃　RH: 58%

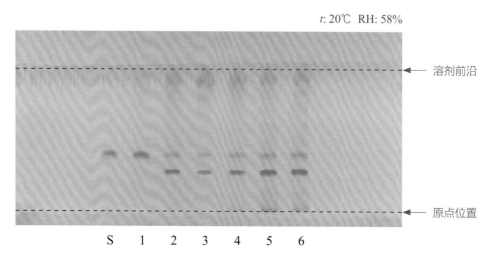

溶剂前沿
原点位置
S　1　2　3　4　5　6

图 1　硅胶预制薄层板（DC-Fertigplatten SIL G-25，MN　批号：406156）

t: 20℃　RH: 58%

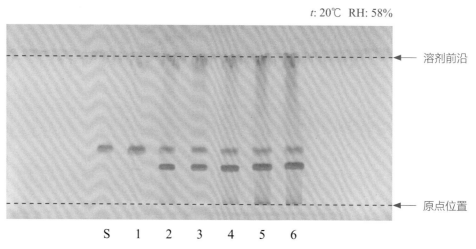

溶剂前沿
原点位置
S　1　2　3　4　5　6

图 2　高效硅胶预制薄层板（HPTLC-Fertigplatten Nano-SIL-20，MN　批号：503083）

t: 21℃　RH: 55%

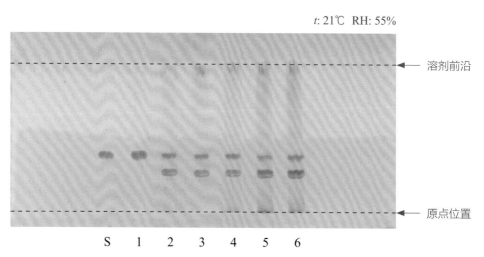

溶剂前沿
原点位置
S　1　2　3　4　5　6

图 3　高效硅胶 G 预制薄层板（烟台市化学工业研究所，批号：20160519）

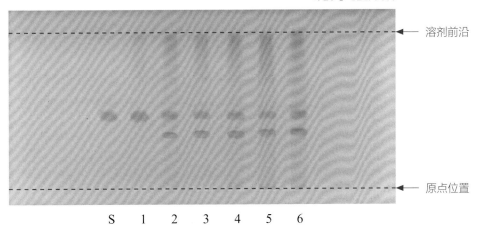

t: 20℃ RH: 58%

溶剂前沿

原点位置

S 1 2 3 4 5 6

图 4 高效硅胶 G 预制薄层板（青岛海洋化工厂分厂，批号：20160724）

S. 盐酸水苏碱对照品（110712-201111）

1. 益母草对照药材（120912-201209）

2～6. 供试品（批号：130301；130603；140412；140902；140922）

说明

*《中国药典》本项鉴别以盐酸水苏碱对照品为对照，本实验增加了益母草对照药材对照。对照药材溶液参照本品制法和供试品溶液制备方法制备。

（广州市药品检验所 严家浪 王秀芹）

麻仁润肠丸

Maren Runchang Pills

大黄、木香、火麻仁

Rhei Radix et Rhizoma, Aucklandiae Radix & Cannabis Fructus

t: 22℃ RH: 58%

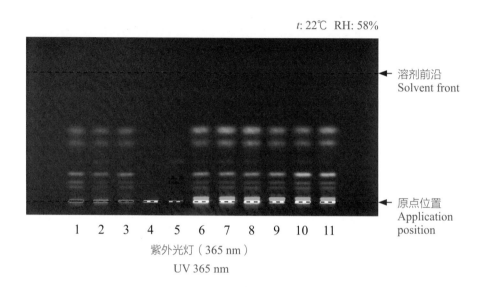

溶剂前沿
Solvent front

原点位置
Application
position

1 2 3 4 5 6 7 8 9 10 11

紫外光灯（365 nm）
UV 365 nm

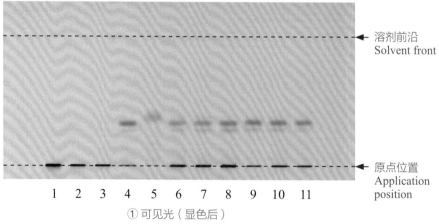

溶剂前沿
Solvent front

原点位置
Application
position

1 2 3 4 5 6 7 8 9 10 11

① 可见光（显色后）

① A 5% solution of vanillin in sulfuric acid and ethanol (1∶6), white light

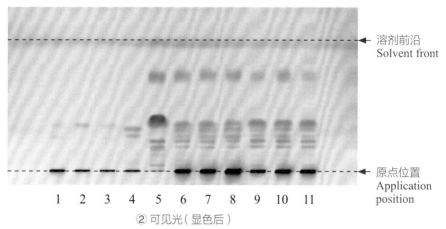

②可见光（显色后）

② A 5% solution of vanillin in sulfuric acid and ethanol (1 : 6), white light

1. 大黄（唐古特大黄）对照药材（120902-201311）

2. 大黄（掌叶大黄）对照药材（121249-201304）

3. 大黄（药用大黄）对照药材（120984-201202）

4. 木香对照药材（120921-201309）

5. 火麻仁对照药材（121097-201104）

6~8. 供试品（批号：20141003；20150405；20150703，企业 A）

9~11. 供试品（批号：15015044；15015171；2015734，企业 B）

Track 1, Rhei Radix et Rhizoma (*Rheum tanguticum*) reference drug (120902-201311);

track 2, Rhei Radix et Rhizoma (*Rheum palmatum*) reference drug (121249-201304);

track 3, Rhei Radix et Rhizoma (*Rheum officinale*) reference drug (120984-201202);

track 4, Aucklandiae Radix reference drug (120921-201309);

track5, Cannabis Fructus reference drug (121097-201104);

tracks 6 to 11, different batches of the test samples

供试品溶液 Test Solution	取本品 4 g，剪碎，加甲醇 15 ml，研磨使溶散，超声处理 10 分钟，滤过，滤液蒸干，残渣用甲醇 2 ml，分 2 次，轻摇 10 秒钟，分取上清液。 Cut 4 g of the pills into pieces, add 15 mL of methanol and grind. Ultrasonicate for 10 minutes, filter and evaporate the filtrate to dryness. Shake the residue gently with two 2-mL quantities of methanol for 10 seconds each, collect and combine the supernatants.
对照药材溶液 Reference Drug Solutions	取大黄对照药材 0.3 g、木香对照药材和火麻仁对照药材各 0.2 g，分别加甲醇 3 ml，超声处理 10 分钟，上清液作为对照药材溶液。 To 0.3 g of Rhei Radix et Rhizoma reference drug, 0.2 g of each of Aucklandiae Radix reference drug and Cannabis Fructus reference drug, add 3 mL of methanol respectively, ultrasonicate for 10 minutes and collect the supernatant, respectively.
薄层板 Stationary Phase	高效硅胶 F_{254} 预制薄层板（HPTLC-Fertigplatten Nano-SIL-20 UV_{254}, MN 批号：309259）。 HPTLC silica gel F_{254} pre-coated plate (HPTLC-Fertigplatten Nano-SIL-20 UV_{254} MN, Lot.309259).
点样 Sample Application	1～3：6 μl；4～5：3 μl；6～11：8 μl，条带状点样，条带宽度为 8 mm，条带间距为 16 mm，原点距底边为 10 mm。 Apply separately to the plate at 10 mm from the lower edge, as bands 8 mm, 8 μL of the test solution, 3 μL of each of Aucklandiae Radix reference drug solution and Cannabis Fructus reference drug solution, 6 μL of Rhei Radix et Rhizoma reference drug solution, leaving 16 mm between tracks.
展开剂 Mobile Phase	环己烷 - 乙酸乙酯 - 无水甲酸（12:2:0.2），15 ml。 Cyclohexane, ethyl acetate and anhydrous formic acid (12:2:0.2), 15 mL.
展开缸 Developing Chamber	双槽展开缸，20 cm×10 cm。 Twin trough chamber, 20 cm×10 cm.
展开 Development	展开缸预平衡 15 分钟，上行展开，展距为 8 cm。 Equilibrate the chamber with the mobile phase for 15 minutes, develop vertically for 8 cm.
显色与检视 Derivatization &Detection	（1）置紫外光灯（365 nm）下检视； （2）喷 5% 的香草醛硫酸溶液 - 乙醇（1:6）的混合溶液，热风吹至木香对照药材色谱中呈现蓝色斑点，可见光检视； （3）继续加热至火麻仁对照药材色谱中的斑点显色清晰，可见光下检视。 Examine under ultraviolet light at 365 nm; Then spray with a 5% solution of vanillin in sulfuric acid and ethanol (1:6), and heat until the blue spots in the chromatogram of Aucklandiae Radix reference drug become distinct, examine in white light. Continuously heat until the spots in the chromatogram of Cannabis Fructus reference drug become distinct, examine in white light.
备注 Note	（1）供试品溶液制备后不宜放置过久再点样，否则火麻仁中挥发性成分容易挥发，导致供试品色谱与火麻仁对照药材色谱对应的最上面斑点不够清晰。 （2）《中国药典》展开剂为环己烷 - 乙酸乙酯 - 甲酸（12:2:0.2），用甲酸配制的展开剂有时会出现混浊现象，本实验统一用无水甲酸配制展开剂。 (1) It is suggested to apply the samples to the TLC plate as soon as possible after the test solution and reference drug solutions preparation. (2) The mobile phase in the Chinese Pharmacopoeia is cyclohexane, ethyl acetate and formic acid (12:2:0.2), here using anhydrous formic acid instead of formic acid.

不同薄层板薄层色谱图的比较

t: 22℃ RH: 58%

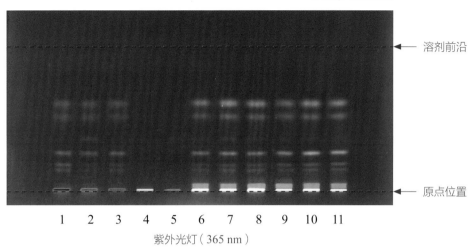

紫外光灯（365 nm）

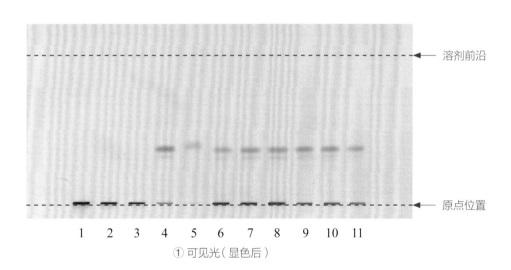

① 可见光（显色后）

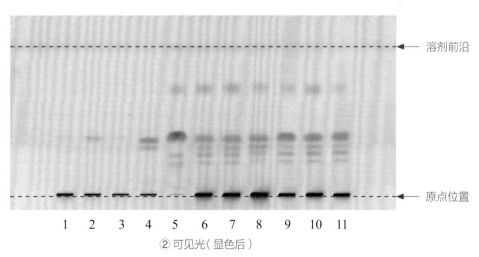

② 可见光（显色后）

图 1 硅胶 F_{254} 预制薄层板（DC-Fertigplatten SIL G-25 UV$_{254}$，MN 批号：907208）

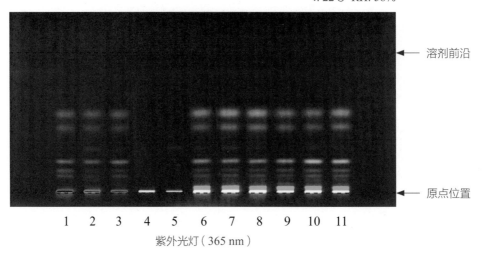

溶剂前沿

原点位置

1　2　3　4　5　6　7　8　9　10　11

紫外光灯（365 nm）

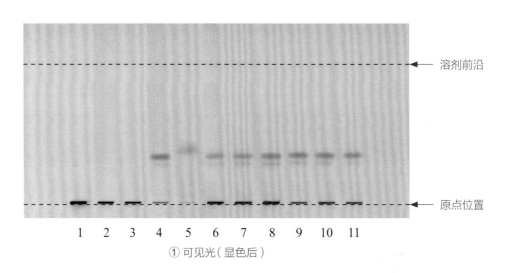

溶剂前沿

原点位置

1　2　3　4　5　6　7　8　9　10　11

① 可见光（显色后）

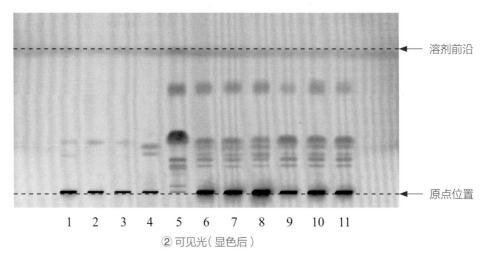

溶剂前沿

原点位置

1　2　3　4　5　6　7　8　9　10　11

② 可见光（显色后）

图 2　高效硅胶 F_{254} 预制薄层板（HPTLC-Fertigplatten Nano-SIL-20 UV_{254}，MN　批号：309259）

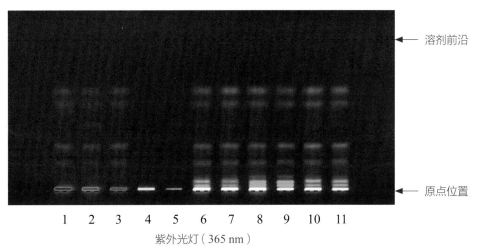

紫外光灯（365 nm）

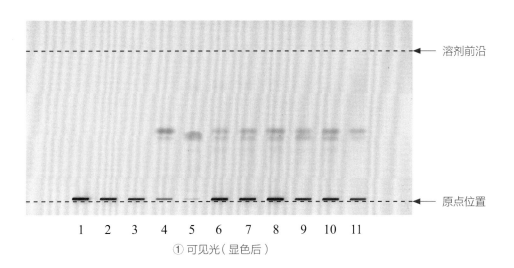

① 可见光（显色后）

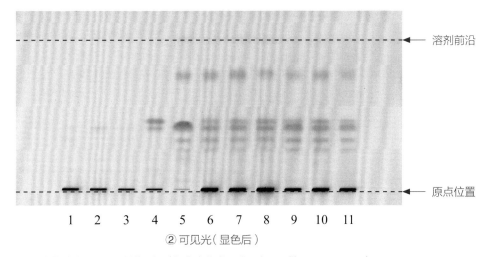

② 可见光（显色后）

图 3　高效硅胶 GF_{254} 预制薄层板（烟台市化学工业研究所，批号：20150818）

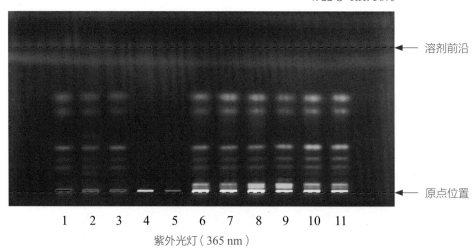

t: 22℃ RH: 58%

紫外光灯（365 nm）

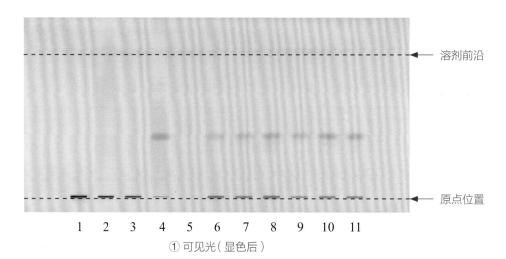

① 可见光（显色后）

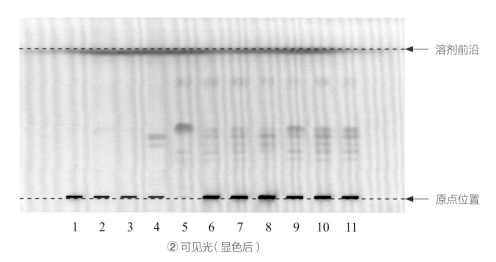

② 可见光（显色后）

图 4　高效硅胶 GF₂₅₄ 预制薄层板（青岛海洋化工厂分厂，批号：20150512）

1. 大黄（唐古特大黄）对照药材（120902-201311）
2. 大黄（掌叶大黄）对照药材（121249-201304）
3. 大黄（药用大黄）对照药材（120984-201202）
4. 木香对照药材（120921-201309）
5. 火麻仁对照药材（121097-201104）

6~8. 供试品（批号：20141003；20150405；20150703，企业 A）
9~11. 供试品（批号：15015044；15015171；2015734，企业 B）

说明

《中国药典》本项鉴别是先置紫外光灯（365 nm）下检视大黄的荧光斑点；再喷以 5% 的香草醛硫酸溶液 - 乙醇（1∶6）的混合溶液，热风吹至木香对照药材色谱中呈现蓝色斑点，检视供试品色谱中与木香对照药材相应的斑点；再继续加热至火麻仁对照药材色谱中的斑点显色清晰，检视供试品色谱中与火麻仁对照药材色谱相应的至少三个相同颜色的斑点。

供试品色谱中大黄和木香的特征斑点较易观察，火麻仁的特征斑点较多，主要特征斑点在部分薄层板上与相邻的木香蓝色斑点重合，因而不易确认鉴别的斑点。通过查阅本品种起草档案及根据本实验四种薄层板薄层图谱的分离情况，确认标准所鉴别的三个相同颜色的斑点如图 5 所示（斑点 1～3）。

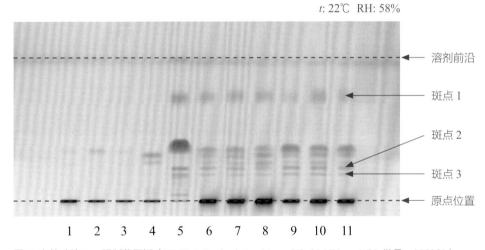

图 5　高效硅胶 F_{254} 预制薄层板（HPTLC-Fertigplatten Nano-SIL-20 UV_{254}，MN　批号：309259）

陈皮
Citri Reticulatae Pericarpium

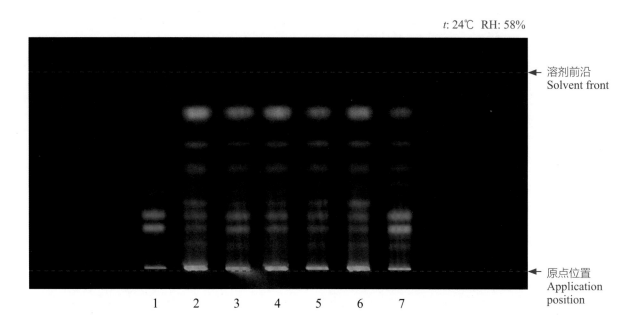

t: 24℃ RH: 58%

溶剂前沿
Solvent front

原点位置
Application
position

1   2   3   4   5   6   7

---

1. 陈皮对照药材（120969-201109）
2~4. 供试品（批号：20141003；20150405；20150703，企业A）
5~7. 供试品（批号：15015044；15015171；2015734，企业B）

Track 1, Citri Reticulatae Pericarpium reference
drug (120969-201109);

tracks 2 to 7, different batches of the test samples

供试品溶液 Test Solution	取〔鉴别〕（2）项下的供试品溶液。 The same test sample obtained under *Identification* (2).
对照药材溶液 Reference Drug Solution	取陈皮对照药材 0.25 g，加甲醇 3 ml，超声处理 10 分钟，上清液作为对照药材溶液。 To 0.25 g of Citri Reticulatae Pericarpium reference drug, add 3 mL of methanol, ultrasonicate for 10 minutes and collect the supernatant as the reference drug solution.
薄层板 Stationary Phase	硅胶预制薄层板（DC-Fertigplatten SIL G-25, MN 批号：406156）。 TLC silica gel pre-coated plate (DC-Fertigplatten SIL G-25, MN, Lot.406156).
点样 Sample Application	1：2 μl；2~6：8 μl；7：2 μl，条带状点样，条带宽度为 8 mm，条带间距为 16 mm，原点距底边为 10 mm。 Apply separately to the plate at 10 mm from the lower edge, as bands 8 mm, 2-8 μL of the test solution and 2 μL of the reference drug solution, leaving 16 mm between tracks.
展开剂 Mobile Phase	环己烷－乙酸乙酯－甲酸（5.5 : 4.5 : 0.1），15 ml。 Cyclohexane, ethyl acetate and formic acid (5.5:4.5:0.1), 15 mL.
展开缸 Developing Chamber	双槽展开缸，20 cm × 10 cm。 Twin trough chamber, 20 cm × 10 cm.
展开 Development	展开缸预平衡 15 分钟，上行展开，展距为 8 cm。 Equilibrate the chamber with the mobile phase for 15 minutes, develop vertically for 8 cm.
检视 Detection	置紫外光灯（365 nm）下检视。 Examine under ultraviolet light at 365 nm.

不同薄层板薄层色谱图的比较

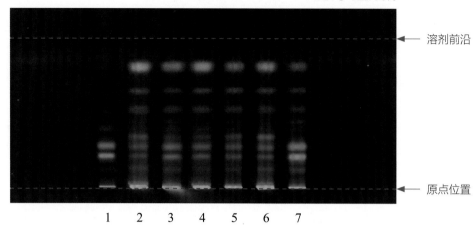

图 1　硅胶预制薄层板（DC-Fertigplatten SIL G-25，MN　批号：406156）

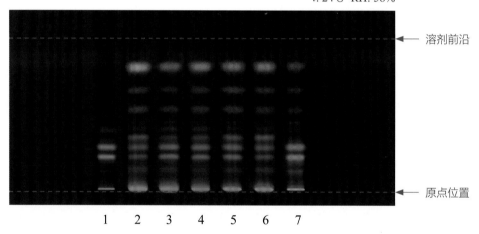

图 2　高效硅胶预制薄层板（HPTLC-Fertigplatten Nano-SIL-20，MN　批号：409251）

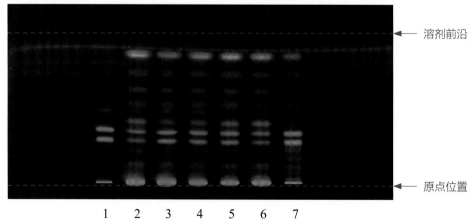

图 3　高效硅胶 G 预制薄层板（烟台市化学工业研究所，批号：20160519）

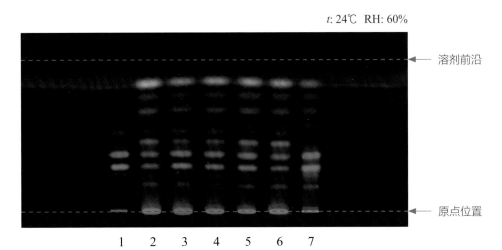

t: 24℃   RH: 60%

溶剂前沿

原点位置

　　1　　2　　3　　4　　5　　6　　7

图 4　高效硅胶 G 预制薄层板（青岛海洋化工厂分厂，批号：20160312）

1. 陈皮对照药材（120969-201109）

2~4. 供试品（批号：20141003；20150405；20150703，企业 A）

5~7. 供试品（批号：15015044；15015171；2015734，企业 B）

白芍
Paeoniae Radix Alba

t: 25℃ RH: 55%

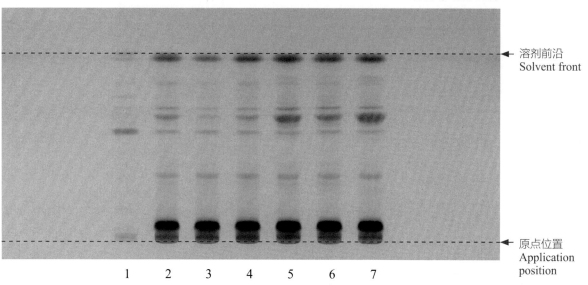

→ 溶剂前沿
Solvent front

→ 原点位置
Application position

1   2   3   4   5   6   7

---

1. 白芍对照药材（120905-201109）

2~4. 供试品（批号：20141003；20150405；20150703，企业 A）

5~7. 供试品（批号：15015044；15015171；2015734，企业 B）

Track 1, Paeoniae Radix Alba reference drug (120905-201109);

tracks 2 to 7, different batches of the test samples

供试品溶液 Test Solution	取〔鉴别〕（2）项下的供试品溶液。 The same test solution obtained under *Identification* (2).
对照药材溶液 Reference Drug Solution	取白芍对照药材 0.25 g，加甲醇 3 ml，超声处理 10 分钟，上清液作为对照药材溶液。 To 0.25 g of Paeoniae Radix Alba reference drug, add 3 mL of methanol, ultrasonicate for 10 minutes and collect the supernatant as the reference drug solution.
薄层板 Stationary Phase	高效硅胶预制薄层板（HPTLC-Fertigplatten Nano-DURASIL-20, MN 批号：503083）。 HPTLC silica gel pre-coated plate (HPTLC-Fertigplatten Nano-DURASIL-20, MN, Lot.503083).
点样 Sample Application	1：10 μl；2～7：6 μl，条带状点样，条带宽度为 8 mm，条带间距为 16 mm，原点距底边为 10 mm。 Apply separately to the plate at 10 mm from the lower edge, as bands 8 mm, 6 μL of the test solution and 10 μL of the reference drug solution, leaving 16 mm between tracks.
展开剂 Mobile Phase	三氯甲烷 – 乙酸乙酯 – 甲醇 – 浓氨试液（8:1:4:1），15 ml。 Chloroform, ethyl acetate, methanol and concentrated ammonia TS (8:1:4:1), 15 mL.
展开缸 Developing Chamber	双槽展开缸，20 cm × 10 cm。 Twin trough chamber, 20 cm × 10 cm.
展开 Development	展开缸预平衡 15 分钟，上行展开，展距为 8 cm。 Equilibrate the chamber with the mobile phase for 15 minutes, develop vertically for 8 cm.
显色 Derivatization	喷 5% 的香草醛硫酸溶液 – 乙醇（1:6）的混合溶液，在 105℃加热至斑点显色清晰。 Spray with a 5% solution of vanillin in sulfuric acid and ethanol (1:6) and heat at 105℃ until the spots become distinct.
检视 Detection	置可见光下检视。 Examine in white light.

不同薄层板薄层色谱图的比较

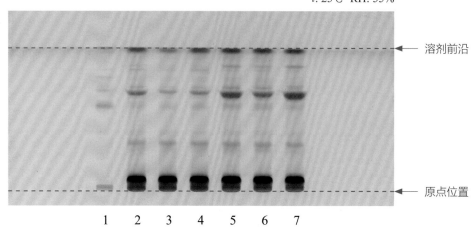

图 1 硅胶预制薄层板（DC-Fertigplatten DURASIL-25，MN 批号：505133）

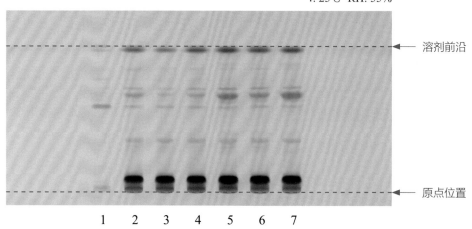

图 2 高效硅胶预制薄层板（HPTLC-Fertigplatten Nano-DURASIL-20，MN 批号：503083）

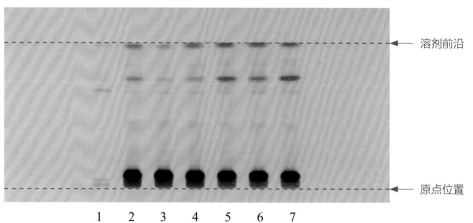

图 3 高效硅胶 G 预制薄层板（烟台市化学工业研究所，批号：20160519）

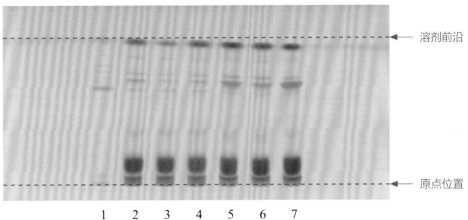

图 4 高效硅胶 G 预制薄层板（青岛海洋化工厂分厂，批号：20160312）

1. 白芍对照药材（120905-201109）

2~4. 供试品（批号：20141003；20150405；20150703，企业 A）

5~7. 供试品（批号：15015044；15015171；2015734，企业 B）

（广州市药品检验所　王秀芹　严家浪）

牛黄解毒片

Niuhuang Jiedu Tablets

冰片
Borneolum Syntheticum

t: 25℃　RH: 57%

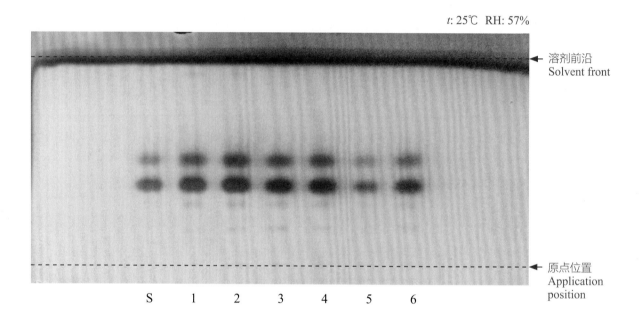

溶剂前沿
Solvent front

原点位置
Application
position

| S | 1 | 2 | 3 | 4 | 5 | 6 |

S. 冰片对照品（110743-200905）

1～2. 供试品（批号：13120662；13120704，企业 A）

3～4. 供试品（批号：13008；14001，企业 B）

5. 供试品（批号：140501，企业 C）

6. 供试品（批号：20130801，企业 D）

S, (±) borneol and (±) isoborneol CRS (110743-200905);

tracks 1 to 6, different batches of the test samples

供试品溶液 Test Solution	取本品5片，研细，加环己烷10 ml，充分振摇，放置30分钟，滤过，取滤液，即得。 Pulverize 5 tablets, add 10 mL of cyclohexane, shake thoroughly. Stand for 30 minutes, filter and use the filtrate.
对照品溶液 Reference Solution	取冰片对照品，加乙醇制成每1 ml含5 mg的溶液。 Dissolve (±) borneol and (±) isoborneol CRS in ethanol to prepare a solution containing 5 mg per mL.
薄层板 Stationary Phase	高效硅胶G预制薄层板（烟台市化学工业研究所，批号：141229）。 HPTLC silica gel pre-coated plate (Yantai Chemical Industry Research Institute, Lot.141229).
点样 Sample Application	3 μl，条带状点样，条带宽度为8 mm，条带间距为17 mm，原点距底边为10 mm。 Apply separately to the plate at 10 mm from the lower edge, as bands 8 mm, 3 μL of each of the reference solution and the test solution, leaving 17 mm between tracks.
展开剂 Mobile Phase	二氯甲烷，15 ml。 Dichloromethane, 15 mL.
展开缸 Developing Chamber	双槽展开缸，20 cm×10 cm。 Twin trough chamber, 20 cm×10 cm.
展开 Development	展开缸预平衡15分钟，上行展开，展距为8 cm。 Equilibrate the chamber with the mobile phase for 15 minutes, develop vertically for 8 cm.
显色 Derivatization	喷以5%磷钼酸乙醇溶液，在105℃加热至斑点显色清晰。 Spray with a 5% solution of phosphomolybdic acid in ethanol, and heat at 105℃ until the spots become distinct.
检视 Detection	置可见光下检视。 Examine in white light.

不同薄层板薄层色谱图的比较

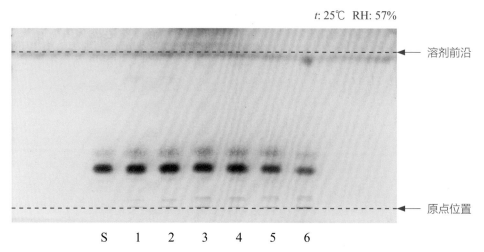

图 1　硅胶预制薄层板（DC-Fertigplatten SIL G-25，MN　批号：304115）

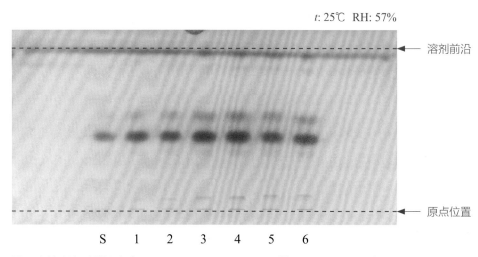

图 2　高效硅胶预制薄层板（HPTLC Silica gel 60，Merck，批号：HX54710541）

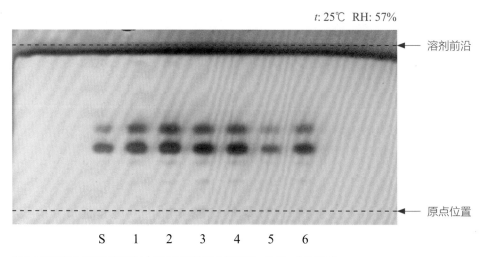

图 3　高效硅胶 G 预制薄层板（烟台市化学工业研究所，批号：141229）

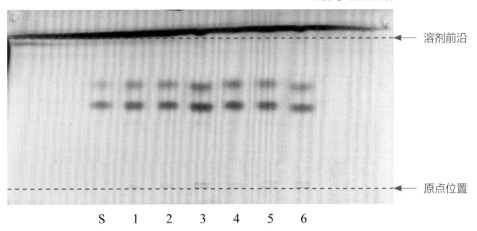

t: 25℃ RH: 57%

溶剂前沿

原点位置

S   1   2   3   4   5   6

图 4 高效硅胶 G 预制薄层板（青岛海洋化工厂分厂，批号：20131108）

S. 冰片对照品（110743-200905）

1~2. 供试品（批号：13120662；13120704，企业 A）

3~4. 供试品（批号：13008；14001，企业 B）

5. 供试品（批号：140501，企业 C）

6. 供试品（批号：20130801，企业 D）

说明

《中国药典》本项鉴别规定在 105℃加热至斑点显色清晰，实验发现高效硅胶预制薄层板（HPTLC Silica gel 60，Merck）和硅胶预制薄层板（DC-Fertigplatten SIL G-25，MN）需要加热至 120~150℃才能显出两个清晰的斑点。

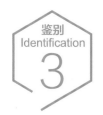
人工牛黄（胆酸）
Bovis Calculus Artifactus (Cholic Acid)

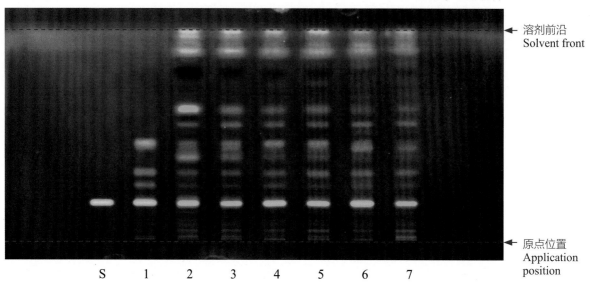

S. 胆酸对照品（100078-201415）

1. 人工牛黄对照药材（121197-201204）

2~3. 供试品（批号：13120662；13120704，企业 A）

4~5. 供试品（批号：13008；14001，企业 B）

6. 供试品（批号：140501，企业 C）

7. 供试品（批号：20130801，企业 D）

S, cholic acid CRS (100078-201415)；

track 1, Bovis Calculus Artifactus reference drug (121197-201204)；

tracks 2 to 7, different batches of the test samples

供试品溶液 Test Solution	取本品 2 片，研细，加三氯甲烷 10 ml 研磨，滤过，滤液蒸干，残渣加乙醇 0.5 ml 使溶解。 Pulverize 2 tablets with 10 mL of chloroform, and filter. Evaporate the filtrate to dryness, and dissolve the residue in 0.5 mL of ethanol.
对照药材溶液 * Reference Drug Solution *	取人工牛黄对照药材 20 mg，同供试品溶液制备方法制成对照药材溶液。 Prepare a solution of 20 mg of Bovis Calculus Artifactus reference drug and 10 mL of chloroform in the same method as the test solution preparation.
对照品溶液 Reference Solution	取胆酸对照品，加乙醇制成每 1 ml 含 1 mg 的溶液。 Dissolve cholic acid CRS in ethanol to prepare a solution containing 1 mg per mL.
薄层板 Stationary Phase	高效硅胶预制薄层板（HPTLC-Fertigplatten Nano-DURASIL-20，MN，批号：305143）。 HPTLC silica gel pre-coated plate (HPTLC-Fertigplatten Nano-DURASIL-20, MN, Lot.305143).
点样 Sample Application	对照品与对照药材溶液各 3 μl，供试品溶液 10 μl，条带状点样，条带宽度为 8 mm，条带间距为 17 mm，原点距底边为 10 mm。 Apply separately to the plate at 10 mm from the lower edge, as bands 8 mm, 3 μL of each of the reference solution and the reference drug solution, 10 μL of the test solution, leaving 17 mm between tracks.
展开剂 Mobile Phase	正己烷 – 乙酸乙酯 – 甲醇 – 醋酸（20:25:3:2）的上层溶液，15 ml。 The upper layer of a mixture of *n*-hexane, ethyl acetate, methanol, and acetic acid (20:25:3:2), 15 mL.
展开缸 Developing Chamber	双槽展开缸，20 cm×10 cm。 Twin trough chamber, 20 cm × 10 cm.
展开 Development	展开缸预平衡 15 分钟，上行展开，展距为 8 cm。 Equilibrate the chamber with the mobile phase for 15 minutes, develop vertically for 8 cm.
显色 Derivatization	喷 10% 硫酸乙醇溶液，在 105℃加热约 10 分钟。 Spray with a 10% solution of sulfuric acid in ethanol, heat at 105℃ for about 10 minutes.
检视 Detection	置紫外光灯（365 nm）下检视。 Examine under ultraviolet light at 365 nm.

不同薄层板薄层色谱图的比较

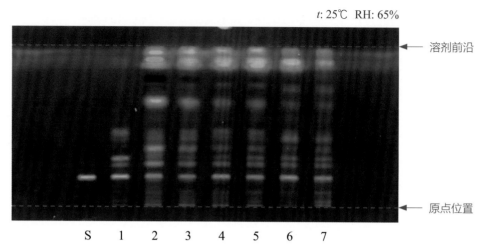

图 1　硅胶预制薄层板（DC-Fertigplatten SIL G-25，MN　批号：304115）

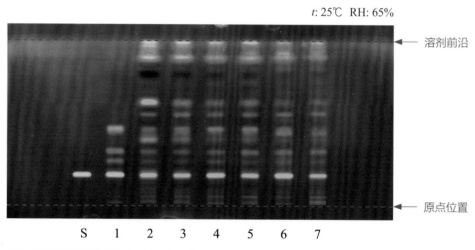

图 2　高效硅胶预制薄层板（HPTLC-Fertigplatten Nano-DURASIL-20，MN　批号：305143）

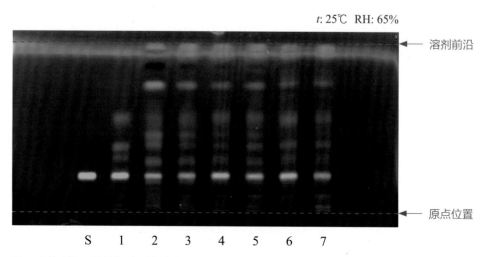

图 3　高效硅胶 G 预制薄层板（烟台市化学工业研究所，批号：150409）

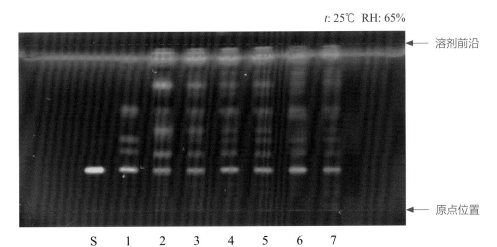

図 4 高效硅胶 G 预制薄层板（青岛海洋化工厂分厂，批号：20131108）

S. 胆酸对照品（100078-201415）

1. 人工牛黄对照药材（121197-201204）

2～3. 供试品（批号：13120662；13120704，企业 A）

4～5. 供试品（批号：13008；14001，企业 B）

6. 供试品（批号：140501，企业 C）

7. 供试品（批号：20130801，企业 D）

说明

*《中国药典》本项鉴别以胆酸对照品为对照，本实验增加人工牛黄对照药材对照。对照药材溶液参照供试品溶液制备方法制备。

大黄
Rhei Radix et Rhizoma

t: 24℃ RH: 65%

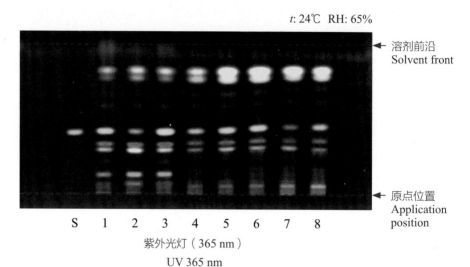

→ 溶剂前沿 Solvent front

→ 原点位置 Application position

S 1 2 3 4 5 6 7 8

紫外光灯（365 nm）
UV 365 nm

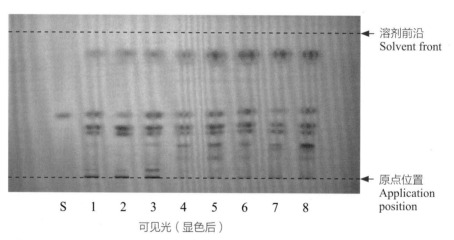

→ 溶剂前沿 Solvent front

→ 原点位置 Application position

S 1 2 3 4 5 6 7 8

可见光（显色后）
Ammonia vapour, white light

S. 大黄素对照品（110756-200110）

1. 大黄（药用大黄）对照药材（120984-201202）

2. 大黄（掌叶大黄）对照药材（121249-201003）

3. 大黄（唐古特大黄）对照药材（120902-200609）

4~5. 供试品（批号：13120662；13120704，企业 A）

6. 供试品（批号：13008，企业 B）

7. 供试品（批号：140501，企业 C）

8. 供试品（批号：20130801，企业 D）

S, emodin CRS (110756-200110);

track 1, Rhei Radix et Rhizoma (*Rheum officinale*) reference drug(120984-201202);

track 2, Rhei Radix et Rhizoma (*Rheum palmatum*) reference drug(121249-201003);

track 3, Rhei Radix et Rhizoma (*Rheum tanguticum*) reference drug(120902-200609);

tracks 4 to 8, different batches of the test samples

供试品溶液 Test Solution	取本品 1 片，研细，加甲醇 20 ml，超声处理 15 分钟，滤过，取滤液 10 ml，蒸干，残渣加水 10 ml 使溶解，加盐酸 1 ml，加热回流 30 分钟，放冷，用乙醚振摇提取 2 次，每次 20 ml，合并乙醚液，蒸干，残渣加三氯甲烷 2 ml 使溶解。 Pulverize 1 tablet, add 20 mL of methanol, ultrasonicate for 15 minutes and filter. Evaporate 10 mL of the filtrate to dryness, dissolve the residue in 10 mL of water. Add 1 mL of hydrochloric acid, heat under reflux for 30 minutes, allow to cool, and extract with two 20-mL quantities of ether. Combine the ether extracts, evaporate to dryness, and dissolve the residue with 2 mL of chloroform.
对照药材溶液 Reference Drug Solution	取大黄对照药材 0.1 g，同供试品溶液制备方法制成对照药材溶液。 Prepare a solution of 0.1 g of Rhei Radix et Rhizoma reference drug and 20 mL of methanol in the same method as the test solution preparation.
对照品溶液 Reference Solution	取大黄素对照品，加甲醇制成每 1 ml 含 1 mg 的溶液。 Dissolve emodin CRS in methanol to prepare a solution containing 1 mg per mL.
薄层板 Stationary Phase	硅胶预制薄层板（DC-Fertigplatten SIL G-25，MN，批号：304115）。 TLC silica gel pre-coated plate (DC-Fertigplatten SIL G-25, MN, Lot.304115).
点样 Sample Application	对照品溶液 1 µl，对照药材溶液 5 µl，供试品溶液 8 µl，条带状点样，条带宽度为 8 mm，条带间距为 17 mm，原点距底边为 10 mm。 Apply separately to the plate at 10 mm from the lower edge, as bands 8 mm, 1 µL of the reference solution, 5 µL of the reference drug solution, and 8 µL of the test solution, leaving 17 mm between tracks.
展开剂 Mobile Phase	石油醚（30～60℃）－甲酸乙酯－甲酸（15∶5∶1）的上层溶液，15 ml。 The upper layer of a mixture of petroleum ether (30-60℃), ethyl formate and formic acid (15:5:1), 15 mL.
展开缸 Developing Chamber	双槽展开缸，20 cm×10 cm。 Twin trough chamber, 20 cm×10 cm.
展开 Development	展开缸预平衡 15 分钟，上行展开，展距为 8 cm。 Equilibrate the chamber with the mobile phase for 15 minutes, develop vertically for 8 cm.
检视 Detection	紫外光灯（365 nm）下检视，再置氨蒸气中熏至斑点变为红色，置可见光下检视。 Examine under ultraviolet light at 365 nm, then expose to ammonia vapour until the spots turn to red, and examine in white light.

不同薄层板薄层色谱图的比较

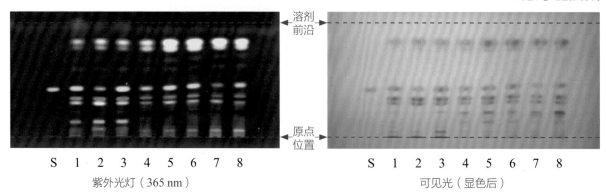

t: 24℃　RH: 65%

S　1　2　3　4　5　6　7　8

紫外光灯（365 nm）　　　　　可见光（显色后）

图 1　硅胶预制薄层板（DC-Fertigplatten SIL G-25，MN　批号：304115）

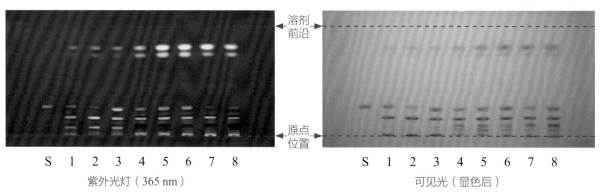

t: 6℃　RH: 65%

S　1　2　3　4　5　6　7　8

紫外光灯（365 nm）　　　　　可见光（显色后）

图 2　高效硅胶预制薄层板（HPTLC-Fertigplatten Nano-DURASIL-20，MN　批号：305143）

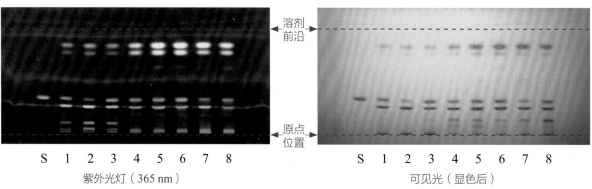

t: 6℃　RH: 65%

S　1　2　3　4　5　6　7　8

紫外光灯（365 nm）　　　　　可见光（显色后）

图 3　高效硅胶 H 预制薄层板（烟台市化学工业研究所，批号：150422）

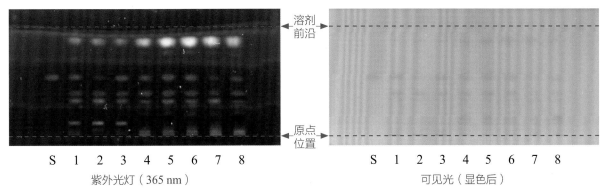

t: 24℃ RH: 65%

溶剂
前沿

原点
位置

| S | 1 | 2 | 3 | 4 | 5 | 6 | 7 | 8 |

紫外光灯（365 nm）

| S | 1 | 2 | 3 | 4 | 5 | 6 | 7 | 8 |

可见光（显色后）

图 4 高效硅胶 H 预制薄层板（青岛海洋化工厂分厂，批号：20150609）

S. 大黄素对照品（110756-200110）

1. 大黄（药用大黄）对照药材（120984-201202）

2. 大黄（掌叶大黄）对照药材（121249-201003）

3. 大黄（唐古特大黄）对照药材（120902-200609）

4~5. 供试品（批号：13120662；13120704，企业 A）

6. 供试品（批号：13008，企业 B）

7. 供试品（批号：140501，企业 C）

8. 供试品（批号：20130801，企业 D）

说明

采用 MN 高效硅胶预制薄层板和烟台高效硅胶 H 预制薄层板在 24℃ 展开，紫外光灯（365 nm）下检视，供试品色谱中只显 3 个橙黄色荧光主斑点，改为在 6℃ 展开后显 4 个橙黄色荧光主斑点；本实验所用的 4 种薄层板中，只有 MN 硅胶预制薄层板可显 5 个橙黄色荧光主斑点。

黄芩
Scutellariae Radix

t: 25℃ RH: 60%

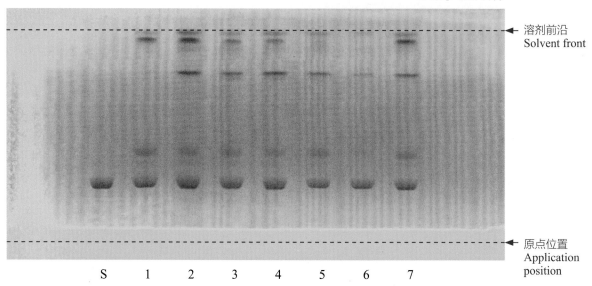

溶剂前沿
Solvent front

原点位置
Application
position

S   1   2   3   4   5   6   7

S. 黄芩苷对照品（110715-201117）

1. 黄芩对照药材（120955-201309）

2~3. 供试品（批号：13120662；13120704，企业 A）

4~5. 供试品（批号：13008；14001，企业 B）

6. 供试品（批号：140501，企业 C）

7. 供试品（批号：20130801，企业 D）

S, baicalin CRS (110715-201117);

track 1, Scutellariae Radix reference drug (120955-201309);

tracks 2 to 7, different batches of the test samples

供试品溶液 Test Solution	取本品4片，研细，加乙醚 30 ml，超声处理 15 分钟，滤过，弃去乙醚，滤渣挥尽乙醚，加甲醇 30 ml，超声处理 15 分钟，滤过，滤液蒸干，残渣加水 20 ml，加热使溶解，滴加盐酸调节 pH 值至 2～3，加乙酸乙酯 30 ml 振摇提取，分取乙酸乙酯液，蒸干，残渣加甲醇 1 ml 使溶解。 Pulverize 4 tablets, add 30 mL of ether, ultrasonicate for 15 minutes, filter and discard the ether extract. Expel ether from the residue, add 30 mL of methanol, ultrasonicate for 15 minutes, and filter. Evaporate the filtrate to dryness, dissolve the residue in 20 mL of water by heating, add hydrochloric acid to adjust the pH value to 2-3, extract with 30 mL of ethyl acetate. Evaporate the ethyl acetate extract to dryness, dissolve the residue in 1 mL of methanol.
对照药材溶液 * Reference Drug Solution *	取黄芩对照药材 1 g，加水 50 ml，煎煮 1 小时，滤过，滤液蒸干，同供试品溶液制备方法制成对照药材溶液。 To 1 g of Scutellariae Radix reference drug, decoct with 50 mL of water for 1 hour, filter, evaporate the filtrate to dryness, then prepare a solution with the residue and 30 mL of ether in the same method as the test solution preparation.
对照品溶液 Reference Solution	取黄芩苷对照品，加甲醇制成每 1 ml 含 1 mg 的溶液。 Dissolve baicalin CRS in methanol to prepare a solution containing 1 mg per mL.
薄层板 Stationary Phase	高效硅胶预制薄层板（HPTLC-Fertigplatten Nano-DURASIL-20，MN，批号：305143），4％醋酸钠溶液浸板。 HPTLC silica gel pre-coated plate (HPTLC-Fertigplatten Nano-DURASIL-20, MN, Lot.305143), immersed with a 4% solution of sodium acetate in ethanol.
点样 Sample Application	对照品与对照药材溶液各 3 µl，供试品溶液 5 µl，条带状点样，条带宽度为 8 mm，条带间距为 17 mm，原点距底边为 10 mm。 Apply separately to the plate at 10 mm from the lower edge, as bands 8 mm, 3 µL of each of the reference solution and the reference drug solution, 5 µL of the test solution, leaving 17 mm between tracks.
展开剂 Mobile Phase	乙酸乙酯－丁酮－甲酸－水（5:3:1:1），15 ml。 Ethyl acetate, butanone, formic acid and water (5:3:1:1), 15 mL.
展开缸 Developing Chamber	双槽展开缸，20 cm×10 cm。 Twin trough chamber, 20 cm×10 cm.
展开 Development	展开缸预平衡 15 分钟，上行展开，展距为 8 cm。 Equilibrate the chamber with the mobile phase for 15 minutes, develop vertically for 8 cm.
显色 Derivatization	喷以 1％三氯化铁乙醇溶液。 Spray with a 1% solution of ferric chloride in ethanol.
检视 Detection	置可见光下检视。 Examine in white light.

不同薄层板薄层色谱图的比较

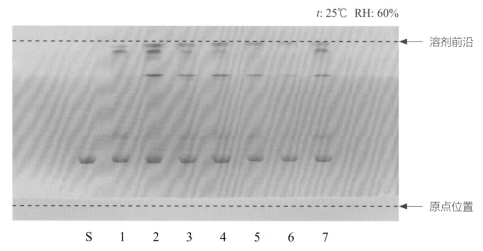

t: 25℃　RH: 60%

溶剂前沿

原点位置

S　1　2　3　4　5　6　7

图 1　硅胶预制薄层板（DC-Fertigplatten DURASIL-25，MN　批号：112340）4% 醋酸钠溶液浸板

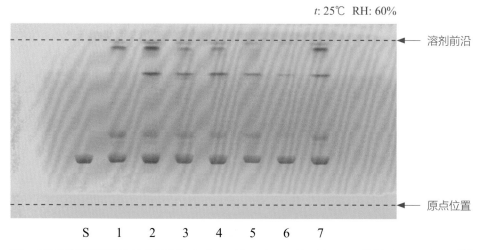

t: 25℃　RH: 60%

溶剂前沿

原点位置

S　1　2　3　4　5　6　7

图 2　高效硅胶预制薄层板（HPTLC-Fertigplatten Nano-DURASIL-20，MN　批号：305143）4% 醋酸钠溶液浸板

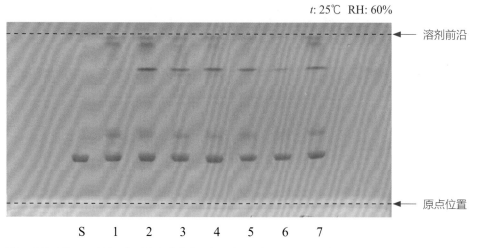

t: 25℃　RH: 60%

溶剂前沿

原点位置

S　1　2　3　4　5　6　7

图 3　高效硅胶 G 预制薄层板（烟台市化学工业研究所，批号：141229）4% 醋酸钠溶液浸板

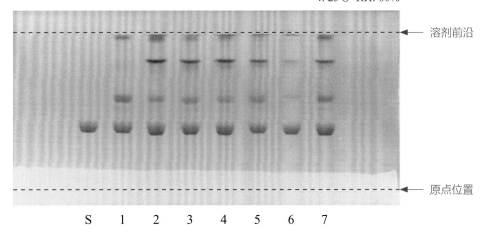

t: 25℃　RH: 60%

溶剂前沿

原点位置

S　1　2　3　4　5　6　7

图 4　高效硅胶 G 预制薄层板（青岛海洋化工厂分厂，批号：20131108）4% 醋酸钠溶液浸板

S. 黄芩苷对照品（110715-201117）

1. 黄芩对照药材（120955-201309）

2 ~ 3. 供试品（批号：13120662；13120704，企业 A）

4 ~ 5. 供试品（批号：13008；14001，企业 B）

6. 供试品（批号：140501，企业 C）

7. 供试品（批号：20130801，企业 D）

说明

*《中国药典》本项鉴别以黄芩苷对照品为对照，本实验增加黄芩对照药材对照，对照药材溶液参照本品制法和供试品溶液制备方法制备。

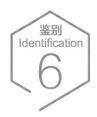

人工牛黄（胆红素）
Bovis Calculus Artifactus (Bilirubin)

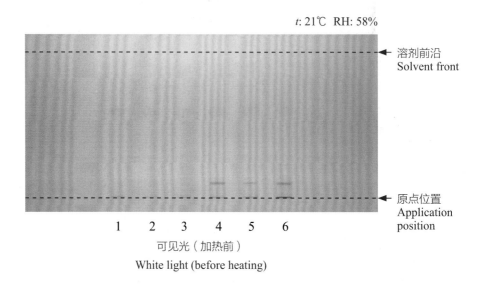

t: 21℃ RH: 58%

溶剂前沿
Solvent front

原点位置
Application
position

1　2　3　4　5　6

可见光（加热前）
White light (before heating)

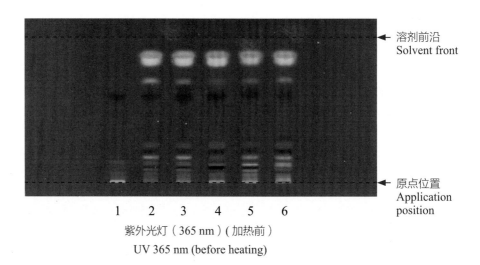

溶剂前沿
Solvent front

原点位置
Application
position

1　2　3　4　5　6

紫外光灯（365 nm）（加热前）
UV 365 nm (before heating)

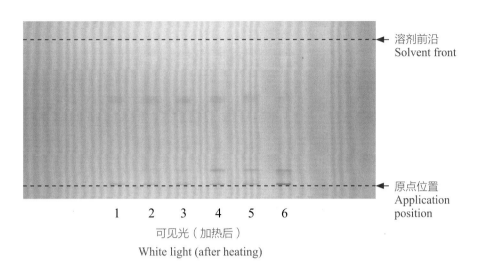

溶剂前沿
Solvent front

原点位置
Application position

1　2　3　4　5　6

可见光（加热后）
White light (after heating)

1. 人工牛黄对照药材（121197-201204）
2～3. 供试品（批号：20150101，20150601，企业 E）
4. 供试品（批号：ZT102305，企业 F）
5. 供试品（批号：1511009，企业 G）
6. 供试品（批号：151001，企业 H）

Track 1, Bovis Calculus Artifactus reference drug (121197-201204);

tracks 2 to 6, different batches of the test samples

供试品溶液 * Test Solution*	取本品 20 片（包衣片除去包衣），研细，加石油（30~60℃）－乙醚（3:1）的混合溶液 30 ml，加 10%亚硫酸氢钠溶液 1 滴，摇匀，超声处理 5 分钟，滤过，弃去滤液，滤纸及滤渣挥去溶剂，加三氯甲烷 30 ml，超声处理 15 分钟，滤过，滤液挥至近干，放冷，残渣加三氯甲烷－甲醇（3:2）的混合溶液 1 ml 使溶解，离心，取上清液。 Pulverize 20 tablets with coats removed, add 30 mL of a mixture of petroleum ether(30-60℃) and ether (3:1), and a drop of 10% solution of sodium bisulfite, mix well, ultrasonicate for 5 minutes and filter. Discard the filtrate, expel the petroleum ether from the residue and the filter paper, add 30 mL of chloroform, ultrasonicate for 15 minutes, and filter. Evaporate the filtrate nearly to dryness and cool. Dissolve the residue in 1 mL of a mixture of chloroform and methanol (3:2), centrifuge, and use the supernatant.
对照药材溶液 Reference Drug Solution	取人工牛黄对照药材 20 mg，加三氯甲烷 20 ml，加 10%亚硫酸氢钠溶液 1 滴，摇匀，自"超声处理 15 分钟"起，同供试品溶液制备方法制备对照药材溶液。 To 20 mg of Bovis Calculus Artifactus reference drug, add 20 mL of chloroform and a drop of 10% solution of sodium bisulfite, mix well, then prepare a solution in the same procedure as the test solution preparation, starting at "ultrasonicate for 15 minutes...".
薄层板 Stationary Phase	硅胶预制薄层板（DC-Fertigplatten DURASIL-25，MN，批号：407195）。 TLC silica gel pre-coated plate (DC-Fertigplatten DURASIL-25, MN, Lot.407195).
点样 Sample Application	对照药材溶液 10 μl，供试品溶液 5 μl，条带状点样，条带宽度为 8 mm，条带间距为 18 mm，原点距底边为 10 mm。 Apply separately to the plate at 10 mm from the lower edge, as bands 8 mm, 10 μL of the reference drug solution and 5 μL of the test solution, leaving 18 mm between tracks.
展开剂 Mobile Phase	石油醚（30~60℃）－三氯甲烷－甲酸乙酯－甲酸（20:3:5:1）的上层溶液，15 ml。 The upper layer of a mixture of petroleum ether (30-60℃), chloroform, ethyl formate and formic acid (20:3:5:1), 15 mL.
展开缸 Developing Chamber	双槽展开缸，20 cm × 10 cm。 Twin trough chamber, 20 cm × 10 cm.
展开 Development	展开缸预平衡 15 分钟，上行展开，展距为 8 cm。 Equilibrate the chamber with the mobile phase for 15 minutes, develop vertically for 8 cm.
显色与检视 Derivatization & Detection	先置可见光和紫外光灯（365 nm）下检视，再加热至斑点变为绿色，置可见光下检视。 Examine in white light and under ultraviolet light at 365 nm, then heat at 105℃ until one spot turn to green, examine in white light.
备注 Note	（1）本品人工牛黄的处方量较低，且胆红素遇高热和强光易分解，因此将供试品溶液制备方法中"置 90℃水浴上挥去溶剂"和"置 90℃水浴上蒸至近干"均改为常温下挥去溶剂。 （2）避光操作。 It is suggested to evaporate the solvent at room temperature in the preparation of test solution in *Identification* (6), and protect from light during the experiment.

不同薄层板薄层色谱图的比较

t: 21℃   RH: 58%

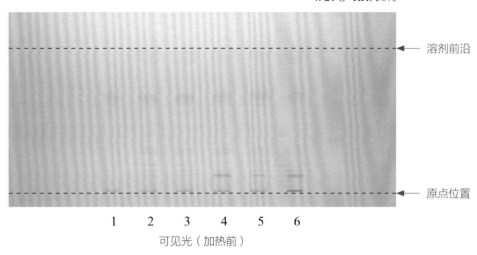

溶剂前沿

原点位置

1　　2　　3　　4　　5　　6

可见光（加热前）

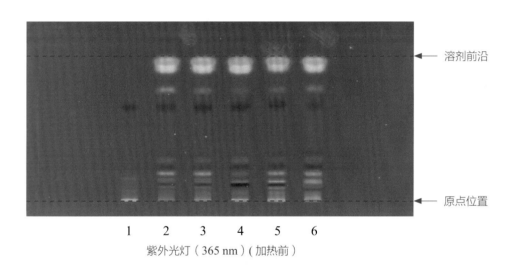

溶剂前沿

原点位置

1　　2　　3　　4　　5　　6

紫外光灯（365 nm）（加热前）

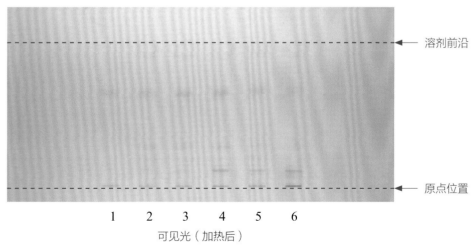

溶剂前沿

原点位置

1　　2　　3　　4　　5　　6

可见光（加热后）

图 1　硅胶预制薄层板（DC-Fertigplatten DURASIL-25，MN　批号：407195）

t: 22℃   RH: 65%

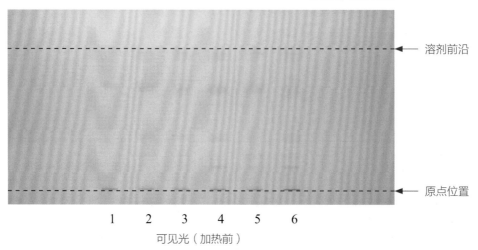

1　2　3　4　5　6

可见光（加热前）

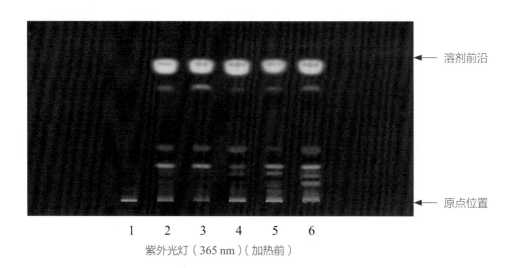

1　2　3　4　5　6

紫外光灯（365 nm）（加热前）

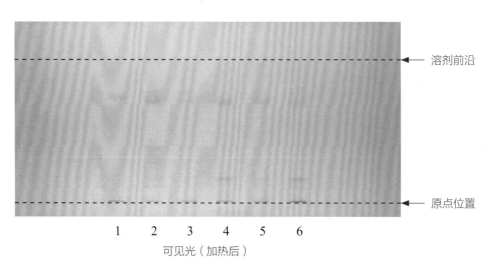

1　2　3　4　5　6

可见光（加热后）

图2　高效硅胶预制薄层板（HPTLC-Fertigplatten Nano-DURASIL-20，MN　批号：510297）

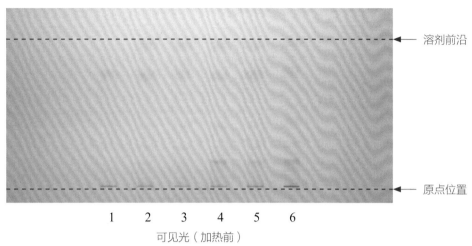

溶剂前沿

原点位置

1　　2　　3　　4　　5　　6

可见光（加热前）

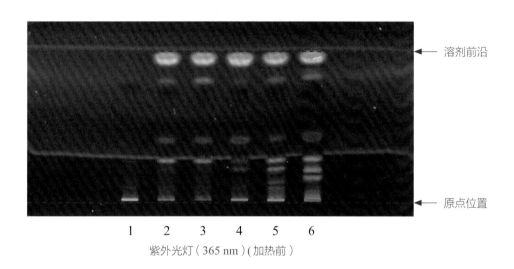

溶剂前沿

原点位置

1　　2　　3　　4　　5　　6

紫外光灯（365 nm）（加热前）

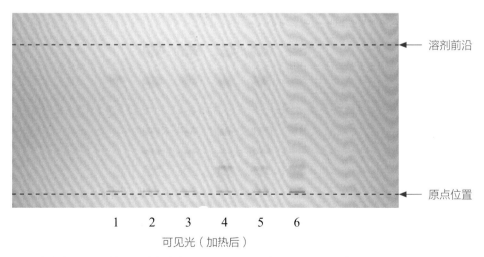

溶剂前沿

原点位置

1　　2　　3　　4　　5　　6

可见光（加热后）

图 3　高效硅胶 G 预制薄层板（烟台市化学工业研究所，批号：20151201）

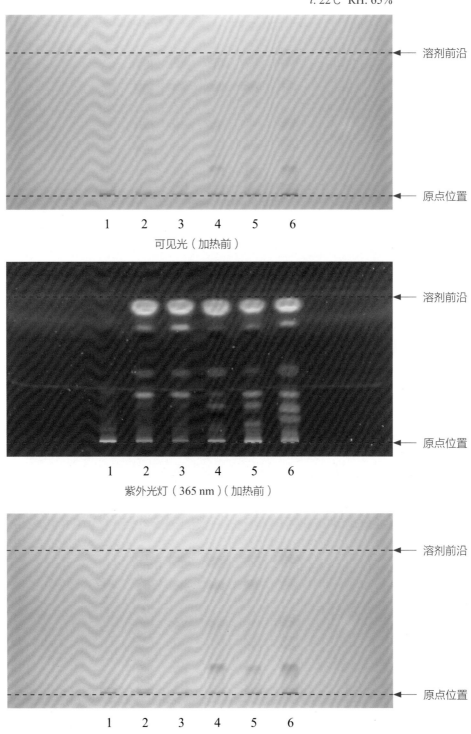

t: 22℃ RH: 65%

溶剂前沿

原点位置

1　2　3　4　5　6

可见光（加热前）

溶剂前沿

原点位置

1　2　3　4　5　6

紫外光灯（365 nm）（加热前）

溶剂前沿

原点位置

1　2　3　4　5　6

可见光（加热后）

图 4　高效硅胶 G 预制薄层板（青岛海洋化工厂分厂，批号：20150912）

1．人工牛黄对照药材（121197-201204）

2~3．供试品（批号：20150101，20150601，企业 E）

4．供试品（批号：ZT102305，企业 F）

5．供试品（批号：1511009，企业 G）

6．供试品（批号：151001，企业 H）

（广州市药品检验所　毕福钧　吕渭升）

普乐安片
Pule'an Tablets

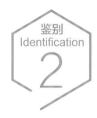

鉴别
Identification
2

油菜花粉
Brassicae Campestidis Pollen

t: 17℃ RH: 52%

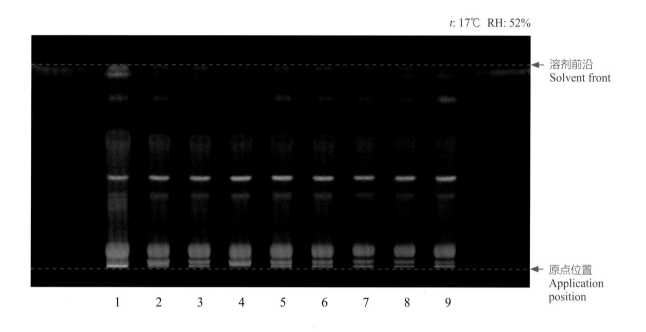

溶剂前沿
Solvent front

原点位置
Application
position

1　2　3　4　5　6　7　8　9

1. 油菜花粉对照药材（121672-201201）
2~6. 供试品（批号：121003；130855；140218；150514；150351，企业A）
7. 供试品（批号：2B01544，企业B）
8. 供试品（批号：120201，企业C）
9. 供试品（批号：130101，企业D）

Track 1, Brassicae Campestidis Pollen reference drug (121672-201201);

tracks 2 to 9, different batches of the test samples

供试品溶液 Test Solution	取本品2片，研细，加甲醇25 ml，超声处理10分钟，滤过，滤液浓缩至10 ml。 Pulverize 2 tablets, add 25 mL of methanol, ultrasonicate for 10 minutes and filter. Concentrate the filtrate to 10 mL.
对照药材溶液 Reference Drug Solution	取油菜花粉对照药材1g，同供试品溶液制备方法制成对照药材溶液。 Prepare a solution of 1 g of Brassicae Campestidis Pollen reference drug and 25 mL of methanol in the same method as the test solution preparation.
薄层板 Stationary Phase	硅胶预制薄层板（DC-Fertigplatten DURASIL-25，MN，批号：407195）。 TLC silica gel pre-coated plate (DC-Fertigplatten DURASIL-25, MN, Lot. 407195).
点样 Sample Application	5 μl，条带状点样，条带宽度为8 mm，条带间距为16 mm，原点距底边为10 mm。 Apply separately to the plate at 10 mm from the lower edge, as bands 8 mm, 5 μL of each of the test solutions and the reference drug solution, leaving 16 mm between tracks.
展开剂 Mobile Phase	乙酸乙酯－丁酮－甲醇－水（5:3:1:1），15 ml。 Ethyl acetate, butanone, methanol, and water (5:3:1:1), 15 mL.
展开缸 Developing Chamber	双槽展开缸，20 cm×10 cm。 Twin trough chamber, 20 cm × 10 cm.
展开 Development	展开缸不需预平衡，直接上行展开，展距为8 cm。 Develop vertically for 8 cm.
显色 Derivatization	喷3%三氯化铝乙醇溶液，在105℃加热约2分钟。 Spray with a 3% solution of aluminum chloride in ethanol, and heat at 105℃ for 2 minutes.
检视 Detection	置紫外光灯（365 nm）下检视。 Examine under ultraviolet light at 365 nm.

不同薄层板薄层色谱图的比较

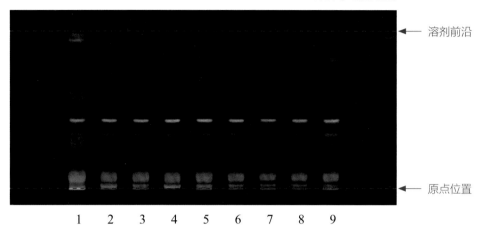

图 1 硅胶预制薄层板（DC-Fertigplatten DURASIL-25，MN 批号：407195）

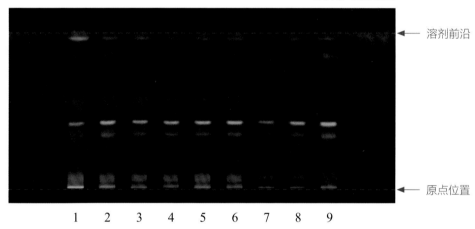

图 2 高效硅胶预制薄层板（HPTLC-Fertigplatten Nano-DURASIL-20，MN 批号：510297）

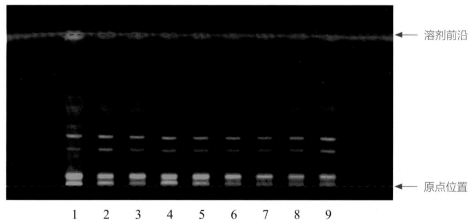

图 3 高效硅胶 G 预制薄层板（烟台市化学工业研究所，批号：20151127）

t: 17℃ RH: 52%

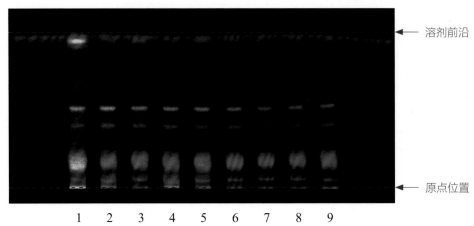

溶剂前沿

原点位置

1　2　3　4　5　6　7　8　9

图 4　高效硅胶 G 预制薄层板（青岛海洋化工厂分厂，批号：20150912）

1. 油菜花粉对照药材（121672-201201）

2~6. 供试品（批号：121003；130855；140218；150514；150351，企业 A）

7. 供试品（批号：2B01544，企业 B）

8. 供试品（批号：120201，企业 C）

9. 供试品（批号：130101，企业 D）

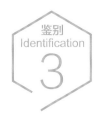
油菜花粉（β- 谷甾醇）
Brassicae Campestidis Pollen (β-sitosterol)

t: 18℃ RH: 65%

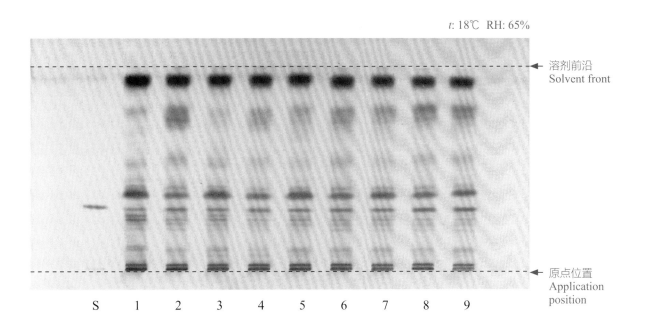

溶剂前沿
Solvent front

原点位置
Application position

S　1　2　3　4　5　6　7　8　9

S. β- 谷甾醇对照品（110851-201407）

1. 油菜花粉对照药材（121672-201201）

2~6. 供试品（批号：121003；130855；140218；150514；150351，企业 A）

7. 供试品（批号：2B01544，企业 B）

8. 供试品（批号：120201，企业 C）

9. 供试品（批号：130101，企业 D）

S, β-sitosterol CRS (110851-201407);

track 1, Brassicae Campestidis Pollen reference drug (121672-201201);

tracks 2 to 9, different batches of the test samples

供试品溶液 Test Solution	取本品 2 片，研细，加石油醚（60～90℃）10 ml，超声处理 10 分钟，弃去石油醚液，药渣加丙酮 10 ml，超声处理 30 分钟，离心，取上清液。 Pulverize 2 tablets, add 10 mL of petroleum ether (60-90℃), ultrasonicate for 10 minutes and discard the petroleum ether extract. To the residue, add 10 mL of acetone and ultrasonicate for 30 minutes, centrifuge, use the supernatant as the test solution.
对照药材溶液 Reference Drug Solution	取油菜花粉对照药材 1 g，同供试品溶液制备方法制成对照药材溶液。 Prepare a solution of 1 g of Brassicae Campestidis Pollen reference drug and 10 mL of petroleum ether (60-90℃) in the same method as the test solution preparation.
对照品溶液 Reference Solution	取 β- 谷甾醇对照品，加丙酮制成每 1 ml 含 0.1 mg 的溶液。 Dissolve β-sitosterol CRS in acetone to prepare a solution containing 0.1 mg per mL.
薄层板 Stationary Phase	硅胶预制薄层板（DC-Fertigplatten SIL G-25，MN，批号：405127）。 TLC silica gel pre-coated plate (DC-Fertigplatten SIL G-25, MN,Lot. 405127).
点样 Sample Application	S：10 μl；1：30 μl；2～9：20 μl，条带状点样，条带宽度为 8 mm，条带间距为 16 mm，原点距底边为 10 mm。 Apply separately to the plate at 10 mm from the lower edge, as bands 8 mm, 20 μL of the test solution, 30 μL of the reference drug solution and 10 μL of the reference solution, leaving 16 mm between tracks.
展开剂 Mobile Phase	环己烷 - 乙酸乙酯 - 冰醋酸（9:2:0.2），15 ml。 Cyclohexane, ethyl acetate, glacial acetic acid (9:2:0.2), 15 mL.
展开缸 Developing Chamber	双槽展开缸，20 cm×10 cm。 Twin trough chamber, 20 cm × 10 cm.
展开 Development	展开缸不需预平衡，直接上行展开，展距为 8 cm。 Develop vertically for 8 cm.
显色 Derivatization	喷以 5% 磷钼酸乙醇溶液，在 105℃加热至斑点显色清晰。 Spray with a 5% solution of phosphomolybdic acid in ethanol, and heat at 105℃ until the spots become distinct.
检视 Detection	置可见光下检视。 Examine in white light.
备注 Note	薄层板挥干溶剂后先加热至 130℃，趁热喷显色剂，再置 105℃加热显色，斑点的显色效果较好。 It is suggested to heat the plate at 130℃, then spray the 5% solution of phosphomolybdic acid in ethanol and heat again.

不同薄层板薄层色谱图的比较

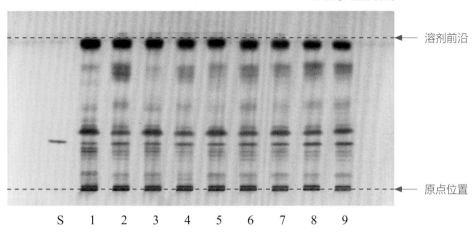

溶剂前沿

原点位置

S　1　2　3　4　5　6　7　8　9

图 1　硅胶预制薄层板（DC-Fertigplatten SIL G-25，MN　批号：405127）

t: 18℃　RH: 65%

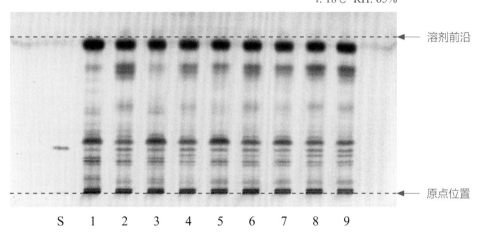

溶剂前沿

原点位置

S　1　2　3　4　5　6　7　8　9

图 2　高效硅胶预制薄层板（HPTLC-Fertigplatten Nano-SIL-20，MN　批号：409251）

t: 18℃　RH: 65%

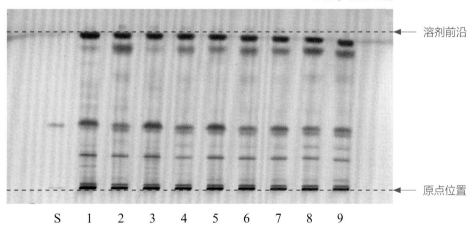

溶剂前沿

原点位置

S　1　2　3　4　5　6　7　8　9

图 3　高效硅胶 G 预制薄层板（烟台市化学工业研究所，批号：20151127）

t: 18℃ RH: 65%

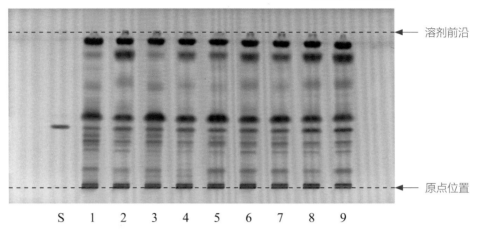

溶剂前沿

原点位置

S   1   2   3   4   5   6   7   8   9

图 4 高效硅胶 G 预制薄层板（青岛海洋化工厂分厂，批号：20150912）

S. β- 谷甾醇对照品（110851-201407）

1. 油菜花粉对照药材（121672-201201）

2~6. 供 试 品（批 号：121003；130855；140218；150514；150351，企业 A）

7. 供试品（批号：2B01544，企业 B）

8. 供试品（批号：120201，企业 C）

9. 供试品（批号：130101，企业 D）

（广州市药品检验所 严家浪 王秀芹 ）

杞菊地黄丸、杞菊地黄丸（浓缩丸）

Qiju Dihuang Pills & Qiju Dihuang Concentrated Pills

枸杞子
Lycii Fructus

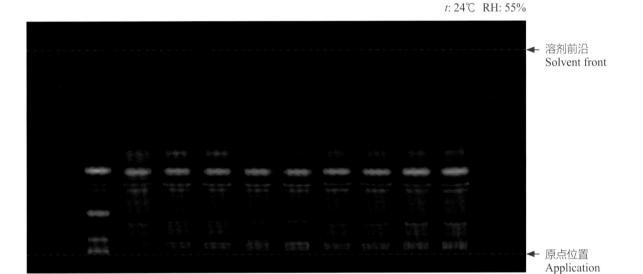

t: 24℃ RH: 55%

溶剂前沿
Solvent front

原点位置
Application
position

1 2 3 4 5 6 7 8 9 10

1. 枸杞子对照药材（121072-201109）

2. 供试品（批号：110014，水蜜丸，企业 A）

3. 供试品（批号：8513004，水蜜丸，企业 B）

4. 供试品（批号：140426，水蜜丸，企业 C）

5. 供试品（批号：201401014，小蜜丸，企业 D）

6. 供试品（批号：12011975，大蜜丸，企业 E）

7~8. 供试品（批号：201201001；201209023，浓缩丸，企业 D）

9. 供试品（批号：10L52，浓缩丸，企业 F）

10. 供试品（批号：140101，浓缩丸，企业 G）

Track 1, Lycii Fructus reference drug
(121072-201109);

track 2 to 10, different batches of the
test samples

供试品溶液 Test Solution	取本品水蜜丸 9 g，研碎；或取小蜜丸或大蜜丸 14 g，剪碎；或取浓缩丸 15 g，研碎。加水 100 ml，加热回流 30 分钟，放冷，离心，取上清液，用乙酸乙酯 50 ml 振摇提取，分取乙酸乙酯液，蒸干，残渣加甲醇 1 ml 使溶解。 Pulverize 9 g of water-honeyed pills, or cut 14 g of small or big honeyed pills to pieces, or pulverize 15 g of concentrated pills. Add 100 mL of water, heat under reflux for 30 minutes, cool, and centrifuge. To the supernatant, extract by shaking with 50 mL of ethyl acetate, separate the ethyl acetate layer and evaporate to dryness. Dissolve the residue in 1 mL of methanol.
对照药材溶液 Reference Drug Solution	取枸杞子对照药材 0.5 g，加水 50 ml，加热回流 30 分钟，放冷，离心，取上清液，用乙酸乙酯 30 ml 振摇提取，分取乙酸乙酯液，蒸干，残渣加甲醇 1 ml 使溶解。 To 0.5 g of Lycii Fructus reference drug, add 50 mL of water, heat under reflux for 30 minutes, cool, and centrifuge. To the supernatant, extract by shaking with 30 mL of ethyl acetate, separate the ethyl acetate layer and evaporate to dryness. Dissolve the residue in 1 mL of methanol.
薄层板 Stationary Phase	高效硅胶预制薄层板（HPTLC-Fertigplatten Nano-DURASIL-20，MN，批号：305143）。 HPTLC silica gel pre-coated plate (HPTLC-Fertigplatten Nano-DURASIL-20, MN, Lot. 305143).
点样 Sample Application	10 μl，条带状点样，条带宽度为 8 mm，条带间距为 16 mm，原点距底边为 10 mm。 Apply separately to the plate at 10 mm from the lower edge, as bands 8 mm, 10 μL of each of the reference drug solution and the test solution, leaving 16 mm between tracks.
展开剂 * Mobile Phase*	甲苯 – 乙酸乙酯 – 甲酸（15∶10∶1.8），15 ml。 Toluene, ethyl acetate and formic acid (15:10:1.8), 15 mL.
展开缸 Developing Chamber	双槽展开缸，20 cm×10 cm。 Twin trough chamber, 20 cm × 10 cm.
展开 Development	展开缸预平衡 15 分钟，上行展开，展距为 8 cm。 Equilibrate the chamber with the mobile phase for 15 minutes, develop vertically for 8 cm.
检视 Detection	置紫外光灯（365 nm）下检视。 Examine under ultraviolet light at 365 nm.

不同薄层板薄层色谱图的比较

t: 24℃ RH: 55%

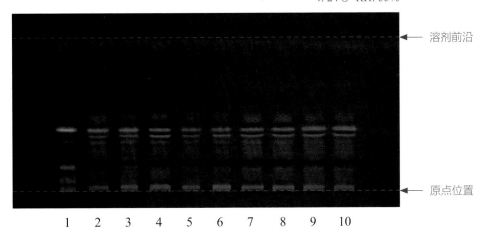

图 1 硅胶预制薄层板（DC-Fertigplatten SIL G-25，MN 批号：301008）

t: 24℃ RH: 55%

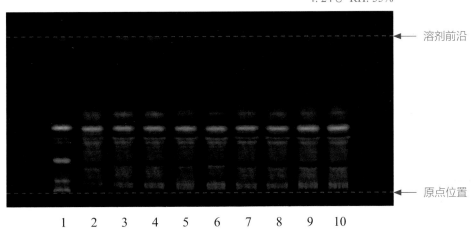

图 2 高效硅胶预制薄层板（HPTLC-Fertigplatten Nano-DURASIL-20，MN 批号：305143）

t: 24℃ RH: 55%

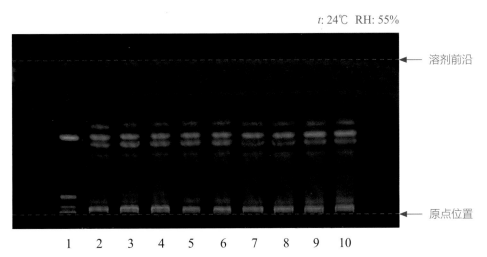

图 3 高效硅胶 G 预制薄层板（烟台市化学工业研究所，批号：141229）

t: 24℃ RH: 55%

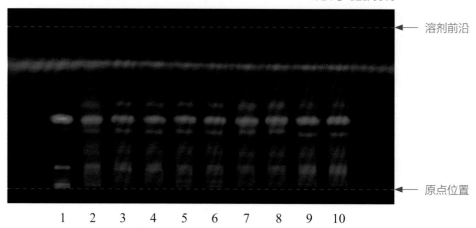

溶剂前沿

原点位置

1 2 3 4 5 6 7 8 9 10

图 4 高效硅胶 G 预制薄层板（青岛海洋化工厂分厂，批号：20141212）

图 1~4

1. 枸杞子对照药材（121072-201109）

2. 供试品（批号：110014，水蜜丸，企业 A）

3. 供试品（批号：8513004，水蜜丸，企业 B）

4. 供试品（批号：140426，水蜜丸，企业 C）

5. 供试品（批号：201401014，小蜜丸，企业 D）

6. 供试品（批号：12011975，大蜜丸，企业 E）

7~8. 供试品（批号：201201001；201209023，浓缩丸，企业 D）

9. 供试品（批号：10L52，浓缩丸，企业 F）

10. 供试品（批号：140101，浓缩丸，企业 G）

t: 24℃ RH: 55%

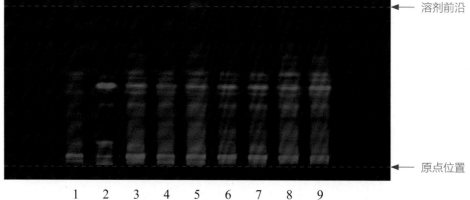

溶剂前沿

原点位置

1 2 3 4 5 6 7 8 9

图 5 修改方法专属性考察—高效硅胶预制薄层板（HPTLC-Fertigplatten Nano-DURASIL-20，MN 批号：305143）

图 5

1. 枸杞子阴性对照（自制）

2. 枸杞子对照药材（121072-201109）

3. 供试品（批号：15033421，水蜜丸，企业 E）

4. 供试品（批号：20151056，水蜜丸，企业 H）

5. 供试（批号：14010239，大蜜丸，企业 E）

6. 供试品（批号：141201，大蜜丸，企业 G）

7. 供试品（批号：201512049，小蜜丸，企业 E）

8. 供试品（批号：150701，浓缩丸，企业 K）

9. 供试品（批号：201506014，浓缩丸，企业 D）

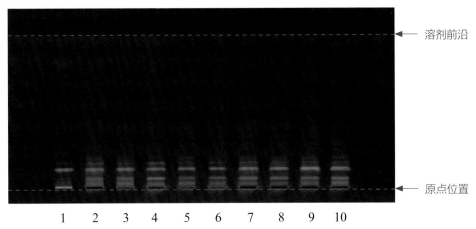

t: 24℃   RH: 55%

溶剂前沿

原点位置

1　2　3　4　5　6　7　8　9　10

图 6 《中国药典》方法—高效硅胶 G 预制薄层板（青岛海洋化工厂分厂，批号：20141212）

图 6

1. 枸杞子对照药材（121072-201109）

2. 供试品（批号：110014，水蜜丸，企业 A）

3. 供试品（批号：8513004，水蜜丸，企业 B）

4. 供试品（批号：140426，水蜜丸，企业 C）

5. 供试品（批号：201401014，小蜜丸，企业 D）

6. 供试品（批号：12011975，大蜜丸，企业 E）

7～8. 供试品（批号：201201001；201209023，浓缩丸，企业 D）

9. 供试品（批号：10L52，浓缩丸，企业 F）

10. 供试品（批号：140101，浓缩丸，企业 G）

说明

1.《中国药典》本项鉴别展开剂为甲苯 - 乙酸乙酯 - 甲酸（15:2:1）的上层溶液，薄层展开后显示枸杞子主斑点 R_f 值偏低（图 6），尝试 MN 普通板、MN 高效板、烟台高效板及青岛高效板等 4 种薄层板，结果 R_f 值均偏低，故将展开剂比例修订为甲苯 - 乙酸乙酯 - 甲酸（15:10:1.8），结果显示枸杞子主斑点 R_f 值适中（图 1～图 4），枸杞子阴性对照无干扰（图 5）。

2. 枸杞子阴性对照溶液制备（图 5）：取枸杞子阴性样品适量（相当于水蜜丸 9 g 量），加水 50 ml，按供试品溶液制备方法制成枸杞子阴性对照溶液。

酒萸肉
Corni Fructus

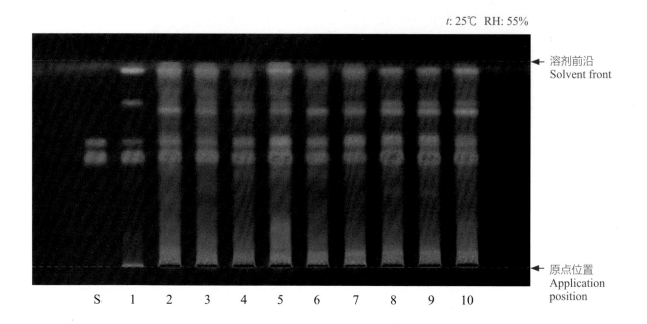

t: 25℃ RH: 55%

← 溶剂前沿
Solvent front

← 原点位置
Application
position

S 1 2 3 4 5 6 7 8 9 10

S. 莫诺苷（111998-201501）和马钱苷（111640-201606）混合
对照品

1. 山茱萸对照药材（121495-201303）

2. 供试品（批号：15033421，水蜜丸，企业 E）

3. 供试品（批号：20151056，水蜜丸，企业 H）

4. 供试品（批号：1506011，水蜜丸，企业 I）

5. 供试品（批号：14010239，大蜜丸，企业 E）

6. 供试品（批号：141201，大蜜丸，企业 G）

7. 供试品（批号：201512049，小蜜丸，企业 E）

8. 供试品（批号：150701，浓缩丸，企业 K）

9. 供试品（批号：201506014，浓缩丸，企业 D）

10. 供试品（批号：15070522，浓缩丸，企业 A）

S, loganin CRS (111640-201606) and morroniside
CRS (111998-201501) (increasing R_f);

track 1, Corni Fructus reference drug (121495-
201303);

tracks 2 to 10, different batches of the test
samples

供试品溶液 Test Solution	取本品水蜜丸 4 g，研细；或取小蜜丸或大蜜丸 6 g，剪碎；或取浓缩丸 2 g，研细。加甲醇 25 ml，超声处理 30 分钟，滤过，滤液蒸干，残渣加水 5 ml 使溶解，通过大孔吸附树脂柱（柱内径为 1.5 cm，柱高为 12 cm），用氨溶液（1→25）70 ml 洗脱，弃去洗脱液，再用 30% 乙醇 60 ml 洗脱，收集洗脱液，蒸干，残渣加甲醇 1 ml 使溶解。 Pulverize 4 g of water-honeyed pills, or cut 6 g of small or big honeyed pills into pieces, or pulverize 2 g of concentrated pills. Add 25 mL of methanol, ultrasonicate for 30 minutes, and filter. Evaporate the filtrate to dryness. Dissolve the residue with 5 mL of water, apply to a column packed with macroporous adsorptive resin (1.5 cm in internal diameter, 12 cm in height). Elute with 70 mL of ammonia solution (1→25) and discard the eluent. Elute with 60 mL of 30% ethanol, and collect the eluent. Evaporate to dryness, dissolve the residue in 1 mL of methanol.
对照药材溶液 * Reference Drug Solution*	取山茱萸对照药材 1 g，加甲醇 25 ml，同法制成对照药材溶液。 Prepare a solution of 1 g of Corni Fructus reference drug and 25 mL of methanol in the same method as the test solution preparation.
对照品溶液 Reference Solution	取莫诺苷对照品、马钱苷对照品，加甲醇制成每 1 ml 各含 2 mg 的混合溶液。 Dissolve morroniside CRS and loganin CRS in methanol to prepare a mixture containing 2 mg of each per mL.
薄层板 Stationary Phase	硅胶预制薄层板（DC-Fertigplatten DURASIL-25，MN，批号：505133）。 TLC silica gel pre-coated plate (DC-Fertigplatten DURASIL-25, MN, Lot. 505133).
点样 Sample Application	S：3 μl；1~10：5 μl，条带状点样，条带宽度为 8 mm，条带间距为 16 mm，原点距底边为 10 mm。 Apply separately to the plate at 10 mm from the lower edge, as bands 8 mm, 3 μL of the reference solution, and 5 μL of each of the reference drug solution and the test solution, leaving 16 mm between tracks.
展开剂 Mobile Phase	三氯甲烷－甲醇（3:1），15 ml。 Chloroform and methanol (3:1), 15 mL.
展开缸 Developing Chamber	双槽展开缸，20 cm×10 cm。 Twin trough chamber, 20 cm×10 cm.
展开 Development	展开缸不需预平衡，直接上行展开，展距为 8 cm。 Develop vertically for 8 cm.
显色 Derivatization	喷 10% 硫酸乙醇溶液，在 105℃ 加热至斑点显色清晰。 Spray with a 10% solution of sulfuric acid in ethanol, and heat at 105℃ until the spots become distinct.
检视 Detection	置紫外光灯（365 nm）下检视。 Examine under ultraviolet light at 365 nm.
备注 Note	混合对照品色谱中自下而上依次为马钱苷和莫诺苷。 The spots in the chromatogram obtained with the reference solution are loganin and morroniside with increasing R_f.

不同薄层板薄层色谱图的比较

t: 25℃　RH: 55%

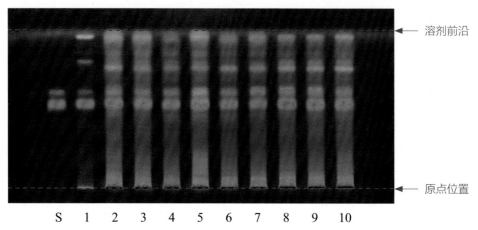

图 1　硅胶预制薄层板（DC-Fertigplatten DURASIL-25，MN　批号：505133）

t: 25℃　RH: 55%

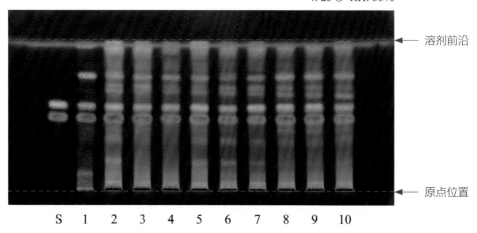

图 2　高效硅胶预制薄层板（HPTLC-Fertigplatten Nano-DURASIL-20，MN　批号：503083）

t: 25℃　RH: 57%

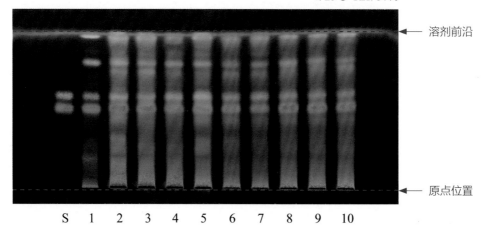

图 3　高效硅胶 G 预制薄层板（烟台市化学工业研究所，批号：20160519）

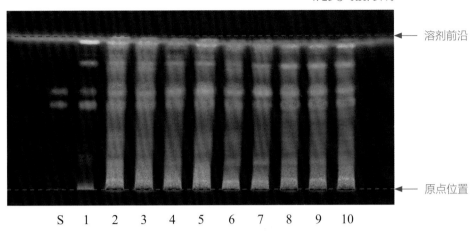

t: 25℃ RH: 57%

溶剂前沿

原点位置

图 4 高效硅胶 G 预制薄层板（青岛海洋化工厂分厂，批号：20160312）

S. 莫诺苷（111998-201501）和马钱苷（111640-201606）
混合对照品

1. 山茱萸对照药材（121495-201303）

2. 供试品（批号：15033421，水蜜丸，企业 A）

3. 供试品（批号：20151056，水蜜丸，企业 B）

4. 供试品（批号：14010239，水蜜丸，企业 C）

5. 供试品（批号：14010239，大蜜丸，企业 A）

6. 供试品（批号：141201，大蜜丸，企业 D）

7. 供试品（批号：201512049，小蜜丸，企业 E）

8. 供试品（批号：150701，浓缩丸，企业 F）

9. 供试品（批号：201506014，浓缩丸，企业 E）

10. 供试品（批号：15070522，浓缩丸，企业 A）

说明

*《中国药典》本项鉴别以莫诺苷和马钱苷对照品为对照，本实验增加山茱萸
对照药材对照。对照药材溶液参照供试品溶液制备方法制备。

酒萸肉（熊果酸）
Corni Fructus

t: 24℃ RH: 58%

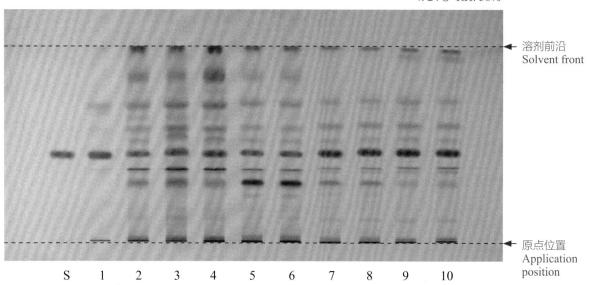

溶剂前沿
Solvent front

原点位置
Application position

S 1 2 3 4 5 6 7 8 9 10

S. 熊果酸对照品（110742-201220）

1. 山茱萸对照药材（121495-201303）

2. 供试品（批号：110014，水蜜丸，企业 A）

3. 供试品（批号：8513004，水蜜丸，企业 B）

4. 供试品（批号：140426，水蜜丸，企业 C）

5. 供试品（批号：201401014，小蜜丸，企业 D）

6. 供试品（批号：12011975，大蜜丸，企业 E）

7~8. 供试品（批号：201201001；201209023，浓缩丸，企业 D）

9. 供试品（批号：10L52，浓缩丸，企业 F）

10. 供试品（批号：140101，浓缩丸，企业 G）

S, ursolic acid CRS (110742-201220);

track 1, Corni Fructus reference drug (121495-201303);

tracks 2 to 10, different batches of the test solution

供试品溶液 Test Solution	取〔鉴别〕（5）项下的供试品溶液。 The same test solution obtained under *Identification* (5).
对照药材溶液 * Reference Drug Solution*	取山茱萸对照药材 1 g，加乙醚 40 ml，同法制成对照药材溶液。 Prepare a solution of 1 g of Corni Fructus reference drug and 40 mL of ether in the same method as the test solution preparation.
对照品溶液 Reference Solution	取熊果酸对照品，加乙酸乙酯制成每 1 ml 含 1 mg 的溶液。 Dissolve ursolic acid CRS in ethyl acetate to prepare a solution containing 1 mg per mL.
薄层板 Stationary Phase	硅胶预制薄层板（DC-Fertigplatten DURASIL-25，MN，批号：112340）。 TLC silica gel pre-coated plate (DC-Fertigplatten DURASIL-25, MN, Lot. 112340).
点样 Sample Application	S：3 μl；1～10：5 μl，条带状点样，条带宽度为 8 mm，条带间距为 16 mm，原点距底边为 10 mm。 Apply separately to the plate at 10 mm from the lower edge, as bands 8 mm, 3 μL of the reference solution, and 5 μL of each of the reference drug solution and the test solution, leaving 16 mm between tracks.
展开剂 Mobile Phase	甲苯 - 乙酸乙酯 - 冰醋酸（24：8：1），15 ml。 Toluene, ethyl acetate and glacial acetic acid (24:8:1), 15 mL.
展开缸 Developing Chamber	双槽展开缸，20 cm×10 cm。 Twin trough chamber, 20 cm × 10 cm.
展开 Development	展开缸预平衡 15 分钟，上行展开，展距为 8 cm。 Equilibrate the chamber with the mobile phase for 15 minutes, develop vertically for 8 cm.
显色 Derivatization	喷 10% 硫酸乙醇溶液，在 105℃加热至斑点显色清晰。 Spray with a 10% solution of sulfuric acid in ethanol, and heat at 105℃ until the spots become distinct.
检视 Detection	置可见光下检视。 Examine in white light.

不同薄层板薄层色谱图的比较

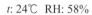
t: 24℃ RH: 58%

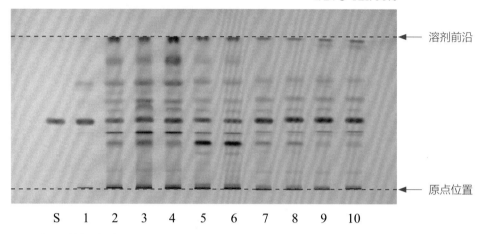

图 1 硅胶预制薄层板（DC-Fertigplatten DURASIL-25，MN 批号：112340）

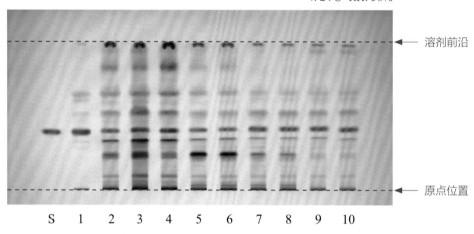

图 2 高效硅胶预制薄层板（HPTLC-Fertigplatten Nano-DURASIL-20，MN 批号：305143）

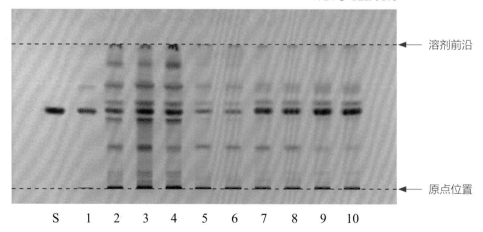

图 3 高效硅胶 G 预制薄层板（烟台市化学工业研究所，批号：141229）

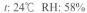

t: 24℃ RH: 58%

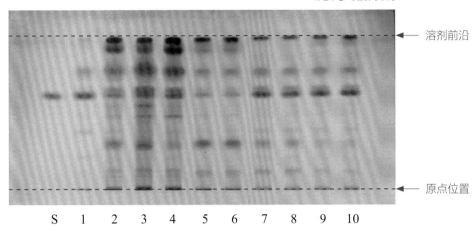

溶剂前沿

原点位置

S 1 2 3 4 5 6 7 8 9 10

图 4 高效硅胶 G 预制薄层板（青岛海洋化工厂分厂，批号：20141212）

S. 熊果酸对照品（110742-201220）

1. 山茱萸对照药材（121495-201303）

2. 供试品（批号：110014，水蜜丸，企业 A）

3. 供试品（批号：8513004，水蜜丸，企业 B）

4. 供试品（批号：140426，水蜜丸，企业 C）

5. 供试品（批号：201401014，小蜜丸，企业 D）

6. 供试品（批号：12011975，大蜜丸，企业 E）

7~8. 供试品（批号：201201001；201209023，浓缩丸，企业 D）

9. 供试品（批号：10L52，浓缩丸，企业 F）

10. 供试品（批号：140101，浓缩丸，企业 G）

说明

*《中国药典》本项鉴别以熊果酸对照品为对照，本实验增加山茱萸对照药材对照。对照药材溶液参照供试品溶液制备方法制备。

牡丹皮
Moutan Cortex

t: 25℃ RH: 62%

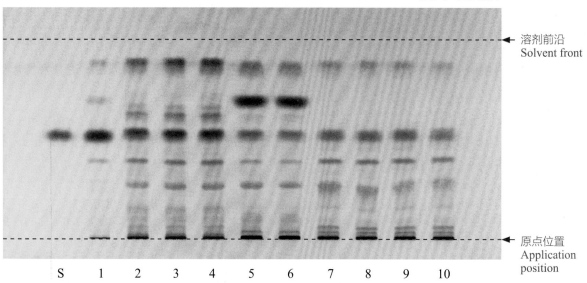

溶剂前沿
Solvent front

原点位置
Application position

S　1　2　3　4　5　6　7　8　9　10

S. 丹皮酚对照品（110708-200506）

1. 牡丹皮对照药材（121490-201102）

2. 供试品（批号：110014，水蜜丸，企业 A）

3. 供试品（批号：8513004，水蜜丸，企业 B）

4. 供试品（批号：140426，水蜜丸，企业 C）

5. 供试品（批号：201401014，小蜜丸，企业 D）

6. 供试品（批号：12011975，大蜜丸，企业 E）

7～8. 供试品（批号：201201001；201209023，浓缩丸，企业 D）

9. 供试品（批号：10L52，浓缩丸，企业 F）

10. 供试品（批号：140101，浓缩丸，企业 G）

S, paeonol CRS (110708-200506) ;

track 1, Moutan Cortex reference drug (121490-201102);

tracks 2 to 10, different batches of the test samples

供试品溶液 Test Solution	取本品水蜜丸6g，研碎；或取小蜜丸或大蜜丸9g，剪碎，加硅藻土4g，研匀；或取浓缩丸6g，研碎。加乙醚40 ml，加热回流1小时，滤过，滤液挥去乙醚，残渣加丙酮0.5 ml 使溶解。 Pulverize 6 g of the water-honeyed pills, or cut 9 g of the small honeyed pills or big honeyed pills and triturate with 4 g of kieselguhr, or pulverize 6 g of concentrated pills. Heat under reflux with 40 mL of ether for 1 hour, and filter. Evaporate the filtrate, dissolve the residue in 0.5 mL of acetone.
对照药材溶液 * Reference Drug Solution*	取牡丹皮对照药材1g，加乙醚40 ml，同法制成对照药材溶液。 Prepare a solution of 1 g of Moutan Cortex reference drug and 40 mL of ether in the same method as the test solution preparation.
对照品溶液 Reference Solution	取丹皮酚对照品，加丙酮制成每1 ml 含1 mg 的溶液。 Dissolve paeonol CRS in acetone to prepare a solution containing 1 mg per mL.
薄层板 Stationary Phase	硅胶预制薄层板（DC-Fertigplatten SIL G-25，MN，批号：301008）。 TLC silica gel pre-coated plate (DC-Fertigplatten SIL G-25, MN, Lot. 301008).
点样 Sample Application	5 µl，条带状点样，条带宽度为8 mm，条带间距为16 mm，原点距底边为10 mm。 Apply separately to the plate at 10 mm from the lower edge, as bands 8 mm, 5 µL of each of the test solution, the reference drug solution and the reference solution, leaving 16 mm between tracks.
展开剂 Mobile Phase	环己烷 – 乙酸乙酯（3:1），15 ml。 Cyclohexane and ethyl acetate (3:1), 15 mL.
展开缸 Developing Chamber	双槽展开缸，20 cm×10 cm。 Twin trough chamber, 20 cm × 10 cm.
展开 Development	展开缸预平衡15分钟，上行展开，展距为8 cm。 Equilibrate the chamber with the mobile phase for 15 minutes, develop vertically for 8 cm.
显色 Derivatization	喷盐酸酸性5%三氯化铁乙醇溶液，加热至斑点显色清晰。 Spray with a 5% solution of ferric chloride in ethanol acidified by hydrochloric acid, and heat until the spots become distinct.
检视 Detection	置可见光下检视。 Examine in white light.

不同薄层板薄层色谱图的比较

t: 25℃ RH: 62%

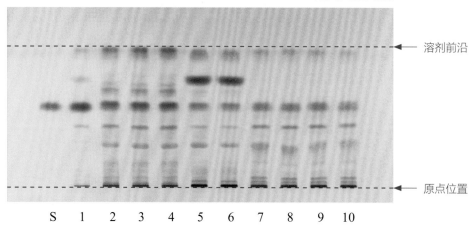

图 1 硅胶预制薄层板（DC-Fertigplatten SIL G-25，MN 批号：301008）

t: 25℃ RH: 62%

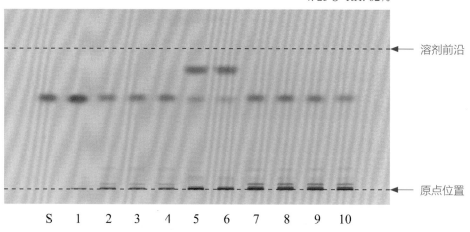

图 2 高效硅胶预制薄层板（HPTLC-Fertigplatten Nano-SIL-20，MN 批号：409251）

t: 25℃ RH: 62%

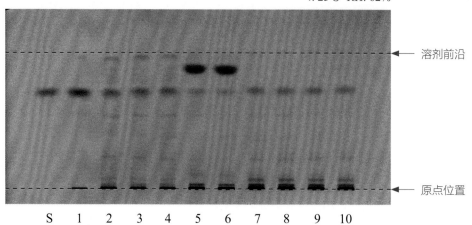

图 3 高效硅胶 G 预制薄层板（烟台市化学工业研究所，批号：141229）

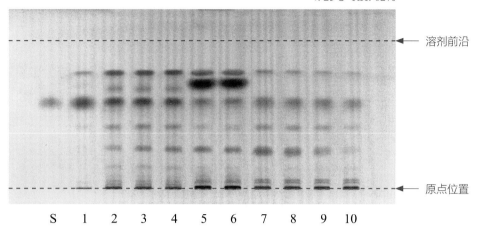

图 4 高效硅胶 G 预制薄层板（青岛海洋化工厂分厂，批号：20141212）

S. 丹皮酚对照品（110708-200506）

1. 牡丹皮对照药材（121490-201102）

2. 供试品（批号：110014，水蜜丸，企业 A）

3. 供试品（批号：8513004，水蜜丸，企业 B）

4. 供试品（批号：140426，水蜜丸，企业 C）

5. 供试品（批号：201401014，小蜜丸，企业 D）

6. 供试品（批号：12011975，大蜜丸，企业 E）

7~8. 供试品（批号：201201001；201209023，浓缩丸，企业 D）

9. 供试品（批号：10L52，浓缩丸，企业 F）

10. 供试品（批号：140101，浓缩丸，企业 G）

说明

*《中国药典》本项鉴别以丹皮酚对照品为对照，本实验增加牡丹皮对照药材对照，对照药材溶液参照供试品溶液制备方法制备。

（广州市药品检验所　王秀芹　严家浪）

鉴别
Identification
2

胆酸、猪去氧胆酸
Cholic acid & Hyodeoxycholic acid

t: 24℃ RH: 55%

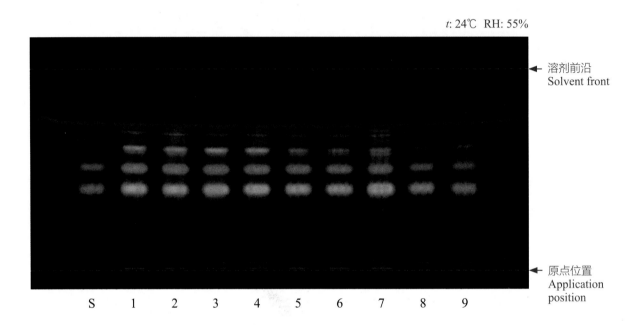

溶剂前沿
Solvent front

原点位置
Application position

S 1 2 3 4 5 6 7 8 9

S. 猪去氧胆酸（100087-201411）和胆酸（100078-201415）混合对照品

1~2. 供试品（批号：1501001；1506035，清开灵片，企业 A）

3~4. 供试品（批号：151207；151208，清开灵片，企业 B）

5~6. 供试品（批号：150342；55870，清开灵胶囊，企业 C）

7. 供试品（批号：150204，清开灵胶囊，企业 D）

8. 供试品［批号：150408，清开灵颗粒（无糖型），企业 D］

9. 供试品［批号：150938，清开灵颗粒（有糖型），企业 D］

S, cholic acid CRS (100078-201415) and hyodeoxycholic acid CRS (100087-201411) (increa-sing R_f);

tracks 1 to 4, different batches of Qingkailing Tablets;

tracks 5 to 7, different batches of Qingkailing Capsules;

tracks 8 and 9, different batches of Qingkailing Granules

供试品溶液 Test Solution	清开灵片：取本品 1 片，除去包衣，研细，加三氯甲烷 10 ml，充分振摇，滤过，滤液蒸干，残渣加乙醇 1 ml 使溶解。 **Qingkailing Tablets** Pulverize 1 tablet with coats removed, add 10 mL of chloroform, shake thoroughly and filter. Evaporate the filtrate to dryness, and dissolve the residue in 1 mL of ethanol. 清开灵胶囊：取本品内容物 0.6 g［规格（1）］或 0.48 g［规格（2）］，研细，加三氯甲烷 20 ml，超声处理 5 分钟，滤过，滤液蒸干，残渣加乙醇 1 ml 使溶解。 **Qingkailing Capsules** Grind 0.6 g [Strength (1)] or 0.48 g [Strength (2)] of content of the capsules, ultrasonicate with 20 mL of chloroform for 5 minutes, and filter. Evaporate the filtrate to dryness, and dissolve the residue in 1 mL of ethanol. 清开灵颗粒：取本品 1 袋的内容物，研细，加乙醇 20 ml，超声处理 5 分钟，滤过，滤液蒸干，残渣加乙醇 1 ml 使溶解。 **Qingkailing Granules** Pulverize 1 pack of the granules, add 20 mL of ethanol, ultrasonicate for 5 minutes, and filter. Evaporate the filtrate to dryness, and dissolve the residue in 1 mL of ethanol.
对照品溶液 Reference Solution	取胆酸对照品、猪去氧胆酸对照品，加乙醇制成每 1 ml 各含 1 mg 的混合溶液。 Dissolve cholic acid CRS and hyodeoxycholic acid CRS in ethanol to prepare a mixture containing 1 mg of each per mL.
薄层板 Stationary Phase	高效硅胶 G 预制薄层板（烟台市化学工业研究所，批号：20160519）。 HPTLC silica gel pre-coated plate (Yantai Chemical Industry Research Institute, Lot.20160519).
点样 Sample Application	S：2 μl；1~9：1 μl，条带状点样，条带宽度为 8 mm，条带间距为 16 mm，原点距底边为 10 mm。 Apply separately to the plate at 10 mm from the lower edge, as bands 8 mm, 1 μL of the test solution and 2 μL of the reference solution, leaving 16 mm between tracks.
展开剂 Mobile Phase	异辛烷－乙酸乙酯－冰醋酸（15∶7∶5），15 ml。 Isooctane, ethyl acetate and glacial acetic acid (15:7:5), 15 mL.
展开缸 Developing Chamber	双槽展开缸，20 cm×10 cm。 Twin trough chamber, 20 cm × 10 cm.
展开 Development	展开缸预平衡 15 分钟，上行展开，展距为 8 cm。 Equilibrate the chamber with the mobile phase for 15 minutes, develop vertically for 8 cm.
显色 Derivatization	喷 10% 硫酸乙醇溶液，在 105℃加热至斑点显色清晰。 Spray with a 10% solution of sulfuric acid in ethanol, and heat at 105℃ until the spots become distinct.
检视 Detection	置紫外光灯（365 nm）下检视。 Examine under ultraviolet light at 365 nm.
备注 Note	混合对照品色谱中由上至下依次为猪去氧胆酸和胆酸。 Spots in the chromatogram obtained with the reference solution are cholic acid and hyodeoxycholic acid with increasing R_f.

不同薄层板薄层色谱图的比较

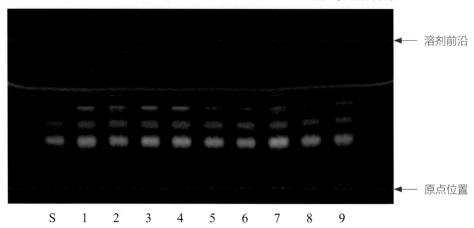

→ 溶剂前沿

→ 原点位置

S　1　2　3　4　5　6　7　8　9

图 1　硅胶预制薄层板（DC-Fertigplatten SIL G-25，MN　批号：406156）

t: 24℃ RH: 55%

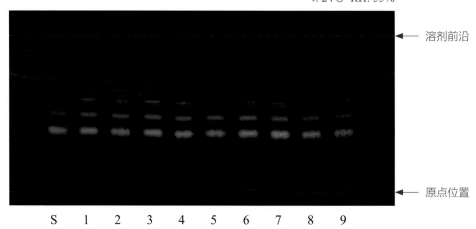

→ 溶剂前沿

→ 原点位置

S　1　2　3　4　5　6　7　8　9

图 2　高效硅胶预制薄层板（HPTLC-Fertigplatten Nano-DURASIL-20，MN　批号：503083）

t: 24℃ RH: 55%

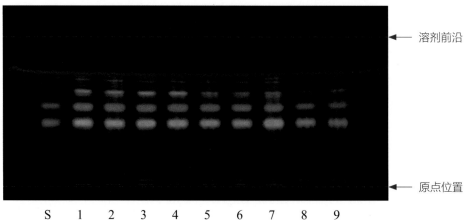

→ 溶剂前沿

→ 原点位置

S　1　2　3　4　5　6　7　8　9

图 3　高效硅胶 G 预制薄层板（烟台市化学工业研究所，批号：20160519）

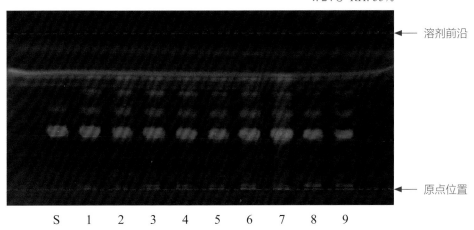

图 4 高效硅胶 G 预制薄层板（青岛海洋化工厂分厂，批号：20160312）

S. 猪去氧胆酸（100087-201411）和胆酸（100078-201415）混合对照品

1~2. 供试品（批号：1501001；1506035，清开灵片，企业 A）

3~4. 供试品（批号：151207；151208，清开灵片，企业 B）

5~6. 供试品（批号：150342；55870，清开灵胶囊，企业 C）

7. 供试品（批号：150204，清开灵胶囊，企业 D）

8. 供试品［批号：150408，清开灵颗粒（无糖型），企业 D］

9. 供试品［批号：150938，清开灵颗粒（有糖型），企业 D］

金银花
Lonicerae Japonicae Flos

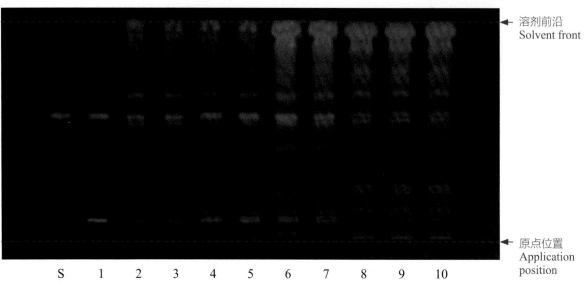

t: 6℃ RH: 60%

溶剂前沿
Solvent front

原点位置
Application position

S 1 2 3 4 5 6 7 8 9 10

S. 绿原酸对照品（110753-201415）

1. 金银花对照药材（121060-201107）

2~3. 供试品（批号：1501001；1506035，清开灵片，企业 A）

4~5. 供试品（批号：151207；151208，清开灵片，企业 B）

6~7. 供试品（批号：150342；55870，清开灵胶囊，企业 C）

8. 供试品（批号：150204，清开灵胶囊，企业 D）

9. 供试品［批号：150408，清开灵颗粒（无糖型），企业 D］

10. 供试品［批号：150938，清开灵颗粒（有糖型），企业 D］

S, chlorogenic acid CRS (110753-201415);

track 1, Lonicerae Japonicae Flos reference drug (121060-201107);

tracks 2 to 5, different batches of Qingkailing Tablets;

tracks 6 to 8, different batches of Qingkailing Capsules;

tracks 9 and 10, different batches of Qingkailing Granules

供试品溶液 Test Solution	清开灵片：取本品，除去包衣，研细，取约 0.2 g，加甲醇 5 ml，超声处理 5 分钟，滤过，取滤液。 **Qingkailing Tablets** Pulverize the tablets with coats removed. To 0.2 g of the powder, add 5 mL of methanol, ultrasonicate for 5 minutes, filter, and use the filtrate. 清开灵胶囊：取本品内容物 1 g [规格（1）] 或 0.8 g[规格（2）]，研细，加甲醇 10 ml，超声处理 5 分钟，静置，滤过，滤液蒸干，残渣加甲醇 1 ml 使溶解。 **Qingkailing Capsules** Grind 1 g [Strength (1)] or 0.8 g [Strength (2)] of content of the capsules, ultrasonicate with 10 mL of methanol for 5 minutes, and filter. Evaporate the filtrate to dryness, and dissolve the residue in 1 mL of methanol. 清开灵颗粒：取本品 2 袋的内容物，研细，加甲醇 25 ml，超声处理 5 分钟，滤过，滤液蒸干，残渣加甲醇 1 ml 使溶解。 **Qingkailing Granules** Pulverize 2 packs of the granules, add 25 mL of methanol, ultrasonicate for 5 minutes, and filter. Evaporate the filtrate to dryness, and dissolve the residue in 1 mL of methanol.
对照药材溶液 Reference Drug Solution	取金银花对照药材 0.5 g，加甲醇 20 ml，同供试品溶液制备方法制成对照药材溶液。 Prepare a solution of 0.5 g Lonicerae Japonicae Flos reference drug and 20 mL of methanol in the same method as the test solution preparation.
对照品溶液 Reference Solution	取绿原酸对照品，加甲醇制成每 1 ml 含 0.1 mg 的溶液。 Dissolve chlorogenic acid CRS in methanol to prepare a solution containing 0.1 mg per mL.
薄层板 Stationary Phase	聚酰胺薄膜（浙江省台州市路桥四青生化材料厂，生产日期：1999 年 10 月）。 Polyamide film (Taizhou luqiao sijia biochemical plastic factory, Zhejiang Province).
点样 Sample Application	2 μl，条带状点样，条带宽度为 8 mm，条带间距为 16 mm，原点距底边为 10 mm。 Apply separately to the plate at 10 mm from the lower edge, as bands 8 mm, 2 μL of the test solution, the reference drug solution and the reference solution, leaving 16 mm between tracks.
展开剂 Mobile Phase	醋酸，15 ml。 Acetic acid, 15 mL.
展开缸 Developing Chamber	双槽展开缸，20 cm×10 cm。 Twin trough chamber, 20 cm × 10 cm.
展开 Development	展开缸预平衡 15 分钟，上行展开，展距为 8 cm。 Equilibrate the chamber with the mobile phase for 15 minutes, develop vertically for 8 cm.
检视 Detection	置紫外光灯（365 nm）下检视。 Examine under ultraviolet light at 365 nm.
备注 Note	实验采用在低温（冰箱中）展开。低温条件下各斑点分离度更好，斑点更集中。 It is suggested to develop below 10℃ for better resolution.

不同薄层板薄层色谱图的比较

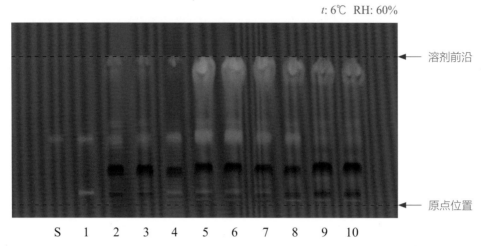

t: 6℃　RH: 60%

← 溶剂前沿

← 原点位置

S　1　2　3　4　5　6　7　8　9　10

图 1　聚酰胺薄膜（POLYGRAM® POLYAMID-6，MN　批号：908330）

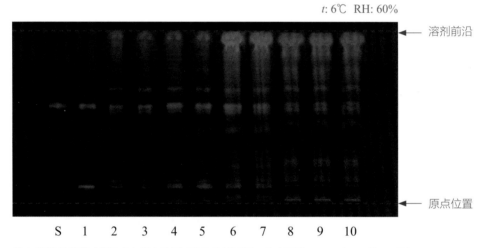

t: 6℃　RH: 60%

← 溶剂前沿

← 原点位置

S　1　2　3　4　5　6　7　8　9　10

图 2　聚酰胺薄膜（浙江省台州市路桥四青生化材料厂，生产日期：1999 年 10 月 10 日）

S. 绿原酸对照品（110753-201415）

1. 金银花对照药材（121060-201107）

2~3. 供试品（批号：1501001；1506035，清开灵片，企业 A）

4~5. 供试品（批号：151207；151208，清开灵片，企业 B）

6~7. 供试品（批号：150342；55870，清开灵胶囊，企业 C）

8. 供试品（批号：150204，清开灵胶囊，企业 D）

9. 供试品 [批号：150408，清开灵颗粒（无糖型），企业 D]

10. 供试品 [批号：150938，清开灵颗粒（有糖型），企业 D]

栀子
Gardeniae Fructus

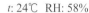

t: 24℃ RH: 58%

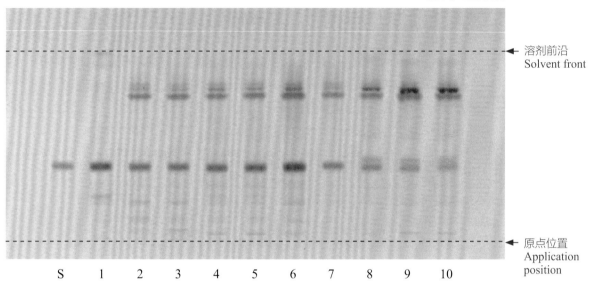

溶剂前沿
Solvent front

原点位置
Application
position

S   1   2   3   4   5   6   7   8   9   10

S. 栀子苷对照品（110749-201316）

1. 栀子对照药材（120986-201309）

2~3. 供试品（批号：1501001；1506035，清开灵片，企业 A）

4~5. 供试品（批号：151207；151208，清开灵片，企业 B）

6~7. 供试品（批号：150342；55870，清开灵胶囊，企业 C）

8. 供试品（批号：150204，清开灵胶囊，企业 D）

9. 供试品［批号：150408，清开灵颗粒（无糖型），企业 D］

10. 供试品［批号：150938，清开灵颗粒（有糖型），企业 D］

S, geniposide CRS (110749-201316);

track 1, Gardeniae Fructus reference drug (120986-201309);

tracks 2 to 5, different batches of Qingkailing Tablets;

tracks 6 to 8, different batches of Qingkailing Capsules;

tracks 9 to 10, different batches of Qingkailing Granules

供试品溶液 **Test Solution**	清开灵片：取本品，除去包衣，研细，取约3 g，加水20 ml，超声处理20分钟，用正丁醇振摇提取2次，每次30 ml，合并正丁醇液，置水浴上蒸干，残渣加丙酮2 ml使溶解。 **Qingkailing Tablets** Pulverize the tablets with coats removed. To 3 g of the powder, add 20 mL of water, ultrasonicate for 20 minutes, extract with two 30-mL quantities of *n*-butanol. Combine the *n*-butanol extracts, evaporate to dryness, and dissolve in 2 mL of acetone. 清开灵胶囊：取本品内容物1.5 g［规格（1）］或1.2 g［规格（2）］，研细，加水20 ml，超声处理20分钟，用正丁醇振摇提取2次，每次30 ml，合并正丁醇液，置水浴上蒸干，残渣加丙酮2 ml使溶解。 **Qingkailing Capsules** Grind 1.5 g [Strength (1)] or 1.2 g [Strength (2)] of content of the capsules, ultrasonicate with 20 mL of water for 20 minutes, extract by shaking with two 30-mL quantities of *n*-butanol. Combine the *n*-butanol extracts and evaporate to dryness. Dissolve the residue in 2 mL of acetone. 清开灵颗粒：取本品3袋的内容物，研细，加热水40 ml，充分振摇使溶解，放冷，用正丁醇振摇提取2次，每次40 ml，合并正丁醇提取液，蒸干，残渣加丙酮2 ml使溶解，取上清液。 **Qingkailing Granules** Pulverize 3 packs of the granules, add 40 mL of hot water, shake well, cool and extract with two 40-mL quantities of *n*-butanol. Combine the *n*-butanol extracts, and evaporate to dryness. Dissolve the residue in 2 mL of acetone, and use the supernatant.
对照药材溶液 * **Reference Drug Solution***	取栀子对照药材1 g，加水50 ml，煎煮30分钟，滤过，滤液用正丁醇振摇提取2次，每次30 ml，合并正丁醇液，置水浴上蒸干，残渣加丙酮2 ml使溶解。 To 1 g of Gardeniae Fructus reference drug, add 50 mL of water, decoct for 30 minutes, and filter. Extract the filtrate with two 30-mL quantities of *n*-butanol, combine the *n*-butanol extracts and evaporate to dryness. Dissolve the residue in 2 mL of acetone.
对照品溶液 **Reference Solution**	取栀子苷对照品，加丙酮制成每1 ml含1 mg的溶液。 Dissolve geniposide CRS in acetone to prepare a solution containing 1 mg per mL.
薄层板 **Stationary Phase**	高效硅胶预制薄层板（HPTLC-Fertigplatten Nano-DURASIL-20, MN 批号：503083）。 HPTLC silica gel pre-coated plate (HPTLC-Fertigplatten Nano-DURASIL-20, MN, Lot.503083).
点样 **Sample Application**	4 µl，条带状点样，条带宽度为8 mm，条带间距为16 mm，原点距底边为10 mm。 Apply separately to the plate at 10 mm from the lower edge, as bands 8 mm, 4 µL of each of the test solution, the reference drug solution and the reference solution, leaving 16 mm between tracks.
展开剂 **Mobile Phase**	乙酸乙酯－丙酮－甲酸－水（10:7:2:0.5），15 ml。 Ethyl acetate, acetone, formic acid and water (10:7:2:0.5), 15 mL.
展开缸 **Developing Chamber**	双槽展开缸，20 cm×10 cm。 Twin trough chamber, 20 cm × 10 cm.
展开 **Development**	展开缸用滤纸贴于内壁，下端浸入展开剂，预平衡15分钟，上行展开，展距为8 cm。 Equilibrate the chamber with a filter paper immersed into mobile phase in one trough and the mobile phase in another trough for 15 minutes, develop vertically for 8 cm.
显色 **Derivatization**	喷10%硫酸乙醇溶液，在105℃加热至斑点显色清晰。 Spray with a 10% solution of sulfuric acid in ethanol, and heat at 105℃ until the spots become distinct.
检视 **Detection**	置可见光下检视。 Examine in white light.

不同薄层板薄层色谱图的比较

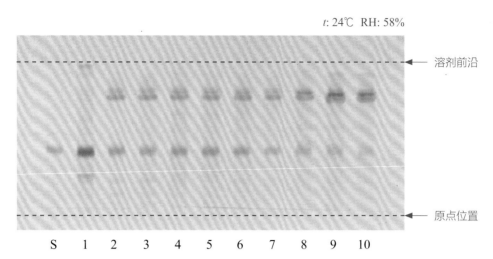

图 1 硅胶预制薄层板（DC-Fertigplatten DURASIL-25，MN 批号：505133）

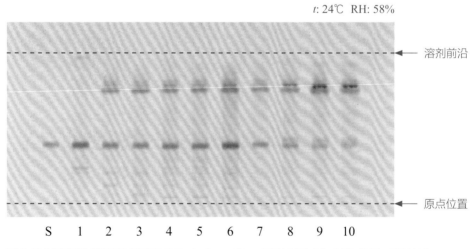

图 2 高效硅胶预制薄层板（HPTLC-Fertigplatten Nano-DURASIL-20，MN 批号：503083）

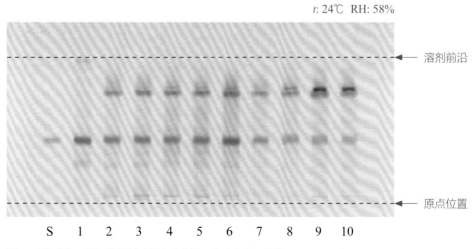

图 3 高效硅胶 G 预制薄层板（烟台市化学工业研究所，批号：20160519）

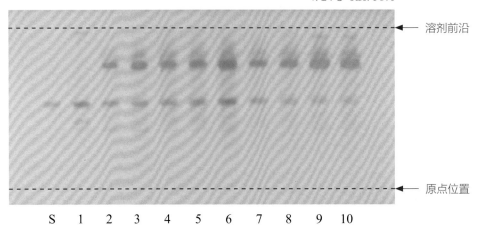

t: 24℃ RH: 58%

溶剂前沿

原点位置

S 1 2 3 4 5 6 7 8 9 10

图 4 高效硅胶 G 预制薄层板（青岛海洋化工厂分厂，批号：20160312）

S. 栀子苷对照品（110749-201316）

1. 栀子对照药材（120986-201309）

2~3. 供试品（批号：1501001；1506035，清开灵片，企业 A）

4~5. 供试品（批号：151207；151208，清开灵片，企业 B）

6~7. 供试品（批号：150342；55870，清开灵胶囊，企业 C）

8. 供试品（批号：150204，清开灵胶囊，企业 D）

9. 供试品 [批号：150408，清开灵颗粒（无糖型），企业 D]

10. 供试品 [批号：150938，清开灵颗粒（有糖型），企业 D]

说明

*《中国药典》本项鉴别以栀子苷对照品为对照，本实验增加了栀子对照药材对照。对照药材溶液参照本品制法和供试品溶液制备方法制备。

（广州市药品检验所 王秀芹 严家浪 ）

乳癖消片

Rupixiao Tablets

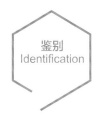
鉴别
Identification

三七
Notoginseng Radix et Rhizoma

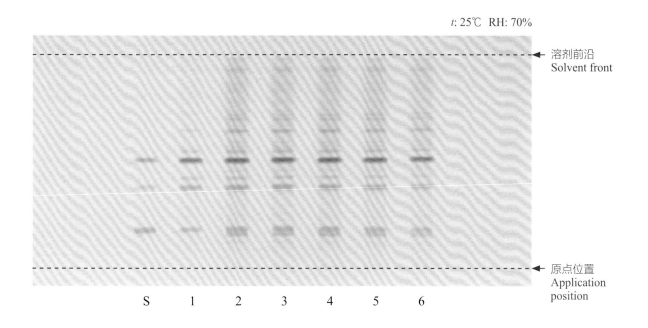

t: 25℃　RH: 70%

溶剂前沿
Solvent front

原点位置
Application
position

S　1　2　3　4　5　6

S. 人参皂苷 Rg$_1$（110703-200118）、三七皂苷 R$_1$（110745-200516）和人参皂苷 Rb$_1$（110704-200921）混合对照品

1. 三七对照药材（120941-201108）

2~5. 供试品（批号：120408；141003；151501；150616，企业 A）

6. 供试品（批号：120516，企业 B）

S, ginsenoside Rb$_1$ CRS (110704-200921) , notoginsenoside R$_1$ CRS (110745-200516) and ginsenoside Rg$_1$ CRS(110703-200118) (increasing R_f);

track 1, Notoginseng Radix et Rhizoma reference drug (120941-201108);

tracks 2 to 6, different batches of the test samples

供试品溶液 Test Solution	取本品，糖衣片除去糖衣，研细，取 1 g，加甲醇 20 ml，超声处理 40 分钟，滤过，滤液蒸干，残渣加水 30 ml 使溶解，用水饱和的正丁醇振摇提取 2 次，每次 20 ml，合并正丁醇提取液，用正丁醇饱和的水洗涤 2 次，每次 20 ml，弃去水洗液，正丁醇液蒸干，残渣加甲醇 1 ml 使溶解。 Pulverize tablets with sugar coats removed. To 1 g of the powder, add 20 mL of methanol, ultrasonicate for 40 minutes, and filter. Evaporate the filtrate to dryness, and dissolve the residue in 30 mL of water. Extract by shaking with two 20-mL quantities of n-butanol saturated with water, combine the n-butanol extracts and wash with two 20-mL quantities of water saturated with n-butanol. Evaporate the n-butanol extracts to dryness and dissolve the residue in 1 mL of methanol.
对照药材溶液 * Reference Drug Solution*	取三七对照药材 0.5 g，加甲醇 20 ml，同供试品溶液制备方法制成对照药材溶液。 Prepare a solution of 0.5 g of Notoginseng Radix et Rhizoma reference drug in the same method as the test solution preparetion.
对照品溶液 Reference Solution	取人参皂苷 Rb_1、人参皂苷 Rg_1、三七皂苷 R_1 对照品，加甲醇制成每 1 ml 各含 1 mg 的混合溶液。 Dissolve ginsenoside Rb_1 CRS, ginsenoside Rg_1 CRS and notoginsenoside R_1 CRS in methanol to prepare a mixture containing 1 mg of each per mL.
薄层板 Stationary Phase	高效硅胶预制薄层板（HPTLC-Fertigplatten Nano-DURASIL-20，MN，批号：503083）。 HPTLC silica gel pre-coated plate (HPTLC-Fertigplatten Nano-DURASIL-20, MN, Lot.503083).
点样 Sample Application	3 μl，条带状点样，条带宽度为 8 mm，条带间距为 18 mm，原点距底边为 10 mm。 Apply separately to the plate at 10 mm from the lower edge, as bands 8 mm, 3 μL of each of the reference solution, the reference drug solution and the test solution, leaving 18 mm between tracks.
展开剂 Mobile Phase	三氯甲烷－甲醇－水（13:7:2）10℃以下放置的下层溶液，15 ml。 The lower layer of a mixture of chloroform, methanol and water (13:7:2), stood below 10℃, 15 mL.
展开缸 Developing Chamber	双槽展开缸，20 cm×10 cm。 Twin trough chamber, 20 cm×10 cm.
展开 Development	展开缸预平衡 15 分钟，上行展开，展距为 8 cm。 Equilibrate the chamber with the mobile phase for 15 minutes, develop vertically for 8 cm.
显色 Derivatization	喷以 10% 的硫酸乙醇溶液，在 105℃加热至斑点显色清晰。 Spray with a 10% solution of sulfuric acid in ethanol, and heat at 105℃ until the spots become distinct.
检视 Detection	置可见光下检视。 Examine in white light.
备注 Note	混合对照品色谱中，由上至下依次为人参皂苷 Rg_1、三七皂苷 R_1 和人参皂苷 Rb_1。 Spots in the chromatogram obtained with the reference solution are ginsenoside Rb_1, notoginsenoside R_1 and ginsenoside Rg_1 with increasing R_f.

不同薄层板薄层色谱图的比较

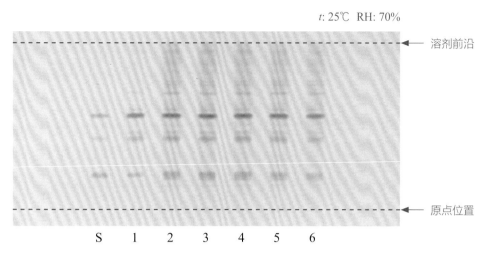

图 1 硅胶预制薄层板（DC-Fertigplatten DURASIL-25，MN 批号：407195）

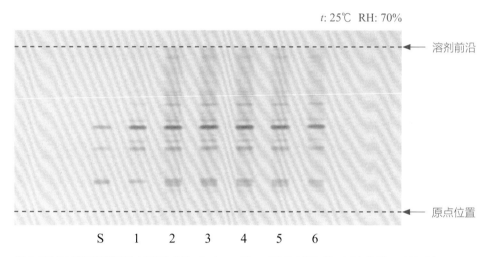

图 2 高效硅胶预制薄层板（HPTLC-Fertigplatten Nano-DURASIL-20，MN 批号：503083）

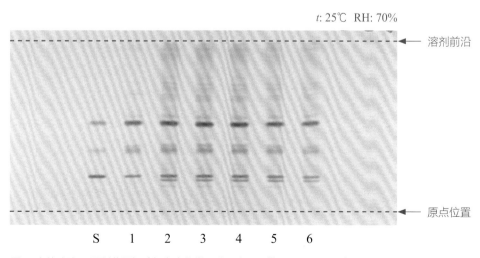

图 3 高效硅胶 G 预制薄层板（烟台市化学工业研究所，批号：20150814）

t: 25℃ RH: 70%

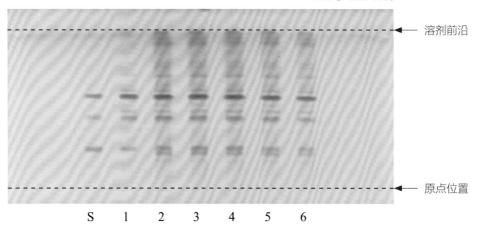

溶剂前沿

原点位置

    S   1   2   3   4   5   6

图 4 高效硅胶 G 预制薄层板（青岛海洋化工厂分厂，批号：20150912）

S. 人参皂苷 Rg_1（110703-200118）、三七皂苷 R_1（110745-200516）和人参皂苷 Rb_1（110704-200921）混合对照品

1. 三七对照药材（120941-201108）

2～5. 供试品（批号：120408；141003；151501；150616，企业 A）

6. 供试品（批号：120516，企业 B）

说明

*《中国药典》本项鉴别以人参皂苷 Rb_1、人参皂苷 Rg_1 与三七皂苷 R_1 混合对照品为对照，本实验增加三七对照药材对照。对照药材溶液参照供试品溶液制备方法制备。

（广州市药品检验所　毕福钧　吕渭升）

三九胃泰颗粒
Sanjiu Weitai Granules

鉴别
Identification
1

两面针
Zanthoxyli Radix

t: 25℃ RH: 58%

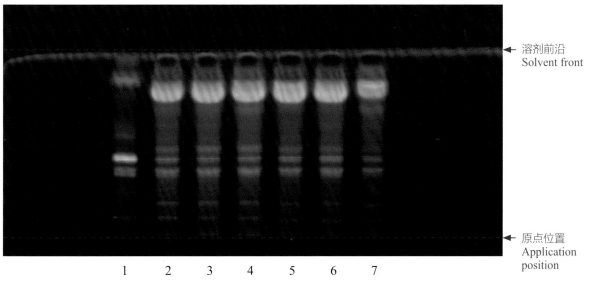

← 溶剂前沿
Solvent front

← 原点位置
Application
position

1   2   3   4   5   6   7

1. 两面针对照药材（121014-201204）
2~4. 供试品（批号：1512022S；1511002S；1510004S，无糖型）
5~7. 供试品（批号：1511013H；1510010H；1602002H，有糖型）

Track 1, Zanthoxyli Radix reference drug (121014-201204);

tracks 2 to 7, different batches of the test samples

供试品溶液 Test Solution	取本品 20 g [规格（1）] 或 10 g [规格（2）]，加水 50 ml 使溶解；或取 2.5 g [规格（3）]，加水 10 ml 使溶解，用浓氨试液调节 pH 值至 12，用二氯甲烷振摇提取 3 次，每次 30 ml，合并二氯甲烷液，蒸干，残渣加二氯甲烷 0.5 ml 使溶解。 Dissolve 20 g [Strength (1)] or 10 g [Strength(2)] of granules in 50 mL of water, or dissolve 2.5 g [Strength (3)] of granules in 10 mL of water. Adjust to pH 12 with concentrated ammonia TS, extract with three 30-mL quantities of dichloromethane. Combine the dichloromethane extracts, and evaporate to dryness. Dissolve the residue in 0.5 mL of dichloromethane.
对照药材溶液 Reference Drug Solution	取两面针对照药材 1 g，加水 50 ml，煎煮 20 分钟，滤过，取滤液，同供试品溶液制备方法制成对照药材溶液。 To 1 g of Zanthoxyli Radix reference drug, add 50 mL of water, decoct for 20 minutes and filter. Adjust the filtrate to pH 12 with concentrated ammonia TS, prepare a reference drug solution in the same method as the test solution preparation beginning at "extract with three 30-mL quantities of dichloromethane".
薄层板 Stationary Phase	高效硅胶 G 预制薄层板（烟台市化学工业研究所，批号：20151127）。 HPTLC silica gel pre-coated plate (Yantai Chemical Industry Research Institute, Lot.20151127).
点样 Sample Application	1：4 µl；2～7：10 µl，条带状点样，条带宽度为 8 mm，条带间距为 16 mm，原点距底边为 10 mm。 Apply separately to the plate at 10 mm from the lower edge, as bands 8 mm，10 µL of the test solution and 4 µL of the reference drug solution, leaving 16 mm between tracks.
展开剂 Mobile Phase	正丁醇－醋酸－水（7:1:2）的上层溶液，15 ml。 The upper layer of a mixture of *n*-butanol, acetic and water (7:1:2)，15 mL.
展开缸 Developing Chamber	双槽展开缸，20 cm×10 cm。 Twin trough chamber, 20 cm×10 cm.
展开 Development	展开缸不需预平衡，直接上行展开，展距为 8 cm。 Develop vertically for 8 cm.
检视 Detection	置紫外光灯（365 nm）下检视。 Examine under ultraviolet light at 365 nm.

不同薄层板薄层色谱图的比较

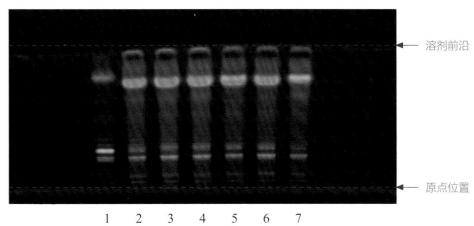

图 1　硅胶预制薄层板（DC-Fertigplatten DURASIL-25，MN　批号：407195）

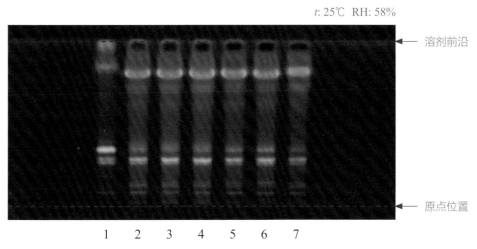

图 2　高效硅胶预制薄层板（HPTLC-Fertigplatten Nano-DURASIL-20，MN　批号：510297）

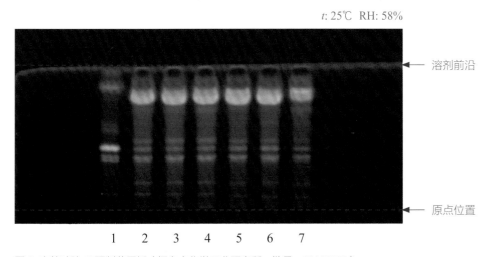

图 3　高效硅胶 G 预制薄层板（烟台市化学工业研究所，批号：20151127）

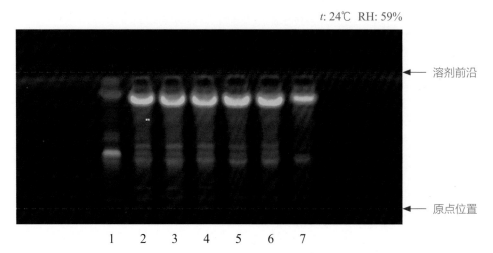

t: 24℃ RH: 59%

溶剂前沿

原点位置

1　2　3　4　5　6　7

图 4　高效硅胶 G 预制薄层板（青岛海洋化工厂分厂，批号：20150912）

1.　两面针对照药材（121014-201204）

2~4.　供试品（批号：1512022S；1511002S；1510004S，无糖型）

5~7.　供试品（批号：1511013H；1510010H；1602002H，有糖型）

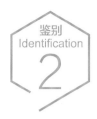

黄芩
Scutellariae Radix

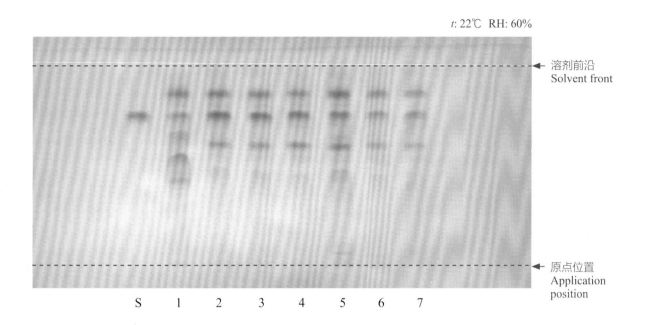

t: 22℃　RH: 60%

溶剂前沿
Solvent front

原点位置
Application
position

S　1　2　3　4　5　6　7

S. 黄芩苷对照品（110715-201318）

1. 黄芩对照药材（120955-201309）

2~4. 供试品（批号：1512022S；1511002S；1510004S，无糖型）

5~7. 供试品（批号：1511013H；1510010H；1602002H，有糖型）

S, baicalin CRS (110715-201318);

track 1, Scutellariae Radix reference drug (120955-201309);

tracks 2 to 7, different batches of the test samples

供试品溶液 Test Solution	取本品 4 g［规格（1）］、2 g［规格（2）］或 0.5 g［规格（3）］，加乙醇 30 ml，加热回流 1 小时，放冷，滤过，滤液蒸干，残渣加水 20 ml，加热使溶解，放冷，用盐酸调节 pH 值至 1~2，用乙酸乙酯 30 ml 振摇提取，分取乙酸乙酯液，蒸干，残渣加乙醇 1 ml 使溶解。 To 4 g [Strength (1)] or 2 g [Strength(2)] or 0.5 g [Strength(3)] of granules, add 30 mL of ethanol, heat under reflux for 1 hour, allow to cool, and filter. Evaporate the filtrate to dryness, heat and dissolve the residue in 20 mL of water and allow to cool. Adjust to pH 1-2 with hydrochloric acid, extract by shaking with 30 mL of ethyl acetate. Evaporate the ethyl acetate extract to dryness, and dissolve the residue in 1 mL of ethanol.
对照药材溶液 Reference Drug Solution	取黄芩对照药材 0.2 g，加乙醇 20 ml，同法制成对照药材溶液。 Prepare a solution of 0.2 g of Scutellariae Radix reference drug and 20 mL of ethanol in the same method as the test solution preparation.
对照品溶液 Reference Solution	取黄芩苷对照品，加甲醇制成每 1 ml 含 1 mg 的溶液。 Dissolve baicalin CRS in methanol to prepare a solution containing 1 mg per mL.
薄层板 Stationary Phase	聚酰胺薄膜（浙江省台州市路桥四甲生化塑料厂，批号：1999 年 10 月 10 日）。 Polyamide film (Taizhou luqiao sijia biochemical plastic factory, Zhejiang Province).
点样 Sample Application	S：4 µl；1：2 µl；2~7：3 µl，条带状点样，条带宽度为 8 mm，条带间距为 16 mm，原点距底边为 10 mm。 Apply separately to the plate at 10 mm from the lower edge, as bands 8 mm, 3 µL of the test solution, 2 µL of the reference drug solution and 4 µL of the reference solution, leaving 16 mm between tracks.
展开剂 Mobile Phase	乙酸乙酯 - 甲醇 - 醋酸（4:1:10），15 ml。 Ethyl acetate, methanol and acetic acid (4:1:10), 15 mL.
展开缸 Developing Chamber	双槽展开缸，20 cm × 10 cm。 Twin trough chamber, 20 cm × 10 cm.
展开 Development	展开缸不需预平衡，直接上行展开，展距为 8 cm。 Develop vertically for 8 cm.
显色 Derivatization	喷 2% 三氯化铁乙醇溶液。 Spray with a 2% solution of ferric chloride in ethanol.
检视 Detection	置可见光下检视。 Examine in white light.

不同薄层板薄层色谱图的比较

t: 24℃ RH: 63%

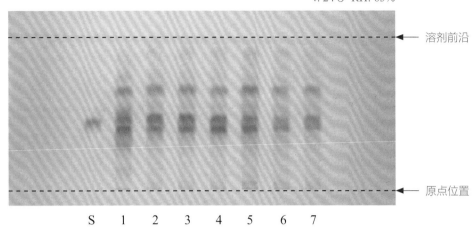

图 1 聚酰胺薄膜（POLYGRAM®POLYAMID-6，MN 批号：908330）

t: 22℃ RH: 60%

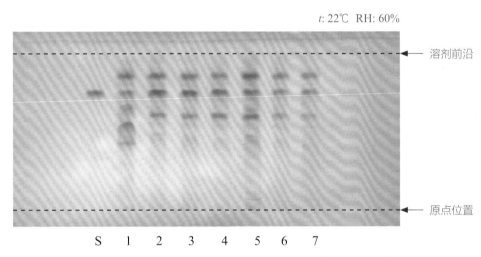

图 2 聚酰胺薄膜（浙江省台州市路桥四甲生化塑料厂，批号：1999 年 10 月 10 日）

S. 黄芩苷对照品（110715-201318）

1. 黄芩对照药材（120955-201309）

2~4. 供 试 品（批 号：1512022S；1511002S；1510004S，无糖型）

5~7. 供试品（批号：1511013H；1510010H；1602002H，有糖型）

白芍
Paeoniae Radix Alba

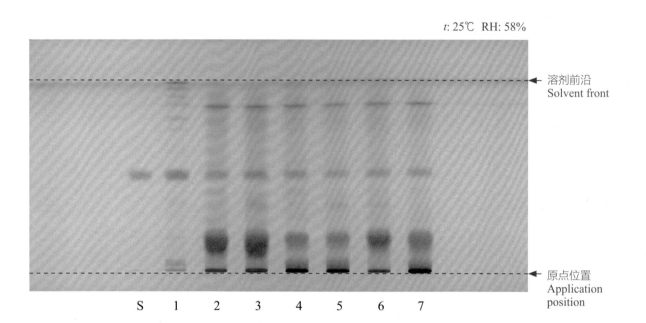

t: 25℃ RH: 58%

溶剂前沿
Solvent front

原点位置
Application
position

S 1 2 3 4 5 6 7

S. 芍药苷对照品（110736-201438）

1. 白芍对照药材（120905-201109）

2~4. 供试品（批号：1512022S；1511002S；1510004S，无糖型）

5~7. 供试品（批号：1511013H；1510010H；1602002H，有糖型）

S, paeoniflorin CRS (110736-201438);

track 1, Paeoniae Radix Alba reference drug (120905-201109);

tracks 2 to 7, different batches of the test samples

供试品溶液 Test Solution	取本品 4 g [规格（1）]、2 g [规格（2）] 或 0.5 g [规格（3）]，加乙醇 30 ml，加热回流 1 小时，放冷，滤过，滤液蒸干，残渣用乙醇 15 ml 分次溶解，滤过，合并滤液，蒸干，残渣加乙醇 1 ml 使溶解。 To 4 g [Strength (1)] or 2 g [Strength (2)] or 0.5 g [Strength (3)] of granules, add 30 mL of ethanol, heat under reflux for 1 hour, allow to cool and filter. Evaporate the filtrate to dryness, dissolve the residue with 15 mL of ethanol in portions, and filter. Combine the filtrates, evaporate to dryness, and dissolve the residue in 1 mL of ethanol.
对照药材溶液 Reference Drug Solution	取白芍对照药材 0.6 g，加乙醇 20 ml，超声处理 20 分钟，滤过，滤液蒸干，残渣加乙醇 1 ml 使溶解。 To 0.6 g of Paeoniae Radix Alba reference drug, add 20 mL of ethanol, ultrasonicate for 20 minutes, and filter. Evaporate the filtrate to dryness, dissolve the residue in 1 mL of ethanol.
对照品溶液 Reference Solution	取芍药苷对照品，加乙醇制成每 1 ml 含 1 mg 的溶液。 Dissolve paeoniflorin CRS in ethanol to prepare a solution containing 1 mg per mL.
薄层板 Stationary Phase	高效硅胶 G 预制薄层板（青岛海洋化工厂分厂，批号：20150912）。 HPTLC silica gel pre-coated plate (Qingdao Haiyang Chemical Co. Ltd., Lot.20150912).
点样 Sample Application	S：3 µl；1：3 µl；2～7：15～22 µl，条带状点样，条带宽度为 8 mm，条带间距为 16 mm，原点距底边为 10 mm。 Apply separately to the plate at 10 mm from the lower edge, as bands 8 mm, 15-22 µL of the test solution, 3 µL of each of the reference drug solution and the reference solution, leaving 16 mm between tracks.
展开剂 Mobile Phase	二氯甲烷－乙酸乙酯－甲醇－甲酸（40：5：9：0.2），15 ml。 Dichloromethane, ethyl acetate, methanol and formic acid (40:5:9:0.2), 15 mL.
展开缸 Developing Chamber	双槽展开缸，20 cm×10 cm。 Twin trough chamber, 20 cm×10 cm.
展开 Development	展开缸不需预平衡，直接上行展开，展距为 8 cm。 Develop vertically for 8 cm.
显色 Derivatization	喷以 5% 香草醛硫酸溶液，在 105℃ 加热至斑点显色清晰。 Spray with a 5% solution of vanillin in sulfuric acid, and heat at 105℃ until the spots become distinct.
检视 Detection	置可见光下检视。 Examine in white light.

不同薄层板薄层色谱图的比较

t: 25℃ RH: 58%

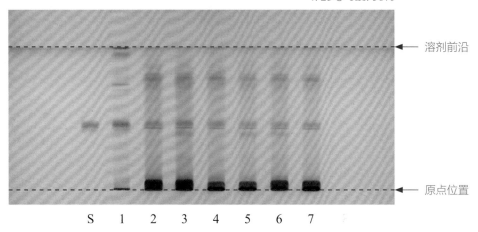

图 1 硅胶预制薄层板（DC-Fertigplatten DURASIL-25，MN 批号：407195）

t: 25℃ RH: 58%

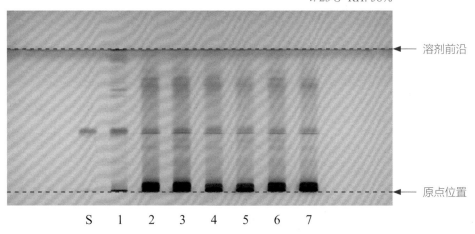

图 2 高效硅胶预制薄层板（HPTLC-Fertigplatten Nano-DURASIL-20，MN 批号：510297）

t: 25℃ RH: 57%

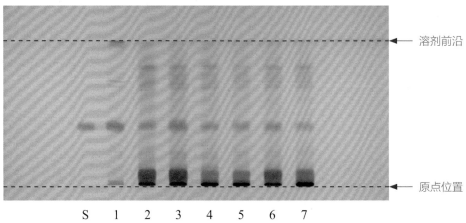

图 3 高效硅胶 G 预制薄层板（烟台市化学工业研究所，批号：20151127）

t: 25℃ RH: 58%

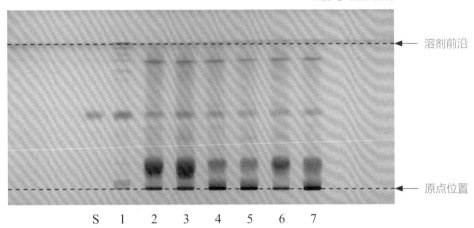

← 溶剂前沿

← 原点位置

S 1 2 3 4 5 6 7

图 4 高效硅胶 G 预制薄层板（青岛海洋化工厂分厂，批号：20150912）

S. 芍药苷对照品（110736-201438）

1. 白芍对照药材（120905-201109）

2~4. 供试品（批号：1512022S；1511002S；1510004S，无糖型）

5~7. 供试品（批号：1511013H；1510010H；1602002H，有糖型）

九里香
Murrayae Folium et Cacumen

t: 22℃ RH: 55%

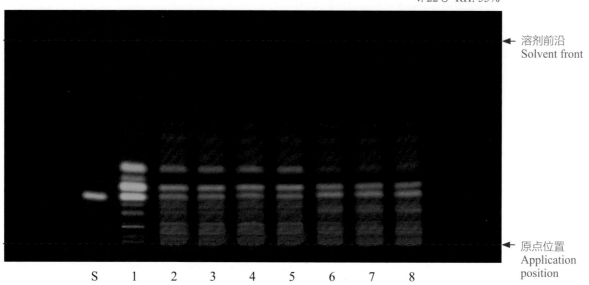

← 溶剂前沿
Solvent front

← 原点位置
Application
position

S 1 2 3 4 5 6 7 8

S. 九里香酮对照品（111552-200602）

1. 九里香（千里香）对照药材（121624-201001）

2~5. 供试品（批号：1212021N；1305022N；1510010H；1602002H，有糖型）

6~8. 供试品（批号：1512022S；1511002S；1510004S，无糖型）

S, murrayone CRS (111552-200602);

track 1, Murrayae Folium et Cacumen [*Murraya paniculata* (L.) Jack] reference drug(121624-201001);

tracks 2 to 8, different batches of the test samples

供试品溶液 Test Solution	取本品 4 g［规格（1）］、2 g［规格（2）］或 0.5 g［规格（3）］，加甲醇 50 ml，超声处理 30 分钟，滤过，滤液蒸干，残渣用二氯甲烷－甲醇（1:1）的混合溶液 1 ml 溶解。 To 4 g [Strength (1)] or 2 g [Strength (2)] or 0.5 g [Strength (3)] of granules, add 50 mL of methanol, ultrasonicate for 30 minutes, and filter. Evaporate the filtrate to dryness, dissolve the residue in 1 mL of a mixture of dichloromethane and methanol (1:1).
对照药材溶液 Reference Drug Solution	取九里香（千里香）对照药材 1.5 g，同法制成对照药材溶液。 Prepare a solution of 1.5 g of Murrayae Folium et Cacumen reference drug in the same method as the test solution preparation.
对照品溶液 Reference Solution	取九里香酮对照品，加二氯甲烷－甲醇（1:1）的混合溶液制成每 1 ml 含 0.5 mg 的溶液。 Dissolve murrayone CRS in a mixture of dichloromethane and methanol (1:1)to prepare a solution containing 0.5 mg per mL.
薄层板 Stationary Phase	高效硅胶预制薄层板（HPTLC-Fertigplatten Nano-DURASIL-20，MN，批号：510297），用 4% 草酸溶液浸渍改性。 HPTLC silica gel pre-coated plate (HPTLC-Fertigplatten Nano-DURASIL-20, MN, Lot.510297), immersed with a 4% solution of oxalic acid.
点样 Sample Application	S：2 µl；1：2 µl；2～5：20 µl；6～8：15 µl，条带状点样，条带宽度为 8 mm，条带间距为 16 mm，原点距底边为 10 mm。 Apply separately to the plate at 10 mm from the lower edge, as bands 8 mm, 15-20 µL of the test solution, 2 µL of each of the reference drug solution and the reference solution, leaving 16 mm between tracks.
展开剂 Mobile Phase	二氯甲烷－甲醇（23:1），15 ml。 Dichloromethane and methanol (23:1), 15 mL.
展开缸 Developing Chamber	双槽展开缸，20 cm × 10 cm。 Twin trough chamber, 20 cm × 10 cm.
展开 * Development*	展开缸不需预平衡，直接上行展开，展距为 8 cm。 Develop vertically for 8 cm.
检视 Detection	置紫外光灯（365 nm）下检视。 Examine under ultraviolet light at 365 nm.
备注 Note	制备供试品溶液，残渣可以先用甲醇溶解后再加入等体积二氯甲烷，使供试品（有糖型）溶液中大量蔗糖析出。否则，供试品溶液会很黏稠，无法点样。 Because the sample containing a large amount of sucrose, the test solution is thicker, resulting in difficulty in sample application. The same amount of dichloromethane can be added to dissolve the residue, and sucrose is precipitated.

不同薄层板薄层色谱图的比较

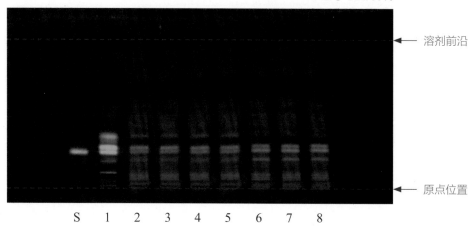

图 1　硅胶预制薄层板（DC-Fertigplatten DURASIL-25，MN　批号：407195）（用 4% 草酸溶液浸渍改性）

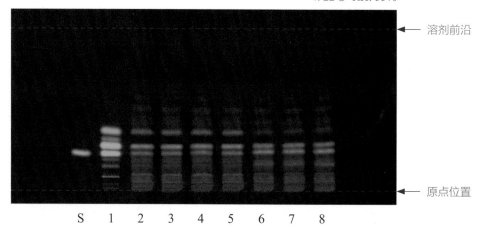

图 2　高效硅胶预制薄层板（HPTLC-Fertigplatten Nano-DURASIL-20，MN　批号：510297）（用 4% 草酸溶液浸渍改性）

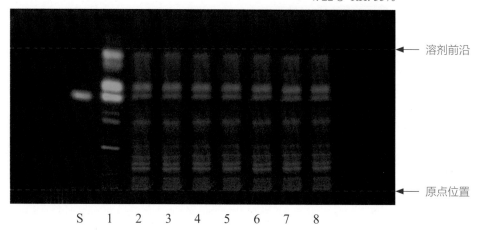

图 3　高效硅胶 G 预制薄层板（烟台市化学工业研究所，批号：20151127）（用 4% 草酸溶液浸渍改性）

t: 22℃ RH: 55%

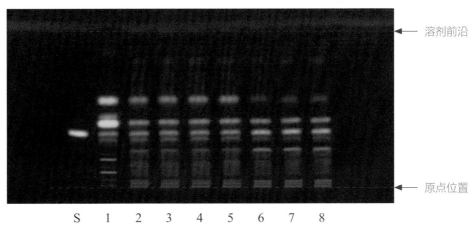

溶剂前沿

原点位置

  S 1 2 3 4 5 6 7 8

图4 高效硅胶G预制薄层板（青岛海洋化工厂分厂，批号：20160712）（用4%草酸溶液浸渍改性）

S. 九里香酮对照品（111552-200602）

1. 九里香（千里香）对照药材（121624-201001）

2~5. 供试品（批号：1212021N；1305022N；1510010H；1602002H，有糖型）

6~8. 供试品（批号：1512022S；1511002S；1510004S，无糖型）

（广州市药品检验所 王秀芹 严家浪）

Shedan Chuanbei San

蛇胆川贝散

Shedan Chuanbei Powder

鉴别
Identification
2

蛇胆汁
Serpentis Fel

t: 24℃ RH: 62%

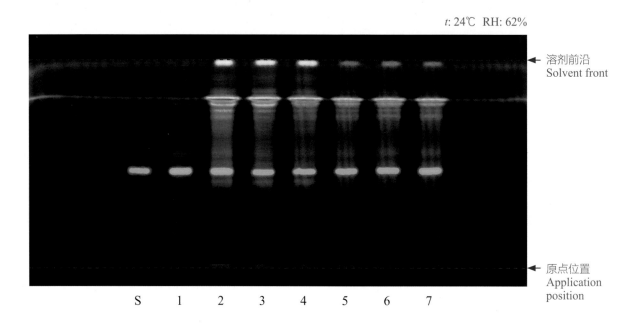

溶剂前沿
Solvent front

原点位置
Application
position

S 1 2 3 4 5 6 7

S. 牛磺胆酸钠对照品（110815-201510）

1. 蛇胆汁对照药材（120938-201106）

2～4. 供试品（批号：12027；13008；14004，企业 A）

5～7. 供试品（批号：150008；150009；140022，企业 B）

S, sodium taurocholate CRS (110815-201510);

track1, Serpentis Fel reference drug (120938-201106);

tracks 2 to 7, different batches of the test samples

供试品溶液 Test Solution	取本品 3 g，加三氯甲烷－乙醇（7:3）混合液 20 ml，摇匀，温浸 20 分钟，时时振摇，滤过，药渣备用；滤液蒸干，残渣加乙醇 2 ml 使溶解。 To 3 g of powder, add 20 mL of a mixture of chloroform and ethanol (7:3), shake thoroughly. Macerate warmLy for 20 minutes with frequent shaking and filter. Keep the residue for later use, evaporate the filtrate to dryness, and dissolve the residue in 2 mL of ethanol.
对照药材溶液 Reference Drug Solution	取蛇胆汁对照药材，加乙醇制成每 1 ml 含 5 mg 的溶液。 Dissolve Serpentis Fel reference drug in ethanol to prepare a solution containing 5 mg per mL.
对照品溶液 Reference Solution	取牛磺胆酸钠对照品，加乙醇制成每 1 ml 含 0.5 mg 的溶液。 Dissolve sodium taurocholate CRS in ethanol to prepare a solution containing 0.5 mg per mL.
薄层板 Stationary Phase	硅胶预制薄层板（TLC Silica gel 60, Merck，批号：HX42524826），用 0.5％氢氧化钠溶液浸渍改性。 TLC silica gel pre-coated plate (TLC Silica gel 60, Merck, Lot. HX42524826), immersed with a 0.5％ solution of sodium hydroxide.
点样 Sample Application	2 µl，条带状点样，条带宽度为 8 mm，条带间距为 16 mm，原点距底边为 10 mm。 Apply separately to the plate at 10 mm from the lower edge, as bands 8 mm, 2 µL of each of the reference solution, the reference drug solution and the test solution, leaving 16 mm between tracks.
展开剂 Mobile Phase	甲苯－异丙醇－甲醇－冰醋酸－水（8:4:3:2:1），15 ml。 Toluene, isopropanol, methanol, glacial acetic acid and water (8:4:3:2:1), 15 mL.
展开缸 Developing Chamber	双槽展开缸，20 cm × 10 cm。 Twin trough chamber, 20 cm × 10 cm.
展开 Development	展开缸预平衡 15 分钟，上行展开，展距为 8 cm。 Equilibrate the chamber with the mobile phase for 15 minutes, develop vertically for 8 cm.
显色 Derivatization	喷 10 ％硫酸乙醇溶液，在 105℃加热至斑点显色清晰。 Spray with a 10％ solution of sulfuric acid in ethanol, and heat at 105℃ until the spots become distinct.
检视 Detection	置紫外光（365 nm）下检视。 Examine under ultraviolet light at 365 nm.

不同薄层板薄层色谱图的比较

t: 24℃ RH: 62%

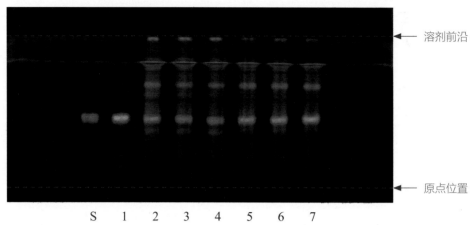

图 1 硅胶预制薄层板（DC-Fertigplatten DURASIL-25，MN 批号：112340）（用 0.5% 氢氧化钠溶液浸渍改性）

t: 24℃ RH: 62%

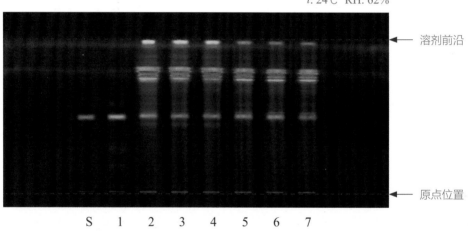

图 2 高效硅胶预制薄层板（HPTLC-Fertigplatten Nano-DURASIL-20，MN 批号：305143）（用 0.5% 氢氧化钠溶液浸渍改性）

t: 24℃ RH: 62%

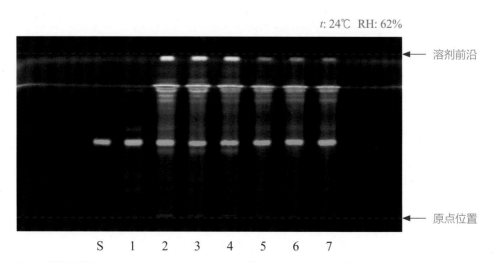

图 3 硅胶预制薄层板（TLC Silica gel 60，Merck 批号：HX42524826）（用 0.5% 氢氧化钠溶液浸渍改性）

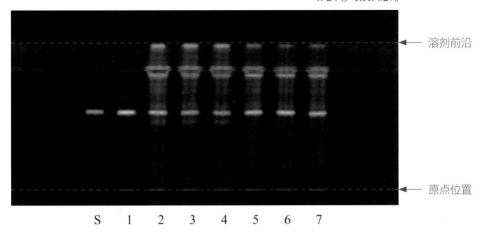

t: 24℃　RH: 62%

图 4　高效硅胶预制薄层板（HPTLC Silica gel 60，Merck　批号：HX43162341）（用 0.5% 氢氧化钠溶液浸渍改性）

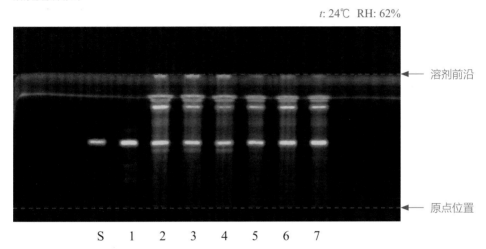

t: 24℃　RH: 62%

图 5　高效硅胶 G 预制薄层板（烟台市化学工业研究所，批号：141229）（用 0.5% 氢氧化钠溶液浸渍改性）

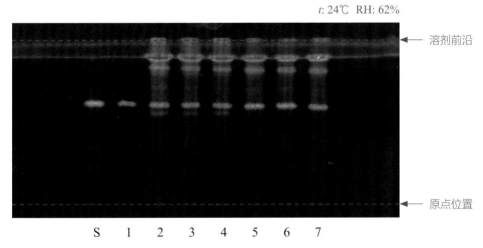

t: 24℃　RH: 62%

图 6　高效硅胶 G 预制薄层板（青岛海洋化工厂分厂，批号：20141212）（用 0.5% 氢氧化钠溶液浸渍改性）

S. 牛磺胆酸钠对照品（110815-201510）

1. 蛇胆汁对照药材（120938-201106）

2~4. 供试品（批号：12027；13008；14004，企业 A）

5~7. 供试品（批号：150008；150009；140022，企业 B）

川贝母
Fritillariae Cirrhosae Bulbus

t: 25℃ RH: 65%

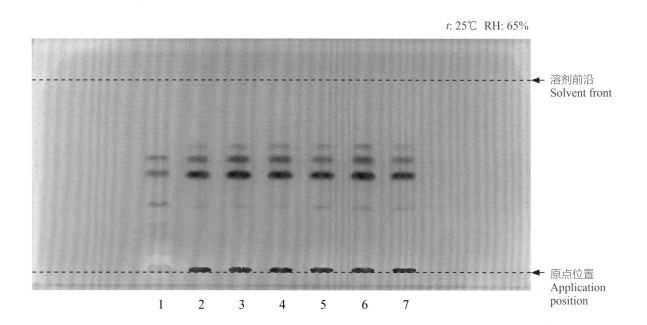

溶剂前沿
Solvent front

1　2　3　4　5　6　7

原点位置
Application
position

---

1. 川贝母对照药材（121000-201108）

2~4. 供试品（批号：12027；13008；14004，企业 A）

5~7. 供试品（批号：150008；150009；140022，企业 B）

Track 1, Fritillariae Cirrhosae Bulbus reference
drug (121000-201108);

tracks 2 to 7, different batches of the test samples

供试品溶液 Test Solution	取〔鉴别〕（2）项下的备用药渣，加三氯甲烷 30 ml、浓氨试液 5 ml，加热回流 30 分钟，放冷，滤过，滤液蒸干，残渣加甲醇 1 ml 使溶解。 Heat under reflux the residue obtained under *Identification* (2)with 30 mL of chloroform and 5 mL of concentrated ammonia TS for 30 minutes, cool, and filter. Evaporate the filtrate to dryness, and dissolve the residue in 1 mL of methanol.
对照药材溶液 Reference Drug Solution	取川贝母对照药材 3 g，同法制成对照药材溶液。 Prepare a solution of 3 g of Fritillariae Cirrhosae Bulbus reference drug in the same method as the test solution preparation.
薄层板 Stationary Phase	高效硅胶 G 预制薄层板（青岛海洋化工厂分厂，批号：20141212）。 HPTLC silica gel pre-coated plate (Qingdao Haiyang Chemical Co. Ltd., Lot. 20141212).
点样 Sample Application	5 µl，条带状点样，条带宽度为 8 mm，条带间距为 16 mm，原点距底边为 10 mm。 Apply separately to the plate at 10 mm from the lower edge, as bands 8 mm, 5 µL of each of the reference drug solution and the test solution, leaving 16 mm between tracks.
展开剂 Mobile Phase	正己烷 - 乙酸乙酯 - 二乙胺（12∶10∶1），15 ml。 *n*-hexane, ethyl acetate and diethylamine (12:10:1), 15 mL.
展开缸 Developing Chamber	双槽展开缸，20 cm×10 cm。 Twin trough chamber, 20 cm×10 cm.
展开 Development	展开缸预平衡 15 分钟，上行展开，展距为 8 cm。 Equilibrate the chamber with the mobile phase for 15 minutes, develop vertically for 8 cm.
显色 * Derivatization*	依次喷亚硝酸钠试液和稀碘化铋钾试液。 Spray with a sodium nitrite TS and a dilute bismuth potassium iodide TS successively.
检视 Detection	置可见光下检视。 Examine under white light.
备注 Note	实验中显色先喷亚硝酸钠试液，挥干后再喷稀碘化铋钾试液，斑点显色更集中、清晰。 In order to obtain distinct spots, it is suggested to spray the nitrite solution firstly, dry it and then spray the diluted bismuth potassium iodide solution. It is necessary to removing the solvent thoroughly from the TLC plate before spraying.

不同薄层板薄层色谱图的比较

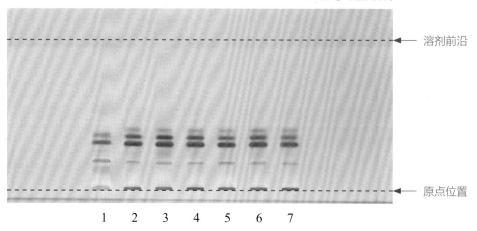

t: 25℃ RH: 65%

溶剂前沿

原点位置

1　2　3　4　5　6　7

图 1　硅胶预制薄层板（DC-Fertigplatten SIL G-25，MN　批号：301008）

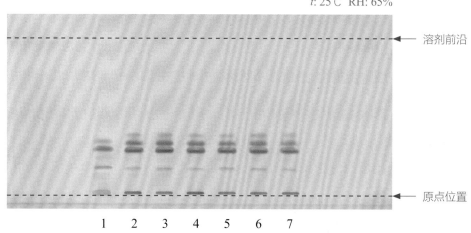

t: 25℃ RH: 65%

溶剂前沿

原点位置

1　2　3　4　5　6　7

图 2　高效硅胶预制薄层板（HPTLC-Fertigplatten Nano-DURASIL-20，MN　批号：305143）

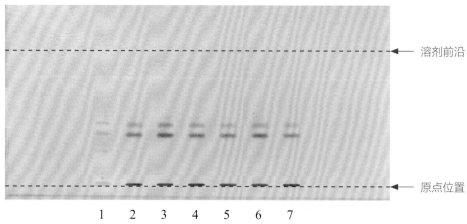

t: 25℃ RH: 65%

溶剂前沿

原点位置

1　2　3　4　5　6　7

图 3　高效硅胶 G 预制薄层板（烟台市化学工业研究所，批号：141229）

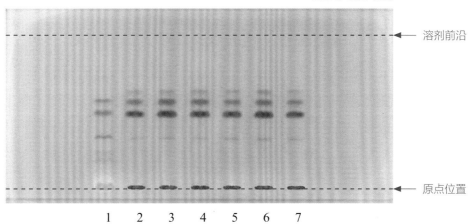

t: 25℃ RH: 65%

溶剂前沿

原点位置

1　2　3　4　5　6　7

图4　高效硅胶 G 预制薄层板（青岛海洋化工厂分厂，批号：20141212）

---

1. 川贝母对照药材（121000-201108）

2~4. 供试品（批号：12027；13008；14004，企业 A）

5~7. 供试品（批号：150008；150009；140022，企业 B）

说明

《中国药典》本项鉴别显色方法为依次喷稀碘化铋钾试液和亚硝酸钠试液，结果显色后斑点扩散，不够清晰；本实验改为先喷亚硝酸钠试液，挥干后再喷稀碘化铋钾试液，斑点更集中、更清晰。

（广州市药品检验所　王秀芹　严家浪）

Shengmai Jiaonang
生脉胶囊
Shengmai Capsules

鉴别
Identification
1

红参
Ginseng Radix et Rhizoma Rubra

t: 24℃ RH: 55%

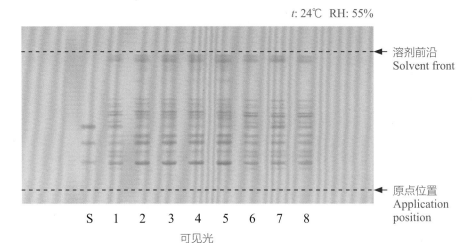

溶剂前沿
Solvent front

原点位置
Application position

S 1 2 3 4 5 6 7 8

可见光
White light

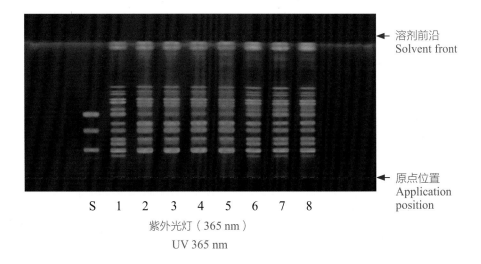

溶剂前沿
Solvent front

原点位置
Application position

S 1 2 3 4 5 6 7 8

紫外光灯（365 nm）
UV 365 nm

S. 人参皂苷 Rg₁（110703-200726）、人参皂苷 Re（110754-201324）和人参皂苷 Rb₁（110704-201424）混合对照品

1. 红参对照药材（121045-201105）

2~5. 供试品（批号：141103；150101；150304；150305，企业 A）

6~8. 供试品（批号：1312009；1602011；1603015，企业 B）

S, ginsenoside Rb₁ CRS (110704-201424), ginsenoside Re CRS (110754-201324) and ginsenoside Rg₁ CRS (110703-200726) (increasing R_f);

track 1, Ginseng Radix et Rhizoma Rubra reference drug (121045-201105);

tracks 2 to 8, different batches of the test samples

供试品溶液 Test Solution	取本品内容物 1g，加水饱和的正丁醇 10 ml，超声处理 30 分钟，取上清液加 3 倍量氨试液，摇匀，放置分层，取上层液蒸干，残渣加甲醇 1 ml 使溶解。 To 1 g of content of the capsules, add 10 mL of n-butanol saturated with water, ultrasonicate for 30 minutes. To the supernatant, add 3 volumes of ammonia TS, mix well and allow to stand. Evaporate the upper layer solution to dryness and dissolve the residue in 1 mL of methanol.
对照药材溶液 Reference Drug Solution	取红参对照药材 1g，加水 0.5 ml 搅拌湿润，加水饱和的正丁醇 10 ml，同法制成对照药材溶液。 Prepare a solution of 1 g of Ginseng Radix et Rhizoma Rubra reference drug, moisten with 0.5 mL of water, add 10 mL of n-butanol saturated with water, in the same method as the test solution preparation.
对照品溶液 Reference Solution	取人参皂苷 Rb$_1$ 对照品、人参皂苷 Re 对照品及人参皂苷 Rg$_1$ 对照品，加甲醇制成每 1 ml 各含 2 mg 的混合溶液。 Dissolve ginsenoside Rb$_1$ CRS, ginsenoside Re CRS and ginsenoside Rg$_1$ CRS in methanol to prepare a mixture containing 2 mg of each per mL.
薄层板 Stationary Phase	硅胶预制薄层板（DC-Fertigplatten DURASIL-25, MN 批号：511314）。 TLC silica gel pre-coated plate(DC-Fertigplatten DURASIL-25, MN, Lot.511314).
点样 Sample Application	1 μl，条带状点样，条带宽度为 8 mm，条带间距为 16 mm，原点距底边为 10 mm。 Apply separately to the plate at 10 mm from the lower edge, as bands 8 mm, 1 μL of each of the test solution, the reference drug solution and the reference solution, leaving 16 mm between tracks.
展开剂 Mobile Phase	三氯甲烷－乙酸乙酯－甲醇－水（15:40:22:10）10℃以下放置过夜的下层溶液，15 ml。 The lower layer of a mixture of chloroform, ethyl acetate, methanol and water (15:40:22:10), stood overnight below 10℃, 15 mL.
展开缸 Developing Chamber	双槽展开缸，20 cm×10 cm。 Twin trough chamber, 20 cm×10 cm.
展开 Development	展开缸预平衡 15 分钟，上行展开，展距为 8 cm。 Equilibrate the chamber with the mobile phase for 15 minutes, develop vertically for 8 cm.
显色 Derivatization	喷 10% 硫酸乙醇溶液，110℃加热至斑点显色清晰。 Spray with a 10% solution of sulfuric acid in ethanol, and heat at 110℃ until the spots become distinct.
检视 Detection	（1）置可见光下检视；（2）置紫外光灯（365 nm）下检视。 (1) Examine in white light. (2) Examine under ultraviolet light at 365 nm.
备注 Note	混合对照品色谱中由上至下依次为人参皂苷 Rg$_1$、人参皂苷 Re 和人参皂苷 Rb$_1$。 Spots in the chromatogram obtained with the reference solution are ginsenoside Rb$_1$, ginsenoside Re and ginsenoside Rg$_1$ with increasing R_f.

不同薄层板薄层色谱图的比较

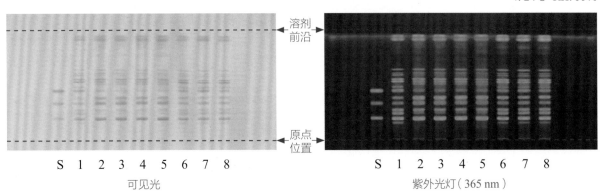

溶剂前沿

原点位置

S 1 2 3 4 5 6 7 8
可见光

S 1 2 3 4 5 6 7 8
紫外光灯（365 nm）

图1 硅胶预制薄层板（DC-Fertigplatten DURASIL-25，MN 批号：511314）

t: 24℃ RH: 58%

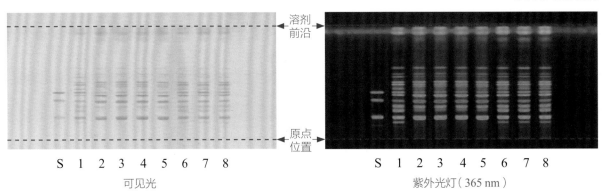

溶剂前沿

原点位置

S 1 2 3 4 5 6 7 8
可见光

S 1 2 3 4 5 6 7 8
紫外光灯（365 nm）

图2 高效硅胶预制薄层板（HPTLC-Fertigplatten Nano-DURASIL-20，MN 批号：510297）

t: 24℃ RH: 55%

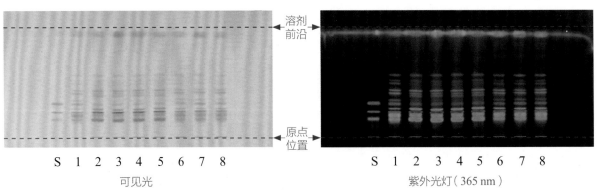

溶剂前沿

原点位置

S 1 2 3 4 5 6 7 8
可见光

S 1 2 3 4 5 6 7 8
紫外光灯（365 nm）

图3 高效硅胶 G 预制薄层板（烟台市化学工业研究所，批号：20160727）

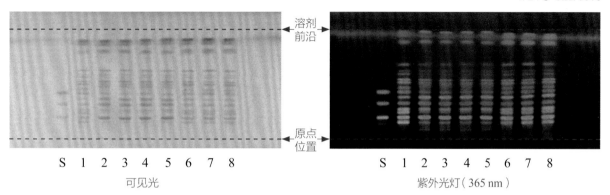

t: 24℃ RH: 55%

溶剂前沿

原点位置

可见光

紫外光灯（365 nm）

图4 高效硅胶 G 预制薄层板（青岛海洋化工厂分厂，批号：20160712）

S. 人参皂苷 Rg_1（110703-200726）、人参皂苷 Re（110754-201324）和人参皂苷 Rb_1（110704-201424）混合对照品

1. 红参对照药材（121045-201105）

2~5. 供试品（批号：141103；150101；150304；150305，企业 A）

6~8. 供试品（批号：1312009；1602011；1603015，企业 B）

麦冬
Ophiopogonis Radix

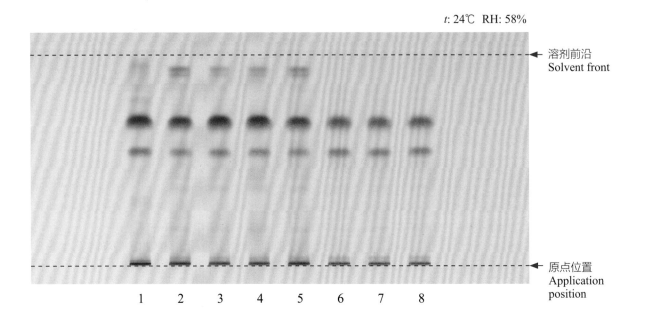

t: 24℃ RH: 58%

溶剂前沿
Solvent front

原点位置
Application
position

1   2   3   4   5   6   7   8

1. 麦冬对照药材（121013-201310）

2~5. 供试品（批号：141103；150101；150304；150305，企业 A）

6~8. 供试品（批号：1312009；1602011；1603015，企业 B）

Track 1, Ophiopogonis Radix reference drug (121013-201310);

tracks 2 to 8, different batches of the test samples

供试品溶液 Test Solution	取本品内容物 1g，加盐酸 0.5 ml、水 15 ml，加热煮沸 5 分钟，放冷，滤过，滤液用三氯甲烷 20 ml 振摇提取，取三氯甲烷液，浓缩至约 1 ml。 To 1 g of content of the capsules, add 0.5 mL of hydrochloric acid and 15 mL of water, boil for 5 minutes, allow to cool, and filter. Extract the filtrate by shaking with 20 mL of chloroform. Concentrate the chloroform extracts to about 1 mL.
对照药材溶液 Reference Drug Solution	取麦冬对照药材 1g，加水 20 ml，煎煮 10 分钟，滤过，滤液加盐酸 0.5 ml，自"加热煮沸 5 分钟"起，同供试品溶液制备方法制成对照药材溶液。 To 1 g of Ophiopogonis Radix reference drug, add 20 mL of water, decoct for 10 minutes, and filter. To the filtrate, add 0.5 mL of hydrochloric acid, beginning at "boil for 5 minutes", prepare a solution of in the same method as the test solution preparation.
薄层板 Stationary Phase	硅胶预制薄层板（DC-Fertigplatten DURASIL-25, MN 批号：511314）。 TLC silica gel pre-coated plate (DC-Fertigplatten DURASIL-25, MN, Lot.511314).
点样 Sample Application	1：12 μl；2~5：6 μl；6~8：10 μl，条带状点样，条带宽度为 8 mm，条带间距为 16 mm，原点距底边为 10 mm。 Apply separately to the plate at 10 mm from the lower edge, as bands 8 mm, 6-10 μL of the test solution, 12 μL of the reference drug solution, leaving 16 mm between tracks.
展开剂 Mobile Phase	三氯甲烷－丙酮（4:1），15 ml。 Chloroform and acetone (4:1), 15 mL.
展开缸 Developing Chamber	双槽展开缸，20 cm×10 cm。 Twin trough chamber, 20 cm×10 cm.
展开 Development	展开缸预平衡 15 分钟，上行展开，展距为 8 cm。 Equilibrate the chamber with the mobile phase for 15 minutes, develop vertically for 8 cm.
显色 Derivatization	喷 10% 硫酸乙醇溶液，在 100℃加热至斑点显色清晰。 Spray with a 10% solution of sulfuric acid in ethanol, and heat at 100℃ until the spots become distinct.
检视 Detection	置可见光下检视。 Examine in white light.

不同薄层板薄层色谱图的比较

t: 24℃　RH: 58%

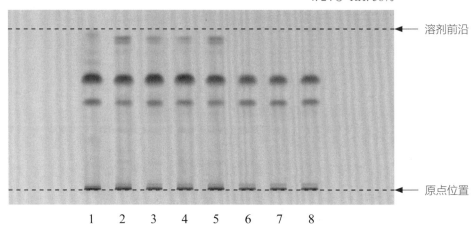

溶剂前沿

原点位置

1　2　3　4　5　6　7　8

图 1　硅胶预制薄层板（DC-Fertigplatten DURASIL-25，MN　批号：511314）

t: 24℃　RH: 58%

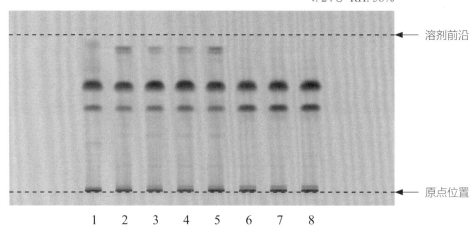

溶剂前沿

原点位置

1　2　3　4　5　6　7　8

图 2　高效硅胶预制薄层板（HPTLC-Fertigplatten Nano-DURASIL-20，MN　批号：510297）

t: 24℃　RH: 58%

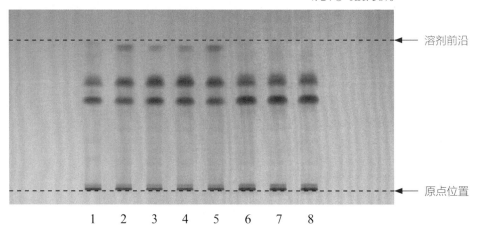

溶剂前沿

原点位置

1　2　3　4　5　6　7　8

图 3　高效硅胶 G 预制薄层板（烟台市化学工业研究所，批号：20160727）

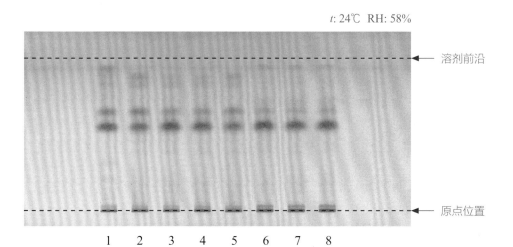

t: 24℃　RH: 58%

溶剂前沿

原点位置

1　2　3　4　5　6　7　8

图 4　高效硅胶 G 预制薄层板（青岛海洋化工厂分厂，批号：20160712）

1. 麦冬对照药材（121013-201310）
2～5. 供试品（批号：141103；150101；150304；150305，企业 A）

6～8. 供试品（批号：1312009；1602011；1603015，企业 B）

五味子
Schisandrae Chinensis Fructus

t: 22℃ RH: 58%

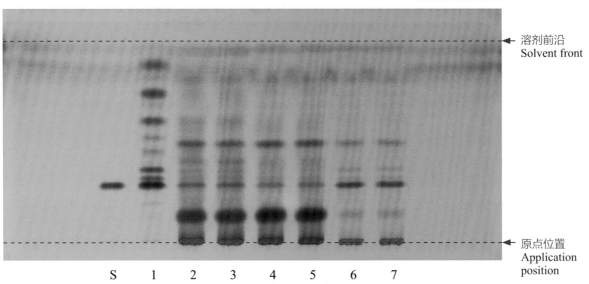

溶剂前沿
Solvent front

原点位置
Application
position

S   1   2   3   4   5   6   7

S. 五味子醇甲对照品（110857-201211）

1. 五味子对照药材（120922-201309）

2~5. 供试品（批号：141103；150101；150304；150305，企业 A）

6~7. 供试品（批号：1602011；1603015，企业 B）

S, schisandrin CRS(110857-201211);

track 1, Schisandrae Chinensis Fructus reference drug (120922-201309);

tracks 2 to 7, different batches of the test samples

供试品溶液 Test Solution	取本品内容物 3 g，加三氯甲烷 20 ml，超声处理 30 分钟，滤过，滤液蒸干，残渣加三氯甲烷 1 ml 使溶解。 To 3 g of content of the capsules, add 20 mL of chloroform, ultrasonicate for 30 minutes, and filter. Evaporate the filtrate to dryness and dissolve the residue in 1 mL of chloroform.
对照药材溶液 Reference Drug Solution	取五味子对照药材 1 g，同供试品溶液制备方法制成对照药材溶液。 Prepare a solution of 1 g of Schisandrae Chinensis Fructus reference drug in the same method as the test solution preparation.
对照品溶液 * Reference Solution*	取五味子醇甲对照品，加三氯甲烷制成每 1 ml 含 1mg 的溶液。 Dissolve schisandrin CRS in chloroform to prepare a solution containing 1 mg per mL.
薄层板 Stationary Phase	高效硅胶 F_{254} 预制薄层板（HPTLC Silica gel 60 F_{254}, Merck，批号：HX55495042）。 HPTLC silica gel F_{254} pre-coated plate (HPTLC Silica gel 60 F_{254}, Merck, Lot. HX55495042).
点样 Sample Application	S：5 µl；1：8 µl；2～7：35 µl，条带状点样，条带宽度为 8 mm，条带间距为 16 mm，原点距底边为 10 mm。 Apply separately to the plate at 10 mm from the lower edge, as bands 8 mm, 35 µL of the test solution, 8 µL of the reference drug solution and 5 µL of the reference solution, leaving 16 mm between tracks.
展开剂 Mobile Phase	石油醚（30～60℃）－甲酸乙酯－甲酸（15:5:1）的上层溶液，15 ml。 The upper layer of a mixture of petroleum ether (30-60℃), ethyl formate and formic acid (15:5:1), 15 mL.
展开缸 Developing Chamber	双槽展开缸，20 cm × 10 cm。 Twin trough chamber, 20 cm × 10 cm.
展开 Development	展开缸预平衡 15 分钟，上行展开，展距为 8 cm。 Equilibrate the chamber with the mobile phase for 15 minutes, develop vertically for 8 cm.
检视 Detection	置紫外光灯（254 nm）下检视。 Examine under ultraviolet light at 254 nm.

不同薄层板薄层色谱图的比较

t: 21℃　RH: 62%

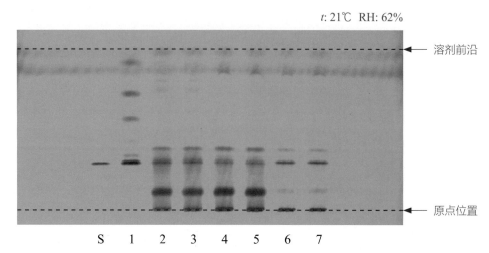

溶剂前沿

原点位置

S　1　2　3　4　5　6　7

图 1　硅胶 F_{254} 预制薄层板（DC-Fertigplatten DURASIL-25/UV$_{254}$，MN　批号：309245）

t: 21℃　RH: 60%

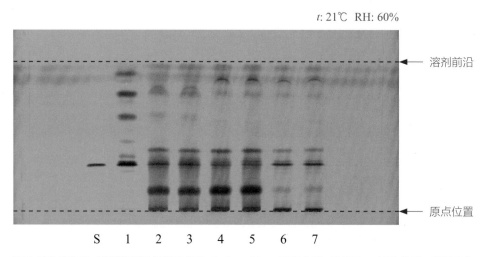

溶剂前沿

原点位置

S　1　2　3　4　5　6　7

图 2　高效硅胶 F_{254} 预制薄层板（HPTLC-Fertigplatten Nano-DURASIL-20 UV$_{254}$，MN　批号：309252）

t: 21℃　RH: 60%

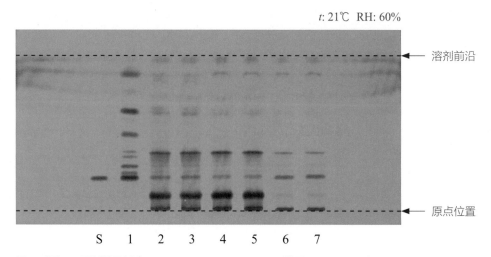

溶剂前沿

原点位置

S　1　2　3　4　5　6　7

图 3　硅胶 F_{254} 预制薄层板（TLC Silica gel 60 F_{254}，Merck　批号：HX242369）

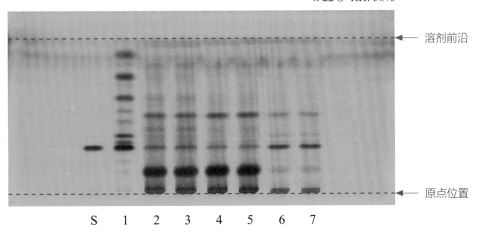

t: 22℃ RH: 58%

溶剂前沿

原点位置

S 1 2 3 4 5 6 7

图 4 高效硅胶 F$_{254}$ 预制薄层板（HPTLC Silica gel 60 F$_{254}$，Merck 批号：HX55495042）

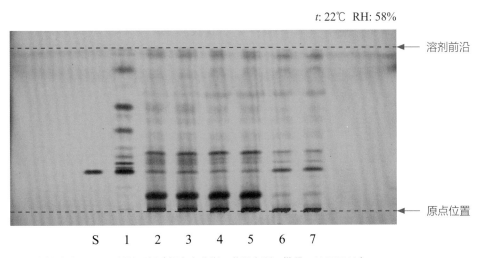

t: 22℃ RH: 58%

溶剂前沿

原点位置

S 1 2 3 4 5 6 7

图 5 高效硅胶 GF$_{254}$ 预制薄层板（烟台市化学工业研究所，批号：20150818）

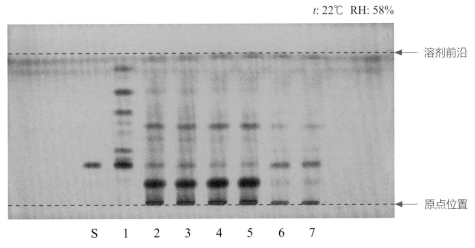

t: 22℃ RH: 58%

溶剂前沿

原点位置

S 1 2 3 4 5 6 7

图 6 高效硅胶 GF$_{254}$ 预制薄层板（青岛海洋化工厂分厂，批号：20150512）

图 1-6：

S. 五味子醇甲对照品（110857-201211）

1. 五味子对照药材（120922-201309）

2~5. 供试品（批号：141103；150101；150304；150305，企业 A）

6~7. 供试品（批号：1602011；1603015，企业 B）

t: 22℃ RH: 58%

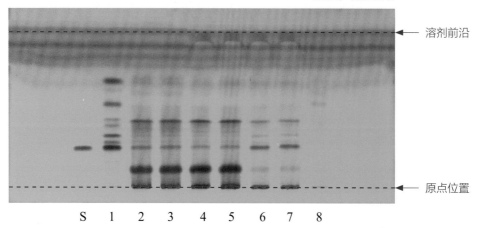

←溶剂前沿

←原点位置

S 1 2 3 4 5 6 7 8

图 7 硅胶 F₂₅₄ 预制薄层板（TLC Silica gel 60 F₂₅₄，Merck 批号：HX242369）

图 7：

S. 五味子醇甲对照品（110857-201211）

1. 五味子对照药材（120922-201309）

2～5. 供试品（批号：141103；150101；150304；150305，企业 A）

6～7. 供试品（批号：1602011；1603015，企业 B）

8. 五味子阴性对照（自制）

1.《中国药典》本项鉴别以五味子对照药材为对照，实验结果显示供试品色谱中只有一个斑点与五味子对照药材色谱相对应，该斑点为五味子醇甲，故增加五味子醇甲对照品对照，五味子阴性对照无干扰（图 7）。

2. 五味子阴性对照溶液制备（图 7）：取五味子阴性样品适量（相当于样品 3 g 量），加三氯甲烷 20 ml，按供试品溶液制备方法制成五味子阴性对照溶液。

（广州市药品检验所 王秀芹 严家浪）

生脉饮

Shengmai Oral Liquid

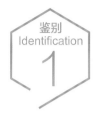

鉴别
Identification
1

人参
Ginseng Radix et Rhizoma

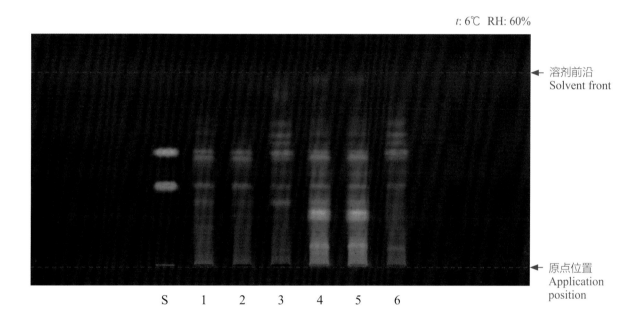

t: 6℃ RH: 60%

← 溶剂前沿
　Solvent front

← 原点位置
　Application
　position

S　1　2　3　4　5　6

S. 人参二醇（110701-200613）和人参三醇（110702-200311）混合对照品

1~3. 供试品（批号：201301001；201302001；201507002，企业 A）

4. 供试品（批号：16261637，企业 E）

5. 供试品（批号：14080038，企业 B）

6. 供试品（批号：20130918，企业 C）

S, panaxatriol CRS (110702-200311) and panaxadiol CRS (110701-200613) (increasing R_f);

tracks 1 to 6, different batches of the test samples

供试品溶液 Test Solution	取本品 20 ml，用正丁醇 20 ml 振摇提取，正丁醇液蒸干，残渣加硫酸的 45%乙醇溶液（7→100）15 ml，加热回流 1 小时，挥去乙醇，用三氯甲烷 10 ml 振摇提取，分取三氯甲烷液，用水洗至中性，用适量无水硫酸钠脱水，滤过，滤液浓缩至 1 ml。 Extract 20 mL of the liquid with 20 mL of *n*-butanol. Evaporate the extract to dryness, dissolve the residue in 15 mL of a solution of sulfuric acid in 45% ethanol (7→100) and heat under reflux for 1 hour. Expel ethanol from the solution and extract with 10 mL of chloroform. Separate the chloroform layer, wash with water to pH 7, dehydrate with anhydrous sodium sulfate, and filter. Concentrate the filtrate to about 1 mL.
对照品溶液 Reference Solution	取人参二醇对照品、人参三醇对照品，加无水乙醇制成每 1 ml 各含 1 mg 的混合溶液。 Dissolve panaxadiol CRS and panaxatriol CRS in anhydrous ethanol to prepare a mixture containing 1 mg of each per mL.
薄层板 Stationary Phase	硅胶预制薄层板（DC-Fertigplatten DURASIL-25, MN 批号：605132）。 TLC silica gel pre-coated plate (DC-Fertigplatten DURASIL-25, MN, Lot. 605132).
点样 Sample Application	S：5 µl；1，3：5 µl；2：10 µl；4：8 µl；5～6：15 µl，条带状点样，条带宽度为 8 mm，条带间距为 16 mm，原点距底边为 10 mm。 Apply separately to the plate at 10 mm from the lower edge, as bands 8 mm, 5 µL of the reference solution, 5-15 µL of the test solution, leaving 16 mm between tracks.
展开剂 Mobile Phase	环己烷－丙酮（2:1），15 ml。 Cyclohexane and acetone (2:1), 15 mL.
展开缸 Developing Chamber	双槽展开缸，20 cm×10 cm。 Twin trough chamber, 20 cm×10 cm.
展开 Development	展开缸用滤纸贴于内壁，下端浸入展开剂，预平衡 15 分钟，上行展开，展距为 8 cm。 Equilibrate the chamber with a filter paper immersed into mobile phase in one trough and the mobile phase in another trough for 15 minutes, develop vertically for 8 cm.
显色 Derivatization	喷硫酸甲醇溶液（1→2），在 105℃加热约 10 分钟。 Spray with sulfuric acid in methanol (1→2), and heat at 105 ℃ for about 10 minutes.
检视 Detection	置紫外光灯（365 nm）下检视。 Examine under ultraviolet light at 365 nm.
备注 Note	1. 混合对照品色谱中由上至下分别为人参二醇和人参三醇。 2. 本实验在 10℃以下展开，供试品中人参二醇与其相邻成分斑点的分离效果较好；相对湿度控制在 65%以下展开效果较好。 1. Spots in the chromatogram obtained with the reference solution are panaxatriol and panaxadiol with increasing R_f. 2. It is suggested to develop at a temperature below 10℃and relative humidity below 65% for better resolution.

不同薄层板薄层色谱图的比较

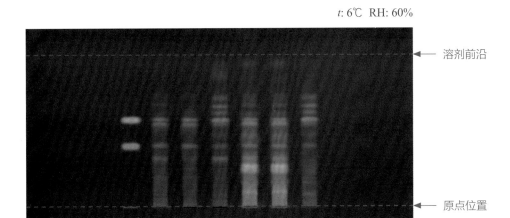

图 1　硅胶预制薄层板（DC-Fertigplatten DURASIL-25，MN　批号：605132）

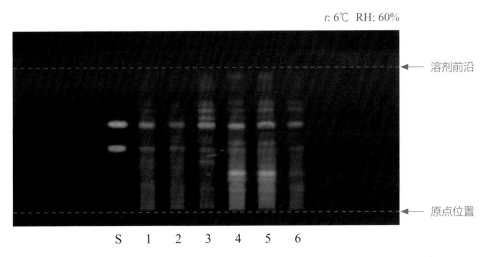

图 2　高效硅胶预制薄层板（HPTLC-Fertigplatten Nano-DURASIL-20，MN　批号：605132）

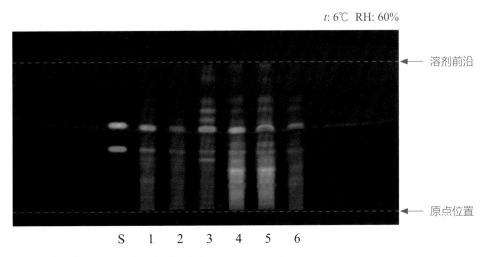

图 3　高效硅胶 G 预制薄层板（烟台市化学工业研究所，批号：20160727）

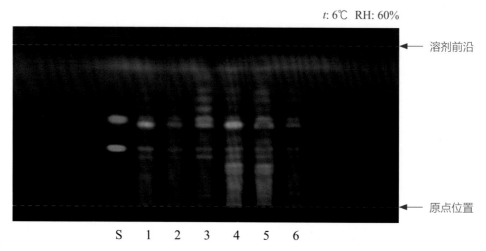

t: 6℃ RH: 60%

→ 溶剂前沿

→ 原点位置

S 1 2 3 4 5 6

图 4　高效硅胶 G 预制薄层板（青岛海洋化工厂分厂，批号：20160712）

S.　人 参 二 醇（110701-200613）和 人 参 三 醇（110702-200311）混合对照品

1~3. 供试品（批号：201301001；201302001；201507002，企业 A）

4. 供试品（批号：16261637，企业 E）

5. 供试品（批号：14080038，企业 B）

6. 供试品（批号：20130918，企业 C）

说明

实验中比较了 4 种薄层板，结果只有 MN 普通板和青岛高效板人参二醇与其相邻斑点有较好的分离效果（图 1、图 4）；MN 高效板和烟台高效板人参二醇与其相邻斑点未能完全分开，故人参二醇对照品斑点与供试品相应位置上的斑点颜色有差异（图 2、图 3）。

麦冬
Ophiopogonis Radix

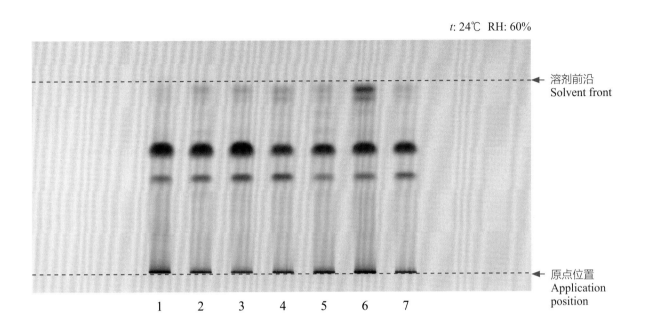

t: 24℃ RH: 60%

溶剂前沿
Solvent front

原点位置
Application
position

1   2   3   4   5   6   7

1. 麦冬对照药材 (121013-201310)

2~4. 供试品（批号：201301001；201302001；201406002，企业 A）

5. 供试品（批号：14080038，企业 B）

6. 供试品（批号：20130918，企业 C）

7. 供试品（批号：14001，企业 D）

Track 1, Ophiopogonis Radix reference drug (121013-201310);

tracks 2 to 7, different batches of the test samples

供试品溶液 Test Solution	取本品 10 ml，加盐酸 0.5 ml、水 1 ml，加热煮沸 5 分钟，放冷，用三氯甲烷 20 ml 振摇提取，分取三氯甲烷液，浓缩至 1 ml。 To 10 mL, add 0.5 mL of hydrochloric acid and 1 mL of water, boil for 5 minutes, and cool. Extract by shaking with 20 mL of chloroform, separate the chloroform extract, and concentrate to 1 mL.
对照药材溶液 Reference Drug Solution	取麦冬对照药材 1 g，加水 20 ml，煎煮 10 分钟，滤过，滤液加盐酸 0.5 ml，同法制成对照药材溶液。 To 1 g of Ophiopogonis Radix reference drug, add 20 mL of water, decoct for 10 minutes, and filter. To the filtrate, add 0.5 mL of hydrochloric acid, beginning at "boil for 5 minutes", prepare a solution of in the same method as the test solution preparation.
薄层板 Stationary Phase	硅胶预制薄层板（DC-Fertigplatten DURASIL-25，MN，批号：304115）。 TLC silica gel pre-coated plate (DC-Fertigplatten DURASIL-25, MN Lot. 304115).
点样 Sample Application	1：5 µl；2～4：3 µl；5：8 µl；6～7：3 µl，条带状点样，条带宽度为 8 mm，条带间距为 16 mm，原点距底边为 10 mm。 Apply separately to the plate at 10 mm from the lower edge, as bands 8 mm, 5 µL of the reference drug solution, 3-8 µL of the test solution, leaving 16 mm between tracks.
展开剂 Mobile Phase	三氯甲烷－丙酮（4:1），15 ml。 Chloroform and acetone (4:1), 15 mL.
展开缸 Developing Chamber	双槽展开缸，20 cm×10 cm。 Twin trough chamber, 20 cm×10 cm.
展开 Development	展开缸预平衡 15 分钟，上行展开，展距为 8 cm。 Equilibrate the chamber with the mobile phase for 15 minutes, develop vertically for 8 cm.
显色 Derivatization	喷 10% 硫酸乙醇溶液，105℃加热至斑点显色清晰。 Spray with a 10% solution of sulfuric acid in ethanol, and heat at 105℃ until the spots become distinct.
检视 Detection	置可见光下检视。 Examine in white light.

不同薄层板薄层色谱图的比较

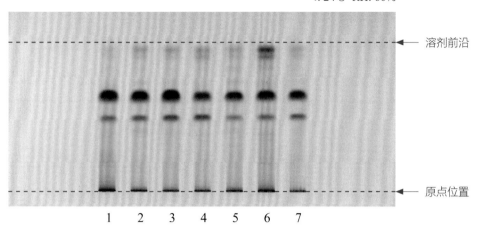

图 1 硅胶预制薄层板（DC-Fertigplatten DURASIL-25，MN 批号：304115）

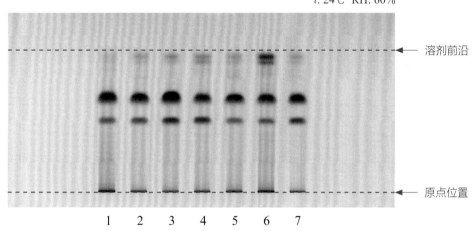

图 2 高效硅胶预制薄层板（HPTLC-Fertigplatten Nano-DURASIL-20，MN 批号：305143）

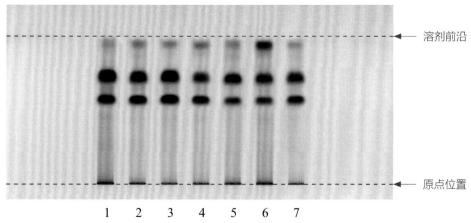

图 3 高效硅胶 G 预制薄层板（烟台市化学工业研究所，批号：150422）

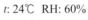

t: 24℃ RH: 60%

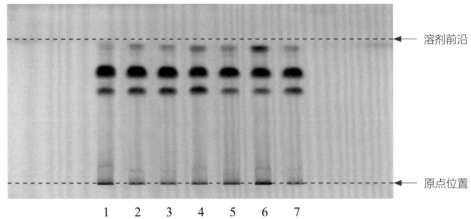

溶剂前沿

原点位置

1   2   3   4   5   6   7

图 4　高效硅胶 G 预制薄层板（青岛海洋化工厂分厂，批号：20150708）

1. 麦冬对照药材 (121013-201310)

2~4. 供试品（批号：201301001；201302001；201406002，
企业 A）

5. 供试品（批号：14080038，企业 B）

6. 供试品（批号：20130918，企业 C）

7. 供试品（批号：14001，企业 E）

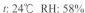

五味子

Schisandrae Chinensis Fructus

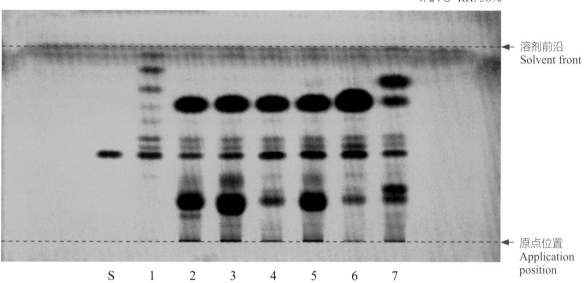

t: 24℃ RH: 58%

溶剂前沿
Solvent front

原点位置
Application position

S   1   2   3   4   5   6   7

S. 五味子醇甲对照品（110857-201211）

1. 五味子对照药材（120922-201309)

2~4. 供试品（批号：201301001；201302001；201406002，企业 A）

5. 供试品（批号：14080038，企业 B）

6. 供试品（批号：20130918，企业 C）

7. 供试品（批号：14001，企业 D）

S, schisandrin CRS (110857-201211);

track 1, Schisandrae Chinensis Fructus reference drug (120922-201309);

tracks 2 to 7, different batches of the test samples

供试品溶液 Test Solution	取本品 10 ml，加水 20 ml，摇匀，用乙醚振摇提取 3 次，每次 30 ml，合并乙醚液，蒸干，残渣加乙醇 1 ml 使溶解。 To 10 mL, add 20 mL of water and shake, extract by shaking with three 30-mL quantities of ether. Combine the ether extracts, evaporate to dryness, and dissolve the residue in 1 mL of ethanol.
对照药材溶液 Reference Drug Solution	取五味子对照药材 1 g，加三氯甲烷 20 ml，超声处理 30 分钟，滤过，滤液蒸干，残渣加乙醇 1 ml 使溶解。 To 1 g of Schisandrae Chinensis Fructus reference drug, add 20 mL of chloroform, ultrasonicate for 30 minutes, and filter. Evaporate the filtrate to dryness, and dissolve the residue in 1 mL of ethanol.
对照品溶液 Reference Solution	取五味子醇甲对照品，加三氯甲烷制成每 1 ml 含 1 mg 的溶液。 Dissolve schisandrin CRS in chloroform to prepare a solution containing 1 mg per mL.
薄层板 Stationary Phase	硅胶 F_{254} 预制薄层板（TLC Silica gel 60 F_{254}, Merck，批号：HX242369）。 TLC silica gel F_{254} pre-coated plate (TLC Silica gel 60 F_{254}, Merck, Lot. HX242369).
点样 Sample Application	S~1：5 μl；2~7：8 μl，条带状点样，条带宽度为 8 mm，条带间距为 16 mm，原点距底边为 10 mm。 Apply separately to the plate at 10 mm from the lower edge, as bands 8 mm, 5 μL of each of the reference drug solution and the reference solution, 8 μL of the test solution, leaving 16 mm between tracks.
展开剂 Mobile Phase	石油醚（30~60℃）−甲酸乙酯−甲酸（15:5:1）的上层溶液，15 ml。 The upper layer of a mixture of petroleum ether (30-60℃), ethyl formate and formic acid (15:5:1), 15 mL.
展开缸 Developing Chamber	双槽展开缸，20 cm×10 cm。 Twin trough chamber, 20 cm × 10 cm.
展开 Development	展开缸预平衡 15 分钟，上行展开，展距为 8 cm。 Equilibrate the chamber with the mobile phase for 15 minutes, develop vertically for 8 cm.
检视 Detection	置紫外光灯（254 nm）下检视。 Examine under ultraviolet light at 254 nm.

不同薄层板薄层色谱图的比较

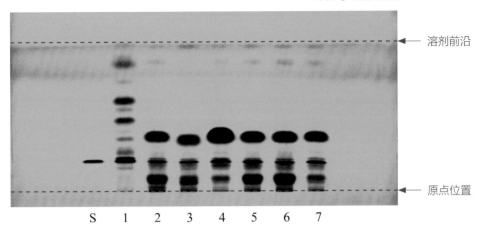

图 1　硅胶 F_{254} 预制薄层板（DC-Fertigplatten DURASIL-25/UV$_{254}$，MN　批号：309245）

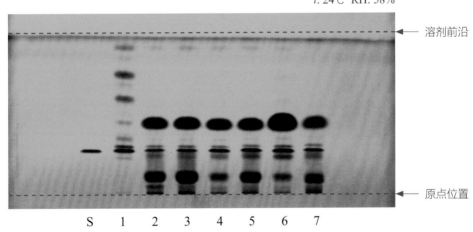

图 2　高效硅胶 F_{254} 预制薄层板（HPTLC-Fertigplatten Nano-DURASIL-20 UV$_{254}$，MN　批号：409273）

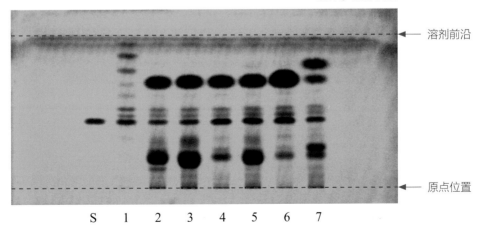

图 3　硅胶 F_{254} 预制薄层板（TLC Silica gel 60 F_{254}，Merck　批号：HX242369）

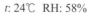

t: 24℃ RH: 58%

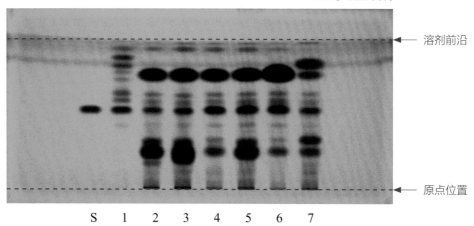

溶剂前沿

原点位置

S 1 2 3 4 5 6 7

图 4 高效硅胶 F_{254} 预制薄层板（HPTLC Silica gel 60 F_{254}，Merck 批号：HX55495042）

t: 24℃ RH: 58%

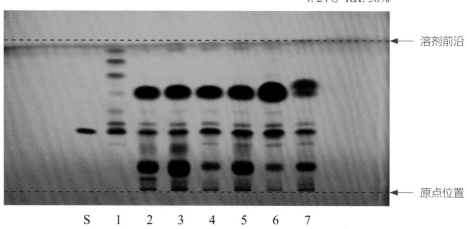

溶剂前沿

原点位置

S 1 2 3 4 5 6 7

图 5 高效硅胶 GF_{254} 预制薄层板（烟台市化学工业研究所，批号：150721）

t: 24℃ RH: 58%

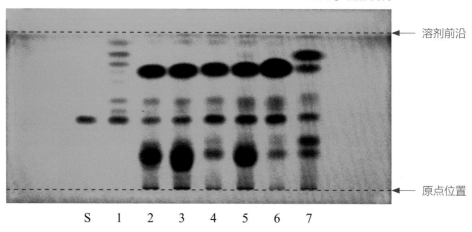

溶剂前沿

原点位置

S 1 2 3 4 5 6 7

图 6 高效硅胶 GF_{254} 预制薄层板（青岛海洋化工厂分厂，批号：20150512）

S. 五味子醇甲对照品（110857-201211）

1. 五味子对照药材（120922-201309）

2~4. 供试品（批号：201301001；201302001；201406002，企业 A）

5. 供试品（批号：14080038，企业 B）

6. 供试品（批号：20130918，企业 C）

7. 供试品（批号：14001，企业 D）

（广州市药品检验所　王秀芹　严家浪）

生血宝合剂
Shengxuebao Mixture

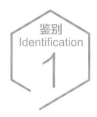

白芍
Paeoniae Radix Alba

t: 18℃ RH: 62%

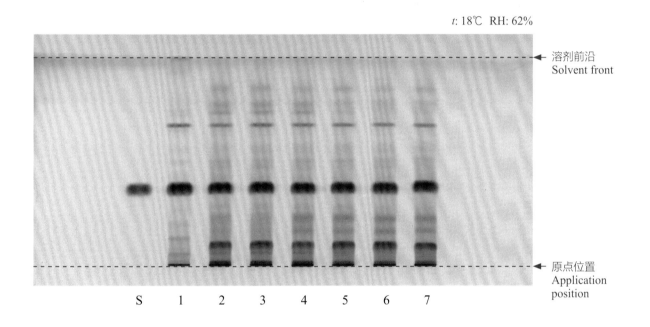

溶剂前沿
Solvent front

原点位置
Application
position

S   1   2   3   4   5   6   7

S. 芍药苷对照品（110736-201438）

1. 白芍对照药材（120905-201109）

2~7. 供试品（批号：150407；150703；150909；151003；151115；151217）

S, paeoniflorin CRS (110736-201438);

track 1, Paeoniae Radix Alba reference drug (120905-201109);

tracks 2 to 7, different batches of the test sapmLes

供试品溶液 Test Solution	取本品 10 ml，加水 10 ml，混匀，加水饱和的正丁醇振摇提取 2 次，每次 20 ml，合并正丁醇液，蒸干，残渣加甲醇 2 ml 使溶解。 Add 10 mL of water to 10 mL of the mixture, mix well, extract by shaking with two 20-mL quantities of *n*-butanol saturated with water. Combine the *n*-butanol extracts, evaporate to dryness, and dissolve the residue in 2 mL of methanol.
对照药材溶液 * Reference Drug Solution*	取白芍对照药材 3 g，加水 50 ml，煎煮 30 分钟，滤过，取滤液，浓缩至约 10 ml，同供试品溶液制备方法制成对照药材溶液。 To 3 g of Paeoniae Radix Alba reference drug, add 50 mL of water, decoct for 30 minutes, filter and evaporate the filtrate to about 10 mL, and prepare a solution in the same method of the test solution preparation.
对照品溶液 Reference Solution	取芍药苷对照品，加甲醇制成每 1 ml 含 1 mg 的溶液。 Dissolve paeoniflorin CRS in methanol to prepare a solution containing 1 mg per mL.
薄层板 Stationary Phase	硅胶预制薄层板（DC-Fertigplatten DURASIL-25，MN，批号：407195）。 TLC silica gel pre-coated plate (DC-Fertigplatten DURASIL-25, MN, Lot.407195).
点样 Sample Application	S：15 µl；1：6 µl；2～7：2 µl，条带状点样，条带宽度为 8 mm，条带间距为 16 mm，原点距底边为 10 mm。 Apply separately to the plate at 10 mm from the lower edge, as bands 8 mm, 2 µL of the test solution, 6 µL of the reference drug solution and 15 µL of the reference solution, leaving 16 mm between tracks.
展开剂 Mobile Phase	三氯甲烷－甲醇－乙酸乙酯－浓氨试液（50:20:10:2.5），15 ml。 Chloroform, methanol, ethyl acetate and concentrated ammonia TS (50:20:10:2.5), 15 mL.
展开缸 Developing Chamber	双槽展开缸，20 cm×10 cm。 Twin trough chamber, 20 cm × 10 cm.
展开 Development	展开缸预平衡 15 分钟，上行展开，展距为 8 cm。 Equilibrate the chamber with the mobile phase for 15 minutes, develop vertically for 8 cm.
显色 Derivatization	喷以 5% 香草醛硫酸溶液，热风吹至斑点显色清晰。 Spray with a 5% solution of vanillin in sulfuric acid, and heat with a current of hot air until the colours of the zones become visible.
检视 Detection	置可见光下检视。 Examine in white light.

不同薄层板薄层色谱图的比较

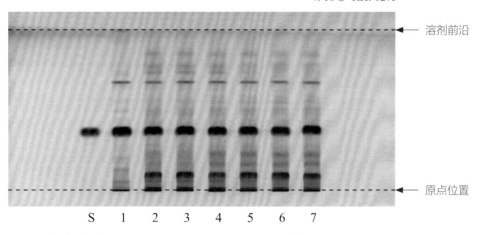

图 1 硅胶预制薄层板（DC-Fertigplatten DURASIL-25，MN 批号：407195）

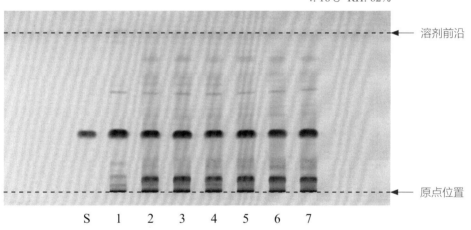

图 2 高效硅胶预制薄层板（HPTLC-Fertigplatten Nano-DURASIL-20，MN 批号：510297）

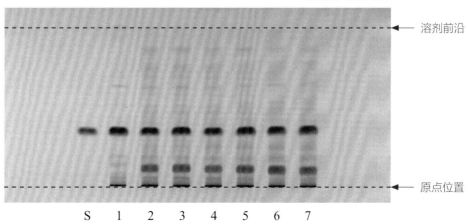

图 3 高效硅胶 G 预制薄层板（烟台市化学工业研究所，批号：20151127）

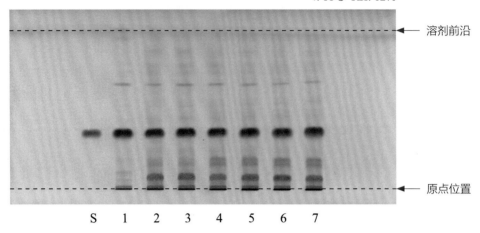

t: 18℃ RH: 62%

溶剂前沿

原点位置

S   1   2   3   4   5   6   7

图4 高效硅胶 G 预制薄层板（青岛海洋化工厂分厂，批号：20150912）

S. 芍药苷对照品（110736-201438）

1. 白芍对照药材（120905-201109）

2~7. 供试品（批号：150407；150703；150909；151003；151115；151217）

 说明

*《中国药典》本项鉴别以芍药苷对照品为对照，本实验增加白芍对照药材对照。对照药材溶液参照本品制法和供试品溶液制备方法制备。

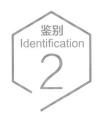

制何首乌
Polygoni Multiflori Radix Praeparata

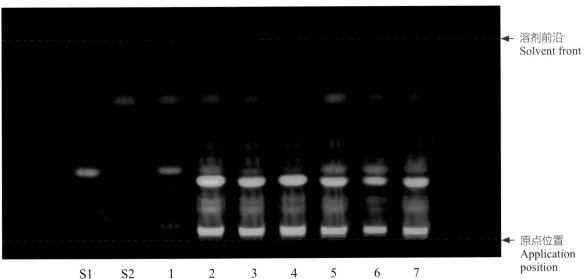

t: 20℃ RH: 63%

溶剂前沿
Solvent front

原点位置
Application
position

S1 S2 1 2 3 4 5 6 7

S1. 大黄素对照品（110756-200110）

S2. 大黄素甲醚对照品（110758-201415）

1. 制何首乌对照药材（121454-201405）

2~7. 供试品（批号：150407；150703；150909；151003；151115；151217）

S1, emodin CRS (110756-200110);

S2, physcion CRS (110758-201415);

track 1, Polygoni Multiflori Radix Praeparata reference drug (121454-201405);

tracks 2 to 7, different batches of the test sapmLes

供试品溶液 Test Solution	取本品 10 ml, 加水 10 ml, 混匀, 再加盐酸 3 ml, 置水浴上加热 1 小时, 立即冷却, 加乙醚振摇提取 2 次, 每次 20 ml, 合并乙醚液, 挥干, 残渣加三氯甲烷 2 ml 使溶解。 Add 10 mL of water to 10 mL of the mixture, mix well, add 3 mL of hydrochloric acid, heat on a water bath for 1 hour, and cool immediately. Extract by shaking with two 20-mL quantities of ether, combine the ether extracts, evaporate to dryness, and dissolve the residue in 2 mL of chloroform.
对照药材溶液 Reference Drug Solution	取制何首乌对照药材 3 g, 加水适量, 煎煮 30 分钟, 滤过, 滤液浓缩至约 10 ml, 加盐酸 3 ml, 同供试品溶液制备方法制成对照药材溶液。 Decoct 3 g of Polygoni Multiflori Radix Praeparata reference drug with water for 30 minutes, filter, add 3 mL of hydrochloric acid to the filtrate, and prepare a solution in the same method of the test solution preparation.
对照品溶液 Reference Solution	取大黄素对照品、大黄素甲醚对照品, 分别加甲醇制成每 1 ml 含 1 mg 的溶液。 Dissolve emodin CRS and physcion CRS in methanol respectively to prepare two solutions containing 1 mg per mL of each.
薄层板 Stationary Phase	高效硅胶预制薄层板 (HPTLC-Fertigplatten Nano-SIL-20, MN, 批号: 409251)。 HPTLC silica gel pre-coated plate (HPTLC-Fertigplatten Nano-SIL-20, MN, Lot.409251).
点样 Sample Application	S1: 2 μl; S2: 5 μl; 1: 10 μl; 2~7: 5 μl, 条带状点样, 条带宽度为 8 mm, 条带间距为 16 mm, 原点距底边为 10 mm。 Apply separately to the plate at 10 mm from the lower edge, as bands 8 mm, 5 μL of the test solution, 10 μL of the reference drug solution, 2 μL of emodin CRS reference solution and 5 μL of physcion CRS reference solution, leaving 16 mm between tracks.
展开剂 Mobile Phase	石油醚 (30~60℃) - 甲酸乙酯 - 甲酸 (15:5:1) 的上层溶液, 15 ml。 The upper layer of a mixture of petroleum ether (30-60℃), ethyl formate and formic acid (15:5:1), 15 mL.
展开缸 Developing Chamber	双槽展开缸, 20 cm × 10 cm。 Twin trough chamber, 20 cm × 10 cm.
展开 Development	展开缸预平衡 15 分钟, 上行展开, 展距为 8 cm。 Equilibrate the chamber with the mobile phase for 15 minutes, develop vertically for 8 cm.
检视 Detection	置紫外光灯 (365 nm) 下检视。 Examine under ultraviolet light at 365 nm.

不同薄层板薄层色谱图的比较

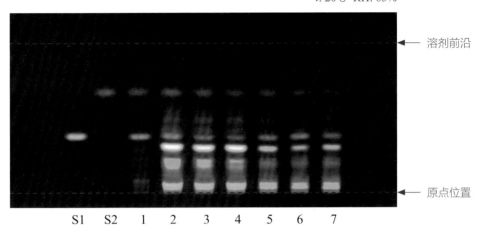

图 1 硅胶预制薄层板（DC-Fertigplatten SIL G-25，MN 批号：405127）

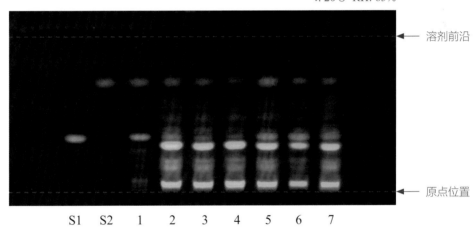

图 2 高效硅胶预制薄层板（HPTLC-Fertigplatten Nano-SIL-20，MN 批号：409251）

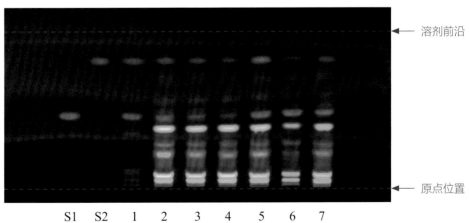

图 3 高效硅胶 G 预制薄层板（烟台市化学工业研究所，批号：20151127）

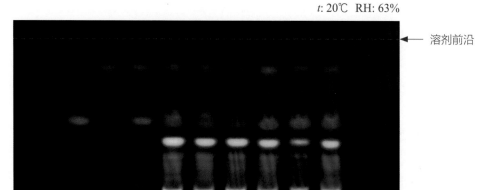

图 4 高效硅胶 G 预制薄层板（青岛海洋化工厂分厂，批号：20150912）

S1. 大黄素对照品（110756-200110）
S2. 大黄素甲醚对照品（110758-201415）
1. 制何首乌对照药材（121454-201405）

2~7. 供试品（批号：150407；150703；150909；151003；151115；151217）

墨旱莲
Ecliptae Herba

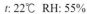

t: 22℃ RH: 55%

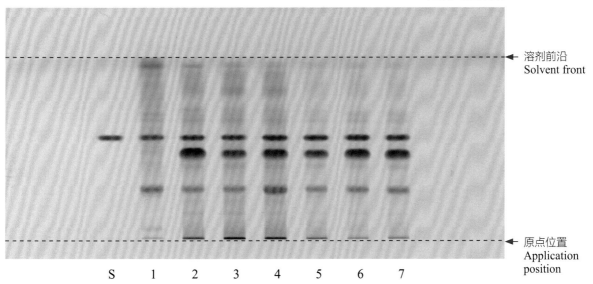

溶剂前沿
Solvent front

原点位置
Application
position

S   1   2   3   4   5   6   7

S. 旱莲苷 A 对照品（111886-201503）

1. 墨旱莲对照药材（120958-201106）

2～7. 供试品（批号：150407；150703；150909；151003；151115；151217）

S, ecliptasaponin A CRS (111886-201503);

track 1, Ecliptae Herba reference drug (120958-201106);

tracks 2 to 7, different batches of the test sapmLes

供试品溶液 Test Solution	取本品 30 ml，加水 20 ml，混匀，加乙酸乙酯振摇提取 2 次，每次 50 ml，合并乙酸乙酯液，蒸干，残渣加甲醇 2 ml 使溶解，加在中性氧化铝柱（100～200目，6 g，内径为 1.5 cm）上，先用 80％甲醇 20 ml 洗脱，弃去洗脱液；再用 40％甲醇 40 ml 洗脱，收集洗脱液，蒸干，残渣加甲醇 1 ml 使溶解。 Add 20 mL of water to 30 mL of the mixture, mix well, extract by shaking with two 50-mL quantities of ethyl acetate. Combine the ethyl acetate extracts, and evaporate to dryness. Dissolve the residue in 2 mL of methanol, apply to a column of neutral alumina (100-200 mesh, 6 g, 1.5 cm in inner diameter), wash with 20 mL of 80% methanol, and discard the eluent. Elute with 40 mL of 40% methanol, collect the eluent, and evaporate to dryness. Dissolve the residue in 1 mL of methanol.
对照药材溶液 Reference Drug Solution	取墨旱莲对照药材 2 g，加水 100 ml，煎煮 1 小时，滤过，滤液浓缩至 50 ml，加乙酸乙酯振摇提取 2 次，每次 50 ml，合并乙酸乙酯液，蒸干，残渣加甲醇 1 ml 使溶解。 To 2 g of Ecliptae Herba reference drug, add 100 mL of water, decoct for 1 hour, and filter. Evaporate the filtrate to about 50 mL, extract by shaking with two 50-mL quantities of ethyl acetate. Combine the ethyl acetate extracts, evaporate to dryness, and dissolve the residue in 1 mL of methanol.
对照品溶液 Reference Solution	取旱莲苷 A 对照品，加甲醇制成每 1 ml 含 1 mg 的溶液。 Dissolve ecliptasaponin A CRS in methanol to prepare a solution containing 1 mg per mL.
薄层板 Stationary Phase	高效硅胶 G 预制薄层板（烟台市化学工业研究所，批号：20151127）。 HPTLC silica gel pre-coated plate (Yantai Chemical Industry Research Institute, Lot.20151127).
点样 Sample Application	S：8 μl；1：8 μl；2～7：6 μl，条带状点样，条带宽度为 8 mm，条带间距为 16 mm，原点距底边为 10 mm。 Apply separately to the plate at 10 mm from the lower edge, as bands 8 mm, 6 μL of the test solution, 8 μL of each of the reference drug solution and the reference solution, leaving 16 mm between tracks.
展开剂 Mobile Phase	二氯甲烷－乙酸乙酯－甲醇－水（30∶40∶15∶3），15 ml。 Dichloromethane, ethyl acetate, methanol and water (30:40:15:3), 15 mL.
展开缸 Developing Chamber	双槽展开缸，20 cm×10 cm。 Twin trough chamber, 20 cm × 10 cm.
展开 Development	展开缸不需预平衡，直接上行展开，展距为 8 cm。 Develop vertically for 8 cm.
显色 Derivatization	喷以 5％香草醛硫酸溶液，在 105℃加热至斑点显色清晰。 Spray with a 5% solution of vanillin in sulfuric acid, and heat at 105℃ until the spots become distinct.
检视 Detection	置可见光下检视。 Examine in white light.

不同薄层板薄层色谱图的比较

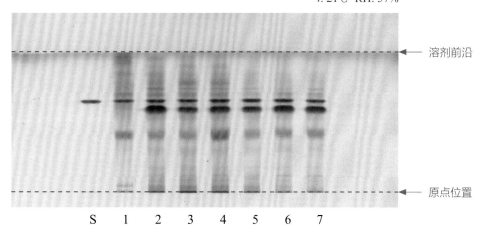

t: 21℃　RH: 57%

溶剂前沿

原点位置

S　1　2　3　4　5　6　7

图 1　硅胶预制薄层板（DC-Fertigplatten DURASIL-25，MN　批号：407195）

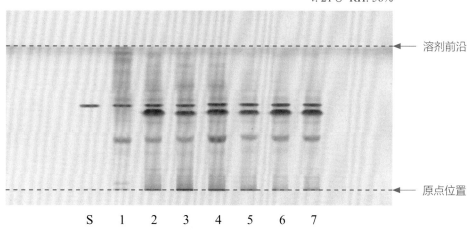

t: 21℃　RH: 56%

溶剂前沿

原点位置

S　1　2　3　4　5　6　7

图 2　高效硅胶预制薄层板（HPTLC-Fertigplatten Nano-DURASIL-20，MN　批号：510297）

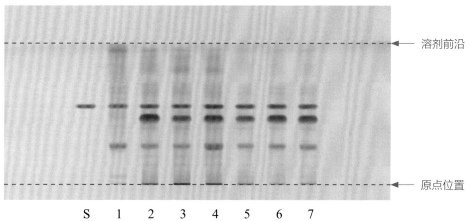

t: 22℃　RH: 55%

溶剂前沿

原点位置

S　1　2　3　4　5　6　7

图 3　高效硅胶 G 预制薄层板（烟台市化学工业研究所，批号：20151127）

t: 22℃ RH: 55%

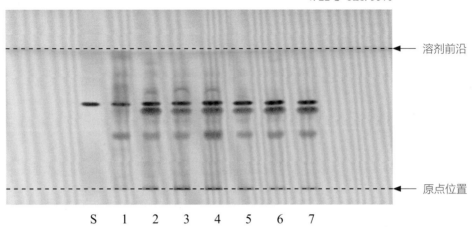

溶剂前沿

原点位置

　　　　S　　1　　2　　3　　4　　5　　6　　7

图 4　高效硅胶 G 预制薄层板（青岛海洋化工厂分厂，批号：20150912）

S. 旱莲苷 A 对照品（111886-201503）

1. 墨旱莲对照药材（120958-201106）

2~7. 供试品（批号：150407；150703；150909；151003；151115；151217）

黄芪
Astragali Radix

t: 23℃ RH: 42%

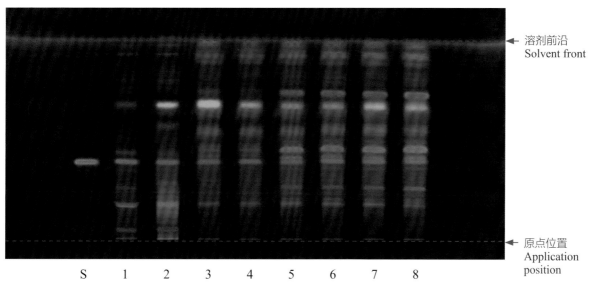

溶剂前沿
Solvent front

原点位置
Application
position

S 1 2 3 4 5 6 7 8

S. 黄芪甲苷对照品（110781-201314）

1. 黄芪（蒙古黄芪）对照药材（120974-201311）

2. 黄芪（膜荚黄芪）对照药材（121462-201304）

3~8. 供试品（批号：150407；150703；150909；151003；151115；151217）

S, astragaloside IV CRS (110781-201314);

track 1, Astragali Radix [*Astragalus membranaceus* (Fisch.) Bge.var. *mongholicus* (Bge.) Hisao] reference drug (120974-201311);

track 2, Astragali Radix [*Astragalus membranaceus* (Fisch.) Bge.] reference drug (121462-201304);

tracks 3 to 8, different batches of the test sapmLes

供试品溶液 Test Solution	取本品 10 ml，加水饱和的正丁醇振摇提取 2 次，每次 15 ml，合并正丁醇液，用 5%碳酸钠溶液洗涤 3 次，每次 15 ml，再以水 10 ml 洗涤 2 次，弃去水层，正丁醇液置水浴上蒸干，加甲醇 1 ml 使溶解。 Extract 10 mL of the mixture by shaking with two 15-mL quantities of *n*-butanol saturated with water. Combine the *n*-butanol extracts, wash with three 15-mL quantities of a 5% solution of sodium carbonate, wash again with two 10-mL quantities of water, and discard the washings. Evaporate the *n*-butanol extracts to dryness, and dissolve the residue in 1 mL of methanol.
对照药材溶液 * Reference Drug Solution*	取黄芪对照药材 3 g，加水 50 ml，煎煮 30 分钟，滤过，取滤液浓缩至约 10 ml，同供试品溶液制备方法制成对照药材溶液。 To 3 g of Astragali Radix reference drug, add 50 mL of water, decoct for 30 minutes, and filter. Evaporate the filtrate to about 10 mL, and prepare a solution as the same method as the test solution preparation.
对照品溶液 Reference Solution	取黄芪甲苷对照品，加甲醇制成 1 ml 含 1 mg 的溶液。 Dissolve astragaloside Ⅳ CRS in methanol to prepare a solution containing 1 mg per mL.
薄层板 Stationary Phase	硅胶预制薄层板（DC-Fertigplatten DURASIL-25，MN，批号：407195）。 TLC silica gel pre-coated plate (DC-Fertigplatten DURASIL-25, MN, Lot.407195).
点样 Sample Application	5 μl，条带状点样，条带宽度为 8 mm，条带间距为 16 mm，原点距底边为 10 mm。 Apply separately to the plate at 10 mm from the lower edge, as bands 8 mm, 5 μL of each of the test solution, the reference drug solution and the reference solution, leaving 16 mm between tracks.
展开剂 Mobile Phase	三氯甲烷－甲醇－水（13:7:2）10℃以下放置过夜的下层溶液，15 ml。 The lower layer of a mixture of chloroform, methanol and water (13:7:2), stood overnight below 10℃, 15 mL.
展开缸 Developing Chamber	双槽展开缸，20 cm×10 cm。 Twin trough chamber, 20 cm × 10 cm.
展开 Development	展开缸不需预平衡，直接上行展开，展距为 8 cm。 Develop vertically for 8 cm.
显色 Derivatization	喷 5%硫酸乙醇溶液，在 105℃加热至斑点显色清晰。 Spray with a 5% solution of sulfuric acid in ethanol, and heat at 105℃ until thespots become distinct.
检视 Detection	置紫外光灯（365 nm）下检视。 Examine under ultraviolet light at 365 nm.

不同薄层板薄层色谱图的比较

t: 23℃ RH: 42%

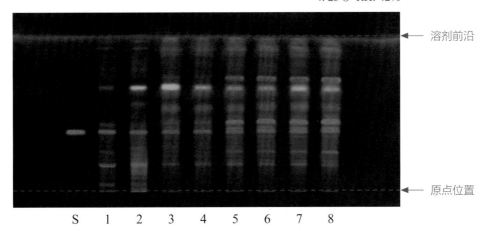

图 1 硅胶预制薄层板（DC-Fertigplatten DURASIL-25，MN 批号：407195）

t: 23℃ RH: 42%

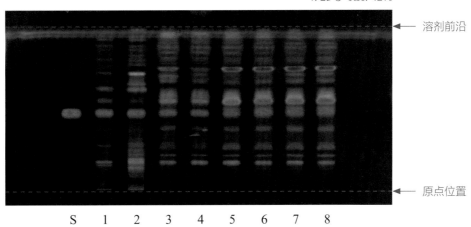

图 2 高效硅胶预制薄层板（HPTLC-Fertigplatten Nano-DURASIL-20，MN 批号：510297）

t: 23℃ RH: 42%

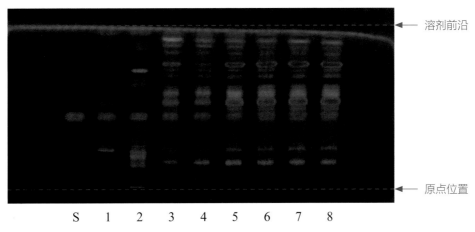

图 3 高效硅胶 G 预制薄层板（烟台市化学工业研究所，批号：20151127）

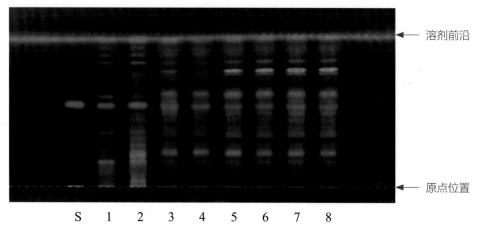

图 4 高效硅胶 G 预制薄层板（青岛海洋化工厂分厂，批号：20150912）

S. 黄芪甲苷对照品（110781-201314）

1. 黄芪（蒙古黄芪）对照药材（120974-201311）

2. 黄芪（膜荚黄芪）对照药材（121462-201304）

3~8. 供试品（批号：150407；150703；150909；151003；151115；151217）

*《中国药典》本项鉴别以黄芪甲苷对照品为对照，本实验增加黄芪对照药材对照。对照药材溶液参照本品制法和供试品溶液制备方法制备。

女贞子
Ligustri Lucidi Fructus

t: 22℃ RH: 65%

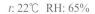
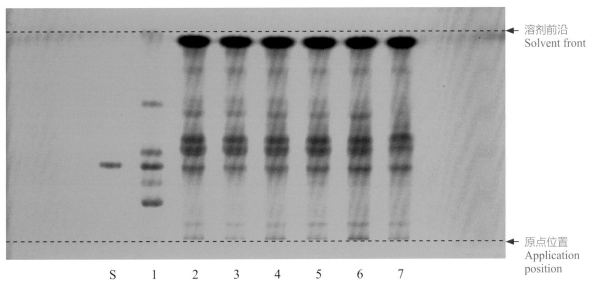

溶剂前沿
Solvent front

原点位置
Application position

S   1   2   3   4   5   6   7

S. 特女贞苷对照品（111926-201203）

1. 女贞子对照药材（121041-201404）

2~7. 供试品（批号：150407；150703；150909；151003；151115；151217）

S, nuezhenoside CRS (111926-201203);

track 1, Ligustri Lucidi Fructus reference drug (121041-201404);

tracks 2 to 7, different batches of the test sapmLes

供试品溶液 Test Solution	取本品 10 ml，用水饱和的正丁醇振摇提取 2 次，每次 20 ml，合并正丁醇液，用氨试液洗涤 2 次，每次 10 ml，弃去氨试液，正丁醇液蒸干，残渣加甲醇 1 ml 使溶解。 Extract 10 mL of the mixture by shaking with two 20-mL quantities of *n*-butanol saturated with water. Combine the *n*-butanol extracts, wash with two 10-mL quantities of ammonia TS. Discard the washings, evaporate the *n*-butanol extracts to dryness, and dissolve the residue in 1 mL of methanol.
对照药材溶液 * Reference Drug Solution*	取女贞子对照药材 4 g，加水 50 ml，煎煮 30 分钟，滤过，取滤液，浓缩至约 10 ml，同法制成对照药材溶液。 To 4 g of Ligustri Lucidi Fructus reference drug, add 50 mL of water, decoct for 30 minutes, and filter. Evaporate the filtrate to about 10 mL, and prepare a solution in the same method as the test solution preparation.
对照品溶液 Reference Solution	取特女贞苷对照品，加甲醇制成每 1 ml 含 1 mg 的溶液。 Dissolve nuezhenoside CRS in methanol to prepare a solution containing 1 mg per mL.
薄层板 Stationary Phase	高效硅胶 GF$_{254}$ 预制薄层板（烟台市化学工业研究所，批号：20150818）。 HPTLC silica gel F$_{254}$ pre-coated plate (Yantai Chemical Industry Research Institute, Lot.20150818).
点样 Sample Application	S：10 µl；1：5 µl；2～7：6 µl，条带状点样，条带宽度为 8 mm，条带间距为 16 mm，原点距底边为 10 mm。 Apply separately to the plate at 10 mm from the lower edge, as bands 8 mm, 6 µL of the test solution, 5 µL of the reference drug solution and 10 µL of the reference solution, leaving 16 mm between tracks.
展开剂 Mobile Phase	乙酸乙酯－丙酮－水（4:5:1），15 ml。 Ethyl acetate, acetone and water (4:5:1), 15 mL.
展开缸 Developing Chamber	双槽展开缸，20 cm×10 cm。 Twin trough chamber, 20 cm × 10 cm.
展开 Development	展开缸预平衡 15 分钟，上行展开，展距为 8 cm。 Equilibrate the chamber with the mobile phase for 15 minutes, develop vertically for 8 cm.
检视 Detection	置紫外光灯（254 nm）下检视。 Examine under ultraviolet light at 254 nm.

不同薄层板薄层色谱图的比较

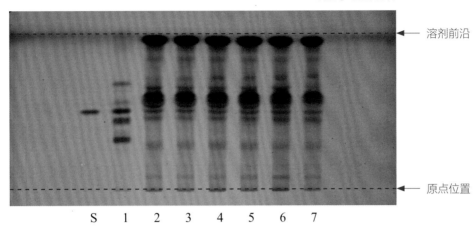

图 1 硅胶 F_{254} 预制薄层板（DC-Fertigplatten DURASIL-25/ UV_{254}，MN 批号：309245）

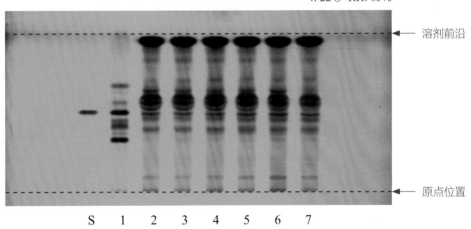

图 2 高效硅胶 F_{254} 预制薄层板（HPTLC-Fertigplatten Nano-DURASIL-20 UV_{254}，MN 批号：309252）

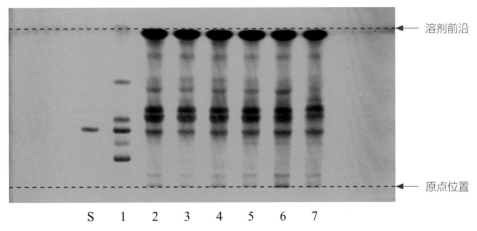

图 3 高效硅胶 GF_{254} 预制薄层板（烟台市化学工业研究所，批号：20150818）

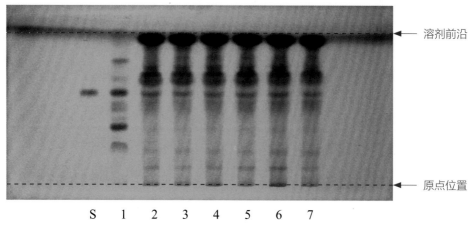

t: 22℃ RH: 65%

溶剂前沿

原点位置

S 1 2 3 4 5 6 7

图 4 高效硅胶 GF_{254} 预制薄层板（青岛海洋化工厂分厂，批号：20150512）

S. 特女贞苷对照品（111926-201203）
1. 女贞子对照药材（121041-201404）

2~7. 供试品（批号：150407；150703；150909；151003；151115；151217）

说明

＊《中国药典》本项鉴别以特女贞苷对照品为对照，本实验增加女贞子对照药材对照。对照药材溶液参照本品制法和供试品溶液制备方法制备。

（广州市药品检验所　王秀芹　严家浪）

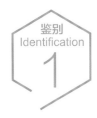

大黄
Rhei Radix et Rhizoma

t: 4℃ RH: 70%

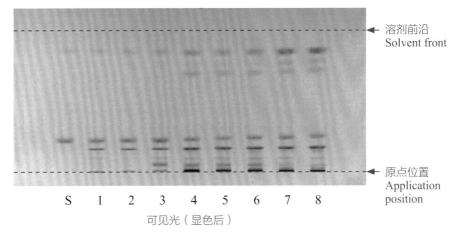

溶剂前沿
Solvent front

原点位置
Application
position

S 1 2 3 4 5 6 7 8

紫外光灯（365 nm）
UV 365 nm

溶剂前沿
Solvent front

原点位置
Application
position

S 1 2 3 4 5 6 7 8

可见光（显色后）
Ammonia vapour, white light

S. 大黄酚（110796-201319）、大黄素（110756-200110）混合对照品

1. 大黄（药用大黄）对照药材（120984-201202）

2. 大黄（掌叶大黄）对照药材（121249-201003）

3. 大黄（唐古特大黄）对照药材（120902-200609）

4~6. 供试品（批号：120099；140506；140615，企业A）

7~8. 供试品（批号：150601；150607，企业B）

S, chrysophanol CRS (110796-201319)and emodin CRS (110756-200110);

track 1, Rhei Radix et Rhizoma (*Rheum officinale*) reference drug (120984-201202);

track 2, Rhei Radix et Rhizoma (*Rheum palmatum*) reference drug (121249-201003);

track 3, Rhei Radix et Rhizoma (*Rheum tanguticum*) reference drug (120902-200609);

tracks 4 to 8, different batches of the test samples

供试品溶液 Test Solution	取本品 20 ml，蒸干，残渣加 30% 乙醇－盐酸（10∶1）的混合溶液 20 ml 使溶解，置水浴中加热回流 1 小时，立即冷却，用三氯甲烷振摇提取 2 次，每次 20 ml，合并三氯甲烷液，蒸干，残渣加无水乙醇－乙酸乙酯（2∶1）的混合溶液 5 ml 使溶解。 Evaporate 20 mL of the tincture to dryness, dissolve the residue in 20 mL of a mixture of 30% ethanol and hydrochloric acid (10:1), heat under reflux for 1 hour on a water bath, and cool immediately. Extract with two 20-mL quantities of chloroform, combine the chloroform extracts, evaporate to dryness, dissolve the residue in 5 mL of a mixture of anhydrous ethanol and ethyl acetate (2:1).
对照药材溶液 Reference Drug Solution	取大黄对照药材 1 g，加甲醇 30 ml，置水浴中加热回流 30 分钟，滤过，滤液蒸干，同供试品溶液制备方法制成对照药材溶液。 To 1 g of Rhei Radix et Rhizoma reference drug, add 30 mL of methanol, heat under reflux for 30 minutes on a water bath, and filter. Evaporate the filtrate to dryness, and prepare a solution in the same method as the test solution preparation.
对照品溶液 Reference Solution	取大黄素对照品、大黄酚对照品，加甲醇制成每 1 ml 各含 0.5 mg 的混合溶液。 Dissolve emodin CRS and chrysophanol CRS in methanol to prepare a mixture containing 0.5 mg of each per mL.
薄层板 Stationary Phase	硅胶预制薄层板（DC-Fertigplatten DURASIL-25，MN，批号：112340）。 TLC silica gel pre-coated plate (DC-Fertigplatten DURASIL-25, MN, Lot.112340).
点样 Sample Application	对照品溶液与对照药材溶液各 2 μl，供试品溶液 5 μl，条带状点样，条带宽度为 8 mm，条带间距为 18 mm，原点距底边为 10 mm。 Apply separately to the plate at 10 mm from the lower edge, as bands 8 mm, 2 μL of each of the reference solution and the reference drug solution, 5 μL of the test solution, leaving 18 mm between tracks.
展开剂 Mobile Phase	石油醚（30~60℃）－甲酸乙酯－甲酸（15∶5∶1）的上层溶液，15 ml。 The upper layer of a mixture of petroleum ether (30-60℃), ethyl formate, and formic acid (15:5:1), 15 mL.
展开缸 Developing Chamber	双槽展开缸，20 cm × 10 cm。 Twin trough chamber, 20 cm × 10 cm.
展开 Development	展开缸预平衡 15 分钟，上行展开，展距为 8 cm。 Equilibrate the chamber with the mobile phase for 15 minutes, develop vertically for 8 cm.
显色与检视 Derivatization & Detection	紫外光灯（365 nm）下检视后，置氨蒸气中熏至斑点变为红色，可见光下检视。 Examine under ultraviolet light at 365 nm, then expose to ammonia vapour until the spots turn to red. Examine in white light.
备注 Note	混合对照品色谱中由上至下依次为大黄酚、大黄素。 Spots in the chromatogram obtained with the reference solution are emodin and chrysophanol with increasing R_f.

不同薄层板薄层色谱图的比较

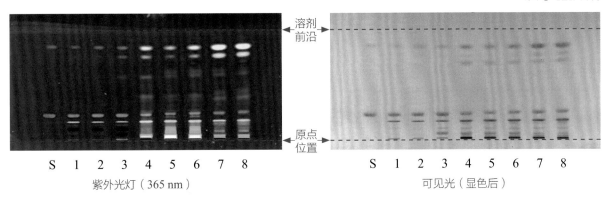

图 1　硅胶预制薄层板（DC-Fertigplatten DURASIL-25，MN　批号：112340）

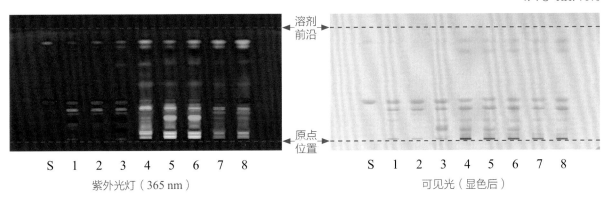

图 2　高效硅胶预制薄层板（HPTLC-Fertigplatten Nano-DURASIL-20，MN　批号：305143）

图 3　高效硅胶 G 预制薄层板（烟台市化学工业研究所，批号：141229）

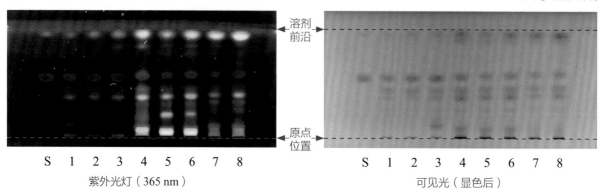

图4 高效硅胶 G 预制薄层板（青岛海洋化工厂分厂，批号：20131108）

S. 大黄酚（110796-201319）、大黄素（110756-200110）混合对照品

1. 大黄（药用大黄）对照药材（120984-201202）

2. 大黄（掌叶大黄）对照药材（121249-201003）

3. 大黄（唐古特大黄）对照药材（120902-200609）

4~6. 供试品（批号：120099；140506；140615，企业 A）

7~8. 供试品（批号：150601；150607，企业 B）

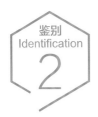

鉴别 Identification 2

肉桂、小茴香
Cinnamomi Cortex & Foeniculi Fructus

t: 25℃ RH: 65%

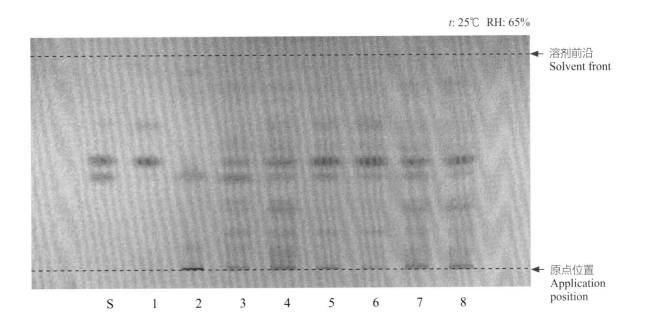

溶剂前沿
Solvent front

原点位置
Application position

S   1   2   3   4   5   6   7   8

S. 桂皮醛（110710-201418）、茴香醛（110838-201106）混合对照品

1. 肉桂对照药材（121363-201102）

2. 小茴香对照药材（121198-200301）

3~5. 供试品（批号：120099；140506；140615，企业 A）

6~8. 供试品（批号：120704；150601；150607，企业 B）

S, 4-methoxybenzaldehyde (*p*-anisaldehyde) CRS (110838-201106) and cinnamaldehyde CRS (110710-201418) (increasing R_f);

track 1, Cinnamomi Cortex reference drug (121363-201102);

track 2, Foeniculi Fructus reference drug (121198-200301);

tracks 3 to 8, different batches of the test samples

供试品溶液 Test Solution	取本品 20 ml，置分液漏斗中，加水 50 ml，混匀，用石油醚（30～60℃）25 ml 振摇提取，分取石油醚液，挥干，残渣加石油醚（30～60℃）0.5 ml 使溶解。 To 20 mL of the tincture, add 50 mL of water, extract by shaking with 25 mL petroleum ether(30-60℃). Collect the petroleum ether extracts, evaporate to dryness at a lower temperature. Dissolve the residue in 0.5 mL of petroleum ether (30-60℃).
对照药材溶液 * Reference Drug Solution*	取小茴香对照药材 2 g、肉桂对照药材 0.5 g，分别加入 70% 乙醇 50 ml，浸渍 24 小时，滤过，滤液蒸干，残渣加水 50 ml，同供试品溶液制备方法制成对照药材溶液。 To 2 g of Foeniculi Fructus reference drug and 0.5 g of Cinnamomi Cortex reference drug, macerate respectively with 50 mL of 70% ethanol for 24 hours, and filter. Evaporate the filtrate to dryness, dissolve the residue in 50 mL of water, and prepare a solution in the same method as the test solution preparation.
对照品溶液 Reference Solution	取桂皮醛对照品与茴香醛对照品，加甲醇制成每 1 ml 各含 2 μl 的混合溶液。 Dissolve cinnamaldehyde CRS and 4-methoxybenzaldehyde (p-anisaldehyde) CRS in methanol to prepare a mixture containing 2 μL of each per mL.
薄层板 Stationary Phase	硅胶预制薄层板（DC-Fertigplatten DURASIL-25，MN，批号：112340）。 TLC silica gel pre-coated plate (DC-Fertigplatten DURASIL-25, MN, Lot.112340).
点样 Sample Application	5 μl，条带状点样，条带宽度为 8 mm，条带间距为 17 mm，原点距底边为 10 mm。 Apply separately to the plate at 10 mm from the lower edge, as bands 8 mm, 5 μL of each of the reference solution, the reference drug solution and the test solution, leaving 17 mm between tracks.
展开剂 Mobile Phase	石油醚（60～90℃）- 乙酸乙酯（17:3），15 ml。 Petroleum ether (60-90℃) and ethyl acetate (17:3), 15 mL.
展开缸 Developing Chamber	双槽展开缸，20 cm×10 cm。 Twin trough chamber, 20 cm × 10 cm.
展开 Development	展开缸预平衡 15 分钟，上行展开，展距为 8 cm。 Equilibrate the chamber with the mobile phase for 15 minutes, develop vertically for 8 cm.
显色 Derivatization	喷以二硝基苯肼试液。 Spray with dinitrophenylhydrazine TS.
检视 Detection	置可见光下检视。 Examine in white light.
备注 Note	混合对照品色谱中由上至下依次为桂皮醛、茴香醛。 Spots in the chromatogram obtained with the reference solution are 4-methoxybenzaldehyde (p-anisaldehyde) and cinnamaldehyde with increasing R_f.

不同薄层板薄层色谱图的比较

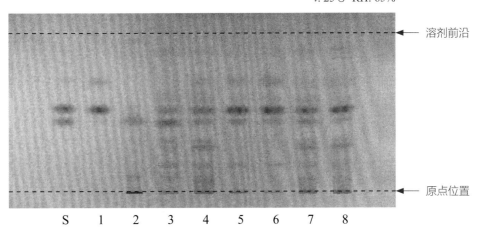

图 1 硅胶预制薄层板（DC-Fertigplatten DURASIL-25，MN 批号：112340）

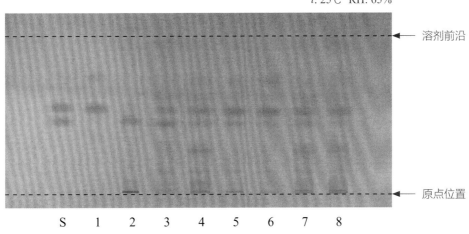

图 2 高效硅胶预制薄层板（HPTLC-Fertigplatten Nano-DURASIL-20，MN 批号：401280）

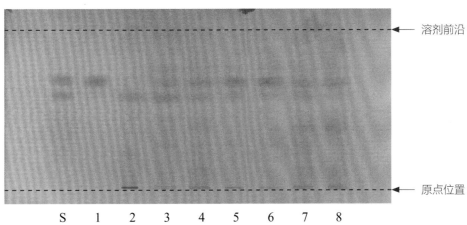

图 3 高效硅胶 G 预制薄层板（烟台市化学工业研究所，批号：141229）

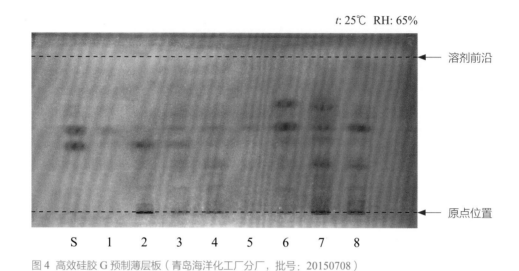

t: 25℃ RH: 65%

溶剂前沿

原点位置

S   1   2   3   4   5   6   7   8

图 4 高效硅胶 G 预制薄层板（青岛海洋化工厂分厂，批号：20150708）

S. 桂皮醛（110710-201418）、茴香醛（110838-201106）混合对照品

1. 肉桂对照药材（121363-201102）

2. 小茴香对照药材（121198-200301）

3~5. 供试品（批号：120099；140506；140615，企业 A）

6~8. 供试品（批号：120704；150601；150607，企业 B）

说明

*《中国药典》本项鉴别以桂皮醛对照品与茴香醛对照品为对照，本实验增加了小茴香对照药材和肉桂对照药材为对照，对照药材溶液参照本品制法和供试品溶液制备方法制备。

（广州市药品检验所 毕福钧 吕渭升）

双黄连口服液

Shuanghuanglian Mixture

黄芩、金银花
Scutellariae Radix & Lonicerae Japonicae Flos

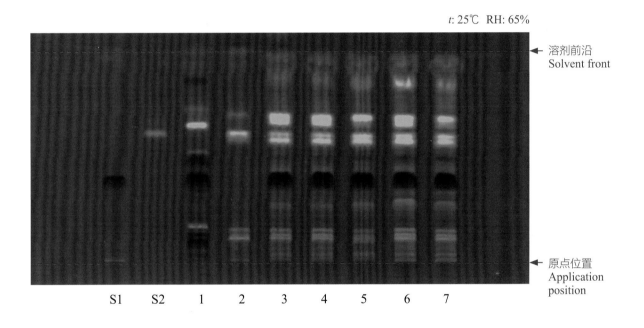

t: 25℃ RH: 65%

← 溶剂前沿
Solvent front

← 原点位置
Application
position

S1   S2   1   2   3   4   5   6   7

S1. 黄芩苷对照品（110715-201117）	S1, baicalin CRS (110715-201117);
S2. 绿原酸对照品（110753-201415）	S2, chlorogenic acid CRS (110753-201415);
1. 黄芩对照药材（120955-201309）	track 1, Scutellariae Radix reference drug (120955-201309);
2. 金银花对照药材（121060-201107）	track 2, Lonicerae Japonicae Flos reference drug (121060-201107);
3～4. 供试品（批号：1305141；130306，企业 A）	tracks 3 to 7, different batches of the test samples
5. 供试品（批号：12120715，企业 B）	
6. 供试品（批号：112022227，企业 C）	
7. 供试品（批号：20120930，企业 D）	

供试品溶液 Test Solution	取本品 1 ml，加 75％乙醇 5 ml，摇匀。 Mix 1 mL of the mixture with 5 mL of 75% ethanol and shake thoroughly.
对照药材溶液 * Reference Drug Solution *	取黄芩对照药材 1 g，加水煎煮 1 小时，滤过，滤液浓缩并在 80℃时加入 2 mol/L 盐酸溶液适量调节 pH 值至 1.0～2.0，保温 1 小时，静置 12 小时，滤过，沉淀加 6～8 倍量水，用 40％氢氧化钠溶液调节 pH 值至 7.0，再加等量乙醇，搅拌使溶解，滤过，滤液用 2 mol/L 盐酸溶液调 pH 值至 2.0，60℃保温 30 分钟，静置 12 小时，滤过，沉淀用乙醇洗至 pH 值为 7.0，回收乙醇，残渣加 75％乙醇 1 ml 使溶解，取上清液，即得。 To 1 g of Scutellariae Radix reference drug, decoct with water for 1 hour, and filter. Concentrate the filtrate, adjust pH to 1.0-2.0 at 80℃ with a 2 mol/L solution of hydrochloric acid, keep the temperature for 1 hour, allow to stand for 12 hours, and filter. To the precipitate, add 6-8 times amount of water and Stir, adjust to pH 7.0 with a 40% solution of sodium hydroxide, and add equal amount of ethanol to dissolve by stirring, and filter. Adjust the filtrate to pH 2.0 with a 2 mol/L solution of hydrochloric acid, keep at 60℃ for 30 minutes, allow to stand for 12 hours, and filter. Wash the precipitate with ethanol until pH 7.0, and evaporate the ethanol to dryness. Dissolve the residue in 1 mL of 75% ethanol, and use the supernatant as Scutellariae Radix reference drug solution. 取金银花对照药材 1 g，加水煎煮 1 小时，滤过，滤液浓缩至适量，放冷，加入乙醇，使含醇量达 75％，充分搅拌，静置 12 小时，滤取上清液，用 40％氢氧化钠溶液调节 pH 值至 7.0，蒸干，残渣加 75％乙醇 1 ml 使溶解。 To 1 g of Lonicerae Japonicae Flos reference drug, decoct with water for 1 hour, and filter. Concentrate the filtrate, allow to cool, add ethanol to a content of 75% ethanol, stir thoroughly, allow to stand for 12 hours and filter. To the supernatant, add a 40% solution of sodium hydroxide and adjust to pH 7.0, evaporate to dryness, dissolve the residue in 1 mL of 75% ethanol as Lonicerae Japonicae Flos reference drug solution.
对照品溶液 Reference Solution	取黄芩苷、绿原酸对照品，分别加 75％乙醇制成每 1 ml 含 0.1 mg 的溶液。 Dissolve chlorogenic acid CRS and baicalin CRS in 75% ethanol respectively to prepare two solutions containing 0.1 mg per mL of each.
薄层板 Stationary Phase	聚酰胺薄膜（浙江省台州市路桥四青生化材料厂）。 Polyamide film (Taizhou luqiao sijia biochemical plastic factory, Zhejiang).
点样 Sample Application	对照品溶液与对照药材溶液各 1 μl，供试品溶液 3 μl，条带状点样，条带宽度为 8 mm，条带间距为 16 mm，原点距底边为 10 mm。 Apply separately to the plate at 10 mm from the lower edge, as bands 8 mm, 1 μL of each of the reference solutions and the reference drug solutions, 3 μL of the test solution, leaving 16 mm between tracks.
展开剂 Mobile Phase	醋酸，15 ml。 Acetic acid, 15 mL.
展开缸 Developing Chamber	双槽展开缸，20 cm×10 cm。 Twin trough chamber, 20 cm × 10 cm.
展开 Development	展开缸预平衡 15 分钟，上行展开，展距为 8 cm。 Equilibrate the chamber with the mobile phase for 15 minutes, develop vertically for 8 cm.
检视 Detection	置紫外光（365 nm）下检视。 Examine under ultraviolet light at 365 nm.

不同薄层板薄层色谱图的比较

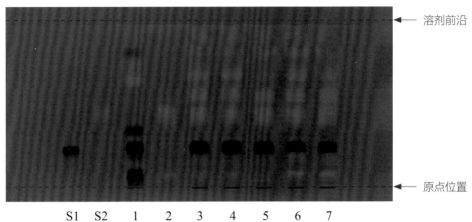

图 1 聚酰胺薄膜（POLYGRAM® POLYAMID-6，MN 批号：908330）

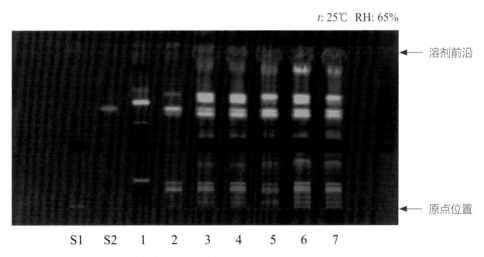

图 2 聚酰胺薄膜（浙江省台州市路桥四青生化材料厂，生产日期：1999 年 10 月 10 日）

S1. 黄芩苷对照品（110715-201117）
S2. 绿原酸对照品（110753-201415）
1. 黄芩对照药材（120955-201309）
2. 金银花对照药材（121060-201107）

3~4. 供试品（批号：1305141；130306，企业 A）
5. 供试品（批号：12120715，企业 B）
6. 供试品（批号：112022227，企业 C）
7. 供试品（批号：20120930，企业 D）

*《中国药典》本项鉴别以黄芩苷对照品与绿原酸对照品为对照，本实验增加金银花和黄芩对照药材对照。对照药材溶液参照本品制法和供试品溶液制备方法制备。

连翘
Forsythiae Fructus

t: 25℃ RH: 65%

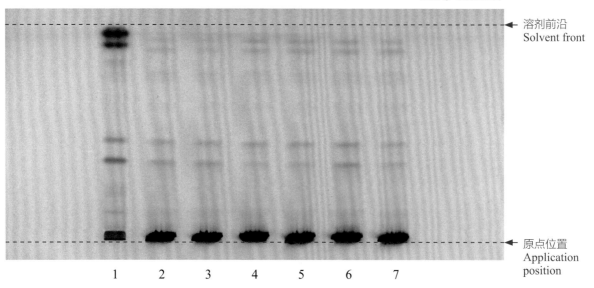

溶剂前沿
Solvent front

原点位置
Application
position

1   2   3   4   5   6   7

---

1. 连翘对照药材（120908-201216）

2~3. 供试品（批号：1305141；130306，企业 A）

4~5. 供试品（批号：12120715，12111312，企业 B）

6. 供试品（批号：112022227，企业 C）

7. 供试品（批号：20120930，企业 D）

Track 1, Forsythiae Fructus reference drug
(120908-201216);

 tracks 2 to 7, different batches of the test
samples

供试品溶液 Test Solution	取本品 1 ml［规格（1）、规格（2）］或 0.5 ml［规格（3）］，加甲醇 5 ml，振摇使溶解，静置，取上清液。 Dissolve 1 mL [Strength (1) and (2)] or 0.5 mL [Strength (3)] of the mixture in 5 mL of methanol by shaking, allow to stand, and use the supernatant.
对照药材溶液 Reference Drug Solution	取连翘对照药材 0.5 g，加甲醇 10 ml，加热回流 20 分钟，滤过，取滤液。 To 0.5 g of Forsythiae Fructus reference drug, add 10 mL of methanol, heat under reflux for 20 minutes, and filter, and use the filtrate as the reference drug solution.
薄层板 Stationary Phase	高效硅胶预制薄层板（HPTLC-Fertigplatten Nano-DURASIL-20，MN，批号：401280）。 HPTLC silica gel pre-coated plate (HPTLC-Fertigplatten Nano-DURASIL-20, MN, Lot. 401280).
点样 Sample Application	对照药材溶液 5 μl，供试品溶液 15 μl，条带状点样，条带宽度为 8 mm，条带间距为 16 mm，原点距底边为 10 mm。 Apply separately to the plate at 10 mm from the lower edge, as bands 8 mm, 5 μL of the reference drug solution, and 15 μL of the test solution, leaving 16 mm between tracks.
展开剂 Mobile Phase	三氯甲烷 - 甲醇（5:1），15 ml。 Chloroform and methanol (5:1), 15 mL.
展开缸 Developing Chamber	双槽展开缸，20 cm×10 cm。 Twin trough chamber, 20 cm×10 cm.
展开 Development	展开缸预平衡 15 分钟，上行展开，展距为 8 cm。 Equilibrate the chamber with the mobile phase for 15 minutes, develop vertically for 8 cm.
显色 Derivatization	喷以 10％硫酸乙醇溶液，在 105℃加热至斑点显色清晰。 Spray with a 10% solution of sulfuric acid in ethanol, and heat at 105℃ until the spots become distinct.
检视 Detection	置可见光下检视。 Examine in white light.

不同薄层板薄层色谱图的比较

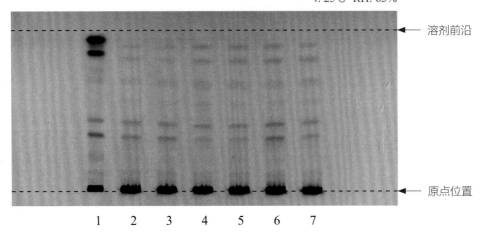

图 1　硅胶预制薄层板（DC-Fertigplatten DURASIL-25，MN　批号：112340）

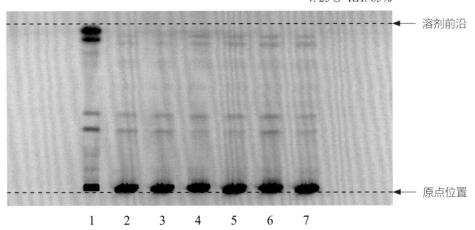

图 2　高效硅胶预制薄层板（HPTLC-Fertigplatten Nano-DURASIL-20，MN　批号：401280）

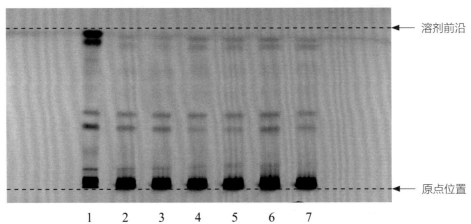

图 3　高效硅胶 G 预制薄层板（烟台市化学工业研究所，批号：141229）

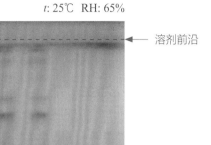

t: 25℃ RH: 65%

溶剂前沿

原点位置

1　2　3　4　5　6　7

图4　高效硅胶 G 预制薄层板（青岛海洋化工厂分厂，批号：20131108）

1. 连翘对照药材（120908-201216）

2～3. 供试品（批号：1305141；130306，企业 A）

4～5. 供试品（批号：12120715，12111312，企业 B）

6. 供试品（批号：112022227，企业 C）

7. 供试品（批号：20120930，企业 D）

（广州市药品检验所　毕福钧　吕渭升）

天麻丸
Tianma Pills

鉴别
Identification
2

天麻
Gastrodiae Rhizoma

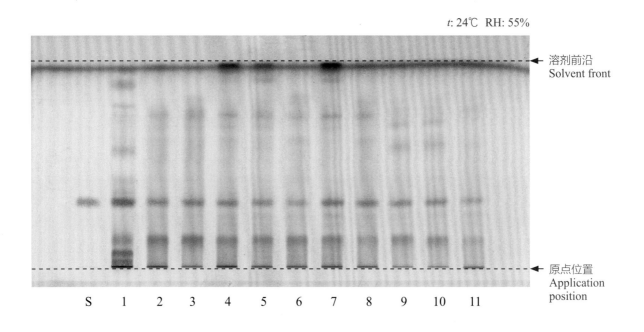

t: 24℃ RH: 55%

溶剂前沿
Solvent front

原点位置
Application
position

S 1 2 3 4 5 6 7 8 9 10 11

S. 天麻素对照品（110807-201608）

1. 天麻对照药材（120944-201310）

2~3. 供试品（批号：13030004；1502003，水蜜丸，企业 A）

4~5. 供试品（批号：201504004；201505005，水蜜丸，企业 B）

6. 供试品（批号：4030069，水蜜丸，企业 C）

7. 供试品（批号：20140904，水蜜丸，企业 D）

8. 供试品（批号：1507001Z，水蜜丸，企业 E）

9~10. 供试品（批号：15013027；4013390，大蜜丸，企业 C）

11. 供试品（批号：104436，大蜜丸，企业 F）

S, gastrodin CRS (110807-201608);

track 1, Gastrodiae Rhizoma reference drug (120944-201310);

tracks 2 to 11, different batches of the test samples

供试品溶液 Test Solution	取本品水蜜丸 5 g，研碎，加水饱和的正丁醇 30 ml；或取小蜜丸或大蜜丸 8 g，剪碎，加硅藻土 5 g，研匀，加水饱和的正丁醇 60 ml，超声处理 30 分钟，滤过，滤液回收溶剂至干，残渣用水 2 ml 溶解，加在 D101 型大孔吸附树脂柱（内径为 1 cm，柱高为 16 cm）上，先用水 15 ml 以每分钟 0.5 ml 的流速洗脱，弃去水液；再用 10% 乙醇 40 ml 洗脱，收集洗脱液，蒸干，残渣加甲醇 2 ml 使溶解。 Pulverize 5 g of water-honeyed pills and add 30 mL of *n*-butanol saturated with water, or cut 8 g of small honeyed pills or big honeyed pills into pieces, grind with 5 g of kieselguhr, and add 60 mL of *n*-butanol saturated with water. Ultrasonicate for 30 minutes, and filter. Evaporate the filtrate to dryness, dissolve the residue in 2 mL of water, and apply to a column packed with macroporous absorption resin of type D101 (1 cm in inner diameter, 16 cm in height). Elute with 15 mL of water at the flow rate of 0.5 mL per minute, discard the washings, elute with 40 mL of 10% ethanol, and collect the eluent. Evaporate the eluent to dryness, and dissolve the residue in 2 mL of methanol.
对照药材溶液 Reference Drug Solution	取天麻对照药材 0.5 g，加水饱和正丁醇 10 ml，同供试品溶液制备方法制成对照药材溶液。 Prepare a solution of 0.5 g of Gastrodiae Rhizoma reference drug and 10 mL of *n*-butanol saturated with water in the same method as the test solution preparation.
对照品溶液 Reference Solution	取天麻素对照品，加甲醇制成每 1 ml 含 1 mg 的溶液。 Dissolve gastrodin CRS in methanol to prepare a solution containing 1 mg per mL.
薄层板 Stationary Phase	高效硅胶 G 预制薄层板（烟台市化学工业研究所，批号：20160519）。 HPTLC silica gel pre-coated plate (Yantai Chemical Industry Research Institute, Lot.20160519).
点样 Sample Application	S：2 μl；1：12 μl；2～11：6 μl，条带状点样，条带宽度为 8 mm，条带间距为 16 mm，原点距底边为 10 mm。 Apply separately to the plate at 10 mm from the lower edge, as bands 8 mm, 6 μL of the test solutions, 12 μL of the reference drug solution and 2 μL of the reference solution, leaving 16 mm between tracks.
展开剂 Mobile Phase	三氯甲烷 – 乙酸乙酯 – 甲醇 – 甲酸（8∶1∶3∶0.1），15 ml。 Chloroform, ethyl acetate, methanol and formic acid (8:1:3:0.1), 15 mL.
展开缸 Developing Chamber	双槽展开缸，20 cm×10 cm。 Twin trough chamber, 20 cm × 10 cm.
展开 Development	展开缸预平衡 15 分钟，上行展开，展距为 8 cm。 Equilibrate the chamber with the mobile phase for 15 minutes, develop vertically for 8 cm.
显色 Derivatization	喷 10% 磷钼酸乙醇溶液，在 115℃加热至斑点显色清晰。 Spray with a 10% solution of phosphomolybdic acid in ethanol and heat at 115℃ until the spots become distinct.
检视 Detection	置可见光下检视。 Examine in white light.
备注 Note	试验中上大孔吸附树脂柱后用水 15 ml 洗脱时，要以每分钟 0.5 ml 的流速洗脱，洗脱速度不宜过快，否则天麻素容易流失，导致最后 10% 乙醇洗脱得到的天麻素量很少，影响薄层效果。 The flow rate of water washing of macroporous resin column should be controlled below 0.5 mL per minute, or gastrodin would be washed away.

不同薄层板薄层色谱图的比较

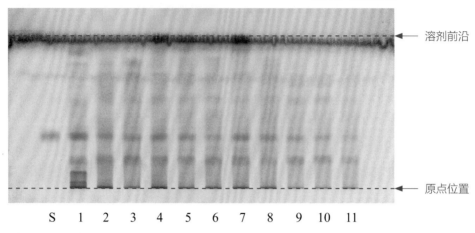

图 1 硅胶预制薄层板（DC-Fertigplatten SIL G-25，MN 批号：406156）

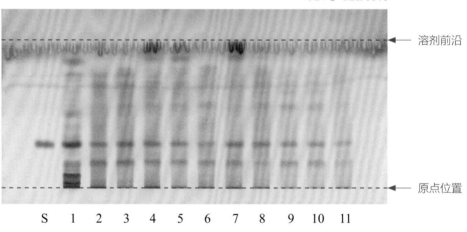

图 2 高效硅胶预制薄层板（HPTLC-Fertigplatten Nano-SIL-20，MN 批号：409251）

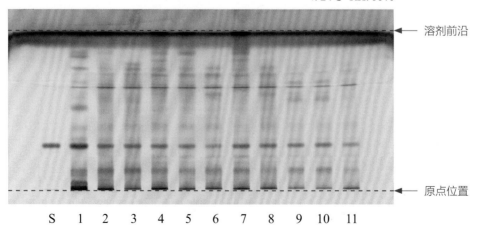

图 3 硅胶预制薄层板（TLC Silica gel 60，Merck，批号：HX42524826）

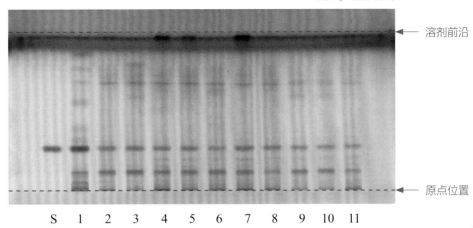

图 4 高效硅胶预制薄层板（HPTLC Silica gel 60 ，Merck，批号：HX54710541）

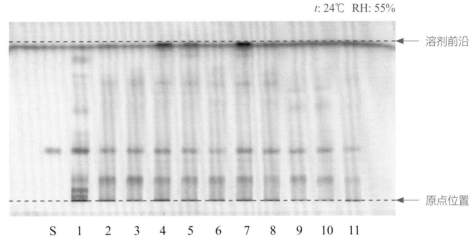

图 5 高效硅胶 G 预制薄层板（烟台市化学工业研究所，批号：20160519）

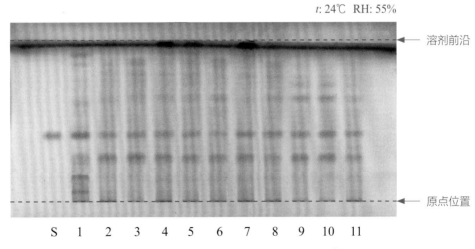

图 6 高效硅胶 G 预制薄层板（青岛海洋化工厂分厂，批号：20160312）

S. 天麻素对照品（110807-201608)

1. 天麻对照药材（120944-201310)

2～3. 供试品（批号：13030004；1502003，水蜜丸，企业 A ）

4～5. 供试品（批号：201504004；201505005，水蜜丸，企业 B ）

6. 供试品（批号：4030069，水蜜丸，企业 C ）

7. 供试品（批号：20140904，水蜜丸，企业 D ）

8. 供试品（批号：1507001Z，水蜜丸，企业 E ）

9～10. 供试品（批号：15013027；4013390，大蜜丸，企业 C ）

11. 供试品（批号：104436，大蜜丸，企业 F ）

羌活
Notopterygii Rhizoma et Radix

t: 24℃ RH: 60%

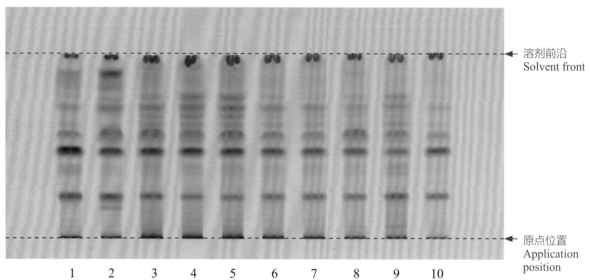

溶剂前沿
Solvent front

原点位置
Application
position

1 2 3 4 5 6 7 8 9 10

1. 羌活（羌活）对照药材（120935-201007）
2. 羌活（宽叶羌活）对照药材（121405-200401）
3. 供试品（批号：1507001Z，水蜜丸，企业 E）
4～5. 供试品（批号：13030004；1502003，水蜜丸，企业 A）
6～7. 供试品（批号：201504004；201505005，水蜜丸，企业 B）
8. 供试品（批号：15013027，大蜜丸，企业 C）
9. 供试品（批号：104436，大蜜丸，企业 F）
10. 供试品（批号：150730，大蜜丸，企业 G）

Track 1, Notopterygii Rhizoma et Radix (*Notopterygium incisum*) reference drug (120935-201007);

track 2, Notopterygii Rhizoma et Radix (*Notopterygium franchetii*) reference drug (121405-200401);

tracks 3 to 10, different batches of the test samples

供试品溶液 Test Solution	取本品水蜜丸 5 g，研碎，或取小蜜丸或大蜜丸 8 g，剪碎，加硅藻土 2 g，研匀，加石油醚（60～90℃）20 ml，加热回流 20 分钟，放冷，滤过，滤液挥干，残渣加乙酸乙酯 1 ml 使溶解。 Grind 5 g of water-honeyed pills, or cut 8 g of small honeyed pills or big honey pills into pieces and pulverize with 2 g of kieselguhr, heat under reflux with 20 mL of petroleum ether (60-90℃) for 20 minutes, allow to cool, and filter. Evaporate the filtrate to dryness and dissolve the residue in 1 mL of ethyl acetate.
对照药材溶液 Reference Drug Solution	取羌活对照药材 0.5 g，加石油醚（60～90℃）20 ml，同法制成对照药材溶液。 Prepare a solution of 0.5 g of Notopterygii Rhizoma et Radix reference drug in the same method as the test solution preparation.
薄层板 Stationary Phase	硅胶预制薄层板（DC-Fertigplatten DURASIL-25, MN 批号：505133）。 TLC silica gel pre-coated plate(DC-Fertigplatten DURASIL-25, MN, Lot.505133).
点样 Sample Application	1：4 µl；2：6 µl；3～7：10 µl；8～10：12 µl，条带状点样，条带宽度为 8 mm，条带间距为 16 mm，原点距底边为 10 mm。 Apply separately to the plate at 10 mm from the lower edge, as bands 8 mm, 10-12 µL of the test solution and 4-6 µL of the reference drug solution, leaving 16 mm between tracks.
展开剂 Mobile Phase	正己烷－甲苯－乙酸乙酯（2:1:1），15 ml。 n-hexane, toluene and ethyl acetate (2:1:1), 15 mL.
展开缸 Developing Chamber	双槽展开缸，20 cm×10 cm。 Twin trough chamber, 20 cm×10 cm.
展开 Development	展开缸预平衡 15 分钟，上行展开，展距为 8 cm。 Equilibrate the chamber with the mobile phase for 15 minutes, develop vertically for 8 cm.
显色 Derivatization	喷 1% 香草醛硫酸溶液，在 110℃加热 5 分钟。 Spray with a 1% solution of vanillin in sulfuric acid, and heat at 110℃ for 5 minutes.
检视 Detection	置可见光下检视。 Examine in white light.

不同薄层板薄层色谱图的比较

t: 24℃ RH: 60%

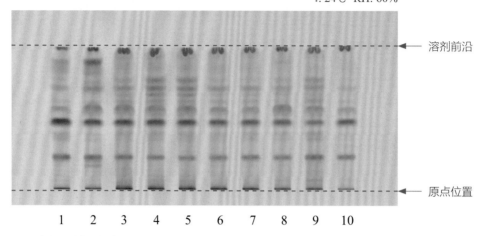

溶剂前沿

原点位置

1　2　3　4　5　6　7　8　9　10

图1　硅胶预制薄层板（DC-Fertigplatten DURASIL-25，MN 批号：505133）

t: 24℃ RH: 60%

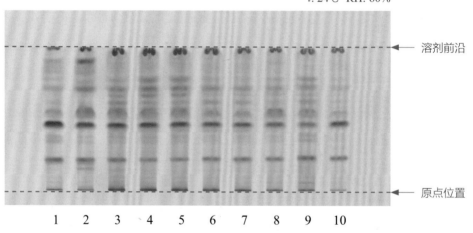

溶剂前沿

原点位置

1　2　3　4　5　6　7　8　9　10

图2　高效硅胶预制薄层板（HPTLC-Fertigplatten Nano-DURASIL-20，MN 批号：503083）

t: 24℃ RH: 60%

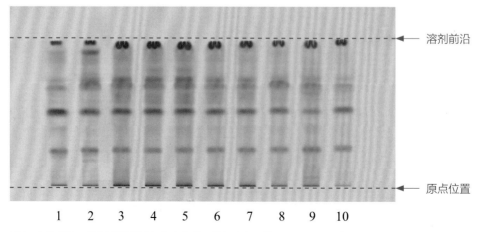

溶剂前沿

原点位置

1　2　3　4　5　6　7　8　9　10

图3　高效硅胶 G 预制薄层板（烟台市化学工业研究所，批号：20160519）

t: 24℃ RH: 60%

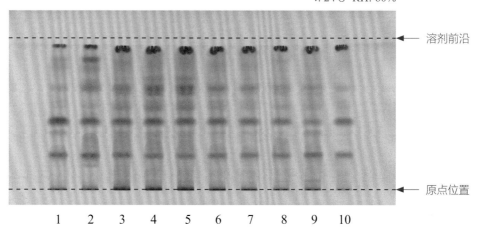

溶剂前沿

原点位置

1　2　3　4　5　6　7　8　9　10

图 4　高效硅胶 G 预制薄层板（青岛海洋化工厂分厂，批号：20160312）

1. 羌活（羌活）对照药材（120935-201007）
2. 羌活（宽叶羌活）对照药材（121405-200401）
3. 供试品（批号：1507001Z，水蜜丸，企业 E）
4～5. 供试品（批号：13030004；1502003，水蜜丸，企业 A）

6～7. 供试品（批号：201504004；201505005，水蜜丸，企业 B）
8. 供试品（批号：15013027，大蜜丸，企业 C）
9. 供试品（批号：104436，大蜜丸，企业 F）
10. 供试品（批号：150730，大蜜丸，企业 G）

当归
Angelicae Sinensis Radix

t: 25℃ RH: 58%

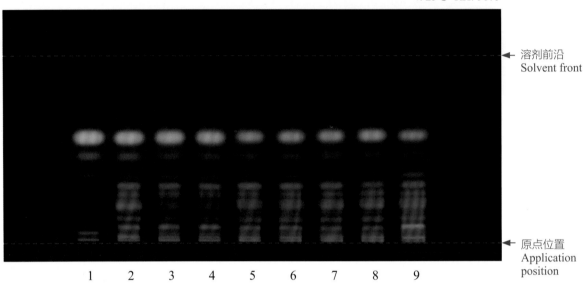

溶剂前沿
Solvent front

原点位置
Application
position

1   2   3   4   5   6   7   8   9

1. 当归对照药材（120927-201315）

2. 供试品（批号：1507001Z，水蜜丸，企业 E）

3～4. 供试品（批号：13030004；1502003，水蜜丸，企业 A）

5～6. 供试品（批号：201504004；201505005，水蜜丸，企业 B）

7. 供试品（批号：15013027，大蜜丸，企业 C）

8. 供试品（批号：104436，大蜜丸，企业 F）

9. 供试品（批号：150730，大蜜丸，企业 G）

Track 1, Angelicae Sinensis Radix reference drug (120927-201315);

tracks 2 to 9, different batches of the test samples

供试品溶液 Test Solution	取〔鉴别〕（3）项下的供试品溶液。 Obtained under *Identification* (3).
对照药材溶液 Reference Drug Solution	取当归对照药材 0.2 g，加乙醚 10 ml，加热回流 20 分钟，滤过，滤液挥干，残渣加乙酸乙酯 1 ml 使溶解。 To 0.2 g of Angelicae Sinensis Radix reference drug, add 10 mL of ethyl, heat under reflux for 20 minutes, and filter. Evaporate the filtrate to dryness and dissolve the residue in 1 mL of ethyl acetate.
薄层板 Stationary Phase	高效硅胶 G 预制薄层板（烟台市化学工业研究所，批号：20160519）。 HPTLC silica gel pre-coated plate (Yantai Chemical Industry Research Institute, Lot.20160519).
点样 Sample Application	1~4：5 μl；5~8：8 μl；9：15 μl，条带状点样，条带宽度为 8 mm，条带间距为 16 mm，原点距底边为 10 mm。 Apply separately to the plate at 10 mm from the lower edge, as bands 8 mm, 5-15 μL of the test solution and 5 μL of the reference drug solution, leaving 16 mm between tracks.
展开剂 Mobile Phase	正己烷 - 乙酸乙酯（9∶1），15 ml。 *n*-hexane and ethyl acetate (9:1), 15 mL.
展开缸 Developing Chamber	双槽展开缸，20 cm×10 cm。 Twin trough chamber, 20 cm×10 cm.
展开 Development	展开缸预平衡 15 分钟，上行展开，展距为 8 cm。 Equilibrate the chamber with the mobile phase for 15 minutes, develop vertically for 8 cm.
检视 Detection	置紫外光灯（365 nm）下检视。 Examine under ultraviolet light at 365 nm.

不同薄层板薄层色谱图的比较

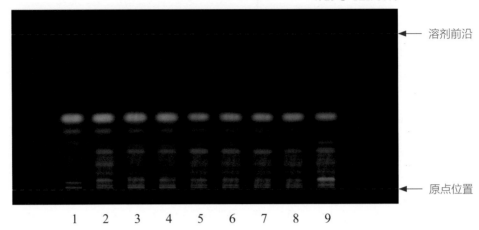

图 1 硅胶预制薄层板（DC-Fertigplatten DURASIL-25，MN 批号：505133）

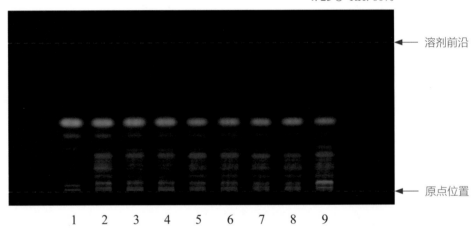

图 2 高效硅胶预制薄层板（HPTLC-Fertigplatten Nano-DURASIL-20，MN 批号：503083）

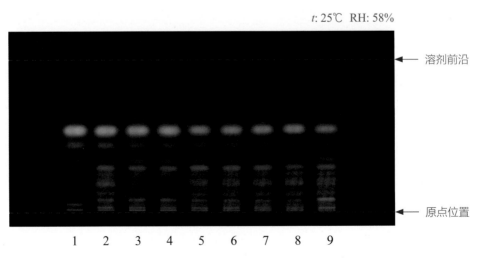

图 3 高效硅胶 G 预制薄层板（烟台市化学工业研究所，批号：20160519）

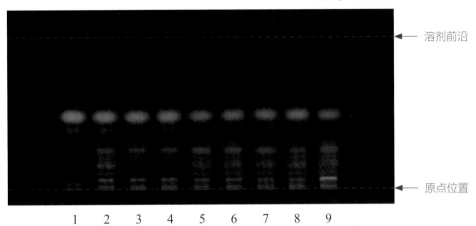

图 4 高效硅胶 G 预制薄层板（青岛海洋化工厂分厂，批号：20160312）

1. 当归对照药材（120927-201315)
2. 供试品（批号：1507001Z，水蜜丸，企业 E）
3~4. 供试品（批号：13030004；1502003，水蜜丸，企业 A）
5~6. 供试品（批号：201504004；201505005，水蜜丸，企业 B）

7. 供试品（批号：15013027，大蜜丸，企业 C）
8. 供试品（批号：104436，大蜜丸，企业 F）
9. 供试品（批号：150730，大蜜丸，企业 G）

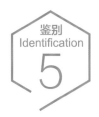

牛膝
Achyranthis Bidentatae Radix

t: 24℃ RH: 60%

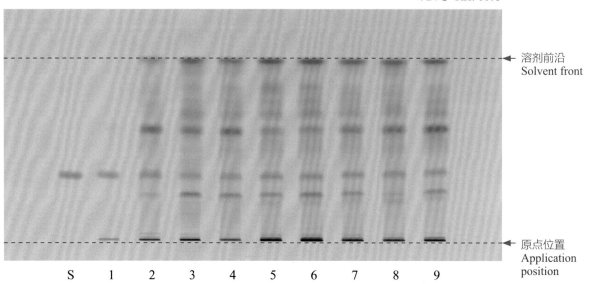

溶剂前沿
Solvent front

原点位置
Application
position

S 1 2 3 4 5 6 7 8 9

S. 齐墩果酸对照品（110709-200505）

1. 牛膝对照药材（121066-201407）

2. 供试品（批号：1507001Z，水蜜丸，企业 E）

3~4. 供试品（批号：13030004；1502003，水蜜丸，企业 A）

5~6. 供试品（批号：201504004；201505005，水蜜丸，企业 B）

7. 供试品（批号：15013027，大蜜丸，企业 C）

8. 供试品（批号：104436，大蜜丸，企业 F）

9. 供试品（批号：150730，大蜜丸，企业 G）

S, oleanolic acid CRS (110709-200505);

track 1, Achyranthis Bidentatae Radix reference drug (121066-201407);

tracks 2 to 9, different batches of the test samples

供试品溶液 Test Solution	取本品水蜜丸 10 g，研碎；或取小蜜丸或大蜜丸 12 g，剪碎，加硅藻土 6 g，研匀，加乙醚 40 ml，加热回流 20 分钟，滤过，取药渣，挥尽乙醚，加 70% 乙醇 60 ml，加热回流 1 小时，放冷，滤过，滤液中加入盐酸 2 ml，加热回流 1 小时，浓缩至约 5 ml，加水 10 ml，用石油醚（60～90℃）振摇提取 2 次，每次 20 ml，合并石油醚液，回收溶剂至干，残渣加乙醇 1 ml 使溶解。 Grind 10 g of water-honeyed pills, or cut 12 g of small honeyed pills or big honeyed pills into pieces and grind with 6 g of kieselguhr, add 40 mL of ether, heat under reflux for 20 minutes, and filter. Expel ether from the residue, add 60 mL of 70% ethanol, heat under reflux for 1 hour, allow to cool and filter.To the filtrate, add 2 mL of hydrochloric acid, heat under reflux for 1 hour, concentrate to about 5 mL, add 10 mL of water, extract with two 20-mL quantities of petroleum ether (60-90℃). Combine the extracts, evaporate to dryness and dissolve the residue in 1 mL of ethanol.
对照药材溶液 Reference Drug Solution	取牛膝对照药材 1g，加乙醚 40 ml，同供试品溶液制备方法制成对照药材溶液。 Prepare a solution of 1 g of Achyranthis Bidentatae Radix reference drug in the same method as the test solution preparation.
对照品溶液 Reference Solution	取齐墩果酸对照品，加乙醇制成每 1 ml 含 1mg 的溶液。 Dissolve oleanolic acid CRS in ethanol to prepare a solution containing 1 mg per mL.
薄层板 Stationary Phase	高效硅胶 G 预制薄层板（烟台市化学工业研究所，批号：20160519）。 HPTLC silica gel pre-coated plate (Yantai Chemical Industry Research Institute, Lot.20160519).
点样 Sample Application	5 μl，条带状点样，条带宽度为 8 mm，条带间距为 16 mm，原点距底边为 10 mm。 Apply separately to the plate at 10 mm from the lower edge, as bands 8 mm, 5 μL of each of the test solution, the reference drug solution and the reference solution, leaving 16 mm between tracks.
展开剂 Mobile Phase	石油醚（60～90℃）－三氯甲烷－甲醇（5:10:0.5），15 ml。 Petroleum ether (60-90℃), chloroform and methanol (5:10:0.5), 15 mL.
展开缸 Developing Chamber	双槽展开缸，20 cm×10 cm。 Twin trough chamber, 20 cm × 10 cm.
展开 Development	直接上行展开，展距为 8 cm。 Develop vertically for 8 cm.
显色 Derivatization	喷 10% 硫酸乙醇溶液，在 105℃加热 5 分钟。 Spray with a 10% solution of sulfuric acid in ethanol, and heat at 105℃ for 5 minutes.
检视 Detection	置可见光下检视。 Examine in white light.

不同薄层板薄层色谱图的比较

t: 24℃ RH: 60%

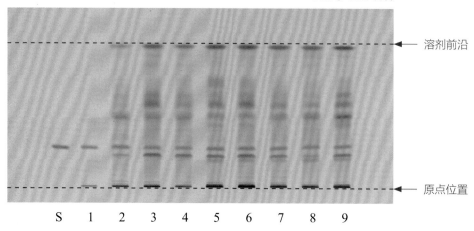

溶剂前沿

原点位置

S 1 2 3 4 5 6 7 8 9

图 1 硅胶预制薄层板（DC-Fertigplatten DURASIL-25，MN 批号：505133）

t: 24℃ RH: 60%

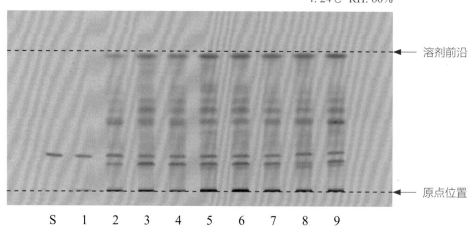

溶剂前沿

原点位置

S 1 2 3 4 5 6 7 8 9

图 2 高效硅胶预制薄层板（HPTLC-Fertigplatten Nano-DURASIL-20，MN 批号：503083）

t: 24℃ RH: 60%

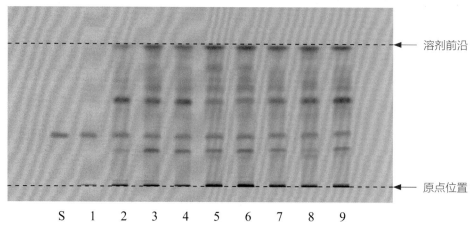

溶剂前沿

原点位置

S 1 2 3 4 5 6 7 8 9

图 3 高效硅胶 G 预制薄层板（烟台市化学工业研究所，批号：20160519）

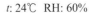

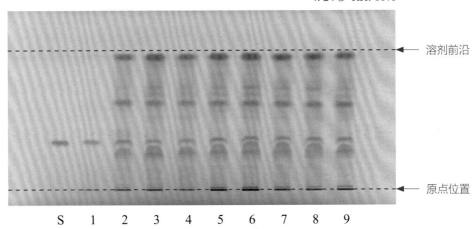

图 4 高效硅胶 G 预制薄层板（青岛海洋化工厂分厂，批号：20160312）

S. 齐墩果酸对照品（110709-200505）

1. 牛膝对照药材（121066-201407）

2. 供试品（批号：1507001Z，水蜜丸，企业 E）

3~4. 供试品（批号：13030004；1502003，水蜜丸，企业 A）

5~6. 供试品（批号：201504004；201505005，水蜜丸，企业 B）

7. 供试品（批号：15013027，大蜜丸，企业 C）

8. 供试品（批号：104436，大蜜丸，企业 F）

9. 供试品（批号：150730，大蜜丸，企业 G）

（广州市药品检验所　王秀芹　严家浪）

鉴别
Identification
4

五味子
Schisandrae Chinensis Fructus

t: 21℃ RH: 60%

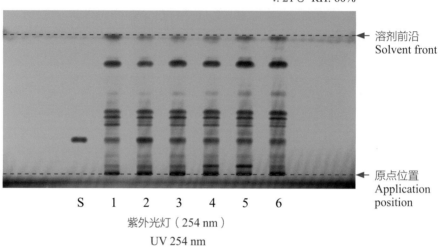

溶剂前沿
Solvent front

原点位置
Application position

S   1   2   3   4   5   6

紫外光灯（254 nm）
UV 254 nm

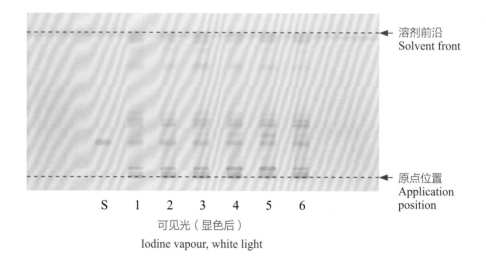

溶剂前沿
Solvent front

原点位置
Application position

S   1   2   3   4   5   6

可见光（显色后）
Iodine vapour, white light

S. 原儿茶酸对照品（110809-201205）

1～3. 供试品（批号：L03008；L03010；L04018，水蜜丸，企业A）

4. 供试品（批号：201507032，小蜜丸，企业D)

5～6. 供试品（批号：15015229；15015563，大蜜丸，企业C)

S, protocatechuic acid CRS (110809-201205); tracks 1 to 6, different batches of the test samples

---

供试品溶液 Test Solution	取本品水蜜丸 18 g，研碎；或取小蜜丸或大蜜丸 27 g，剪碎，加水 100 ml，超声处理 30 分钟，用盐酸调节 pH 值至 2，滤过，滤液用乙醚振摇提取 3 次，每次 60 ml，合并乙醚提取液，挥去乙醚，残渣加甲醇 1 ml 使溶解。 Triturate 18 g of water-honeyed pills, or cut 27 g of small honeyed pills or big honeyed pills into pieces, add 100 mL of water, ultrasonicate for 30 minutes, adjust to pH 2 with hydrochloric acid and filter. Extract the filtrate with three 60-mL quantities of ether, combine the extracts, expel the solvent and dissolve the residue in 1 mL of methanol.
对照品溶液 Reference Solution	取原儿茶酸对照品，加甲醇制成每 1 ml 含 1mg 的溶液。 Dissolve protocatechuic acid CRS in methanol to prepare a solution containing 1 mg per mL.
薄层板 Stationary Phase	硅胶 F$_{254}$ 预制薄层板（DC-Fertigplatten DURASIL-25 /UV$_{254}$, MN 批号：410275）。 TLC silica gel F$_{254}$ pre-coated plate (DC-Fertigplatten DURASIL-25 /UV$_{254}$, MN, Lot. 410275).
点样 Sample Application	S：4 µl；1～6：10 µl；条带状点样，条带宽度为 8 mm，条带间距为 16 mm，原点距底边为 10 mm。 Apply separately to the plate at 10 mm from the lower edge, as bands 8 mm, 4 µL of the reference solution and 10 µL of the test solution, leaving 16 mm between tracks.
展开剂 Mobile Phase	三氯甲烷 - 丙酮 - 无水甲酸（8∶1∶0.8），15 ml。 Chloroform, acetone and anhydrous formic acid (8:1:0.8), 15 mL.
展开缸 Developing Chamber	双槽展开缸，20 cm×10 cm。 Twin trough chamber, 20 cm×10 cm.
展开 Development	展开缸预平衡 15 分钟，上行展开，展距为 8 cm。 Equilibrate the chamber with the mobile phase for 15 minutes, develop vertically for 8 cm.
显色与检视 Derivatization &Detection	紫外光灯（254 nm）下检视，再置碘蒸气中熏至斑点显色清晰，置可见光下检视。 Examine under ultraviolet light at 254 nm, then expose the plate to iodine vapour until the colours of the zones become visible. Examine in white light.
备注 Note	《中国药典》本项鉴别的展开剂为三氯甲烷 - 丙酮 - 甲酸（8∶1∶0.8），本实验在配制时出现混浊，采用"无水甲酸"则无混浊现象。 Anhydrous formic acid is used to instead of formic acid in the mobile phase, could change the turbidity problem.

不同薄层板薄层色谱图的比较

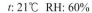

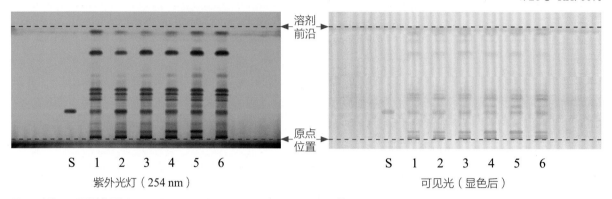

图 1　硅胶 F_{254} 预制薄层板 DC-Fertigplatten DURASIL-25 /UV_{254}，MN　批号：410275)

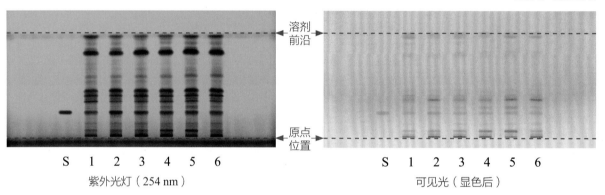

图 2　高效硅胶 F_{254} 预制薄层板（HPTLC-Fertigplatten Nano-DURASIL-20 UV_{254}，MN　批号：409273）

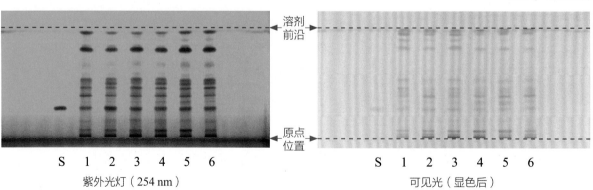

图 3　高效硅胶 GF_{254} 预制薄层板（烟台市化学工业研究所，批号：20151228）

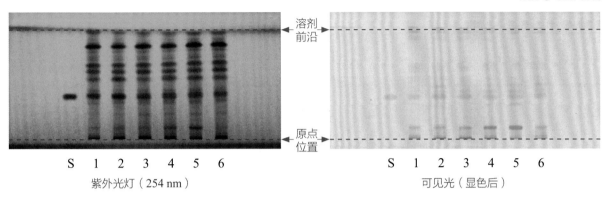

t: 21℃   RH: 60%

溶剂
前沿

原点
位置

S   1   2   3   4   5   6
紫外光灯（254 nm）

S   1   2   3   4   5   6
可见光（显色后）

图 4 高效硅胶 GF$_{254}$ 预制薄层板（青岛海洋化工厂分厂，批号：20160712）

S. 原儿茶酸对照品（110809-201205)

1～3. 供试品（批号：L03008；L03010；L04018，水蜜丸，企业 A）

4. 供试品（批号：201507032，小蜜丸，企业 D)

5～6. 供试品（批号：15015229；15015563，大蜜丸，企业 C)

石菖蒲、当归
Acori Tatarinowii Rhizoma & Angelicae Sinensis Radix

t: 24℃　RH: 58%

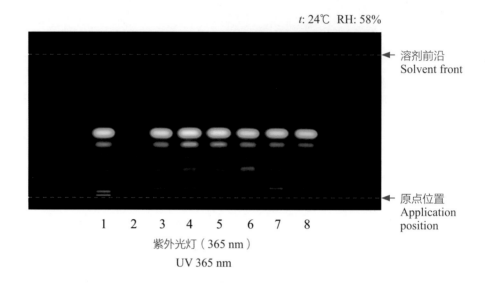

← 溶剂前沿 Solvent front

← 原点位置 Application position

1　2　3　4　5　6　7　8

紫外光灯（365 nm）
UV 365 nm

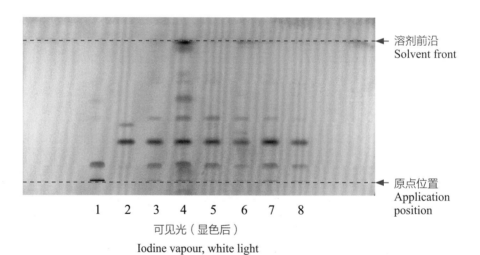

← 溶剂前沿 Solvent front

← 原点位置 Application position

1　2　3　4　5　6　7　8

可见光（显色后）
Iodine vapour, white light

1. 当归对照药材（120927-201315）
2. 石菖蒲对照药材（121098-201105）
3~5. 供试品（批号：L03008；L03010；L04018，企业 A）
6. 供试品（批号：20120201，企业 B）
7~8. 供试品（批号：15015032；4015182，企业 C）

Track 1, Angelicae Sinensis Radix reference drug (120927-201315);

track 2, Acori Tatarinowii Rhizoma reference drug (121098-201105);

tracks 3 to 8, different batches of the test samples

供试品溶液 Test Solution	取本品水蜜丸 30 g，研碎；或取小蜜丸或大蜜丸 30 g，剪碎，置 250 ml 圆底烧瓶中，加水 100 ml，蒸馏，收集蒸馏液 50 ml，用石油醚（60-90℃）振摇提取 2 次，每次 20 ml，合并石油醚提取液，蒸干，残渣加乙酸乙酯 1 ml 使溶解。 Pulverize 30 g of water-honeyed pills, or cut 30 g of small honeyed pills or big honeyed pills, add 100 mL of water, and distill. Collect 50 mL of the distillate, extract by shaking with two 20-mL quantities of petroleum ether (60-90℃). Combine the extracts and evaporate to dryness. Dissolve the residue in 1 mL of ethyl acetate.
对照药材溶液 Reference Drug Solution	取石菖蒲对照药材 1 g，加水 50 ml，同法制成对照药材溶液。 Prepare a solution of 1 g of Acori Tatarinowii Rhizoma reference drug and 50 mL of water in the same method as the test solution praparation. 取当归对照药材 2 g，加乙酸乙酯 20 ml，超声处理 20 分钟，滤过，滤液挥干，残渣加乙酸乙酯 1 ml 使溶解。 To 2 g of Angelicae Sinensis Radix reference drug, add 20 mL of ethyl acetate, ultrasonicate for 20 minutes, and filter. Evaporate the filtrate to dryness, and dissolve the residue in 1 mL of ethyl acetate.
薄层板 Stationary Phase	硅胶预制薄层板（TLC Silica gel 60, Merck，批号：HX42524826）。 TLC silica gel pre-coated plate(TLC Silica gel 60, Merck, Lot. HX42524826).
点样 Sample Application	1～2：2 μl；3～8：4 μl，条带状点样，条带宽度为 8 mm，条带间距为 16 mm，原点距底边为 10 mm。 Apply separately to the plate at 10 mm from the lower edge, as bands 8 mm, 2 μL of the reference drug solution and 4 μL of the test solution, leaving 16 mm between tracks.
展开剂 Mobile Phase	环己烷 – 乙酸乙酯（9:1），15 ml。 Cyclohexane and ethyl acetate (9:1), 15 mL.
展开缸 Developing Chamber	双槽展开缸，20 cm×10 cm。 Twin trough chamber, 20 cm×10 cm.
展开 Development	展开缸预平衡 15 分钟，上行展开，展距为 8 cm。 Equilibrate the chamber with the mobile phase for 15 minutes, develop vertically for 8 cm.
显色与检视 Derivatization &Detection	紫外光灯（365 nm）下检视后，置碘蒸气中熏至斑点显色清晰，再置可见光下检视。 Examine under ultraviolet light at 365 nm, then expose the plate to iodine vapour until the spots become distinct, and examine in white light.

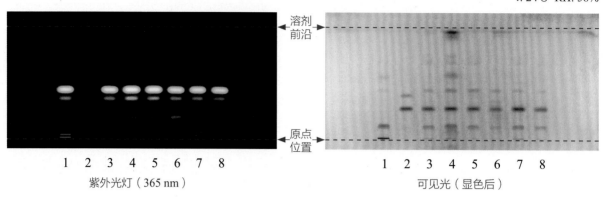

t: 24℃ RH: 58%

紫外光灯（365 nm） 可见光（显色后）

图 1 硅胶预制薄层板（TLC Silica gel 60，Merck 批号：HX42524826）

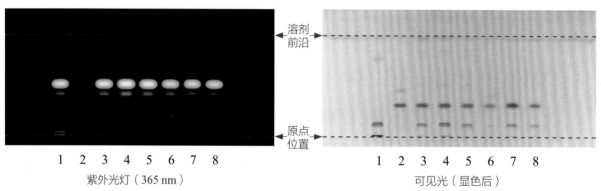

t: 24℃ RH: 58%

紫外光灯（365 nm） 可见光（显色后）

图 2 高效硅胶预制薄层板（HPTLC Silica gel 60，Merck 批号：HX43162341）

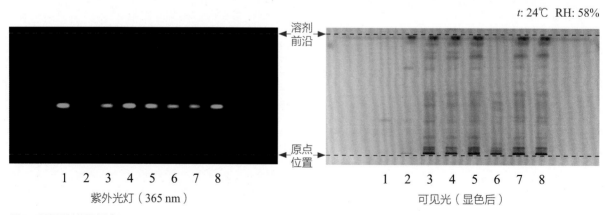

t: 24℃ RH: 58%

紫外光灯（365 nm） 可见光（显色后）

图 3 硅胶预制薄层板（DC-Fertigplatten DURASIL-25，MN 批号：112340）

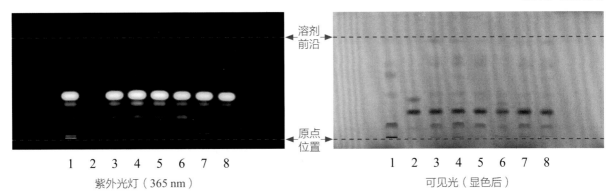

t: 24℃ RH: 58%

紫外光灯（365 nm）　　　　可见光（显色后）

图 4　高效硅胶预制薄层板（HPTLC-Fertigplatten Nano-SIL-20，MN 批号：409251）

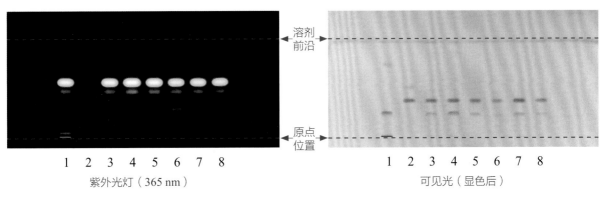

t: 24℃ RH: 58%

紫外光灯（365 nm）　　　　可见光（显色后）

图 5　高效硅胶 G 预制薄层板（烟台市化学工业研究所，批号：150829）

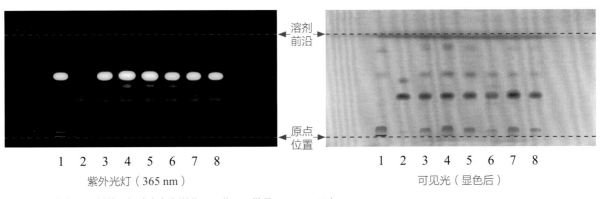

t: 24℃ RH: 58%

紫外光灯（365 nm）　　　　可见光（显色后）

图 6　高效硅胶 G 预制薄层板（青岛海洋化工厂分厂，批号：20150708）

1. 当归对照药材（120927-201315）
2. 石菖蒲对照药材（121098-201105）
3～5. 供试品（批号：L03008；L03010；L04018，企业 A）

6. 供试品（批号：20120201，企业 B)
7～8. 供试品（批号：15015032；4015182，企业 C）

甘草
Glycyrrhizae Radix et Rhizoma

t: 24℃ RH: 55%

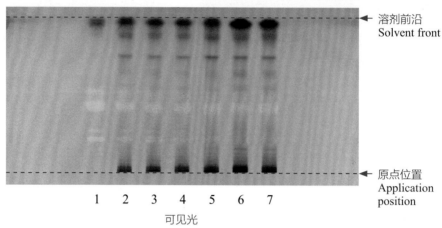

溶剂前沿
Solvent front

原点位置
Application position

1　2　3　4　5　6　7

可见光

A 10% solution of sulfuric acid in ethanol, white light

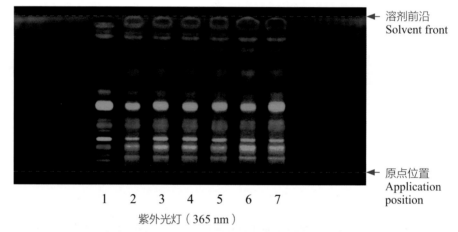

溶剂前沿
Solvent front

原点位置
Application position

1　2　3　4　5　6　7

紫外光灯（365 nm）

A 10% solution of sulfuric acid in ethanol, UV 365 nm

---

1. 甘草（甘草）对照药材（120904-201318）
2~4. 供试品（批号：L03008；L03010；L04018，企业 A）
5. 供试品（批号：20120201，企业 B)
6~7. 供试品（批号：15015032；4015182，企业 C)

Track 1, Glycyrrhizae Radix et Rhizoma reference drug (120904-201318);
tracks 2 to 7, different batches of the test samples

供试品溶液 Test Solution	取本品水蜜丸 6 g，研碎；或取小蜜丸或大蜜丸 6 g，剪碎，加乙醚 100 ml，加热回流 1 小时，弃去乙醚液，药渣挥尽溶剂，加甲醇 100 ml，加热回流 1 小时，放冷，滤过，滤液蒸干，残渣加水 40 ml 使溶解，用水饱和的正丁醇振摇提取 3 次，每次 20 ml，合并正丁醇提取液，用正丁醇饱和的水洗涤 3 次，每次 30 ml，弃去水洗液，正丁醇液蒸干，残渣加甲醇 1 ml 使溶解。 Pulverize 6 g of water-honeyed pills, or cut 6 g of small honeyed pills or big honeyed pills, add 100 mL of ether, heat under reflux for 1 hour. Discard the ether, expel ether from the residue, add 100 mL of methanol, heat under reflux for 1 hour, allow to cool, and filter. Evaporate the filtrate to dryness, dissolve the residue in 40 mL of water, extract by shaking with three 20-mL quantities of *n*-butanol saturated with water. Combine the *n*-butanol extracts and wash with three 30-mL quantities of water saturated with *n*-butanol. Discard the washings, evaporate the *n*-butanol extracts to dryness and dissolve the residue in 1 mL of methanol.
对照药材溶液 Reference Drug Solution	取甘草对照药材 1 g，加乙醚 40 ml，同法（其中甲醇用量为 30 ml）制成对照药材溶液。 Prepare a solution of 1 g of Glycyrrhizae Radix et Rhizoma reference drug, 40 mL of ether and 30 mL of methanol in the same method as the test solution preparation.
薄层板 Stationary Phase	硅胶预制薄层板（DC-Fertigplatten DURASIL-25, MN 批号：304115）。 TLC silica gel pre-coated plate (DC-Fertigplatten DURASIL-25, MN, Lot. 304115).
点样 Sample Application	1：3 μl；2～5：1 μl；6～7：3 μl，条带状点样，条带宽度为 8 mm，条带间距为 16 mm，原点距底边为 10 mm。 Apply separately to the plate at 10 mm from the lower edge, as bands 8 mm, 3 μL of the reference drug solution and 1-3 μL of the test solution, leaving 16 mm between tracks.
展开剂 Mobile Phase	乙酸乙酯－甲酸－冰醋酸－水（15:1:1:2），15 ml。 Ethyl acetate, formic acid, glacial acetic acid and water (15:1:1:2), 15 mL.
展开缸 Developing Chamber	双槽展开缸，20 cm×10 cm。 Twin trough chamber, 20 cm×10 cm.
展开 Development	展开缸预平衡 15 分钟，上行展开，展距为 8 cm。 Equilibrate the chamber with the mobile phase for 15 minutes, develop vertically for 8 cm.
显色 Derivatization	喷 10% 硫酸乙醇溶液，在 105℃加热至斑点显色清晰。 Spray with a 10% solution of sulfuric acid in ethanol, and heat at 105℃ until the spots become distinct.
检视 * Detection*	（1）置可见光下检视；（2）置紫外光灯（365 nm）下检视。 Examine in white light and under ultraviolet light at 365 nm.
备注 Note	《中国药典》本项鉴别为置可见光下检视，本实验增加置紫外光（365 nm）下检视，色谱斑点更清晰。 Examine under ultraviolet light at 365 nm, the spots in the chromatogram are more clearer.

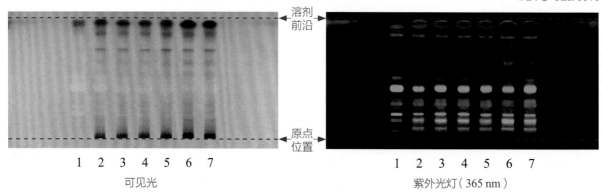

t: 24℃ RH: 55%

图 1 硅胶预制薄层板（DC-Fertigplatten DURASIL-25，MN 批号：304115）

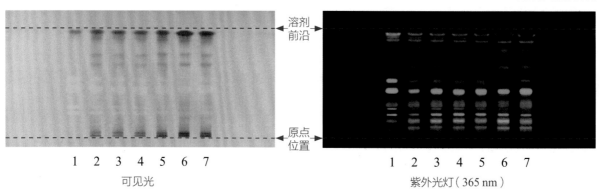

t: 24℃ RH: 55%

图 2 高效硅胶预制薄层板（HPTLC-Fertigplatten Nano-DURASIL-20，MN 批号：305143）

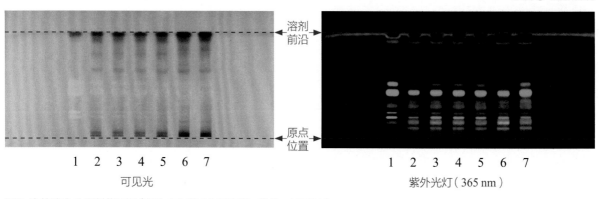

t: 24℃ RH: 55%

图 3 高效硅胶 G 预制薄层板（烟台市化学工业研究所，批号：150829）

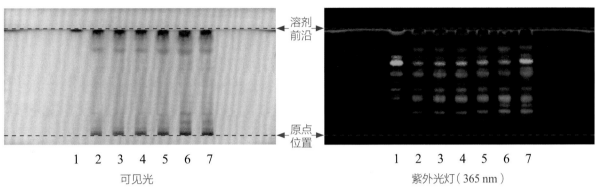

图 4 高效硅胶 G 预制薄层板（青岛海洋化工厂分厂，批号：20150708）

1. 甘草（甘草）对照药材（120904-201318）　　　5. 供试品（批号：20120201，企业 B）

2~4. 供试品（批号：L03008；L03010；L04018，企业 A）　　6~7. 供试品（批号：15015032；4015182，企业 C）

《中国药典》本项鉴别为置可见光下检视，实验中发现置紫外光灯（365 nm）下检视，甘草的亮绿色斑点更清晰，容易观察。

（广州市药品检验所　王秀芹　严家浪）

Tongxuan Lifei Wan

通宣理肺丸

Tongxuan Lifei Pills

鉴别
Identification
2

麻黄
Ephedrae Herba

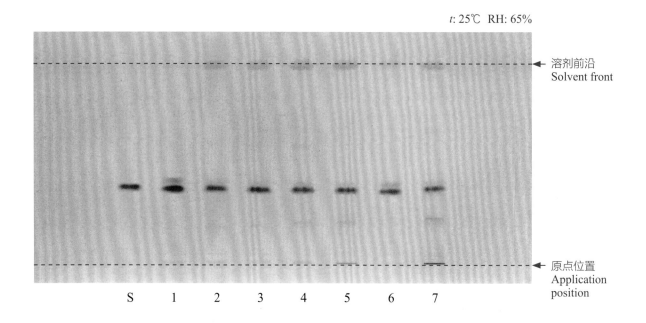

t: 25℃ RH: 65%

→ 溶剂前沿
Solvent front

→ 原点位置
Application position

S   1   2   3   4   5   6   7

S. 盐酸麻黄碱对照品（171241-201007）

1. 麻黄（草麻黄）对照药材（121051-201005）

2～5. 供试品（批号：120005；120015；130010；130027，大蜜丸，企业 A）

6～7. 供试品（批号：1015754，大蜜丸；3035187，水蜜丸，企业 B）

S, ephedrine hydrochloride CRS (171241-201007);

track 1, Ephedrae Herba (*Ephedra sinica*) reference drug (121051-201005);

tracks 2 to 7, different batches of the test samples

供试品溶液 Test Solution	取本品水蜜丸 4 g，研碎；或取大蜜丸 6 g，剪碎，加硅藻土 5 g，研匀，过三号筛，加乙醚 20 ml 与浓氨试液 1 ml，密塞，放置 2 小时，时时振摇，滤过，药渣用乙醚 15 ml 分 3 次洗涤，滤过，合并滤液，加盐酸乙醇溶液（1 → 20）1 ml，摇匀，蒸干，残渣用甲醇 2 ml 溶解，滤过，取滤液。 Pulverize 4 g of the water-honeyed pills, or cut 6 g of the big honeyed pills and triturate with 5 g of kieselguhr thoroughly, and sift through No.3 sieve. Add 20 mL of ether and 1 mL of concentrated ammonia TS, stopper tightly,allow to stand for 2 hours, shake frequently and filter. Wash the residue with three 15-mL quantities of ether, and filter. Combine the filtrates, add 1 mL of hydrochloric acid in ethanol (1 → 20), mix well and evaporate to dryness. Dissolve the residue in 2 mL of methanol, filter, and use the filtrate.
对照药材溶液 * Reference Drug Solution*	取麻黄对照药材 1 g，加乙醚 20 ml 与浓氨试液 1 ml，同供试品溶液制备方法制成对照药材溶液。 Prepare a solution of 1 g of Ephedrae Herba reference drug in the same method as the test solution preparation.
对照品溶液 Reference Solution	取盐酸麻黄碱对照品，加甲醇制成每 1 ml 含 1 mg 的溶液。 Dissolve ephedrine hydrochloride CRS in methanol to prepare a solution containing 1 mg per mL.
薄层板 Stationary Phase	高效硅胶预制薄层板（HPTLC-Fertigplatten Nano-DURASIL-20，MN，批号：401280）。 HPTLC silica gel pre-coated plate (HPTLC-Fertigplatten Nano-DURASIL-20, MN, Lot.401280).
点样 Sample Application	对照品溶液 6 μl，对照药材溶液 2 μl，供试品溶液（2～5）10 μl，供试品溶液（6）2 μl，供试品溶液（7）6 μl，条带状点样，条带宽度为 8 mm，条带间距为 16 mm，原点距底边为 10 mm。 Apply separately to the plate at 10 mm from the lower edge, as bands 8 mm, 6 μL of the reference solution, 2 μL of the reference drug solution, and 2-10 μL of the test solution, leaving 16 mm between tracks.
展开剂 Mobile Phase	三氯甲烷 - 甲醇 - 浓氨试液（40:7:1），15 ml。 Chloroform, methanol and concentrated ammonia TS(40:7:1), 15 mL.
展开缸 Developing Chamber	双槽展开缸，20 cm×10 cm。 Twin trough chamber, 20 cm×10 cm.
展开 Development	展开缸预平衡 15 分钟，上行展开，展距为 8 cm。 Equilibrate the chamber with the mobile phase for 15 minutes, develop vertically for 8 cm.
显色 Derivatization	喷以茚三酮试液，在 105℃加热至斑点显色清晰。 Spray with ninhydrin TS and heat at 105℃ until the spots become visible.
检视 Detection	置可见光下检视。 Examine in white light.

不同薄层板薄层色谱图的比较

t: 25℃　RH: 65%

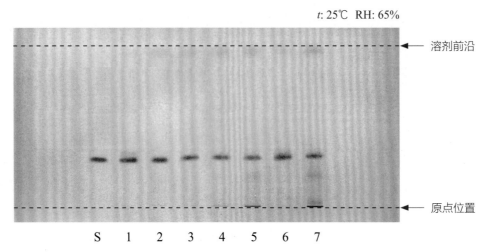

图 1　硅胶预制薄层板（DC-Fertigplatten SIL G-25，MN　批号：301008）

t: 25℃　RH: 65%

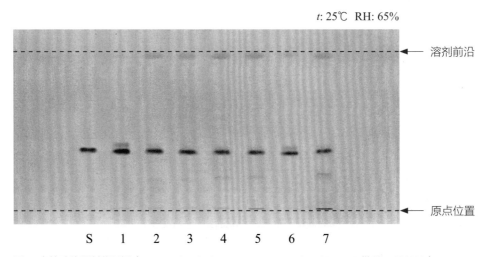

图 2　高效硅胶预制薄层板（HPTLC-Fertigplatten Nano-DURASIL-20，MN 批号：401280）

t: 25℃　RH: 65%

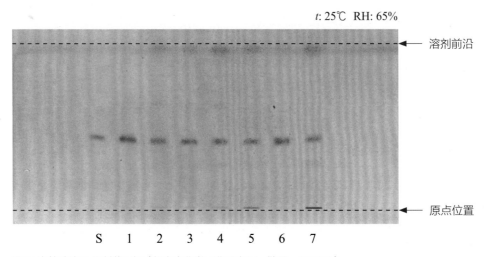

图 3　高效硅胶 G 预制薄层板（烟台市化学工业研究所，批号：150409）

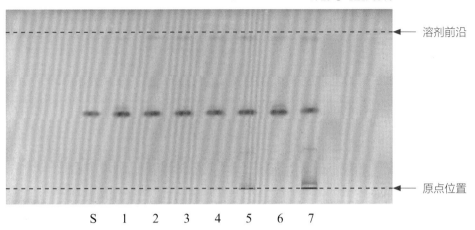

t: 25℃　RH: 65%

溶剂前沿

原点位置

　　　S　　1　　2　　3　　4　　5　　6　　7

图 4　高效硅胶 G 预制薄层板（青岛海洋化工厂分厂，批号：20141212）

S.　盐酸麻黄碱对照品（171241-201007）

1.　麻黄（草麻黄）对照药材（121051-201005）

2~5.　供试品（批号：120005；120015；130010；130027，大蜜丸，企业 A）

6~7.　供试品（批号：1015754，大蜜丸；3035187，水蜜丸，企业 B）

说明

*《中国药典》本项鉴别以盐酸麻黄碱对照品为对照，本实验增加麻黄对照药材对照。对照药材溶液参照供试品溶液制备方法制备。

紫苏叶
Perillae Folium

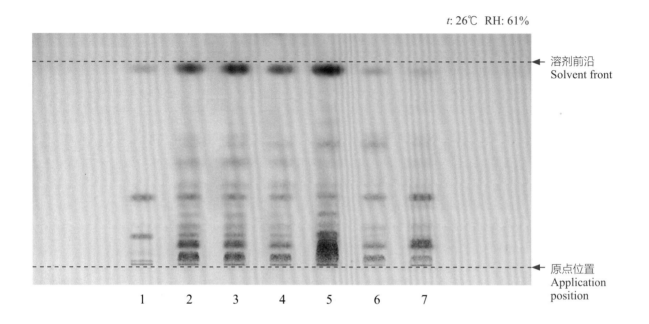

t: 26℃ RH: 61%

溶剂前沿
Solvent front

原点位置
Application position

1　2　3　4　5　6　7

---

1. 紫苏叶对照药材（120914-201411）

2~5. 供试品（批号：120005；120015；130010；130027，大蜜丸，企业A）

6~7. 供试品（批号：1015754，大蜜丸；3035187，水蜜丸，企业B）

Track 1, Perillae Folium reference drug (120914-201411);

tracks 2 to 7, different batches of the test samples

供试品溶液 Test Solution	取本品水蜜丸 6 g，研碎；或取大蜜丸 12 g，剪碎，加水 20 ml，研细，移入 500 ml 圆底烧瓶中，加水 230 ml，照挥发油测定法（通则 2204）试验，加入石油醚（60~90℃）1.5 ml，加热并保持微沸 2 小时，放冷，取石油醚层。 Pulverize 6 g of water-honeyed pills, or cut 12 g of big honeyed pills and grind with 20 mL of water. Transfer to a 500 mL round-bottom flask, add 230 mL of water. Carry out the method for determination of volatile Oil (General Chapter 2204), add 1.5 mL of petroleum ether(60-90℃), connect with condenser and boil gently for 2 hours, allow to cool, and use the petroleum ether layer.
对照药材溶液 Reference Drug Solution	取紫苏叶对照药材 0.7 g，置 500 ml 圆底烧瓶中，加水 250 ml 与玻璃珠数粒，同供试品溶液制备方法制成对照药材溶液。 Prepare a solution of 0.7 g of Perillae Folium reference drug and 250 mL of water in the same method as the test solution preparation.
薄层板 Stationary Phase	高效硅胶预制薄层板（HPTLC-Fertigplatten Nano-DURASIL-20，MN，批号：401280）。 HPTLC silica gel pre-coated plate (HPTLC-Fertigplatten Nano-DURASIL-20, MN, Lot.401280).
点样 Sample Application	对照药材溶液 2 μl，供试品溶液（2~3、5、7）20 μl，供试品溶液（4、6）10 μl，条带状点样，条带宽度为 8 mm，条带间距为 18 mm，原点距底边为 10 mm。 Apply separately to the plate at 10 mm from the lower edge, as bands 8 mm, 2 μL of the reference drug solution and 10-20 μL of the test solution, leaving 18 mm between tracks.
展开剂 Mobile Phase	石油醚（60~90℃）- 乙酸乙酯（19:1），15 ml。 Petroleum ether (60-90℃) and ethyl acetate (19:1), 15 mL.
展开缸 Developing Chamber	双槽展开缸，20 cm×10 cm。 Twin trough chamber, 20 cm×10 cm.
展开 Development	展开缸预平衡 15 分钟，上行展开，展距为 8 cm。 Equilibrate the chamber with the mobile phase for 15 minutes, develop vertically for 8 cm.
显色 Derivatization	喷以 5% 香草醛盐酸溶液，在 105℃加热 5 分钟，立即取出。 Spray with a 5% solution of vanillin in hydrochloric acid, and heat at 105℃ for 5 minutes, take the plate out immediately.
检视 Detection	置可见光下检视。 Examine in white light.

不同薄层板薄层色谱图的比较

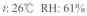

t: 26℃ RH: 61%

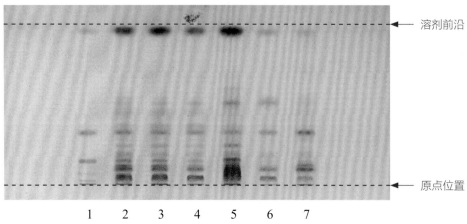

溶剂前沿

原点位置

1 2 3 4 5 6 7

图1 硅胶预制薄层板（DC-Fertigplatten DURASIL-25，MN 批号：112340）

t: 26℃ RH: 61%

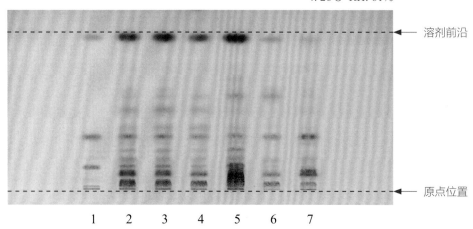

溶剂前沿

原点位置

1 2 3 4 5 6 7

图2 高效硅胶预制薄层板（HPTLC-Fertigplatten Nano-DURASIL-20，MN 批号：401280）

t: 26℃ RH: 61%

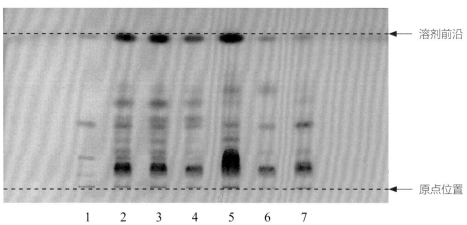

溶剂前沿

原点位置

1 2 3 4 5 6 7

图3 高效硅胶 G 预制薄层板（烟台市化学工业研究所，批号：150409）

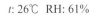

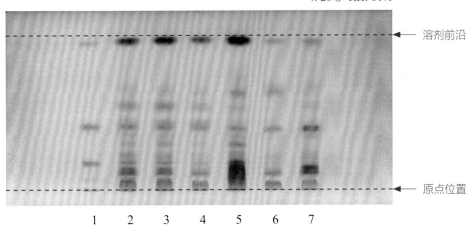

图 4 高效硅胶 G 预制薄层板（青岛海洋化工厂分厂，批号：20141212）

1. 紫苏叶对照药材（120914-201411）

2~5. 供试品（批号：120005；120015；130010；130027，大蜜丸，企业 A）

6~7. 供试品（批号：1015754，大蜜丸；3035187，水蜜丸，企业 B）

黄芩
Scutellariae Radix

t: 25℃ RH: 65%

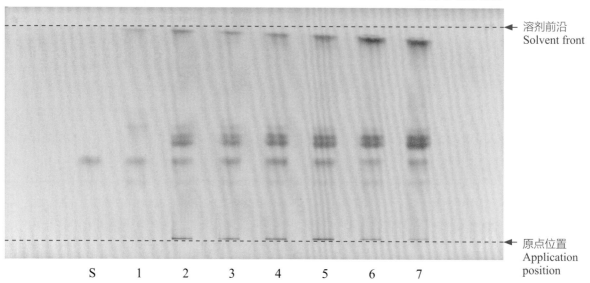

溶剂前沿
Solvent front

原点位置
Application position

S   1   2   3   4   5   6   7

S. 黄芩苷对照品（110715-201117）

1. 黄芩对照药材（120955-201309）

2~5. 供试品（批号：120005；120015；130010；130027，大蜜丸，企业 A）

6~7. 供试品（批号：1015754，大蜜丸；3035187，水蜜丸，企业 B）

S, baicalin CRS (110715-201117);

track 1, Scutellariae Radix reference drug (120955-201309);

tracks 2 to 7, different batches of the test samples

供试品溶液 Test Solution	取本品水蜜丸 4 g，研碎；或取大蜜丸 6 g，剪碎，加硅藻土 4 g，研匀，过三号筛，加甲醇 15 ml，振摇 30 分钟，滤过，取滤液。 Pulverize 4 g of water-honeyed pills, or cut 6 g of big honeyed pills and triturate with 4 g of kieselguhr thoroughly, and sift through No.3 sieve. Add 15 mL of methanol, shake for 30 minutes, filter, and use the filtrate.
对照药材溶液 * Reference Drug Solution *	取黄芩对照药材 1.0 g，加甲醇 15 ml，同供试品溶液制备方法制成对照药材溶液。 Prepare a solution of 1 g of Scutellariae Radix reference drug in the same method as the test solution preparation.
对照品溶液 Reference Solution	取黄芩苷对照品，加甲醇制成每 1 ml 含 1 mg 的溶液。 Dissolve baicalin CRS in methanol to prepare a solution containing 1 mg per mL.
薄层板 Stationary Phase	高效硅胶 G 预制薄层板（青岛海洋化工厂分厂，批号：20141212）。 HPTLC silica gel pre-coated plate (Qingdao Haiyang Chemical Co. Ltd., Lot.20141212).
点样 Sample Application	对照品溶液 5 µl，对照药材溶液与供试品溶液 2 µl，条带状点样，条带宽度为 8 mm，条带间距为 16 mm，原点距底边为 10 mm。 Apply separately to the plate at 10 mm from the lower edge, as bands 8 mm, 5 µL of the reference solution, 2 µL of each of the reference drug solution and the test solution, leaving 16 mm between tracks.
展开剂 Mobile Phase	乙酸乙酯－丁酮－醋酸－水（10:7:5:3）的上层溶液，15 ml。 The upper layer of a mixture of ethyl acetate, butanone, acetic acid and water (10:7:5:3), 15 mL.
展开缸 Development Chamber	双槽展开缸，20 cm×10 cm。 Twin trough chamber, 20 cm×10 cm.
展开 Development	展开缸预平衡 15 分钟，上行展开，展距为 8 cm。 Equilibrate the chamber with the mobile phase for 15 minutes, develop vertically for 8 cm.
显色 Derivatization	喷以 1% 三氯化铁乙醇溶液。 Spray with a 1% solution of ferric chloride in ethanol.
检视 Detection	置可见光下检视。 Examine in white light.

不同薄层板薄层色谱图的比较

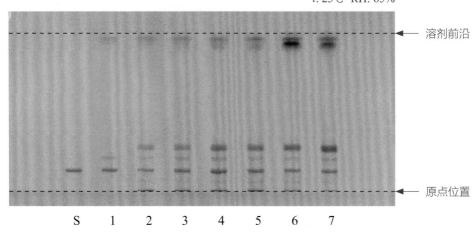

图 1 硅胶预制薄层板（DC-Fertigplatten DURASIL-25，MN 批号：112340）

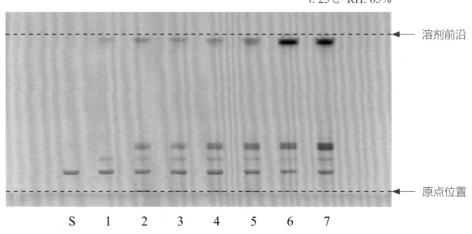

图 2 高效硅胶预制薄层板（HPTLC-Fertigplatten Nano-DURASIL-20，MN 批号：401280）

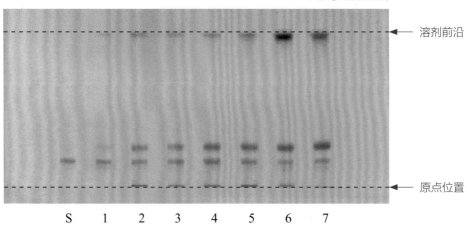

图 3 高效硅胶 G 预制薄层板（烟台市化学工业研究所，批号：150409）

t: 25℃ RH: 65%

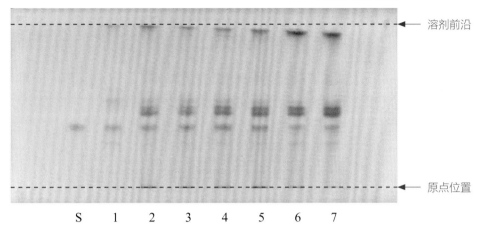

溶剂前沿

原点位置

  S　1　2　3　4　5　6　7

图 4 高效硅胶 G 预制薄层板（青岛海洋化工厂分厂，批号：20141212）

S. 黄芩苷对照品（110715-201117）

1. 黄芩对照药材（120955-201309）

2~5. 供试品（批号：120005；120015；130010；130027，大蜜丸，企业 A）

6~7. 供试品（批号：1015754，大蜜丸；3035187，水蜜丸，企业 B）

说明

*《中国药典》本项鉴别以黄芩苷对照品为对照，本实验增加黄芩对照药材对照。对照药材溶液参照供试品溶液制备方法制备。

（广州市药品检验所　毕福钧　吕渭升）

胃苏颗粒

鉴别
Identification
1

陈皮
Citri Reticulatae Pericarpium

t: 25℃ RH: 65%

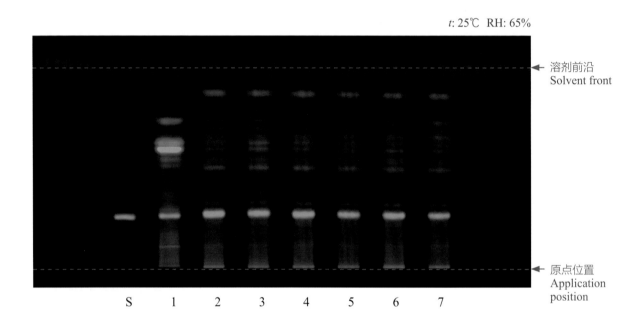

溶剂前沿
Solvent front

原点位置
Application
position

S   1   2   3   4   5   6   7

S. 橙皮苷对照品（110721-201316）

1. 陈皮对照药材（120969-201109）

2～7. 供试品（批号：15022622；14022702；15042122；
13091302；15011621；13030401）

S, hesperidin CRS (110721-201316);

track 1, Citri Reticulatae Pericarpium reference drug
(120969-201109);

tracks 2 to 7, different batches of the test samples

供试品溶液 Test Solution	取本品 5 g［规格（1）］或 2 g［规格（2）］，研细，加甲醇 25 ml，超声处理 20 分钟，滤过，取滤液。 Triturate 5 g [Strength (1)] or 2 g [Strength (2)] of the granules, ultrasonicate with 25 mL of methanol for 20 minutes, filter and use the filtrate.
对照药材溶液 * Reference Drug Solution *	取陈皮对照药材 1 g，加水 50 ml，煎煮 1 小时，滤过，滤液蒸干，残渣加甲醇 2 ml 使溶解，作为对照药材溶液。 Decoct 1 g of Citri Reticulatae Pericarpium reference drug with 50 mL of water for 1 hour, and filter. Evaporate the filtrate to dryness, dissolve the residue with 2 mL of methanol.
对照品溶液 Reference Solution	取橙皮苷对照品，加甲醇制成饱和溶液。 Dissolve hesperidin CRS in methanol to prepare a saturated solution.
薄层板 Stationary Phase	高效硅胶预制薄层板（HPTLC-Fertigplatten Nano-DURASIL-20，MN，批号：401280），经 0.5％氢氧化钠溶液改性。 HPTLC silica gel pre-coated plate (HPTLC-Fertigplatten Nano-DURASIL-20, MN, Lot.401280) immersed with a 0.5％ solution of sodium hydroxide.
点样 Sample Application	5 μl，条带状点样，条带宽度为 8 mm，条带间距为 18 mm，原点距底边为 10 mm。 Apply separately to the plate at 10 mm from the lower edge, as bands 8 mm, 5 μL of each of the reference solution, the reference drug solution and the test solution, leaving 18 mm between tracks.
展开剂 Mobile Phase	二次展开：（1）乙酸乙酯－甲醇－水（100:17:13），（2）甲苯－乙酸乙酯－甲酸－水（20:10:1:1）的上层溶液，各 15 ml。 Double development with two mobile phases: (1) Ethyl acetate, methanol and water (100:17:13), 15 mL, and (2) The upper layer of a mixture of toluene, ethyl acetate, formic acid and water (20:10:1:1), 15 mL.
展开缸 Developing Chamber	双槽展开缸，20 cm×10 cm。 Twin trough chamber, 20 cm×10 cm.
展开 Development	展开缸预平衡 15 分钟，先用展开剂（1）上行展开，展距为 5 cm，取出，晾干，再以展开剂（2）上行展开，展距为 8 cm。 Equilibrate the chamber with the mobile phase (1) for 15 minutes, develop vertically for 5 cm. Remove the plate, dry in air, then equilibrate the chamber with the mobile phase (2) for 15 minutes, develop vertically for 8 cm.
显色 Derivatization	喷以三氯化铝试液。 Spray with aluminum chloride TS.
检视 Detection	置紫外光（365 nm）下检视。 Examine under ultraviolet light at 365 nm.

不同薄层板薄层色谱图的比较

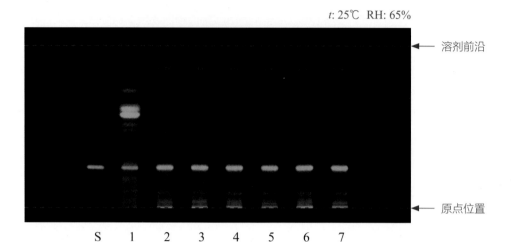

图 1　硅胶预制薄层板（DC-Fertigplatten DURASIL-25，MN　批号：112340）0.5% 氢氧化钠溶液改性

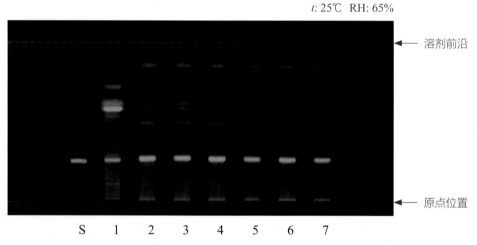

图 2　高效硅胶预制薄层板（HPTLC-Fertigplatten Nano-DURASIL-20，MN　批号：401280）0.5% 氢氧化钠溶液改性

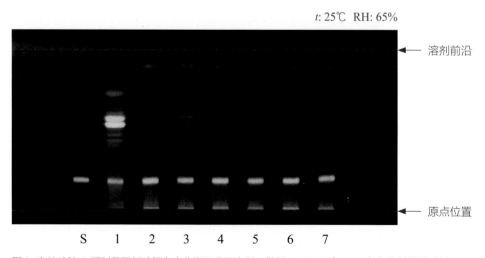

图 3　高效硅胶 G 预制薄层板（烟台市化学工业研究所，批号：150409）0.5% 氢氧化钠溶液改性

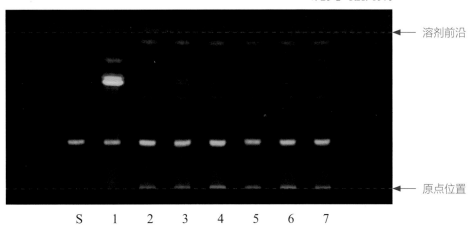

t: 25℃ RH: 65%

溶剂前沿

原点位置

S　1　2　3　4　5　6　7

图 4　高效硅胶 G 预制薄层板（青岛海洋化工厂分厂，批号：20141212）0.5% 氢氧化钠溶液改性

S.　橙皮苷对照品（110721-201316）
1.　陈皮对照药材（120969-201109）

2～7.　供试品（批号：15022622；14022702；15042122；13091302；15011621；13030401）

*《中国药典》本项鉴别以橙皮苷对照品为对照，本实验增加陈皮对照药材对照。对照药材溶液参照本品制法和供试品溶液制备方法制备。

鉴别
Identification
2

枳壳
Aurantii Fructus

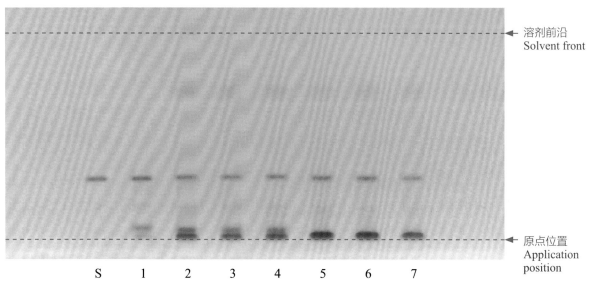

← 溶剂前沿
Solvent front

← 原点位置
Application
position

S   1   2   3   4   5   6   7

S. 辛弗林对照品（110727-200306）

1. 枳壳对照药材（120981-201104）

2~7. 供试品（批号：15022622；14022702；15042122；13091302；15011621；13030401）

S, synephrine CRS (110727-200306);

track 1, Aurantii Fructus reference drug (120981-201104);

tracks 2 to 7, different batches of the test samples

供试品溶液 Test Solution	取〔鉴别〕（1）项下的供试品溶液。 The test obtained under *Identification* (1).
对照药材溶液 * Reference Drug Solution*	取枳壳对照药材 1 g，加水 50 ml，煎煮 1 小时，滤过，滤液蒸干，残渣加甲醇 2 ml 使溶解。 Decoct 1 g of Aurantii Fructus reference drug with 50 mL of water for 1 hour, and filter. Evaporate the filtrate to dryness, and dissolve the residue with 2 mL of methanol.
对照品溶液 Reference Solution	取辛弗林对照品，加甲醇制成每 1 ml 含 0.2 mg 的溶液。 Dissolve synephrine CRS in methanol to prepare a solution containing 0.2 mg per mL.
薄层板 Stationary Phase	高效硅胶预制薄层板（HPTLC-Fertigplatten Nano-DURASIL-20，MN，批号：401280）。 HPTLC silica gel pre-coated plate (HPTLC-Fertigplatten Nano-DURASIL-20, MN, Lot.401280).
点样 Sample Application	对照品溶液与对照药材溶液各 5 µl，供试品溶液（2~4）10 µl，供试品溶液（5~7）5 µl，条带状点样，条带宽度为 8 mm，条带间距为 18 mm，原点距底边为 10 mm。 Apply separately to the plate at 10 mm from the lower edge, as bands 8 mm, 5 µL of each of the reference solution and the reference drug solution, 5-10 µL of the test solution, leaving 18 mm between tracks.
展开剂 Mobile Phase	正丁醇－醋酸－水（4:1:5）的上层溶液，15 ml。 The upper layer of a mixture of *n*-butanol, acetate acid and water (4:1:5), 15 mL.
展开缸 Developing Chamber	双槽展开缸，20 cm×10 cm。 Twin trough chamber, 20 cm × 10 cm.
展开 Development	展开缸预平衡 15 分钟，上行展开，展距为 8 cm。 Equilibrate the chamber with the mobile phase for 15 minutes, develop vertically for 8 cm.
显色 Derivatization	喷以茚三酮试液，在 105℃加热至斑点显色清晰。 Spray with ninhydrin TS, and heat at 105℃ until the spots become distinct.
检视 Detection	置可见光下检视。 Examine in white light.

不同薄层板薄层色谱图的比较

t: 25℃ RH: 65%

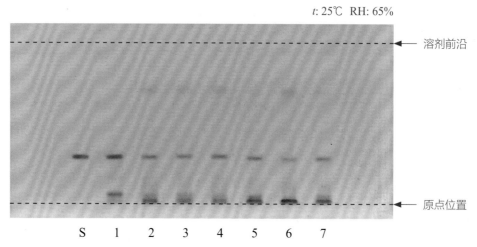

溶剂前沿

原点位置

S 1 2 3 4 5 6 7

图 1 硅胶预制薄层板（DC-Fertigplatten DURASIL-25，MN 批号：112340）

t: 25℃ RH: 65%

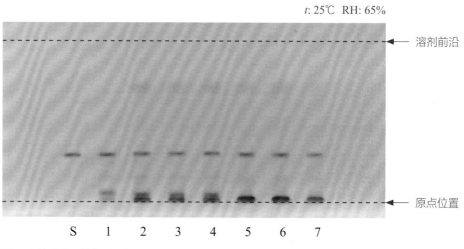

溶剂前沿

原点位置

S 1 2 3 4 5 6 7

图 2 高效硅胶预制薄层板（HPTLC-Fertigplatten Nano-DURASIL-20，MN 批号：401280）

t: 25℃ RH: 65%

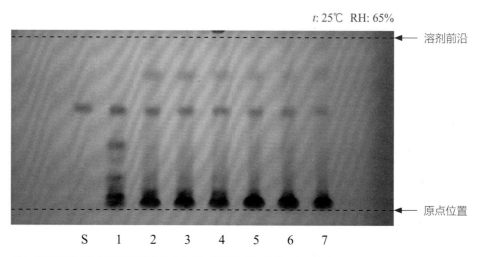

溶剂前沿

原点位置

S 1 2 3 4 5 6 7

图 3 高效硅胶 G 预制薄层板（烟台市化学工业研究所，批号：150409）

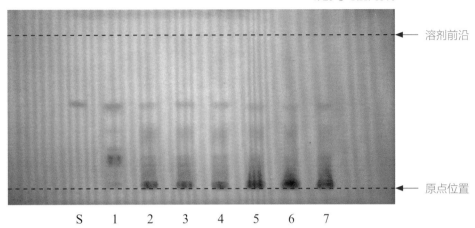

图 4 高效硅胶 G 预制薄层板（青岛海洋化工厂分厂，批号：20141212）

S. 辛弗林对照品（110727-200306）
1. 枳壳对照药材（120981-201104）

2~7. 供试品（批号：15022622；14022702；15042122；13091302；15011621；13030401）

说明

*《中国药典》本项鉴别以辛弗林对照品为对照，本实验增加枳壳对照药材对照。对照药材溶液参照本品制法和供试品溶液制备方法制备。

鉴别
Identification
3

紫苏梗
Perillae Caulis

t: 18℃ RH: 38%

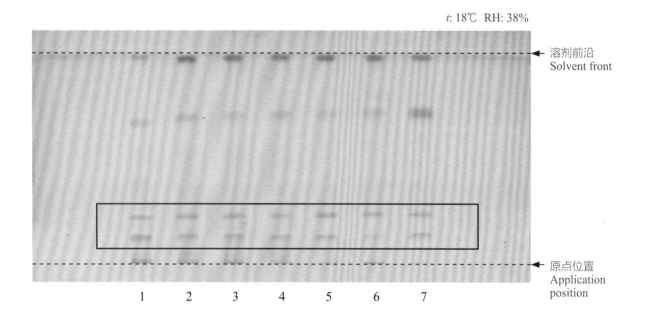

溶剂前沿
Solvent front

原点位置
Application
position

1　2　3　4　5　6　7

1. 紫苏梗对照药材（121172-201403）
2~7. 供试品（批号：15022622；14022702；15042122；13091302；15011621；13030401）

Track 1, Perillae Caulis reference drug (121172-201403);
tracks 2 to 7, different batches of the test samples

供试品溶液 Test Solution	取本品 30 g［规格（1）］或 10 g［规格（2）］，研细，加石油醚（30~60℃）50 ml，冷浸 20 小时，时时振摇，滤过，滤液挥干，残渣加乙醇 0.5 ml 使溶解。 Triturate 30 g [Strength (1)] or 10 g [Strength (2)] of the granules, macerate with 50 mL of petroleum ether(30-60℃) for 20 hours by shaking constantly, filter and evaporate the filtrate to dryness. Dissolve the residue in 0.5 mL of ethanol.
对照药材溶液 Reference Drug Solution	取紫苏梗对照药材 0.5 g，同供试品溶液制备方法制成对照药材溶液。 Prepare a solution of 0.5 g of Perillae Caulis reference drug in the same method as the test solution preparation.
薄层板 Stationary Phase	高效硅胶预制薄层板（HPTLC-Fertigplatten Nano-DURASIL-20，MN，批号：503083）。 HPTLC silica gel pre-coated plate (HPTLC-Fertigplatten Nano-DURASIL-20, MN, Lot.503083).
点样 Sample Application	对照药材溶液 10 μl，供试品溶液（2~4）10 μl，供试品溶液（5~7）5 μl，条带状点样，条带宽度为 8 mm，条带间距为 18 mm，原点距底边为 10 mm。 Apply separately to the plate at 10 mm from the lower edge, as bands 8 mm, 10 μL of the reference drug solution, 5-10 μL of the test solution, leaving 18 mm between tracks.
展开剂 Mobile Phase	甲苯－乙酸乙酯（19:1），15 ml。 Toluene and ethyl acetate (19:1), 15 mL.
展开缸 Developing Chamber	双槽展开缸，20 cm×10 cm。 Twin trough chamber, 20 cm×10 cm.
展开 Development	展开缸预平衡 15 分钟，上行展开，展距为 8 cm。 Equilibrate the chamber with the mobile phase for 15 minutes, develop vertically for 8 cm.
显色 Derivatization	喷以 1% 香草醛硫酸溶液，在 105℃加热至斑点显色清晰。 Spray with a 1% solution of vanillin in sulfuric acid, and heat at 105℃ until the spots become distinct.
检视 Detection	置可见光下检视。 Examine in white light.
备注 Note	鉴别的特征斑点为图 2 红框内斑点。 The target bands of the identification are those inside the red frame of TLC chromatogram (Figure 2).

不同薄层板薄层色谱图的比较

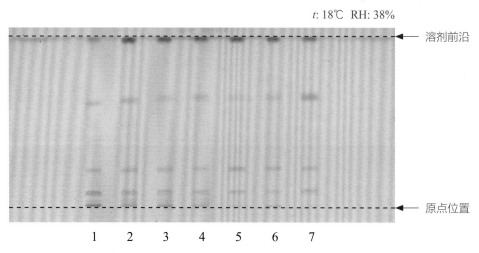

图 1 硅胶预制薄层板（DC-Fertigplatten DURASIL-25，MN 批号：511314）

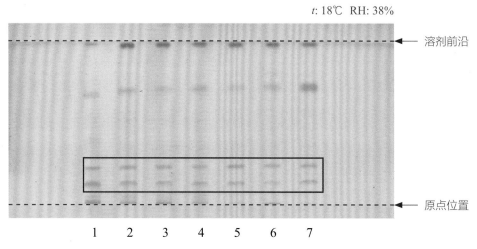

图 2 高效硅胶预制薄层板（HPTLC-Fertigplatten Nano-DURASIL-20，MN 批号：503083）

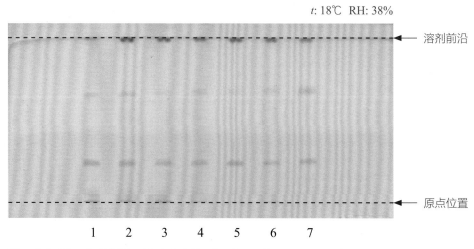

图 3 高效硅胶 G 预制薄层板（烟台市化学工业研究所，批号：20160324）

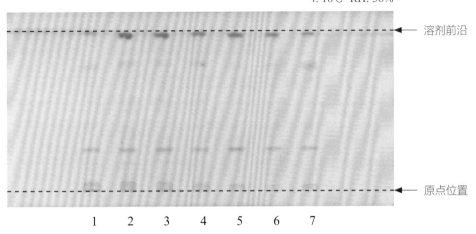

t: 18℃ RH: 38%

溶剂前沿

原点位置

1　　2　　3　　4　　5　　6　　7

图 4　高效硅胶 G 预制薄层板（青岛海洋化工厂分厂，批号：20160712）

---

1. 紫苏梗对照药材（121172-201403）

2~7. 供试品（批号：15022622；14022702；15042122；13091302；15011621；13030401）

说明

本项鉴别以紫苏梗对照药材为对照，多次实验结果显示供试品色谱中 R_f 值较高的紫红色斑点不是紫苏梗的专属斑点，主要鉴别 R_f 值低的特征斑点（图 2 红框内斑点），MN 普通板和高效板显示为两个紫色斑点，青岛高效板和烟台高效板显示为一个紫色斑点。

（广州市药品检验所　毕福钧　吕渭升）

乌鸡白凤丸

Wuji Baifeng Pills

当归、川芎
Angelicae Sinensis Radix & Chuanxiong Rhizoma

t: 26℃ RH: 65%

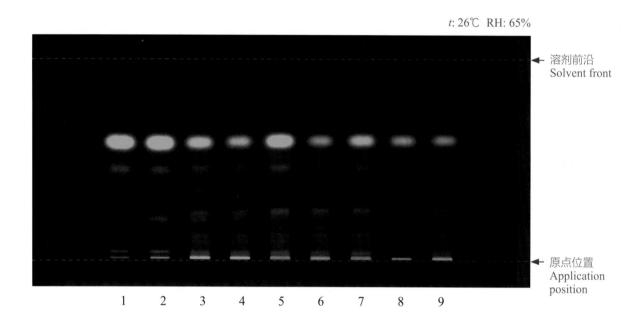

溶剂前沿
Solvent front

原点位置
Application position

1   2   3   4   5   6   7   8   9

1. 当归对照药材（120927-201315）

2. 川芎对照药材（120918-201110）

3~4. 供试品（批号：KIA001；H2A001，水蜜丸，企业 A）

5~7. 供试品（批号：C06003；FJ1321；FU1851，水蜜丸，企业 B）

8. 供试品（批号：120704，水蜜丸，企业 C）

9. 供试品（批号：20120802，水蜜丸，企业 D）

Track 1, Angelicae Sinensis Radix reference drug (120927-201315);

track 2, Chuanxiong Rhizoma reference drug (120918-201110);

tracks 3 to 9, different batches of the test samples

供试品溶液 Test Solution	取本品水蜜丸或小蜜丸 12 g，研细；或取大蜜丸 18 g，剪碎，加硅藻土 12 g，研匀。加乙醚 80 ml，加热回流 1 小时，滤过，药渣备用，滤液挥干，残渣加乙醇 1 ml 使溶解。 Pulverize 12 g of water-honeyed pills or small honeyed pills, or cut 18 g of big honeyed pills and triturate with 12 g of kieselguhr. Add 80 mL of ether, heat under reflux for 1 hour, filter, and keep the residue for later use. Evaporate the filtrate to dryness, and dissolve the filtrate in 1 mL of ethanol.
对照药材溶液 Reference Drug Solution	取当归对照药材、川芎对照药材各 0.5 g，加乙醚 10 ml，同供试品溶液制备方法制成对照药材溶液。 Prepare two solutions of 0.5 g of each of Angelicae Sinensis Radix reference drug and Chuanxiong Rhizoma reference drug, and 10 mL of ether in the same method as the test solution preparation.
薄层板 Stationary Phase	高效硅胶预制薄层板（HPTLC-Fertigplatten Nano-DURASIL-20，MN，批号：305143）。 HPTLC silica gel pre-coated plate (HPTLC-Fertigplatten Nano-DURASIL-20, MN, Lot.305143).
点样 Sample Application	对照药材溶液 2 μl，供试品溶液 5 μl，条带状点样，条带宽度为 8 mm，条带间距为 16 mm，原点距底边为 10 mm。 Apply separately to the plate at 10 mm from the lower edge, as bands 8 mm, 2 μL of the reference drug solution, and 5 μL of the test solution, leaving 16 mm between tracks.
展开剂 Mobile Phase	二次展开：（1）石油醚（60~90℃）（2）石油醚（60~90℃）－乙醚（10:3），各 15 ml。 Double development with two mobile phases: (1) petroleum ether (60-90℃),15 mL, and (2) petroleum ether (60-90℃) and ether (10:3), 15 mL.
展开缸 Developing Chamber	双槽展开缸，20 cm×10 cm。 Twin trough chamber, 20 cm×10 cm.
展开 Development	展开缸预平衡 15 分钟，先用展开剂（1）上行展开，展距为 8 cm，取出，晾干，再以展开剂（2）上行展开，展距为 8 cm。 Equilibrate the chamber with the mobile phase (1) for 15 minutes, develop vertically for 8 cm. Remove the plate, dry in air, then equilibrate the chamber with the mobile phase (2) for 15 minutes, develop vertically for 8 cm.
检视 Detection	置紫外光灯（365 nm）下检视。 Examine under ultraviolet light at 365 nm.

不同薄层板薄层色谱图的比较

t: 26℃ RH: 65%

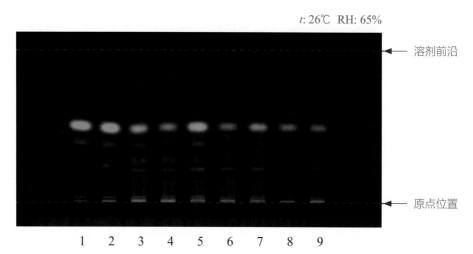

图 1 硅胶预制薄层板（DC-Fertigplatten DURASIL-25，MN 批号：112340）

t: 26℃ RH: 65%

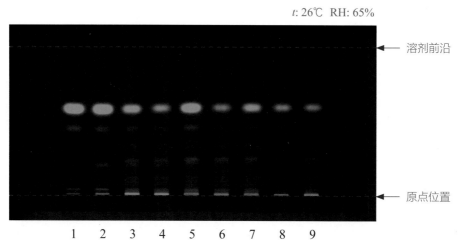

图 2 高效硅胶预制薄层板（HPTLC-Fertigplatten Nano-DURASIL-20，MN 批号：305143）

t: 26℃ RH: 65%

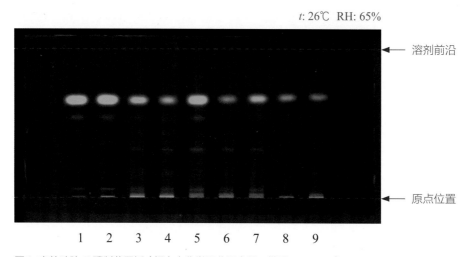

图 3 高效硅胶 G 预制薄层板（烟台市化学工业研究所，批号：150409）

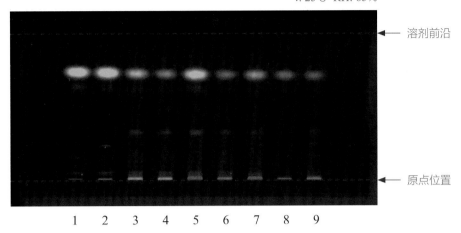

图4 高效硅胶 G 预制薄层板（青岛海洋化工厂分厂，批号：20141212）

1. 当归对照药材（120927-201315）
2. 川芎对照药材（120918-201110）
3~4. 供试品（批号：KIA001；H2A001，水蜜丸，企业 A）
5~7. 供试品（批号：C06003；FJ1321；FU1851，水蜜丸，企业 B）
8. 供试品（批号：120704，水蜜丸，企业 C）
9. 供试品（批号：20120802，水蜜丸，企业 D）

人参
Ginseng Radix et Rhizoma

t: 25℃ RH: 55%

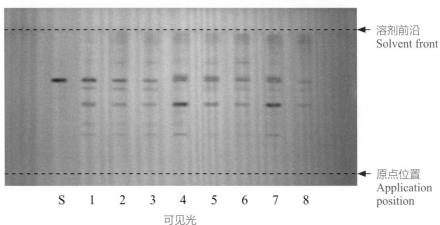

可见光

A 10% solution of sulfuric acid in ethanol, white light

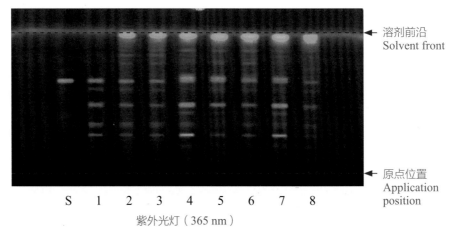

紫外光灯（365 nm）

A 10% solution of sulfuric acid in ethanol, UV 365 nm

S. 人参皂苷 Rg₁ 对照品（110703-201027）

1. 人参对照药材（120917-201110）

2~3. 供试品（批号：KIA001；H2A001，水蜜丸，企业 A）

4~6. 供试品（批号：C06003；FJ1321；FU1851，水蜜丸，企业 B）

7. 供试品（批号：120704，水蜜丸，企业 C）

8. 供试品（批号：20120802，水蜜丸，企业 D）

S, ginsenoside Rg₁ CRS (110703-201027);

track 1, Ginseng Radix et Rhizoma reference drug (120917-201110);

tracks 2 to 8, different batches of the test samples

取〔鉴别〕（2）项下的药渣，挥干乙醚，加甲醇 80 ml，加热回流 1 小时，滤过，滤液蒸干，残渣加水 20 ml 微热使溶解，用水饱和的正丁醇振摇提取 2 次，每次 25 ml，合并正丁醇液，用氨试液洗涤 2 次，每次 25 ml，合并氨溶液（备用），正丁醇液回收溶剂至干，残渣用甲醇 2 ml 使溶解，加入中性氧化铝 2 g，在水浴上拌匀，干燥，加在中性氧化铝柱（100～200 目，8 g，105℃活化 1 小时，内径 15 mm）上，以 40% 甲醇 100 ml 洗脱，收集洗脱液，蒸干，残渣加水 5 ml 使溶解，通过 C18 固相萃取小柱（500 mg，用甲醇 10 ml 预洗、水 20 ml 平衡），依次以水、30% 甲醇和甲醇各 20 ml 洗脱，收集 30% 甲醇洗脱液（备用），甲醇洗脱液蒸干，残渣加乙醇 1 ml 使溶解。

供试品溶液
Test Solution

Expel ether from the residue obtained under *Identification* (2), add 80 mL of methanol, heat under reflux for 1 hour, and filter. Evaporate the filtrate to dryness, dissolve the residue in 20 mL of water by heating gently and extract with two 25-mL quantities of *n*-butanol saturated with water. Combine the *n*-butanol extracts, wash with two 25-mL quantities of ammonia TS, combine the ammonia solution and keep for later use. Evaporate the *n*-butanol extracts to dryness, and dissolve the residue in 2 mL of methanol. Add 2 g of neutral alumina, mix well, and dry on a water bath. Apply to a column packed with neutral alumina (100-200 mesh, 8 g, activate under 105℃ for 1 hour, 15 mm in inner diameter), and elute with 100 mL of 40% methanol. Collect the eluent, evaporate to dryness. Dissolve the residue in 5 mL of water, apply to a solid phase extraction column of C18 (500 mg, pre-wash with 10 mL of methanol, and pre-equilibrate with 20 mL of water), elute with 20 mL of each of water, 30% methanol and methanol successively. Keep the 30% methanol eluent for later use, evaporate the methanol eluent to dryness, dissolve the residue in 1 mL of ethanol.

取人参对照药材 1 g，加甲醇 30 ml，加热回流 1 小时，滤过，滤液蒸干，残渣加水 20 ml 微热使溶解，自"用水饱和的正丁醇振摇提取 2 次"起，同供试品溶液制备方法制成对照药材溶液。

对照药材溶液
Reference Drug Solution

To 1 g of Ginseng Radix et Rhizoma reference drug, add 30 mL of methanol, heat under reflux for 1 hour, and filter. Evaporate the filtrate to dryness, dissolve the residue in 20 mL of water by heating gently, and prepare a solution in the same method described under the test solution begining at "extract with two 25-mL quantities of *n*-butanol saturated with water".

对照品溶液
Reference Solution

取人参皂苷 Rg_1 对照品，加乙醇制成每 1 ml 含 1 mg 的溶液。

Dissolve Ginsenoside Rg_1 CRS in ethanol to prepare a solution containing 1 mg per mL.

薄层板
Stationary Phase

高效硅胶预制薄层板（HPTLC-Fertigplatten Nano-DURASIL-20，MN，批号：305143）。

HPTLC silica gel pre-coated plate (HPTLC-Fertigplatten Nano-DURASIL-20, MN, Lot.305143).

点样
Sample Application

对照品溶液与对照药材溶液 4 μl，供试品溶液 7 μl，条带状点样，条带宽度为 8 mm，条带间距为 17 mm，原点距底边为 10 mm。

Apply separately to the plate at 10 mm from the lower edge, as bands 8 mm, 4 μL of each of the reference solution and the reference drug solution, 7 μL of the test solution, leaving 17 mm between tracks.

展开剂
Mobile Phase

三氯甲烷 - 甲醇 - 水（13：7：2）10℃以下放置的下层溶液，15 ml。

The lower layer of a mixture of chloroform, methanol and water (13:7:2) stood below 10℃, 15 mL.

展开缸
Developing Chamber

双槽展开缸，20 cm × 10 cm。

Twin trough chamber, 20 cm × 10 cm.

展开
Development

展开缸预平衡 15 分钟，上行展开，展距为 8 cm。

Equilibrate the chamber with the mobile phase for 15 minutes, develop vertically for 8 cm.

显色
Derivatization

喷以 10% 硫酸乙醇溶液，105℃加热至斑点显色清晰。

Spray with a 10% solution of sulfuric acid in ethanol, and heat at 105℃ until the spots become distinct.

检视
Detection

（1）置可见光下检视；（2）置紫外光灯（365 nm）下检视。

Examine in white light and under ultraviolet light at 365 nm.

不同薄层板薄层色谱图的比较

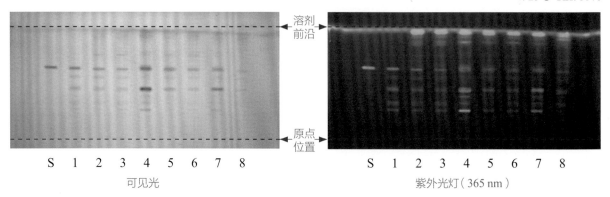

图 1 硅胶预制薄层板（DC-Fertigplatten DURASIL-25，MN 批号：112340）

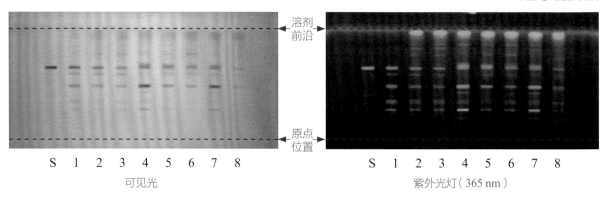

图 2 高效硅胶预制薄层板（HPTLC-Fertigplatten Nano-DURASIL-20，MN 批号：305143）

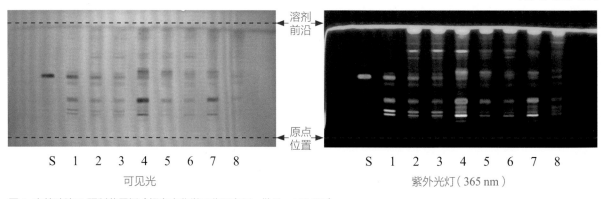

图 3 高效硅胶 G 预制薄层板（烟台市化学工业研究所，批号：150409）

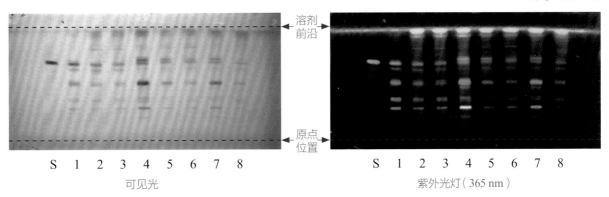

t: 25℃　RH: 65%

图 4　高效硅胶 G 预制薄层板（青岛海洋化工厂分厂，批号：20141212）

S.　人参皂苷 Rg₁ 对照品（110703-201027）

1.　人参对照药材（120917-201110）

2～3.　供试品（批号：KIA001；H2A001，水蜜丸，企业 A）

4～6.　供试品（批号：C06003；FJ1321；FU1851，水蜜丸，企业 B）

7.　供试品（批号：120704，水蜜丸，企业 C）

8.　供试品（批号：20120802，水蜜丸，企业 D）

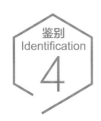

甘草
Glycyrrhizae Radix et Rhizoma

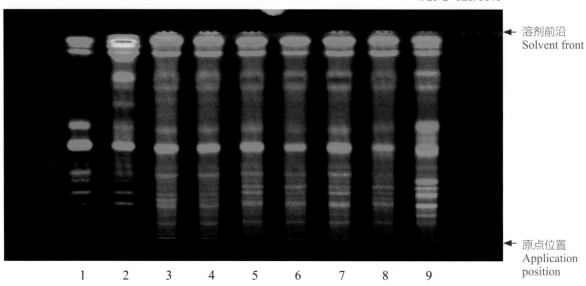

t: 25℃ RH: 55%

→ 溶剂前沿 Solvent front

→ 原点位置 Application position

1   2   3   4   5   6   7   8   9

1. 甘草（甘草）对照药材（120904-201117）
2. 甘草（胀果甘草）对照药材（121303-201003）
3~4. 供试品（批号：KIA001；H2A001，水蜜丸，企业 A）
5~7. 供试品（批号：C06003；FJ1321；FU1851，水蜜丸，企业 B）
8. 供试品（批号：120704，水蜜丸，企业 C）
9. 供试品（批号：20120802，水蜜丸，企业 D）

Track 1, Glycyrrhizae Radix et Rhizoma (*Glycyrrhiza uralensis*) reference drug (120904-201117);

track 2, Glycyrrhizae Radix et Rhizoma (*Glycyrrhiza inflata*) reference drug (121303-201003);

tracks 3 to 9, different batches of the test samples

供试品溶液 Test Solution	取〔鉴别〕（3）项下备用的氨溶液，用稀盐酸调节 pH 值至 3～4，用乙酸乙酯振摇提取 2 次，每次 25 ml，合并乙酸乙酯液，蒸干，残渣加乙醇 1 ml 使溶解。 To the ammonia solution obtained under *Identification* (3), adjust to pH 3-4 with diluted hydrochloric acid, extract with two 25-mL quantities of ethyl acetate. Combine the ethyl acetate extracts, evaporate to dryness, and dissolve the residue in 1 mL of ethanol.
对照药材溶液 Reference Drug Solution	取甘草对照药材 0.5 g，加甲醇 30 ml，加热回流 1 小时，滤过，滤液蒸干，残渣加水 20 ml 微热使溶解，用水饱和的正丁醇振摇提取 2 次，每次 25 ml，合并正丁醇液，用氨试液洗涤 2 次，每次 25 ml，合并氨溶液，自"用稀盐酸调节 pH 值至 3～4"起，同供试品溶液制备方法制成对照药材溶液。 To 0.5 g of Glycyrrhizae Radix et Rhizoma reference drug, add 30 mL of methanol, heat under reflux for 1 hour, and filter. Evaporate the filtrate to dryness, dissolve the residue in 20 mL of water by heating gently, and extract with two 25-mL quantities of *n*-butanol saturated with water. Combine the *n*-butanol extracts, wash with two 25-mL quantities of ammonia TS, combine the ammonia solution, and prepare a solution in the same method described under the test solution begining at "adjust to pH 3～4 with diluted hydrochloric acid".
薄层板 Stationary Phase	高效硅胶预制薄层板（HPTLC-Fertigplatten Nano-DURASIL-20，MN，批号：305143）。 HPTLC silica gel pre-coated plate (HPTLC-Fertigplatten Nano-DURASIL-20, MN, Lot.305143).
点样 Sample Application	对照药材溶液 2 μl，供试品溶液 8 μl，条带状点样，条带宽度为 8 mm，条带间距为 17 mm，原点距底边为 10 mm。 Apply separately to the plate at 10 mm from the lower edge, as bands 8 mm, 2 μL of the reference drug solution, and 8 μL of the test solution, leaving 17 mm between tracks.
展开剂 Mobile Phase	乙酸乙酯－甲酸－冰醋酸－水（15:1:1:2），15 ml。 Ethyl acetate, formic acid, glacial acetic acid and water (15:1:1;2), 15 mL.
展开缸 Developing Chamber	双槽展开缸，20 cm×10 cm。 Twin trough chamber, 20 cm×10 cm.
展开 Development	展开缸预平衡 15 分钟，上行展开，展距为 8 cm。 Equilibrate the chamber with the mobile phase for 15 minutes, develop vertically for 8 cm.
显色 Derivatization	喷以 10％硫酸乙醇溶液，105℃加热至斑点显色清晰。 Spray with a 10％ solution of sulfuric acid in ethanol, and heat at 105℃ until the spots become distinct.
检视 Detection	置紫外光灯（365 nm）下检视。 Examine under ultraviolet light at 365 nm.

不同薄层板薄层色谱图的比较

t: 25℃ RH: 55%

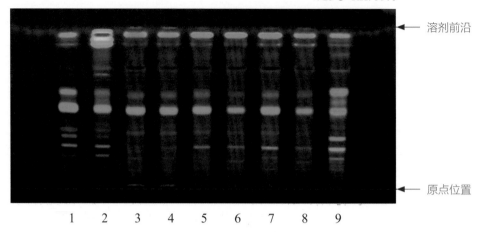

溶剂前沿

原点位置

1　2　3　4　5　6　7　8　9

图 1　硅胶预制薄层板（DC-Fertigplatten DURASIL-25，MN 批号：112340）

t: 25℃ RH: 55%

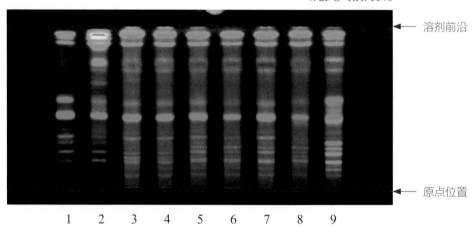

溶剂前沿

原点位置

1　2　3　4　5　6　7　8　9

图 2　高效硅胶预制薄层板（HPTLC-Fertigplatten Nano-DURASIL-20，MN 批号：305143）

t: 25℃ RH: 55%

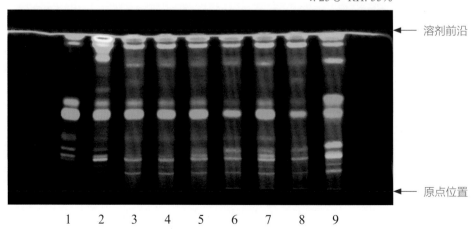

溶剂前沿

原点位置

1　2　3　4　5　6　7　8　9

图 3　高效硅胶 G 预制薄层板（烟台市化学工业研究所，批号：150409）

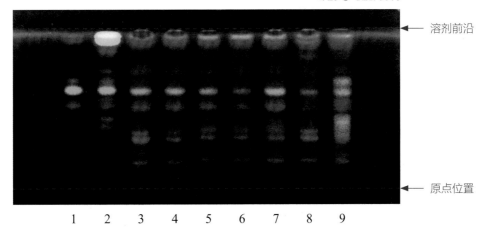

t: 25℃ RH: 55%

溶剂前沿

原点位置

1　2　3　4　5　6　7　8　9

图4　高效硅胶 G 预制薄层板（青岛海洋化工厂分厂，批号：20141212）

1. 甘草（甘草）对照药材（120904-201117）
2. 甘草（胀果甘草) 对照药材（121303-201003）
3～4. 供试品（批号：KIA001；H2A001，水蜜丸，企业 A）

5～7. 供 试 品（批 号：C06003；FJ1321；FU1851，水蜜丸，企业 B）
8. 供试品（批号：120704，水蜜丸，企业 C）
9. 供试品（批号：20120802，水蜜丸，企业 D）

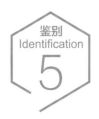

丹参

Salviae Miltiorrhizae Radix et Rhizoma

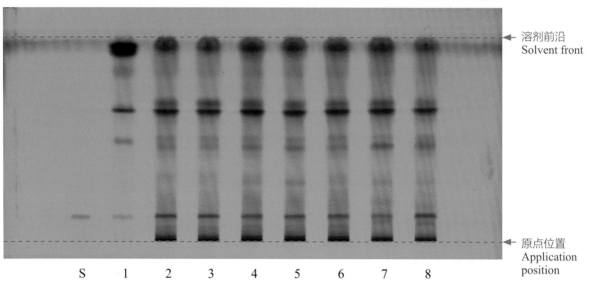

S. 丹酚酸 B 对照品（111562-201212）

1. 丹参对照药材（120923-201414）

2~3. 供试品（批号：KIA001；H2A001，水蜜丸，企业 A）

4~6. 供试品（批号：C06003；FJ1321；FU1851，水蜜丸，企业 B）

7. 供试品（批号：120704，水蜜丸，企业 C）

8. 供试品（批号：20120802，水蜜丸，企业 D）

S, salvianolic acid B CRS (111562-201212); track 1, Salviae Miltiorrhizae Radix et Rhizoma reference drug (120923-201414); tracks 2 to 8, different batches of the test samples

供试品溶液 Test Solution	取本品水蜜丸或小蜜丸 4 g，研细；或取大蜜丸 6 g，剪碎，加硅藻土 4 g，研匀，加甲醇 40 ml，加热回流 1 小时，滤过，滤液蒸干，残渣加水 20 ml 微热使溶解，用水饱和的正丁醇振摇提取 2 次，每次 25 ml，合并正丁醇液，用水洗涤 2 次，每次 20 ml，正丁醇液回收溶剂至干，残渣加乙醇 1 ml 使溶解。 Pulverize 4 g of water-honeyed pills or small honeyed pills, or cut 6 g of big honeyed pills and triturate with 4 g of kieselguhr. Add 40 mL of methanol, heat under reflux for 1 hour, and filter. Evaporate the filtrate to dryness, dissolve the residue in 20 mL of water by heating gently and extract with two 25-mL quantities of *n*-butanol saturated with water. Combine the *n*-butanol extracts, wash with two 20-mL quantities of water, and evaporate the *n*-butanol extracts to dryness. Dissolve the residue in 1 mL of ethanol.
对照药材溶液 * Reference Drug Solution *	取丹参对照药材 1 g，加甲醇 40 ml，同供试品溶液制备方法制备对照药材溶液。 Prepare a solution of 1 g of Salviae Miltiorrhizae Radix et Rhizoma reference drug in the same method as the test solution preparation.
对照品溶液 Reference Solution	取丹酚酸 B 对照品，加乙醇制成每 1 ml 含 2 mg 的溶液。 Dissolve salvianolic acid B CRS in ethanol to prepare a solution containing 2 mg per mL.
薄层板 Stationary Phase	高效硅胶 F_{254} 预制薄层板（HPTLC-Fertigplatten Nano-DURASIL-20 UV_{254}，MN，批号：409273）。 HPTLC silica gel F_{254} pre-coated plate (HPTLC-Fertigplatten Nano-DURASIL-20 UV_{254}, MN, Lot.409273).
点样 Sample Application	对照品溶液 1 μl，对照药材溶液与供试品溶液 5 μl，条带状点样，条带宽度为 8 mm，条带间距为 17 mm，原点距底边为 10 mm。 Apply separately to the plate at 10 mm from the lower edge, as bands 8 mm, 1 μL of the reference solution, 5 μL of each of the reference drug solution and the test solution, leaving 17 mm between tracks.
展开剂 Mobile Phase	甲苯－三氯甲烷－乙酸乙酯－甲醇－甲酸（2∶3∶4∶2∶0.5），15 ml。 Toluene, chloroform, ethyl acetate, methanol and formic acid (2:3:4:2:0.5), 15 mL.
展开缸 Developing Chamber	双槽展开缸，20 cm×10 cm。 Twin trough chamber, 20 cm×10 cm.
展开 Development	展开缸预平衡 15 分钟，上行展开，展距为 8 cm。 Equilibrate the chamber with the mobile phase for 15 minutes, develop vertically for 8 cm.
检视 Detection	置紫外光灯（254 nm）下检视。 Examine under ultraviolet light at 254 nm.

不同薄层板薄层色谱图的比较

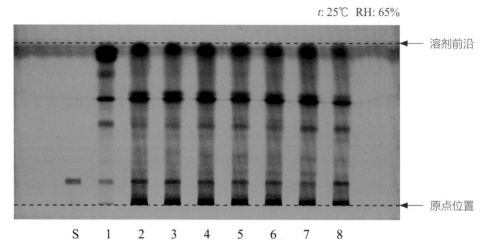

图 1　硅胶 F_{254} 预制薄层板（DC-Fertigplatten DURASIL-25/UV$_{254}$，MN 批号：309245）

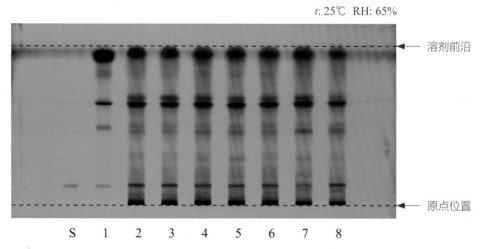

图 2　高效硅胶 F_{254} 预制薄层板（HPTLC-Fertigplatten Nano-DURASIL-20 UV$_{254}$，MN 批号：409273）

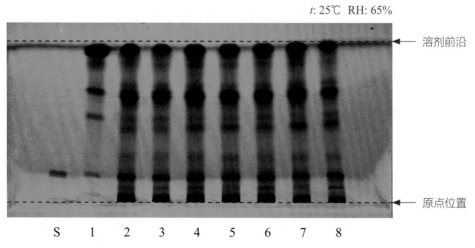

图 3　高效硅胶 GF_{254} 预制薄层板（烟台市化学工业研究所，批号：150721）

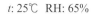

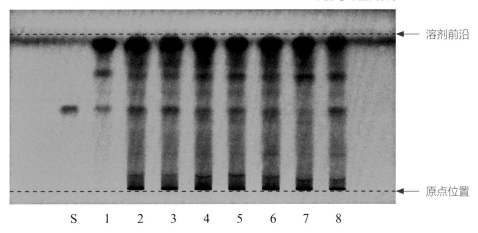

图 4　高效硅胶 GF₂₅₄ 预制薄层板（青岛海洋化工厂分厂，批号：20140808）

S. 丹酚酸 B 对照品（111562-201212）

1. 丹参对照药材（120923-201414）

2~3. 供试品（批号：KIA001；H2A001，水蜜丸，企业 A）

4~6.　供试品（批号：C06003；FJ1321；FU1851，水蜜丸，企业 B）

7. 供试品（批号：120704，水蜜丸，企业 C）

8. 供试品（批号：20120802，水蜜丸，企业 D）

说明

*《中国药典》本项鉴别以丹酚酸 B 对照品为对照，本实验增加以丹参对照药材对照，对照药材溶液参照供试品溶液制备方法制备。

（广州市药品检验所　毕福钧　吕渭升）

香砂六君丸
Xiangsha Liujun Pills

鉴别
Identification
2

木香
Aucklandiae Radix

t: 25℃ RH: 57%

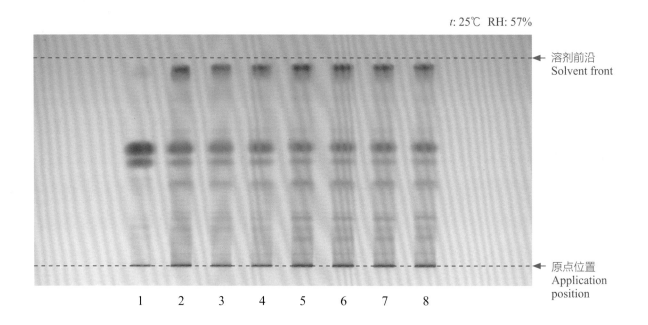

溶剂前沿
Solvent front

原点位置
Application
position

1 2 3 4 5 6 7 8

1. 木香对照药材（120921-201309)

2~4. 供试品（批号：130021；140007；150002，企业 A)

5~7. 供试品（批号：15081158；15081162；15081164，企业 B ）

8. 供试品（批号：151212，企业 C)

Track 1, Aucklandiae Radix reference drug
(120921-201309);

tracks 2 to 8, different batches of the test samples

供试品溶液 Test Solution	取本品 5 g，研细，加乙醚 30 ml，置水浴中加热回流 30 分钟，滤过，滤液挥干，残渣加乙酸乙酯 0.5 ml 使溶解。 Grind 5 g of pills, add 30 mL of ether, heat under reflux for 30 minutes and filter. Evaporate the filtrate to dryness, and dissolve the residue in 0.5 mL of ethyl acetate.
对照药材溶液 Reference Drug Solution	取木香对照药材 0.5 g，加乙醚 15 ml，同供试品溶液制备方法制成对照药材溶液。 Prepare a solution of 0.5 g of Aucklandiae Radix reference drug and 15 mL of ether in the same method as the test solution preparation.
薄层板 Stationary Phase	硅胶预制薄层板（DC-Fertigplatten DURASIL-25, MN 批号：511314）。 TLC silica gel pre-coated plate (DC-Fertigplatten DURASIL-25, MN Lot.511314).
点样 Sample Application	1：1 µl；2～4：2 µl；5～8：3 µl，条带状点样，条带宽度为 8 mm，条带间距为 16 mm，原点距底边为 10 mm。 Apply separately to the plate at 10 mm from the lower edge, as bands 8 mm, 2-3 µL of the test solution and 1 µL of the reference drug solution, leaving 16 mm between tracks.
展开剂 Mobile Phase	环己烷－丙酮（10:3），15 ml。 Cyclohexane and acetone (10:3), 15 mL.
展开缸 Developing Chamber	双槽展开缸，20 cm×10 cm。 Twin trough chamber, 20 cm × 10 cm.
展开 Development	展开缸预平衡 15 分钟，上行展开，展距为 8 cm。 Equilibrate the chamber with the mobile phase for 15 minutes, develop vertically for 8 cm.
显色 Derivatization	喷 5% 香草醛硫酸溶液，加热至斑点显色清晰。 Spray with a 5% solution of vanillin in sulfuric acid, and heat until the spots become distinct.
检视 Detection	置可见光下检视。 Examine in white light.

不同薄层板薄层色谱图的比较

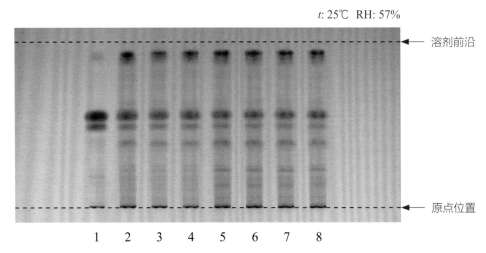

图 1　硅胶预制薄层板（DC-Fertigplatten DURASIL-25，MN　批号：511314）

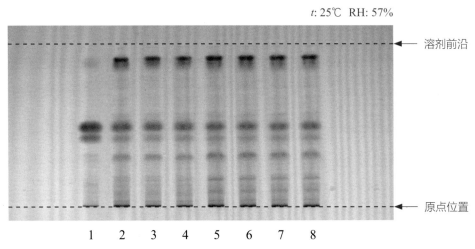

图 2　高效硅胶预制薄层板（HPTLC-Fertigplatten Nano-DURASIL-20，MN　批号：510297）

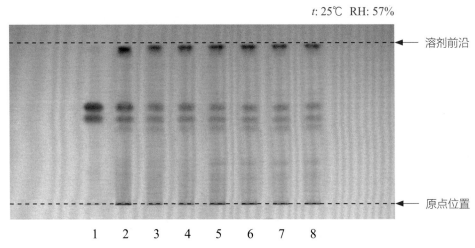

图 3　高效硅胶 G 预制薄层板（烟台市化学工业研究所，批号：20160727）

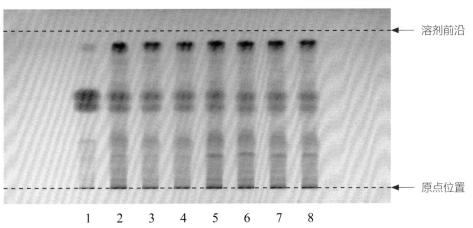

溶剂前沿

原点位置

1　2　3　4　5　6　7　8

图 4　高效硅胶 G 预制薄层板（青岛海洋化工厂分厂，批号：20160712）

1. 木香对照药材（120921-201309）

2～4. 供试品（批号：130021；140007；150002，企业 A）

5～7. 供试品（批号：15081158；15081162；15081164，企业 B）

8. 供试品（批号：151212，企业 C）

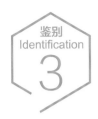

陈皮
Citri Reticulatae Pericarpium

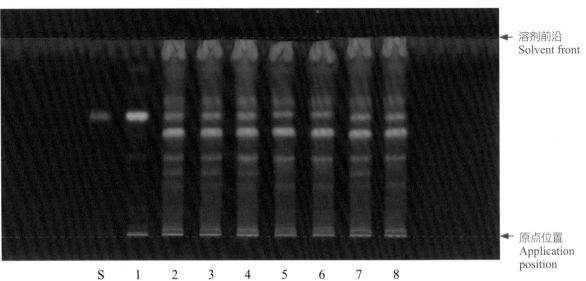

t: 24℃ RH: 58%

溶剂前沿
Solvent front

原点位置
Application position

S   1   2   3   4   5   6   7   8

S. 橙皮苷对照品（110721-201316）

1. 陈皮对照药材（120969-201109）

2～4. 供试品（批号：130021；140007；150002，企业 A）

5～7. 供试品（批号：15081158；15081162；15081164，企业 B）

8. 供试品（批号：151212，企业 C）

S, hesperidin CRS (110721-201316);

track 1, Citri Reticulatae Pericarpium reference drug (120969-201109);

tracks 2 to 8, different batches of the test samples

供试品溶液 Test Solution	取本品 12 g，研细，加乙醇 15 ml，超声处理 30 分钟，滤过，取滤液。 Grind 12 g of pills, add 15 mL of ethanol, ultrasonicate for 30 minutes, filter and use the filtrate.
对照药材溶液 * Reference Drug Solution*	取陈皮对照药材 1 g，加乙醇 15 ml，同法制成对照药材溶液。 Prepare a solution of 1 g of Citri Reticulatae Pericarpium reference drug in the same method as the test samples.
对照品溶液 Reference Solution	取橙皮苷对照品，加甲醇制成饱和溶液。 Dissolve hesperidin CRS in methanol to prepare a saturated solution.
薄层板 Stationary Phase	聚酰胺薄膜（浙江省台州市路桥四青生化材料厂，生产日期：1999 年 10 月）。 Polyamide film (Taizhou luqiao sijia biochemical plastic factory, Zhejiang Province).
点样 Sample Application	S：15 µl；1：2 µl；2～8：6 µl，条带状点样，条带宽度为 8 mm，条带间距为 16 mm，原点距底边为 10 mm。 Apply separately to the plate at 10 mm from the lower edge, as bands 8 mm, 6 µL of the test solution, 2 µL of the reference drug solution and 15 µL of the reference solution, leaving 16 mm between tracks.
展开剂 Mobile Phase	三氯甲烷 – 丙酮 – 甲醇（5:1:1），15 ml。 Chloroform, acetone and methanol (5:1:1), 15 mL.
展开缸 Developing Chamber	双槽展开缸，20 cm × 10 cm。 Twin trough chamber, 20 cm × 10 cm.
展开 Development	展开缸预平衡 15 分钟，上行展开，展距为 8 cm。 Equilibrate the chamber with the mobile phase for 15 minutes, develop vertically for 8 cm.
显色 Derivatization	喷 1% 三氯化铝甲醇溶液，用热风吹干。 Spray with a 1% solution of aluminum chloride in methanol, dry with a current of hot air.
检视 Detection	置紫外光灯（365 nm）下检视。 Examine under ultraviolet light at 365 nm.

不同薄层板薄层色谱图的比较

t: 24℃ RH: 58%

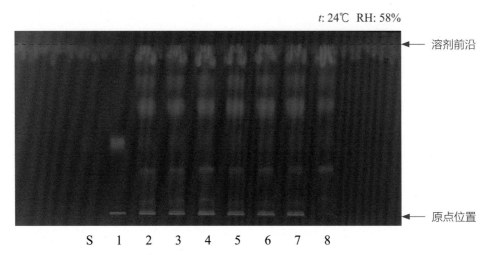

图 1 聚酰胺薄膜（POLYGRAM® POLYAMID-6，MN 批号：908330）

t: 24℃ RH: 58%

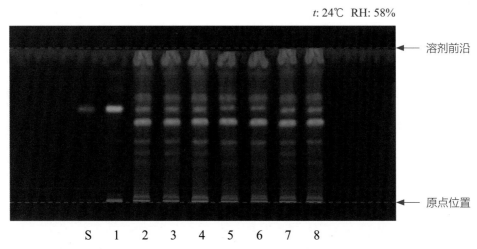

图 2 聚酰胺薄膜（浙江省台州市路桥四青生化材料厂，生产日期：1999 年 10 月 10 日）

S. 橙皮苷对照品（110721-201316）

1. 陈皮对照药材（120969-201109）

2~4. 供试品（批号：130021；140007；150002，企业 A）

5~7. 供试品（批号：15081158；15081162；15081164，企业 B）

8. 供试品（批号：151212，企业 C）

*《中国药典》本项鉴别以橙皮苷对照品为对照，本实验增加了陈皮对照药材对照。对照药材溶液参照供试品溶液制备方法制备。

白术
Atractylodis Macrocephalae Rhizoma

t: 24℃ RH: 58%

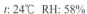
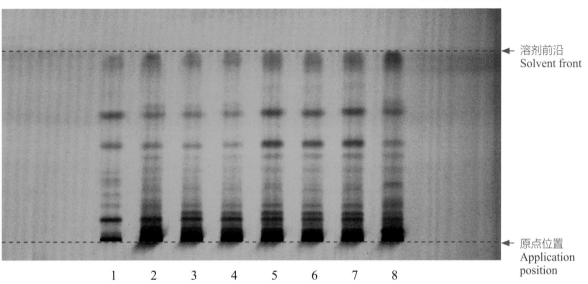

溶剂前沿
Solvent front

原点位置
Application
position

1   2   3   4   5   6   7   8

---

1. 白术对照药材（120925-201310）

2~4. 供试品（批号：130021；140007；150002，企业 A）

5~7. 供试品（批号：15081158；15081162；15081164，企业 B）

8. 供试品（批号：151212，企业 C）

Track 1, Atractylodis Macrocephalae Rhizoma reference drug (120925-201310);

tracks 2 to 8, different batches of the test samples

供试品溶液 Test Solution	取本品 5 g，研细，加乙酸乙酯 20 ml，超声处理 15 分钟，滤过，滤液蒸干，残渣加三氯甲烷 2 ml 使溶解。 Pulverize 5 g of pills, add 20 mL of ethyl acetate, ultrasonicate for 15 minutes, and filter. Evaporate the filtrate to dryness and dissolve the residue in 2 mL of chloroform.
对照药材溶液 Reference Drug Solution	取白术对照药材 0.5 g，加乙酸乙酯 10 ml，同供试品溶液制备方法制成对照药材溶液。 Prepare a solution of 0.5 g of Atractylodis Macrocephalae Rhizoma reference drug and 10 mL of ethyl acetate in the same method as the test solution preparation.
薄层板 Stationary Phase	硅胶 F_{254} 预制薄层板（DC-Fertigplatten DURASIL-25/UV$_{254}$, MN 批号：309245）。 TLC silica gel F_{254} pre-coated plate (DC-Fertigplatten DURASIL-25/UV$_{254}$, MN, Lot.309245).
点样 Sample Application	8 µl，条带状点样，条带宽度为 8 mm，条带间距为 16 mm，原点距底边为 10 mm。 Apply separately to the plate at 10 mm from the lower edge, as bands 8 mm, 8 µL of each of the test solution and the reference drug solution, leaving 16 mm between tracks.
展开剂 Mobile Phase	环己烷－甲苯－乙酸乙酯（14:3:3），15 ml。 Cyclohexane, toluene and ethyl acetate (14:3:3), 15 mL.
展开缸 Developing Chamber	双槽展开缸，20 cm×10 cm。 Twin trough chamber, 20 cm × 10 cm.
展开 Development	展开缸预平衡 15 分钟，上行展开，展距为 8 cm。 Equilibrate the chamber with the mobile phase for 15 minutes, develop vertically for 8 cm.
检视 Detection	置紫外光灯（254 nm）下检视。 Examine under ultraviolet light at 254 nm.

不同薄层板薄层色谱图的比较

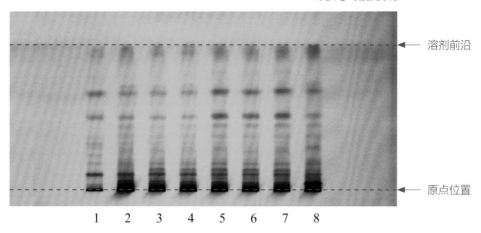

图 1 硅胶 F_{254} 预制薄层板（DC-Fertigplatten DURASIL-25/UV_{254}，MN 批号：309245）

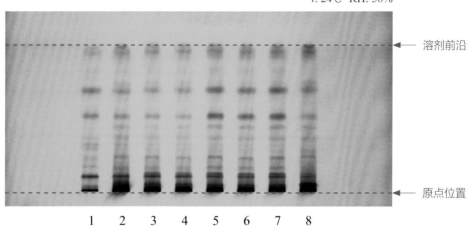

图 2 高效硅胶 F_{254} 预制薄层板（HPTLC-Fertigplatten Nano-DURASIL-20 UV_{254}，MN 批号：309252）

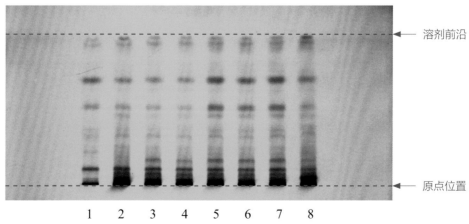

图 3 高效硅胶 GF_{254} 预制薄层板（烟台市化学工业研究所，批号：20150818）

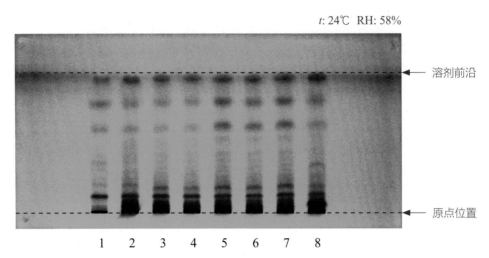

图 4　高效硅胶 GF$_{254}$ 预制薄层板（青岛海洋化工厂分厂，批号：20150512）

1. 白术对照药材（120925-201310）

2~4. 供试品（批号：130021；140007；150002，企业 A）

5~7. 供试品（批号：15081158；15081162；15081164，企业 B）

8. 供试品（批号：151212，企业 C）

甘草
Glycyrrhizae Radix et Rhizoma

t: 24℃ RH: 55%

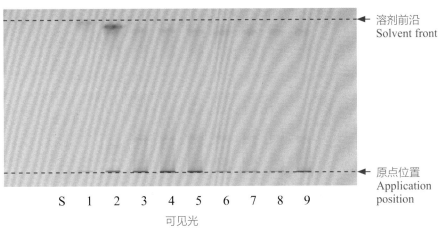

溶剂前沿
Solvent front

原点位置
Application
position

S　1　2　3　4　5　6　7　8　9

可见光

A 10% solution of sulfuric acid in ethanol, White light

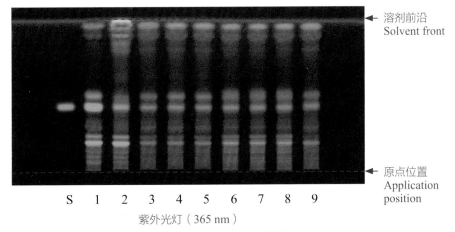

溶剂前沿
Solvent front

原点位置
Application
position

S　1　2　3　4　5　6　7　8　9

紫外光灯（365 nm）

A 10% solution of sulfuric acid in ethanol, UV 365 nm

S. 甘草苷对照品（111610-201106）

1. 甘草（甘草）对照药材（120904-201318）

2. 甘草（胀果甘草）对照药材（121303-201003）

3~5. 供试品（批号：130021；140007；150002，企业 A）

6~8. 供试品（批号：15081158；15081162；15081164，企业 B）

9. 供试品（批号：151212，企业 C）

S, liquiritin CRS (111610-201106);

track 1, Glycyrrhizae Radix et Rhizoma (*Glycyrrhiza uralensis*) reference drug (120904-201318);

track 2, Glycyrrhizae Radix et Rhizoma (*Glycyrrhiza inflata*) reference drug (121303-201003);

tracks 3 to 9, different batches of the test samples

供试品溶液 Test Solution	取本品 5 g，研细，加甲醇 30 ml，加热回流 30 分钟，放冷，滤过，滤液蒸干，残渣用水 5 ml 溶解，通过 D101 型大孔吸附树脂柱（内径为 1.5 cm，柱高为 15 cm），先后用水 100 ml 和 10%乙醇 50 ml 洗脱，收集 10%乙醇洗脱液，备用；继续用 30 %乙醇和 50%乙醇各 50 ml 洗脱，收集 50%乙醇洗脱液，蒸干，残渣加甲醇 1 ml 使溶解。 Triturate 5 g of pills, add 30 mL of methanol, heat under reflux for 30 minutes, allow to cool, and filter. Evaporate the filtrate to dryness and dissolve the residue in 5 mL of water. Apply to a column packed with macroporous absorption resin of type D101(1.5 cm in inner diameter, 15 cm in height) and elute successively with 100 mL of water and 50 mL of 10% ethanol, collect the 10% ethanol eluent for later use. Then elute successively with 50 mL of each of 30% ethanol and 50% ethanol, collect the 50% ethanol eluent and evaporate to dryness. Dissolve the residue in 1 mL of methanol.
对照药材溶液 Reference Drug Solution	取甘草对照药材 0.3 g，加甲醇 10 ml，加热回流 30 分钟，放冷，滤过。 To 0.3 g of Glycyrrhizae Radix et Rhizoma reference drug, add 10 mL of methanol, heat under reflux for 30 minutes, allow to cool, filter and use the filtrate.
对照品溶液 Reference Solution	取甘草苷对照品，加甲醇制成每 1 ml 含 1 mg 的溶液。 Dissolve liquiritin CRS in methanol to prepare a solution containing 1 mg per mL.
薄层板 Stationary Phase	高效硅胶 G 预制薄层板（烟台市化学工业研究所，批号：20160727）。 HPTLC silica gel pre-coated plate (Yantai Chemical Industry Research Institute, Lot.20160727).
点样 Sample Application	S：1 μl；1：1 μl；2～9：2 μl，条带状点样，条带宽度为 8 mm，条带间距为 16 mm，原点距底边为 10 mm。 Apply separately to the plate at 10 mm from the lower edge, as bands 8 mm, 2 μL of the test solution, 1 μL of each of the reference drug solution and the reference solution, leaving 16 mm between tracks.
展开剂 Mobile Phase	乙酸乙酯－甲酸－冰醋酸－水（15:1:1:2），15 ml。 Ethyl acetate, formic acid, glacial acetic acid and water (15:1:1:2), 15 mL.
展开缸 Developing Chamber	双槽展开缸，20 cm×10 cm。 Twin trough chamber, 20 cm × 10 cm.
展开 Development	展开缸预平衡 15 分钟，上行展开，展距为 8 cm。 Equilibrate the chamber with the mobile phase for 15 minutes, develop vertically for 8 cm.
显色 Derivatization	喷 10%硫酸乙醇溶液，105℃加热至斑点显色清晰。 Spray with a 10% solution of sulfuric acid in ethanol and heat at 105℃ until the spots become distinct.
检视 Detection	（1）置可见光下检视；（2）置紫外光灯（365 nm）下检视。 (1) Examine in white light. (2)Examine under ultraviolet light at 365 nm.

不同薄层板薄层色谱图的比较

t: 24℃ RH: 55%

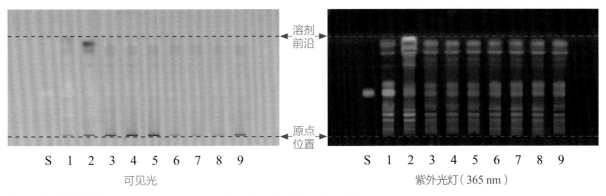

图 1 硅胶预制薄层板（DC-Fertigplatten DURASIL-25，MN 批号：511314）

t: 24℃ RH: 55%

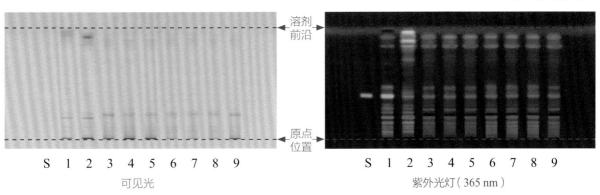

图 2 高效硅胶预制薄层板（HPTLC-Fertigplatten Nano-DURASIL-20，MN 批号：510297）

t: 24℃ RH: 55%

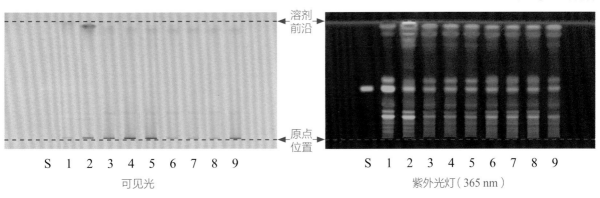

图 3 高效硅胶 G 预制薄层板（烟台市化学工业研究所，批号：20160727）

t: 24℃　RH: 55%

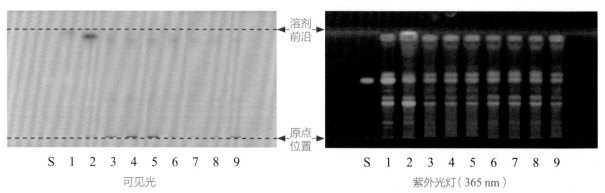

可见光　　　　　　　　　　　　　　　　　紫外光灯（365 nm）

图 4　高效硅胶 G 预制薄层板（青岛海洋化工厂分厂，批号：20160712）

S. 甘草苷对照品（111610-201106）

1. 甘草（甘草）对照药材（120904-201318）

2. 甘草（胀果甘草）对照药材（121303-201003）

3～5. 供试品（批号：130021；140007；150002，企业 A）

6～8. 供试品（批号：15081158；15081162；15081164，企业 B）

9. 供试品（批号：151212，企业 C）

党参
Codonopsis Radix

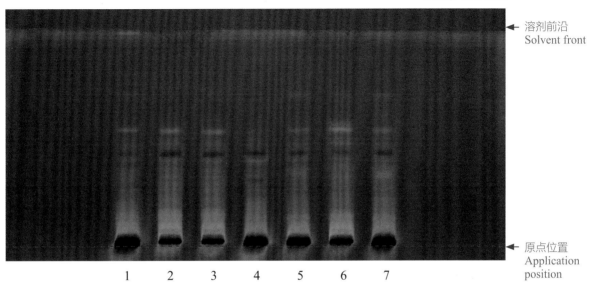

t: 22℃　RH: 58%

溶剂前沿
Solvent front

原点位置
Application position

1　2　3　4　5　6　7

1. 党参对照药材（121057-201206)

2~4. 供试品（批号：130021；140007；150002，企业 A)

5~7. 供试品（批号：15081158；15081162；15081164，企业 B）

Track 1, Codonopsis Radix reference drug (121057-201206);

tracks 2 to 7, different batches of the test samples

供试品溶液 Test Solution	取〔鉴别〕（5）项下备用的 10% 乙醇洗脱液，蒸干，残渣加 10% 乙醇 1 ml 使溶解。 Evaporate the 10% ethanol eluent obtained under *Identification* (5)to dryness and dissolve the residue in 1 mL of 10% ethanol.
对照药材溶液 * Reference Drug Solution*	取党参对照药材 2 g，加甲醇 30 ml，加热回流 30 分钟，放冷，滤过，滤液蒸干，残渣加水 5 ml 使溶解，通过 D101 型大孔吸附树脂柱（内径为 1.5 cm，柱高为 15 cm），先用水 100 ml 洗脱，弃去水洗液，再用 10% 乙醇 50 ml 洗脱，收集 10% 乙醇洗脱液，蒸干，残渣加甲醇 0.5 ml 使溶解。 To 2 g of Codonopsis Radix reference drug, add 30 mL of methanol, heat under reflux for 30 minutes, allow to cool, and filter. Evaporate the filtrate to dryness and dissolve the residue in 5 mL of water. Apply to a column packed with macroporous absorption resin of type D101 (1.5 cm in inner diameter, 15 cm in height) and elute successively with 100 mL of water and 50 mL of 10% ethanol, collect the 10% ethanol eluent and evaporate to dryness. Dissolve the residue in 0.5 mL of methanol.
薄层板 Stationary Phase	高效硅胶预制薄层板（HPTLC-Fertigplatten Nano-DURASIL-20, MN 批号：510297）。 HPTLC silica gel pre-coated plate (HPTLC-Fertigplatten Nano-DURASIL-20, MN, Lot.510297).
点样 Sample Application	1：20 μl；2 ~ 7：10 μl，条带状点样，条带宽度为 8 mm，条带间距为 16 mm，原点距底边为 10 mm。 Apply separately to the plate at 10 mm from the lower edge, as bands 8 mm, 10 μL of the test solution and 20 μL of the reference drug solution, leaving 16 mm between tracks.
展开剂 Mobile Phase	甲苯 - 乙酸乙酯 - 甲酸（6:4:1），15 ml。 Toluene, ethyl acetate and formic acid (6:4:1), 15 mL.
展开缸 Developing Chamber	双槽展开缸，20 cm × 10 cm。 Twin trough chamber, 20 cm × 10 cm.
展开 Development	展开缸预平衡 15 分钟，上行展开，展距为 8 cm。 Equilibrate the chamber with the mobile phase for 15 minutes, develop vertically for 8 cm.
显色 Derivatization	喷 10% 硫酸乙醇溶液，105℃加热约 10 分钟。 Spray with a 10% solution of sulfuric acid in ethanol and heat at 105℃ for 10 minutes.
检视 Detection	置紫外光灯（365 nm）下检视。 Examine under ultraviolet light at 365 nm.

不同薄层板薄层色谱图的比较

t: 22℃ RH: 58%

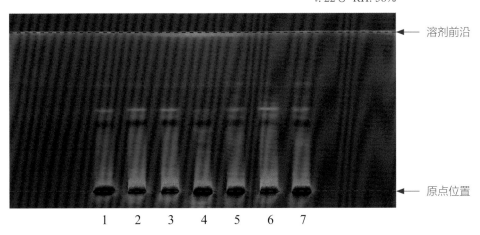

图 1 硅胶预制薄层板（DC-Fertigplatten DURASIL-25，MN 批号：511314）

t: 22℃ RH: 58%

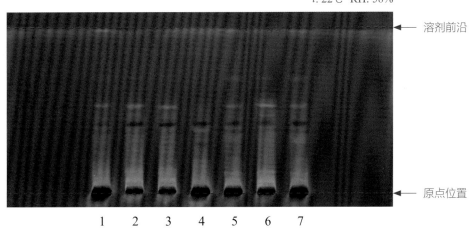

图 2 高效硅胶预制薄层板（HPTLC-Fertigplatten Nano-DURASIL-20，MN 批号：510297）

t: 22℃ RH: 58%

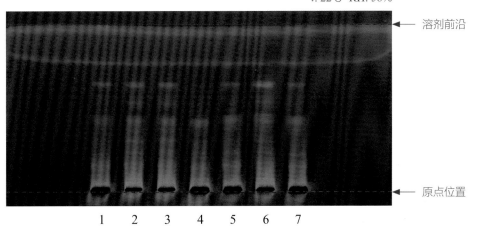

图 3 高效硅胶 G 预制薄层板（烟台市化学工业研究所，批号：20160727）

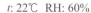

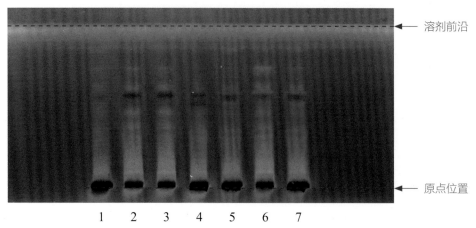

溶剂前沿

原点位置

1　2　3　4　5　6　7

图 4　高效硅胶 G 预制薄层板（青岛海洋化工厂分厂，批号：20160712）

图 1～图 4:

1. 党参对照药材（121057-201206）

2～4. 供试品（批号：130021；140007；150002，企业 A）

5～7. 供试品（批号：15081158；15081162；15081164，企业 B）

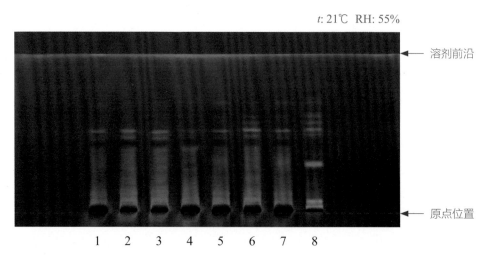

t: 21℃　RH: 55%

溶剂前沿

原点位置

1　2　3　4　5　6　7　8

图 5　修改方法的专属性考察—硅胶预制薄层板（DC-Fertigplatten DURASIL-25，MN 批号：511314）

图 5:

1. 党参对照药材（121057-201206）

2～4. 供试品（批号：130021；140007；150002，企业 A）

5～7. 供试品（批号：15081158；15081162；15081164，企业 B）

8. 党参阴性对照（自制）

t: 21℃ RH: 55%

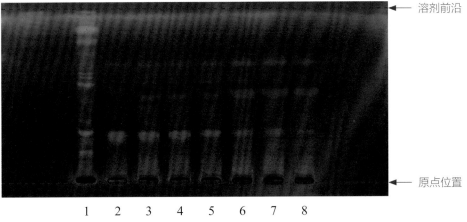

→ 溶剂前沿

→ 原点位置

　　　　1　　2　　3　　4　　5　　6　　7　　8

图 6 《中国药典》方法—高效硅胶 G 预制薄层板（青岛海洋化工厂分厂，批号：20160712）

图 6：

1. 党参对照药材 -1(121057-201206)
2. 党参对照药材 -2(121057-201206)

3~5. 供试品（批号：130021；140007；150002，企业 A）

6~8. 供试品（批号：15081158；15081162；15081164，企业 B）

说明

1.《中国药典》本项鉴别党参对照药材为甲醇提取浓缩后点样，对照药材溶液与供试品溶液的制备方法不同，结果供试品色谱与党参对照药材色谱斑点对应性不好（图 6）。本实验按供试品溶液制备方法制备党参对照药材溶液，结果供试品色谱与党参对照药材色谱斑点对应性良好（图 1~图 4），党参阴性对照无干扰（图 5）。

2. 党参阴性对照溶液制备（图 5）：取党参阴性样品适量（相当于样品 5 g 量），加甲醇 30ml，按供试品溶液制备方法制成党参阴性对照溶液。

3. 图 6 中党参对照药材 -1 是按《中国药典》方法制备得到的，党参对照药材 -2 是按修改方法制备得到。

（广州市药品检验所　王秀芹　严家浪 ）

鉴别
Identification
2

枳实、木香、厚朴
Aurantii Fructus Immaturus&Aucklandiae Radix & Magnoliae Officinalis Cortex

t: 26℃ RH: 65%

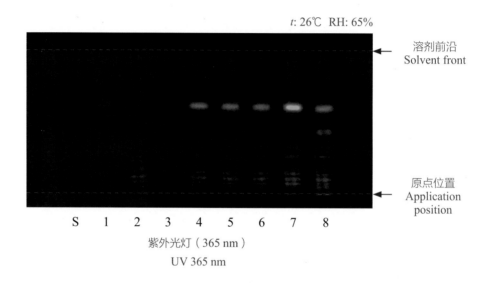

溶剂前沿
Solvent front

原点位置
Application position

S 1 2 3 4 5 6 7 8

紫外光灯（365 nm）
UV 365 nm

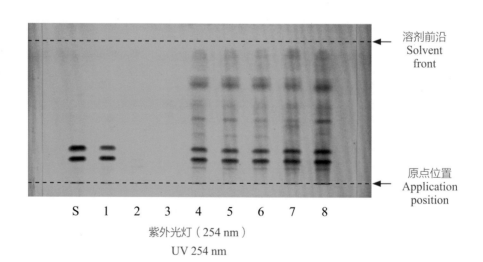

溶剂前沿
Solvent front

原点位置
Application position

S 1 2 3 4 5 6 7 8

紫外光灯（254 nm）
UV 254 nm

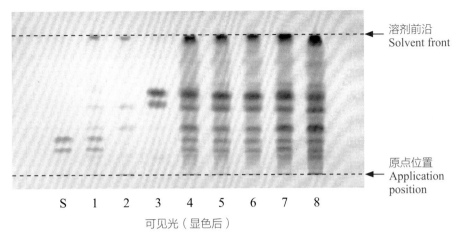

可见光（显色后）

A 5% solution of vanillin in sulfuric acid, white light

溶剂前沿
Solvent front

原点位置
Application position

S. 厚朴酚（110729-200412）与和厚朴酚（110730-201313）混合对照品

1. 厚朴（厚朴）对照药材（121285-201303）

2. 枳实对照药材（120936-201005）

3. 木香对照药材（120921-201309）

4~6. 供试品（批号：140028；140034；140037，企业 A）

7. 供试品（批号：1111141，企业 B）

8. 供试品（批号：55120003，企业 C）

S, honokiol CRS (110730-201313) and magnolol CRS (110729-200412) (increasing R_f);

track 1, Magnoliae Officinalis Cortex (*Magnolia officinalis* Rehd.et Wils.) reference drug (121285-201303);

track 2, Aurantii Fructus Immaturus reference drug (120936-201005);

track 3, Aucklandiae Radix reference drug (120921-201309);

tracks 4 to 8, different batches of the test samples

供试品溶液 Test Solution	取本品8 g，研细，加石油醚（30～60℃）30 ml，加热回流30分钟，滤过，滤液挥干，残渣加乙酸乙酯1 ml使溶解。 Pulverize 8 g of the pills, add 30 mL of petroleum ether (30-60℃), heat under reflux on a water bath for 30 miuntes, filter and evaporate the filtrate to dryness. Dissolve the residue in 1 mL of ethyl acetate.
对照药材溶液 * Reference Drug Solution*	取枳实对照药材、木香对照药材、厚朴对照药材各0.5 g，分别加石油醚（30～60℃）15 ml，同供试品溶液制备方法制成对照药材溶液。 Prepare three solutions of 0.5 g of each of Aurantii Fructus Immaturus reference drug, Aucklandiae Radix reference drug and Magnoliae Officinalis Cortex reference drug, and 15 mL of petroleum ether (30-60℃) of each in the same method as the test solution preparations.
对照品溶液 Reference Solution	取厚朴酚对照品、和厚朴酚对照品，加乙酸乙酯制成每1 ml含厚朴酚2 mg、和厚朴酚1 mg的混合溶液。 Dissolve magnolol CRS and honokiol CRS in ethyl acetate to prepare a mixture containing 2 mg and 1 mg per mL respectively.
薄层板 Stationary Phase	高效硅胶F$_{254}$预制薄层板（HPTLC-Fertigplatten Nano-DURASIL-20 UV$_{254}$，MN，批号：409273）。 HPTLC silica gel F$_{254}$ pre-coated plate (HPTLC-Fertigplatten Nano-DURASIL-20 UV$_{254}$, MN, Lot.409273).
点样 Sample Application	对照品溶液及对照药材溶液各2 µl，供试品溶液4 µl，条带状点样，条带宽度为8 mm，条带间距为17 mm，原点距底边为10 mm。 Apply separately to the plate at 10 mm from the lower edge, as bands 8 mm, 2 µL of each of the reference solution and the reference drug solution, 4 µL of the test solution, leaving 17 mm between tracks.
展开剂 Mobile Phase	环己烷－丙酮（10:3），15 ml。 Cyclohexane and acetone (10:3), 15 mL.
展开缸 Developing Chamber	双槽展开缸，20 cm×10 cm。 Twin trough chamber, 20 cm × 10 cm.
展开 Development	展开缸预平衡15分钟，上行展开，展距为8 cm。 Equilibrate the chamber with the mobile phase for 15 minutes, develop vertically for 8 cm.
显色与检视 Derivatization & Detection	置紫外光（365 nm和254 nm）下检视，再喷以5%香草醛硫酸溶液，加热至斑点显色清晰，置可见光下检视。 Examine under ultraviolet light at 365 nm and 254 nm, then spray with a 5% solution of vanillin in sulfuric acid, and heat until the spots become visible, and examine in white light.
备注 Note	混合对照品色谱中由上至下依次为厚朴酚与和厚朴酚。 Spots in the chromatogram obtained with the reference solution are honokiol and magnolol with increasing R_f.

不同薄层板薄层色谱图的比较

t: 26℃   RH: 65%

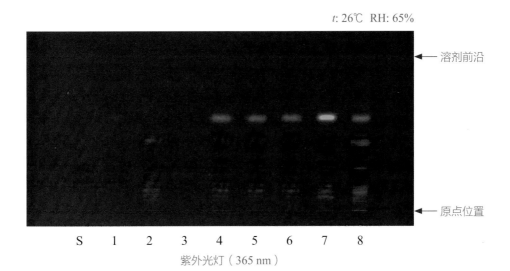

紫外光灯（365 nm）

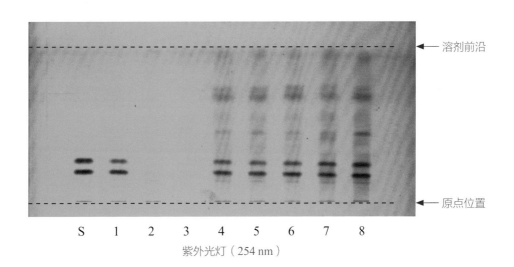

紫外光灯（254 nm）

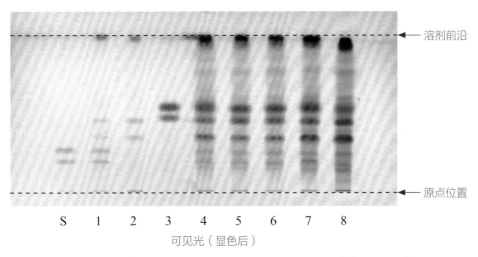

可见光（显色后）

图 1 硅胶 F_{254} 预制薄层板（DC-Fertigplatten DURASIL-25/UV$_{254}$，MN 批号：309245）

t: 26℃ RH: 65%

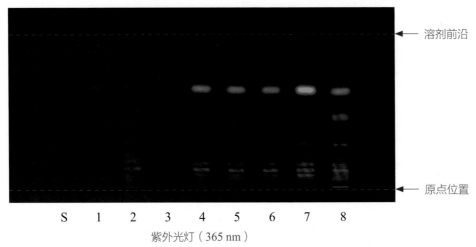

紫外光灯（365 nm）

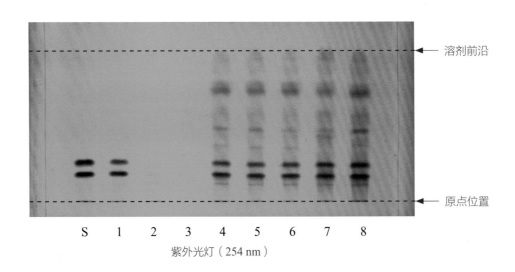

紫外光灯（254 nm）

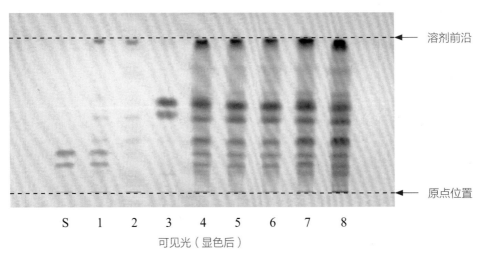

可见光（显色后）

图 2 高效硅胶 F$_{254}$ 预制薄层板（HPTLC-Fertigplatten Nano-DURASIL-20 UV$_{254}$，MN 批号：409273）

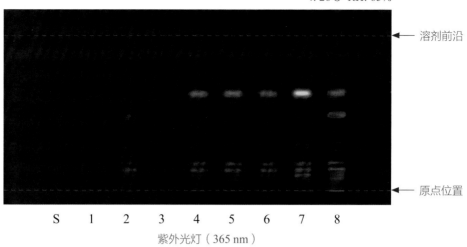

t: 26℃ RH: 65%

紫外光灯（365 nm）

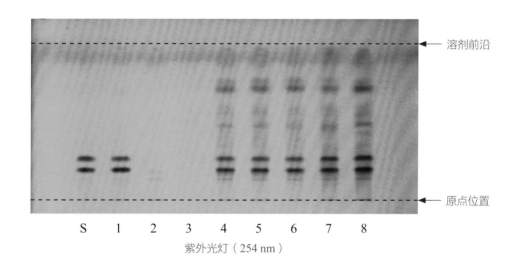

紫外光灯（254 nm）

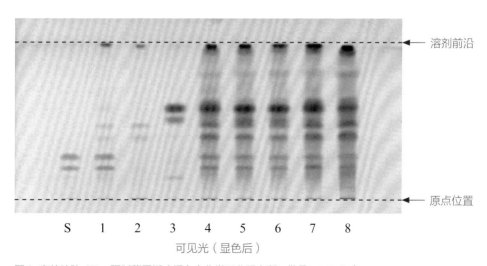

可见光（显色后）

图 3 高效硅胶 GF$_{254}$ 预制薄层板（烟台市化学工业研究所，批号：150721）

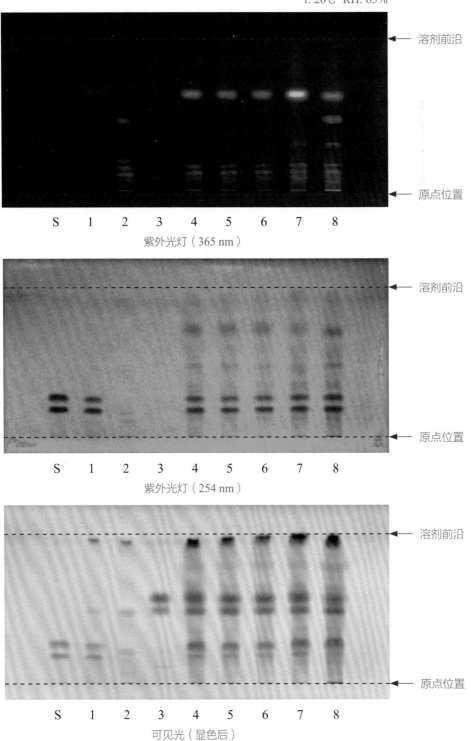

図4 高效硅胶 GF$_{254}$ 预制薄层板（青岛海洋化工厂分厂，批号：20140808）

S. 厚朴酚（110729-200412）与和厚朴酚（110730-201313）混合对照品

1. 厚朴（厚朴）对照药材（121285-201303）

2. 枳实对照药材（120936-201005）

3. 木香对照药材（120921-201309）

4～6. 供试品（批号：140028；140034；140037，企业 A）

7. 供试品（批号：1111141，企业 B）

8. 供试品（批号：55120003，企业 C）

说明

*《中国药典》本项鉴别以厚朴酚对照品与和厚朴酚对照品为对照，本实验增加厚朴对照药材对照。对照药材溶液参照供试品溶液制备方法制备。

香附
Cyperi Rhizoma

t: 28℃ RH: 56%

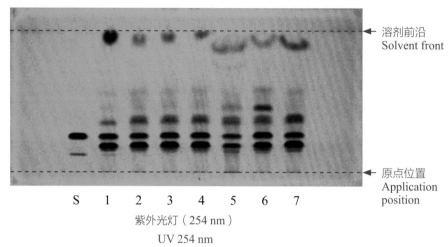

溶剂前沿
Solvent front

原点位置
Application
position

S 1 2 3 4 5 6 7

紫外光灯（254 nm）
UV 254 nm

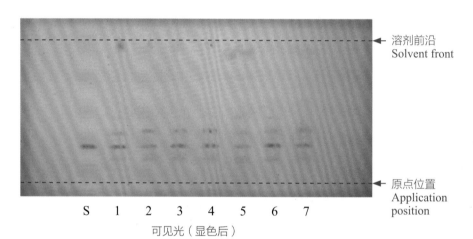

溶剂前沿
Solvent front

原点位置
Application
position

S 1 2 3 4 5 6 7

可见光（显色后）
Dinitrophenylhydrazine ethanol TS, white light

S. α - 香附酮对照品（110748-201312）

1. 香附对照药材（121059-201407）

2～4. 供试品（批号：140028；140034；140037，企业 A）

5. 供试品（批号：1111141，企业 B）

6. 供试品（批号：20130101，企业 D）

7. 供试品（批号：55120003，企业 C）

S, α-cyperone CRS (110748-201312);

track 1, Cyperi Rhizoma reference drug (121059-201407);

tracks 2 to 7, different batches of the test samples

供试品溶液 Test Solution	取本品 8 g，照挥发油测定法（通则 2204）提取，加环己烷 3 ml，缓缓加热至沸，并保持微沸约 1 小时，放置 30 分钟后，取环己烷液作为供试品溶液。 Pulverize 8 g of the pills, carry out the method for determination of volatile oil <General Chapter 2204>, add 3 mL of cyclohexane, heat slowly and keep boiling for 1 hour, allow to stand for 30 minutes, separate and use the cyclohexane layer.
对照药材溶液 * Reference Drug Solution *	取香附对照药材 1 g，同供试品溶液制备方法制成对照药材溶液。 Prepare a solution of 1 g of Cyperi Rhizoma reference drug in the same method as the test solution preparation.
对照品溶液 Reference Solution	取 α - 香附酮对照品，加乙酸乙酯制成 1 ml 含 1 mg 的溶液。 Dissolve α-cyperone CRS in ethyl acetate to prepare a solution containing 1 mg per mL
薄层板 Stationary Phase	高效硅胶 F_{254} 预制薄层板（HPTLC Silica gel 60 F_{254}, Merck，批号：HX55495042）。 HPTLC silica gel F_{254} pre-coated plate (HPTLC Silica gel 60 F_{254}, Merck, Lot. HX55495042).
点样 Sample Application	对照药材溶液与对照品溶液各 3 μl，供试品溶液（2~4、6）8 μl，供试品溶液（5）20 μl，供试品溶液（7）15 μl，条带状点样，条带宽度为 8 mm，条带间距为 18 mm，原点距底边为 10 mm。 Apply separately to the plate at 10 mm from the lower edge, as bands 8 mm, 3 μL of each of the reference solution and the reference drug solution, 8-20 μL of the test solution, leaving 18 mm between tracks.
展开剂 Mobile Phase	甲苯 - 乙酸乙酯 - 冰醋酸（60:1:1），15 ml。 Toluene, ethyl acetate and glacial acetic acid (60:1:1), 15 mL.
展开缸 Developing Chamber	双槽展开缸，20 cm×10 cm。 Twin trough chamber, 20 cm × 10 cm.
展开 Development	展开缸预平衡 15 分钟，上行展开，展距为 8 cm。 Equilibrate the chamber with the mobile phase for 15 minutes, develop vertically for 8 cm.
显色与检视 Derivatization & Detection	置紫外光灯（254 nm）下检视，再喷以二硝基苯肼乙醇试液，放置片刻，置可见光下检视。 Examine under ultraviolet light at 254 nm, then spray with dinitrophenylhydrazine ethanol TS, stand for a moment. Examine in white light.

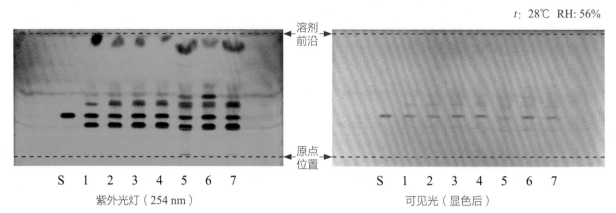

图 1 硅胶 F_{254} 预制薄层板（TLC Silica gel 60 F_{254}，Merck，批号：HX242369）

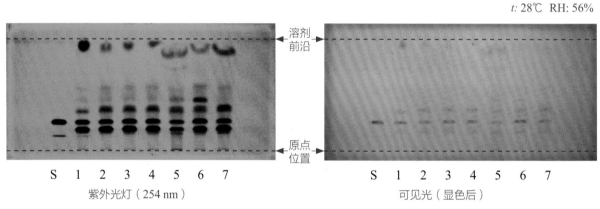

图 2 高效硅胶 F_{254} 预制薄层板（HPTLC Silica gel 60 F_{254}，Merck，批号：HX55495042）

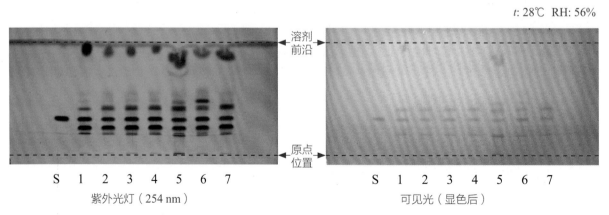

图 3 高效硅胶 GF_{254} 预制薄层板（烟台市化学工业研究所，批号：150721）

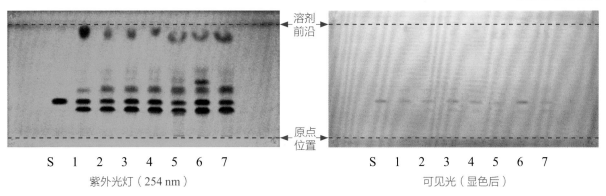

t: 28℃ RH: 56%

紫外光灯（254 nm）　　　　　　可见光（显色后）

图 4　高效硅胶 GF$_{254}$ 预制薄层板（青岛海洋化工厂分厂，批号：20140808）

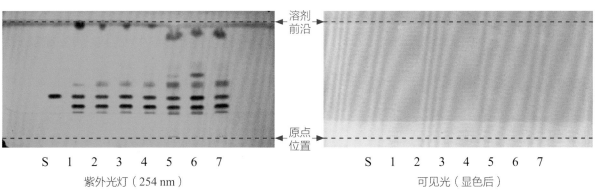

t: 28℃ RH: 50%

紫外光灯（254 nm）　　　　　　可见光（显色后）

图 5　硅胶预制薄层板（DC-Fertigplatten DURASIL-25，MN 批号：112340）

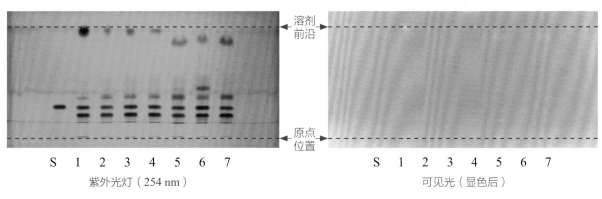

t: 28℃ RH: 50%

紫外光灯（254 nm）　　　　　　可见光（显色后）

图 6 高效硅胶预制薄层板（HPTLC-Fertigplatten Nano-DURASIL-20，MN 批号：305143）

S. α - 香附酮对照品（110748-201312）　　　　5. 供试品（批号：1111141，企业 B）

1. 香附对照药材（121059-201407）　　　　　6. 供试品（批号：20130101，企业 D）

2～4. 供试品（批号：140028；140034；140037，企业 A）　　7. 供试品（批号：55120003，企业 C）

说明

*1.《中国药典》本项鉴别以 α - 香附酮对照品为对照,本实验增加了香附对照药材对照。对照药材溶液参照供试品溶液制备方法制备。

2. MN 普 通 板(DC-Fertigplatten DURASIL-25) 和 高 效 板(HPTLC-Fertigplatten Nano-DURASIL-20)喷二硝基苯肼乙醇试液显色,结果不显斑点(图 5、图 6),不适用于本项鉴别。

甘草
Glycyrrhizae Radix et Rhizoma

t: 28℃ RH: 56%

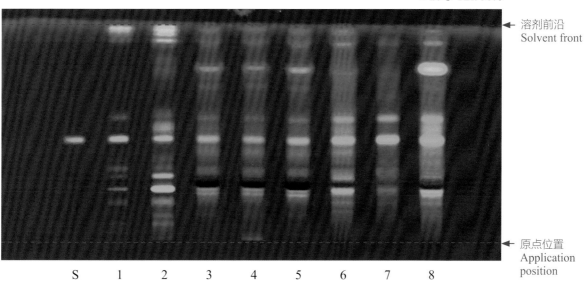

→ 溶剂前沿
Solvent front

→ 原点位置
Application
position

S   1   2   3   4   5   6   7   8

S. 甘草苷对照品（111610-201106）

1. 甘草（甘草）对照药材（120904-201318）

2. 甘草（胀果甘草）对照药材（121303-201003）

3~5. 供试品（批号：140028；140034；140037，企业 A）

6. 供试品（批号：1111141，企业 B）

7. 供试品（批号：20130101，企业 D）

8. 供试品（批号：55120003，企业 C）

S, liquiritin CRS (111610-201106);

track 1, Glycyrrhizae Radix et Rhizoma (*Glycyrrhiza uralensis*) reference drug (120904-201318);

track 2, Glycyrrhizae Radix et Rhizoma (*Glycyrrhiza inflata*) reference drug (121303-201003);

tracks 3 to 8, different batches of the test samples

供试品溶液 Test Solution	取本品 9 g，研细，加乙醇 40 ml，超声处理 30 分钟，放冷，滤过，滤液蒸干，残渣加水 15 ml 使溶解，用乙醚振摇提取 3 次，每次 15 ml，弃去乙醚液，水液用乙酸乙酯振摇提取 3 次，每次 15 ml，合并乙酸乙酯液，加无水硫酸钠 6 g，振摇 3 分钟，放置，取乙酸乙酯液，回收溶剂至干，残渣加乙醇 0.5 ml 使溶解。 Pulverize 9 g of the pills, add 40 mL of ethanol, ultrasonicate for 30 minutes, cool and filter. Evaporate the filtrate to dryness, dissolve the residue in 15 mL of water, extract by shaking with three 15-mL quantities of ether, and discard the ether extracts, and wash with three 15-mL quantities of ethyl acetate. Combine the ethyl acetate extracts, add 6 g of anhydrous sodium sulfate, shake for 3 minutes. Separate the ethyl acetate extracts, evaporate to dryness, and dissolve the residue in 0.5 mL of ethanol.
对照药材溶液 Reference Drug Solution	取甘草对照药材 0.5 g，加乙醇 20 ml，超声处理 30 分钟，滤过，滤液蒸干，残渣加乙醇 1 ml 使溶解。 To 0.5 g of Glycyrrhizae Radix et Rhizoma reference drug, add 20 mL of ethanol, ultrasonicate for 30 minutes, and filter. Evaporate the filtrate to dryness, and dissolve the residue in 1 mL of ethanol.
对照品溶液 Reference Solution	取甘草苷对照品，加甲醇制成 1 ml 含 1 mg 的溶液。 Dissolve liquiritin CRS in methanol to prepare a solution containing 1 mg per mL.
薄层板 Stationary Phase	高效硅胶预制薄层板（HPTLC-Fertigplatten Nano-DURASIL-20，MN，批号：305143）。 HPTLC silica gel pre-coated plate (HPTLC-Fertigplatten Nano-DURASIL-20, MN, Lot.305143).
点样 Sample Application	对照药材溶液与对照品溶液各 2 μl，供试品溶液（3～6）15 μl，供试品溶液（7）2 μl，供试品溶液（8）10 μl，条带状点样，条带宽度为 8 mm，条带间距为 18 mm，原点距底边为 10 mm。 Apply separately to the plate at 10 mm from the lower edge, as bands 8 mm, 2 μL of each of the reference solution and the reference drug solution, 2-15 μL of the test solution, leaving 18 mm between tracks.
展开剂 Mobile Phase	乙酸乙酯－甲酸－冰醋酸－水（15:1:1:2），15 ml。 Ethyl acetate, formic acid, glacial acetic acid and water (15:1:1:2)，15 mL.
展开缸 Developing Chamber	双槽展开缸，20 cm×10 cm。 Twin trough chamber, 20 cm×10 cm.
展开 Development	展开缸预平衡 15 分钟，上行展开，展距为 8 cm。 Equilibrate the chamber with the mobile phase for 15 minutes, develop vertically for 8 cm.
显色 Derivatization	喷以 10%硫酸乙醇溶液，在 105℃加热至斑点显色清晰。 Spray with a 10% solution of sulfuric acid in ethanol, and heat at 105℃ until the spots become distinct.
检视 Detection	置紫外光灯（365 nm）下检视。 Examine under ultraviolet light at 365 nm.

不同薄层板薄层色谱图的比较

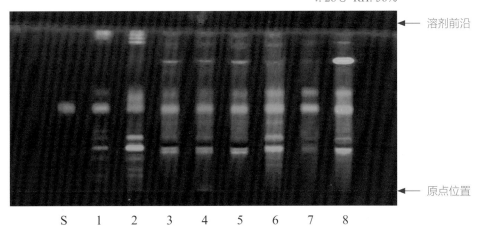

t: 28℃ RH: 56%

溶剂前沿

原点位置

S   1   2   3   4   5   6   7   8

图 1 硅胶预制薄层板（DC-Fertigplatten DURASIL-25，MN 批号：112340）

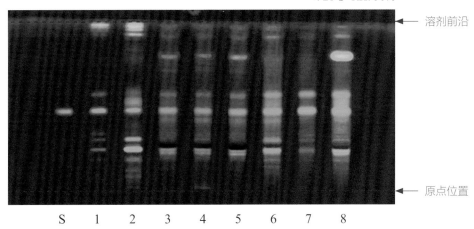

t: 28℃ RH: 56%

溶剂前沿

原点位置

S   1   2   3   4   5   6   7   8

图 2 高效硅胶预制薄层板（HPTLC-Fertigplatten Nano-DURASIL-20，MN 批号：305143）

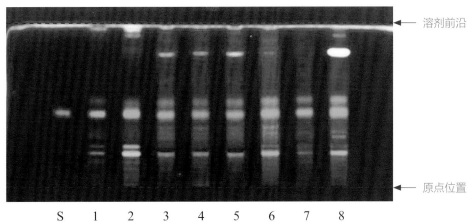

t: 28℃ RH: 56%

溶剂前沿

原点位置

S   1   2   3   4   5   6   7   8

图 3 高效硅胶 G 预制薄层板（烟台市化学工业研究所，批号：150409）

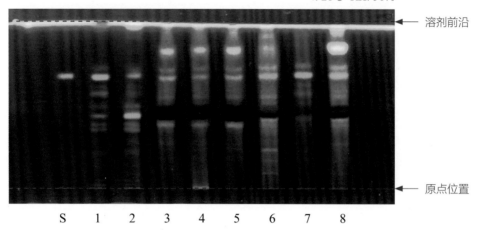

图 4 高效硅胶 G 预制薄层板（青岛海洋化工厂分厂，批号：20141212）

S. 甘草苷对照品（111610-201106）

1. 甘草（甘草）对照药材（120904-201318）

2. 甘草（胀果甘草）对照药材（121303-201003）

3～5. 供试品（批号：140028；140034；140037，企业 A）

6. 供试品（批号：1111141，企业 B）

7. 供试品（批号：20130101，企业 D）

8. 供试品（批号：55120003，企业 C）

（广州市药品检验所　毕福钧　吕渭升）

逍遥丸（水丸）

Xiaoyao Pills (Watered Pills)

鉴别
Identification
2

柴胡
Bupleuri Radix

t: 25℃ RH: 60%

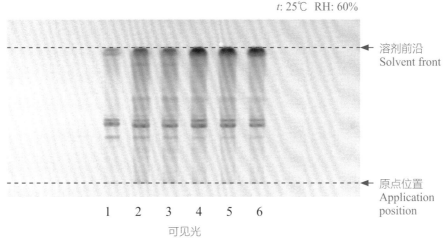

→ 溶剂前沿 Solvent front

→ 原点位置 Application position

1　2　3　4　5　6

可见光

A 2% solution of *p*-dimethylaminobenzaldehyde in 40% solution of sulfuric acid, white light

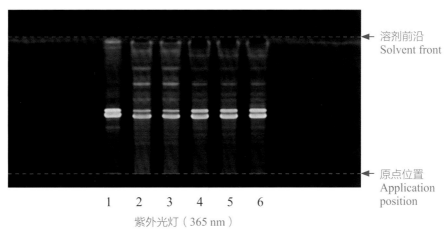

→ 溶剂前沿 Solvent front

→ 原点位置 Application position

1　2　3　4　5　6

紫外光灯（365 nm）

A 2% solution of *p*-dimethylaminobenzaldehyde in 40% solution of sulfuric acid, UV 365 nm

---

1. 柴胡（北柴胡）对照药材（120992-201108）
2~3. 供试品（批号：FE1001；FM1051，企业 A）
4. 供试品（批号：L05040，企业 B）
5. 供试品（批号：120202，企业 C）
6. 供试品（批号：1310019，企业 D）

Track 1, Bupleuri Radix (*Bupleurum chinense*) reference drug (120992-201108);

tracks 2 to 6, different batches of the test samples

供试品溶液 Test Solution	取本品 6 g，研细，加甲醇 30 ml，加热回流 30 分钟，放冷，滤过，滤液回收溶剂至干，残渣加水 20 ml 使溶解，用水饱和的正丁醇振摇提取 3 次，每次 20 ml，合并正丁醇液，用正丁醇饱和的氨试液洗涤 2 次，每次 30 ml，分取正丁醇液，回收溶剂至干，残渣加甲醇 1 ml 使溶解。 Triturate 6 g of the pills, add 30 mL of methanol, heat under reflux for 30 minutes, cool, and filter. Evaporate the filtrate to dryness, dissolve the residue in 20 mL of water, extract with three 20-mL quantities of *n*-butanol saturated with water. Combine the *n*-butanol extracts, and wash with two 30-mL quantities of ammonia TS saturated with *n*-butanol. Evaporate the *n*-butanol extract to dryness, and dissolve the residue in 1 mL of methanol.
对照药材溶液 Reference Drug Solution	取柴胡对照药材 1g，同供试品溶液制备方法制成对照药材溶液。 Prepare a solution of 1 g of Bupleuri Radix reference drug in the same method as the test solution preparation.
薄层板 Stationary Phase	硅胶预制薄层板（DC-Fertigplatten DURASIL-25, MN 批号：112340）。 TLC silica gel pre-coated plate (DC-Fertigplatten DURASIL-25, MN, Lot. 112340).
点样 Sample Application	5 μl，条带状点样，条带宽度为 8 mm，条带间距为 17 mm，原点距底边为 10 mm。 Apply separately to the plate at 10 mm from the lower edge, as bands 8 mm, 5 μL of the reference drug solution and the test solution, leaving 17 mm between tracks.
展开剂 Mobile Phase	乙酸乙酯－乙醇－水（8:2:1），15 ml。 Ethyl acetate, ethanol and water (8:2:1), 15 mL.
展开缸 Developing Chamber	双槽展开缸，20 cm×10 cm。 Twin trough chamber, 20 cm×10 cm.
展开 Development	展开缸预平衡 15 分钟，上行展开，展距为 8 cm。 Equilibrate the chamber with the mobile phase for 15 minutes, develop vertically for 8 cm.
显色 * Derivatization*	喷 2% 对二甲氨基苯甲醛的 40% 硫酸溶液，在 90℃加热至斑点显色清晰。 Spray with a 2% solution of *p*-dimethylaminobenzaldehyde in 40% solution of sulfuric acid, heat at 90℃ until the spots become distinct.
检视 * Detection*	置可见光和紫外光灯（365 nm）下检视。 Examine in white light and under ultraviolet light at 365 nm.

不同薄层板薄层色谱图的比较

t: 25℃ RH: 60%

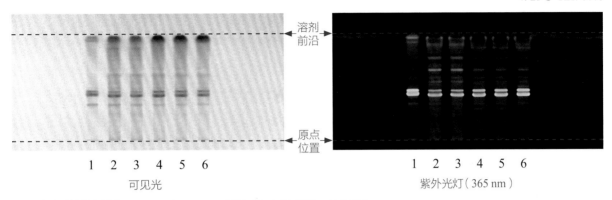

图 1 硅胶预制薄层板（DC-Fertigplatten DURASIL-25，MN 批号：112340）

t: 25℃ RH: 60%

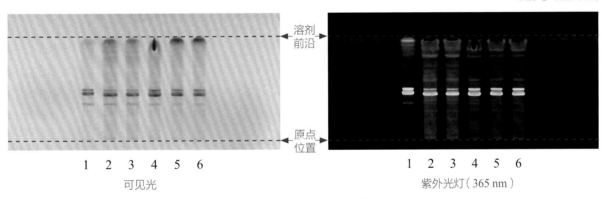

图 2 高效硅胶预制薄层板（HPTLC-Fertigplatten Nano-DURASIL-20，MN 批号：305143）

t: 25℃ RH: 60%

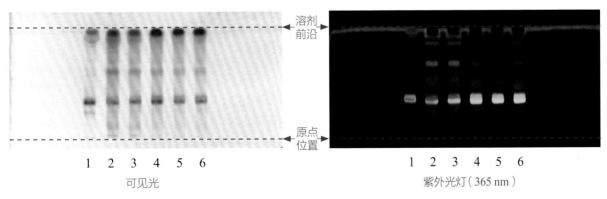

图 3 高效硅胶 G 预制薄层板（烟台市化学工业研究所，批号：150409）

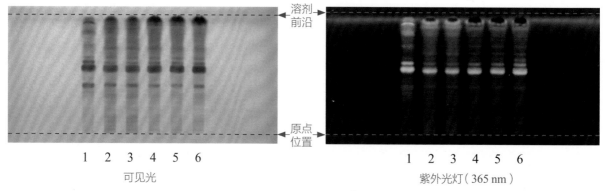

t: 25℃ RH: 60%

溶剂
前沿

原点
位置

1　2　3　4　5　6
可见光

1　2　3　4　5　6
紫外光灯（365 nm）

图 4　高效硅胶 G 预制薄层板（青岛海洋化工厂分厂，批号：20150708）

1. 柴胡（北柴胡）对照药材（120992-201108）

2~3. 供试品（批号：FE1001；FM1051，企业 A）

4. 供试品（批号：L05040，企业 B）

5. 供试品（批号：120202，企业 C）

6. 供试品（批号：1310019，企业 D）

说明

1.《中国药典》本项鉴别显色方法为喷 2% 对二甲氨基苯甲醛的 40% 硫酸溶液，在 60℃ 加热至斑点显色清晰，实验中发现 60℃ 加热斑点显色慢，且不够清晰，所以将显色温度提高至 90℃，斑点显色快，且较清晰。

2.《中国药典》本项鉴别置可见光下检视，本实验增加置紫外光灯（365 nm）下检视。

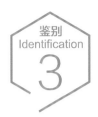
当归
Angelicae Sinensis Radix

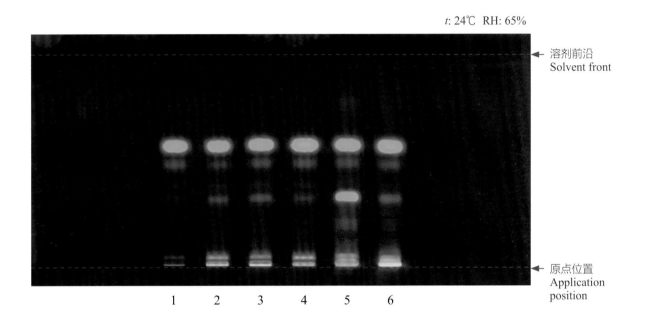

t: 24℃ RH: 65%

溶剂前沿
Solvent front

原点位置
Application
position

1   2   3   4   5   6

---

1. 当归对照药材（120927-201315）

2～3. 供试品（批号：FE1001；FM1051，企业 A）

4. 供试品（批号：L03018，企业 B）

5. 供试品（批号：120202，企业 C）

6. 供试品（批号：111022，企业 D）

Track 1, Angelicae Sinensis Radix reference drug
(120927-201315);

tracks 2 to 6, different batches of the test samples

供试品溶液 Test Solution	取本品 1 g，研碎，加乙醇 15 ml，超声处理 15 分钟，滤过，滤液蒸干，残渣加乙醇 1 ml 使溶解。 Grind 1 g of the pills, add 15 mL of ethanol, ultrasonicate for 15 minutes, and filter. Evaporate the filtrate to dryness, and dissolve the residue in 1 mL of ethanol.
对照药材溶液 Reference Drug Solution	取当归对照药材 0.1 g，加乙醇 10 ml，同供试品溶液制备方法制成对照药材溶液。 Prepare a solution of 0.1 g of Angelicae Sinensis Radix reference drug and 10 mL of ethanol in the same method as the test solution preparation.
薄层板 Stationary Phase	高效硅胶 G 预制薄层板（烟台市化学工业研究所，批号：150409）。 HPTLC silica gel pre-coated plate (Yantai Chemical Industry Research Institute, Lot. 150409).
点样 Sample Application	1~4：2 μl；5：8 μl；6：3 μl，条带状点样，条带宽度为 8 mm，条带间距为 17 mm，原点距底边为 10 mm。 Apply separately to the plate at 10 mm from the lower edge, as bands 8 mm, 2 μL of the reference drug solution, and 2-8 μL of the test solution, leaving 17 mm between tracks.
展开剂 Mobile Phase	正己烷－乙酸乙酯（9:1），15 ml。 *n*-hexane and ethyl acetate (9:1), 15 mL.
展开缸 Developing Chamber	双槽展开缸，20 cm×10 cm。 Twin trough chamber, 20 cm×10 cm.
展开 Development	展开缸预平衡 15 分钟，上行展开，展距为 8 cm。 Equilibrate the chamber with the mobile phase for 15 minutes, develop vertically for 8 cm.
检视 Detection	置紫外光灯（365 nm）下检视。 Examine under ultraviolet light at 365 nm.

不同薄层板薄层色谱图的比较

t: 24℃　RH: 65%

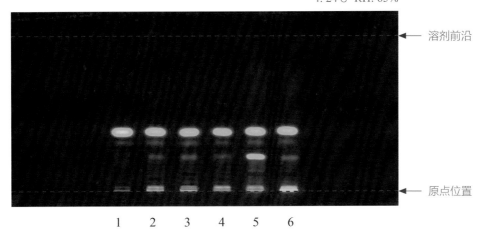

图 1　硅胶预制薄层板（DC-Fertigplatten DURASIL-25，MN　批号：112340）

t: 24℃　RH: 65%

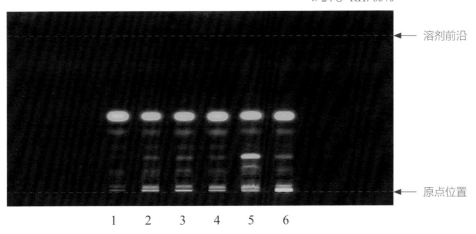

图 2　高效硅胶预制薄层板（HPTLC-Fertigplatten Nano-DURASIL-20，MN　批号：305143）

t: 24℃　RH: 65%

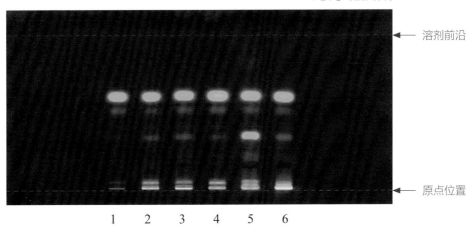

图 3　高效硅胶 G 预制薄层板（烟台市化学工业研究所，批号：150409）

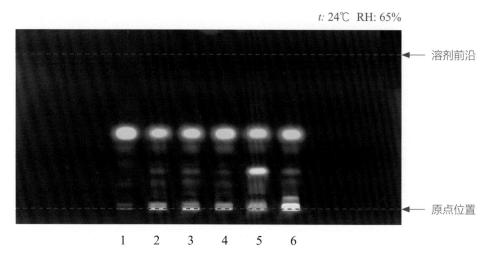

t: 24℃ RH: 65%

溶剂前沿

原点位置

1　2　3　4　5　6

图 4　高效硅胶 G 预制薄层板（青岛海洋化工厂分厂，批号：20150708）

1. 当归对照药材（120927-201315）
2~3. 供试品（批号：FE1001；FM1051，企业 A）
4. 供试品（批号：L03018，企业 B）

5. 供试品（批号：120202，企业 C）
6. 供试品（批号：111022，企业 D）

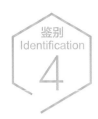

甘草
Glycyrrhizae Radix et Rhizoma

t: 24℃ RH: 58%

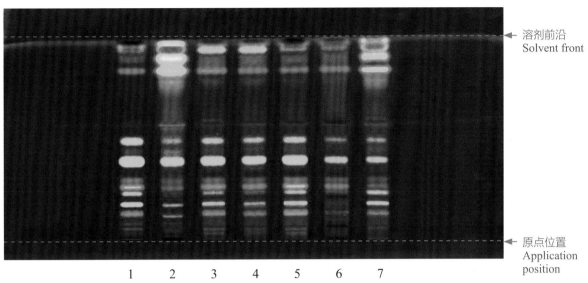

溶剂前沿
Solvent front

原点位置
Application
position

1　2　3　4　5　6　7

---

1. 甘草（甘草）对照药材（120904-201318）

2. 甘草（胀果甘草）对照药材（121303-201003）

3~4. 供试品（批号：FE1001；FM1051，企业 A）

5. 供试品（批号：L03018，企业 B）

6. 供试品（批号：120202，企业 C）

7. 供试品（批号：111022，企业 D）

Track 1, Glycyrrhizae Radix et Rhizoma (*Glycyrrhiza uralensis*) reference drug (120904-201318);

track 2, Glycyrrhizae Radix et Rhizoma (*Glycyrrhiza inflata*) reference drug (121303-201003);

tracks 3 to 7, different batches of the test samples

供试品溶液 Test Solution	取本品 12 g，研细，加乙醇 40 ml，超声处理 30 分钟，滤过，滤液蒸干，残渣加水 20 ml 使溶解，用水饱和的正丁醇振摇提取 3 次，每次 20 ml，合并正丁醇液，用正丁醇饱和的水洗涤 3 次，每次 15 ml，弃去水洗液，正丁醇液回收溶剂至干，残渣加甲醇 0.5 ml 使溶解。 Grind 12 g of the pills, add 40 mL of ethanol, ultrasonicate for 30 minutes, and filter. Evaporate the filtrate to dryness and dissolve the residue in 20 mL of water. Extract with three 20-mL quantities of *n*-butanol saturated with water, combine the *n*-butanol extracts, and wash with three 15-mL quantities of water saturated with *n*-butanol. Discard the washings, evaporate the *n*-butanol extracts to dryness and dissolve the residue in 0.5 mL of methanol.
对照药材溶液 Reference Drug Solution	取甘草对照药材 1 g，加乙醇 20 ml，同供试品溶液制备方法制成对照药材溶液。 Prepare a solution of 1 g of Glycyrrhizae Radix et Rhizoma reference drug and 20 mL of ethanol in the same method as the test solution preparation.
薄层板 Stationary Phase	高效硅胶预制薄层板（HPTLC-Fertigplatten Nano-DURASIL-20，MN，批号：305143），用 1% 氢氧化钠溶液浸渍改性。 HPTLC silica gel pre-coated plate (HPTLC-Fertigplatten Nano-DURASIL-20, MN, Lot. 305143), immersed with a 1% solution of sodium hydroxide.
点样 Sample Application	1：1 µl；2：5 µl；3~5：2 µl；6~7：3 µl，条带状点样，条带宽度为 8 mm，条带间距为 17 mm，原点距底边为 10 mm。 Apply separately to the plate at 10 mm from the lower edge, as bands 8 mm, 1-5 µL of the reference drug solution and 2-3 µL of the test solution, leaving 17 mm between tracks.
展开剂 Mobile Phase	乙酸乙酯－甲酸－冰醋酸－水（15:1:1:2），15 ml。 Ethyl acetate, formic acid, glacial acetic acid and water (15:1:1:2), 15 mL.
展开缸 Developing Chamber	双槽展开缸，20 cm×10 cm。 Twin trough chamber, 20 cm×10 cm.
展开 Development	展开缸用滤纸贴于内壁，下端浸入展开剂，预平衡 15 分钟，上行展开，展距为 8 cm。 Equilibrate the chamber with a filter paper immersed into mobile phase in one trough and the mobile phase in another trough for 15 minutes, develop vertically for 8 cm.
显色 Derivatization	喷 10% 硫酸乙醇溶液，在 105℃加热至斑点显色清晰。 Spray with a 10% solution of sulfuric acid in ethanol, and heat at 105℃ until the spots become distinct.
检视 Detection	置紫外光灯（365 nm）下检视。 Examine under ultraviolet light at 365 nm.

不同薄层板薄层色谱图的比较

t: 24℃ RH: 58%

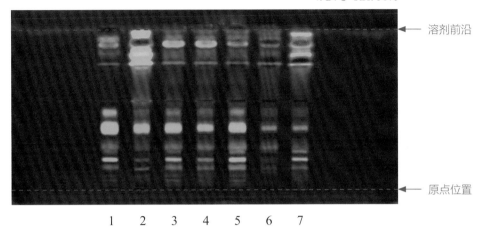

溶剂前沿

原点位置

1 2 3 4 5 6 7

图 1 硅胶预制薄层板（DC-Fertigplatten DURASIL-25，MN 批号：112340），1% 氢氧化钠溶液浸渍改性

t: 24℃ RH: 58%

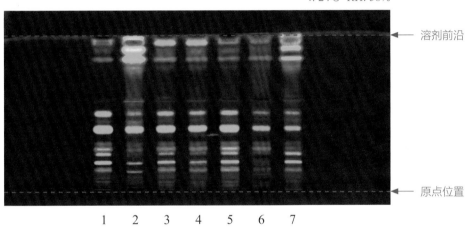

溶剂前沿

原点位置

1 2 3 4 5 6 7

图 2 高效硅胶预制薄层板（HPTLC-Fertigplatten Nano-DURASIL-20，MN 批号：305143），1% 氢氧化钠溶液浸渍改性

t: 24℃ RH: 58%

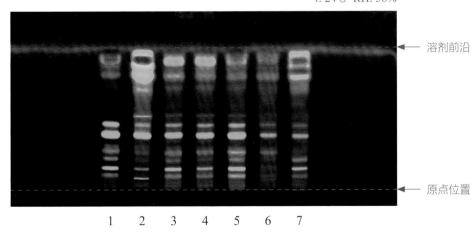

溶剂前沿

原点位置

1 2 3 4 5 6 7

图 3 高效硅胶 G 预制薄层板（烟台市化学工业研究所，批号：150409），1% 氢氧化钠溶液浸渍改性

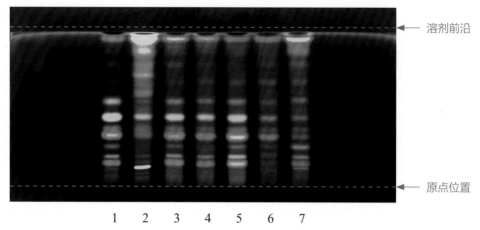

图 4 高效硅胶 G 预制薄层板（青岛海洋化工厂分厂，批号：20150708），1% 氢氧化钠溶液浸渍改性

<table>
<tr><td>1. 甘草（甘草）对照药材（120904-201318）</td><td>5. 供试品（批号：L03018，企业 B）</td></tr>
<tr><td>2. 甘草（胀果甘草）对照药材（121303-201003）</td><td>6. 供试品（批号：120202，企业 C）</td></tr>
<tr><td>3～4. 供试品（批号：FE1001；FM1051，企业 A）</td><td>7. 供试品（批号：111022，企业 D）</td></tr>
</table>

白芍
Paeoniae Radix Alba

t: 23℃ RH: 60%

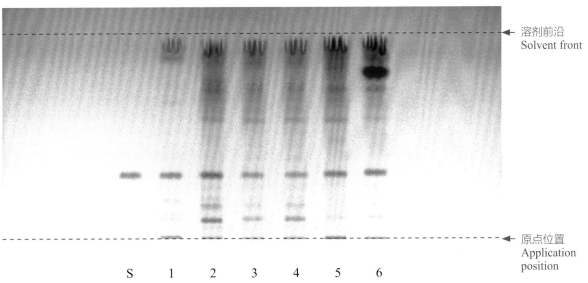

溶剂前沿
Solvent front

原点位置
Application
position

S 1 2 3 4 5 6

S. 芍药苷对照品（110736-201438）

1. 白芍对照药材（120905-201109）

2~3. 供试品（批号：FE1001；FM1051，企业 A）

4. 供试品（批号：L03018，企业 B）

5. 供试品（批号：120202，企业 C）

6. 供试品（批号：111022，企业 D）

S, paeoniflorin CRS (110736-201438);

track 1, Paeoniae Radix Alba reference drug (120905-201109);

tracks 2 to 6, different batches of the test samples

供试品溶液 Test Solution	取〔鉴别〕（4）项下剩余的供试品溶液，加中性氧化铝 2 g，置水浴上拌匀、干燥，加在中性氧化铝柱（200 目，2 g，柱内径为 1 cm）上，用甲醇 50 ml 洗脱，收集洗脱液，蒸干，残渣加乙醇 1 ml 使溶解。 Mix the remaining test solution obtained under *Identification* (4) with 2 g of neutral alumina and dry on a water bath. Apply to a column packed with neutral alumina (200 mesh, 2 g, 1 cm in internal diameter), elute with 50 mL of methanol, collect the eluent and evaporate to dryness. Dissolve the residue in 1 mL of ethanol.
对照药材溶液 * Reference Drug Solution*	取白芍对照药材 1 g，加乙醇 20 ml，超声处理 30 分钟，滤过，滤液蒸干，残渣加水 20 ml 使溶解，用水饱和的正丁醇振摇提取 3 次，每次 20 ml，合并正丁醇液，用正丁醇饱和的水洗涤 3 次，每次 15 ml，弃去水洗液，正丁醇液回收溶剂至干，残渣加甲醇 0.5 ml 使溶解，加中性氧化铝 2 g，同供试品溶液制备方法制成对照药材溶液。 To 1 g of Paeoniae Radix Alba reference drug, add 20 mL of ethanol, ultrasonicate for 30 minutes, and filter. Evaporate the filtrate to dryness, dissolve the residue in 20 mL of water and extract with three 20-mL quantities of *n*-butanol saturated with water. Combine the *n*-butanol extracts, and wash with three 15-mL quantities of water saturated with *n*-butanol. Discard the washings, evaporate the *n*-butanol extracts to dryness, dissolve the residue in 0.5 mL of methanol, mix with 2 g of neutral alumina and prepare a solution in the same method as the test solution preparation.
对照品溶液 Reference Solution	取芍药苷对照品，加乙醇制成每 1 ml 含 2 mg 的溶液。 Dissolve paeoniflorin CRS in ethanol to prepare a solution containing 2 mg per mL.
薄层板 Stationary Phase	硅胶预制薄层板（DC-Fertigplatten SIL G-25，MN，批号：301008）。 TLC silica gel pre-coated plate (DC-Fertigplatten SILG-25, MN, Lot. 301008).
点样 Sample Application	S：3 µl；1～5：5 µl；6：8 µl，条带状点样，条带宽度为 8 mm，条带间距为 16 mm，原点距底边为 10 mm。 Apply separately to the plate at 10 mm from the lower edge, as bands 8 mm, 3 µL of the reference solution, 5 µL of the reference drug solution and 5-8 µL of the test solution, leaving 16 mm between tracks.
展开剂 Mobile Phase	三氯甲烷－乙酸乙酯－甲醇－甲酸（40:5:10:0.2），15 ml。 Chloroform, ethyl acetate, methanol and formic acid (40:5:10:0.2), 15 mL.
展开缸 Developing Chamber	双槽展开缸，20 cm×10 cm。 Twin trough chamber, 20 cm × 10 cm.
展开 Development	展开缸预平衡 15 分钟，上行展开，展距为 8 cm。 Equilibrate the chamber with the mobile phase for 15 minutes, develop vertically for 8 cm.
显色 Derivatization	喷 5% 香草醛硫酸溶液，110℃加热至斑点显色清晰。 Spray with a 5% solution of vanillin in sulfuric acid and heat at 110℃ until the spots become distinct.
检视 Detection	置可见光下检视。 Examine in white light.

不同薄层板薄层色谱图的比较

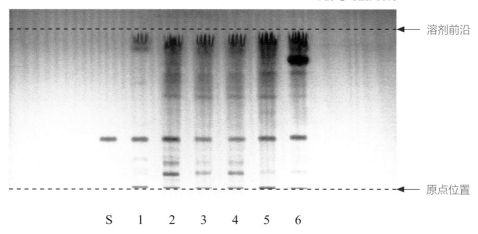

图 1　硅胶预制薄层板（DC-Fertigplatten SIL G-25，MN　批号：301008）

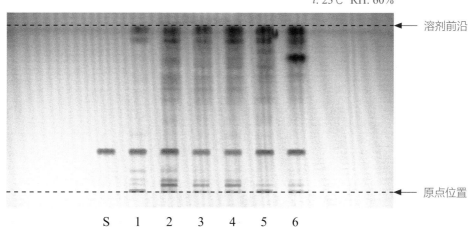

图 2　高效硅胶预制薄层板（HPTLC-Fertigplatten Nano-DURASIL-20，MN　批号：305143）

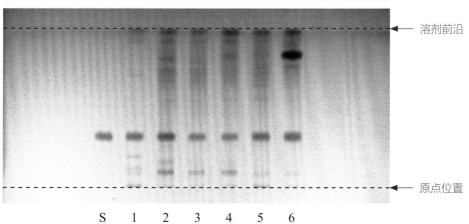

图 3　高效硅胶 G 预制薄层板（烟台市化学工业研究所，批号：150409）

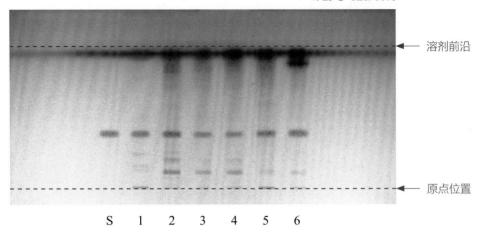

t: 23℃ RH: 60%

溶剂前沿 ←

原点位置 ←

　　S　 1　 2　 3　 4　 5　 6

图 4　高效硅胶 G 预制薄层板（青岛海洋化工厂分厂，批号：20150708）

S. 芍药苷对照品（110736-201438）

1. 白芍对照药材（120905-201109）

2～3. 供试品（批号：FE1001；FM1051，企业 A）

4. 供试品（批号：L03018，企业 B）

5. 供试品（批号：120202，企业 C）

6. 供试品（批号：111022，企业 D）

说明

*《中国药典》本项鉴别以芍药苷对照品为对照，本实验增加了白芍对照药材对照。对照药材溶液参照供试品溶液制备方法制备。

（广州市药品检验所　严家浪　王秀芹）

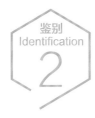

鉴别
Identification
2

葛根
Puerariae Lobatae Radix

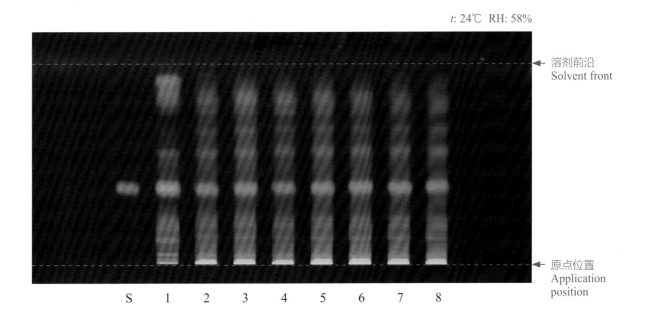

t: 24℃ RH: 58%

← 溶剂前沿
Solvent front

← 原点位置
Application
position

S 1 2 3 4 5 6 7 8

S. 葛根素对照品（110752-200912）

1. 葛根对照药材（121551-201103）

2~8. 供试品（批号：S01017；R02158；R02278；P01332；P01518；P01539；P04029）

S, puerarin CRS (110752-200912);

track 1, Puerariae Lobatae Radix reference drug (121551-201103);

tracks 2 to 8, different batches of the test samples

供试品溶液 Test Solution	取本品 3 g，粉碎，加甲醇 30 ml，超声处理 15 分钟，滤过，滤液蒸干，残渣加甲醇 2 ml 使溶解。 Pulverize 3 g of pills, add 30 mL of methanol, ultrasonicate for 15 minutes and filter. Evaporate the filtrate to dryness and dissolve the residue in 2 mL of methanol.
对照药材溶液 Reference Drug Solution	取葛根对照药材 0.6 g，同法制成对照药材溶液。 Prepare a solution of 0.6 g of Puerariae Lobatae Radix reference drug in the same method as the test solution preparation.
对照品溶液 Reference Solution	取葛根素对照品，加甲醇制成每 1 ml 含 0.4 mg 的溶液。 Dissolve puerarin CRS in methanol to prepare a solution containing 0.4 mg per mL.
薄层板 Stationary Phase	高效硅胶预制薄层板（HPTLC-Fertigplatten Nano-DURASIL-20, MN 批号：305143）。 HPTLC silica gel pre-coated plate(HPTLC-Fertigplatten Nano-DURASIL-20, MN, Lot. 305143).
点样 Sample Application	2 μl，条带状点样，条带宽度为 8 mm，条带间距为 16 mm，原点距底边为 10 mm。 Apply separately to the plate at 10 mm from the lower edge, as bands 8 mm, 2 μL of each of the reference drug solution, the reference solution and the test solution, leaving 16 mm between tracks.
展开剂 Mobile Phase	二氯甲烷－乙酸乙酯－甲醇－水（5:8:4:0.5），15 ml。 Dichloromethane, ethyl acetate, methanol and water (5:8:4:0.5), 15 mL.
展开缸 Developing Chamber	双槽展开缸，20 cm×10 cm。 Twin trough chamber, 20 cm×10 cm.
展开 Development	展开缸预平衡 15 分钟，上行展开，展距为 8 cm。 Equilibrate the chamber with the mobile phase for 15 minutes, develop vertically for 8 cm.
检视 Detection	置紫外光灯（365 nm）下检视。 Examine under ultraviolet light at 365 nm.

不同薄层板薄层色谱图的比较

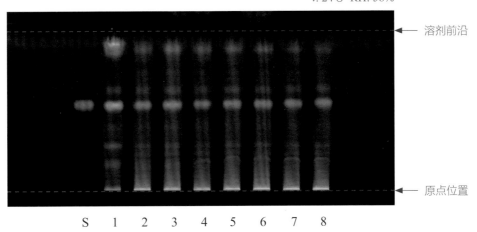

图 1 硅胶预制薄层板（DC-Fertigplatten SIL G-25，MN 批号：301008）

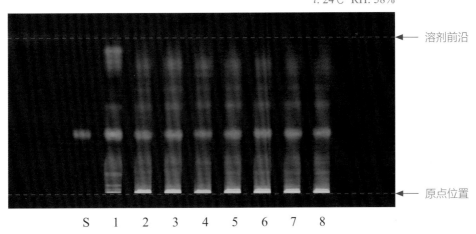

图 2 高效硅胶预制薄层板（HPTLC-Fertigplatten Nano-DURASIL-20，MN 批号：305143）

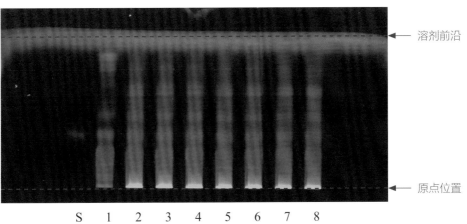

图 3 高效硅胶 G 预制薄层板（烟台市化学工业研究所，批号：150422）

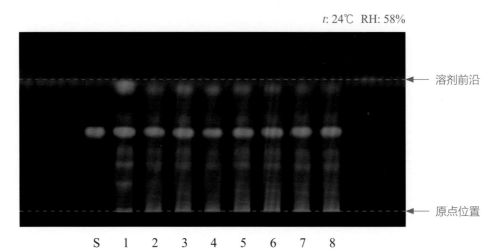

t: 24℃ RH: 58%

溶剂前沿

原点位置

S 1 2 3 4 5 6 7 8

图 4 高效硅胶 G 预制薄层板（青岛海洋化工厂分厂，批号：20150708）

S. 葛根素对照品（110752-200912）

1. 葛根对照药材（121551-201103）

2~8. 供试品（批号：S01017；R02158；R02278；P01332；P01518；P01539；P04029）

鉴别
Identification

3

黄芪
Astragali Radix

t: 24℃ RH: 55%

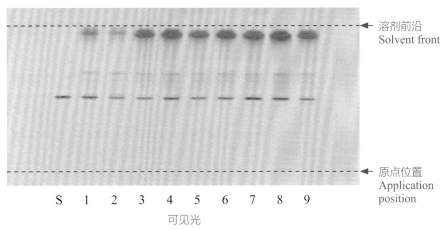

可见光

A 10% solution of sulfuric acid in ethanol, white light

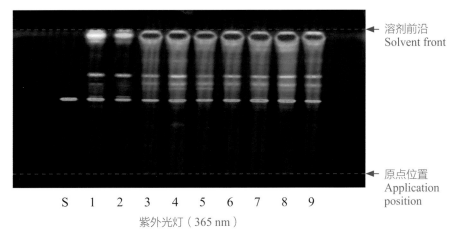

紫外光灯（365 nm）

A 10% solution of sulfuric acid in ethanol, UV 365 nm

S. 黄芪甲苷对照品（110781-201314）

1. 黄芪（蒙古黄芪）对照药材（120974-201311）

2. 黄芪（膜荚黄芪）对照药材（121462-201304）

3～9. 供试品（批号：S01017；R02158；R02278；P01332；P01518；P01539；P04029）

S, astragaloside Ⅳ CRS (110781-201314);

track 1, Astragali Radix [*Astragalus membranaceus* (Fisch.) Bge. var. *mongholicus.* (Bge.) Hsiao] reference drug (120974-201311);

track 2, Astragali Radix [*Astragalus membranaceus* (Fisch.) Bge.] reference drug (121462-201304);

tracks 3 to 9, different batches of the test samples

供试品溶液 Test Solution	取本品 5 g，粉碎，加甲醇 30 ml，超声处理 20 分钟，滤过，滤液蒸干，残渣加水饱和的正丁醇 30 ml，超声处理 15 分钟，滤过，滤液用 1% 氢氧化钠溶液洗涤 3 次，每次 20 ml，弃去洗涤液，再用正丁醇饱和的水洗涤 2 次，每次 30 ml，弃去水洗液，正丁醇液蒸干，残渣加甲醇 1 ml 使溶解。 Pulverize 5 g of pills, add 30 mL of methanol, ultrasonicate for 20 minutes, and filter. Evaporate the filtrate to dryness, add 30 mL of *n*-butanol saturated with water, ultrasonicate for 15 minutes, and filter. Wash the filtrate with three 20-mL quantities of 1% solution of sodium hydroxide, discard the washings. Then wash the *n*-butanol extract with two 30-mL quantities of water saturated with *n*-butanol, discard the washings and evaporate the *n*-butanol extract to dryness. Dissolve the residue in 1 mL of methanol.
对照药材溶液 * Reference Drug Solution*	取黄芪对照药材 1 g，加甲醇 30 ml，同法制成对照药材溶液。 Prepare a solution of 1 g of Astragali Radix reference drug in the same method as the test solution preparation.
对照品溶液 Reference Solution	取黄芪甲苷对照品，加甲醇制成每 1 ml 含 1 mg 的溶液。 Dissolve astragaloside IV CRS in methanol to prepare a solution containing 1 mg per mL.
薄层板 Stationary Phase	高效硅胶预制薄层板（HPTLC-Fertigplatten Nano-DURASIL-20，MN，批号：305143）。 HPTLC silica gel pre-coated plate (HPTLC-Fertigplatten Nano-DURASIL-20, MN, Lot. 305143).
点样 Sample Application	5 μl，条带状点样，条带宽度为 8 mm，条带间距为 16 mm，原点距底边为 10 mm。 Apply separately to the plate at 10 mm from the lower edge, as bands 8 mm, 5 μL of each of the reference drug solution, the reference solution and the test solution, leaving 16 mm between tracks.
展开剂 Mobile Phase	二氯甲烷 - 乙酸乙酯 - 甲醇 - 水（10:20:11:5）10℃以下放置的下层溶液，15 ml。 The lower layer of a mixture of dichloromethane, ethyl acetate, methanol and water (10:20:11:5), stood below 10℃, 15 mL.
展开缸 Developing Chamber	双槽展开缸，20 cm×10 cm。 Twin trough chamber, 20 cm×10 cm.
展开 Development	展开缸预平衡 15 分钟，上行展开，展距为 8 cm。 Equilibrate the chamber with the mobile phase for 15 minutes, develop vertically for 8 cm.
显色 Derivatization	喷 10% 硫酸乙醇溶液，在 105℃ 加热至斑点显色清晰。 Spray with a 10% solution of sulfuric acid in ethanol, and heat at 105℃ until the spots become distinct.
检视 Detection	（1）置可见光下检视；（2）置紫外光灯（365 nm）下检视。 Examine in white light and ultraviolet light at 365 nm.
备注 Note	相对湿度应控制在 60% 以下，否则黄芪甲苷斑点扩散。 The relative humidity should be controlled below 60% while development.

不同薄层板薄层色谱图的比较

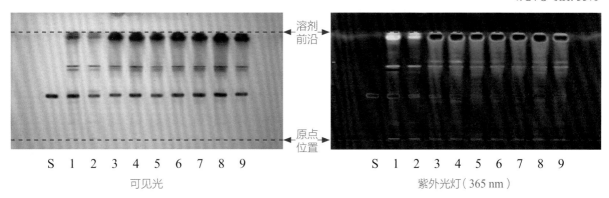

t: 24℃ RH: 55%

图 1 硅胶预制薄层板（DC-Fertigplatten DURASIL-25，MN 批号：112340）

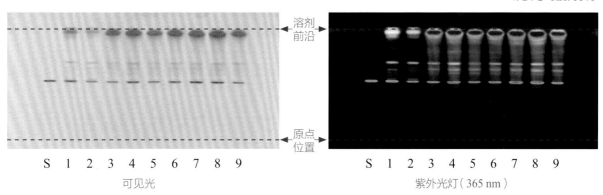

t: 24℃ RH: 55%

图 2 高效硅胶预制薄层板（HPTLC-Fertigplatten Nano-DURASIL-20，MN 批号：305143）

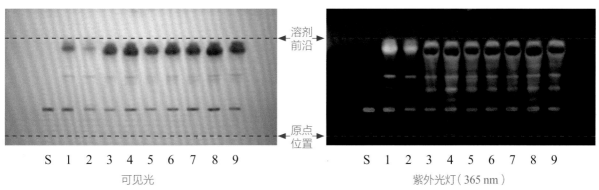

t: 24℃ RH: 55%

图 3 高效硅胶 G 预制薄层板（烟台市化学工业研究所，批号：150422）

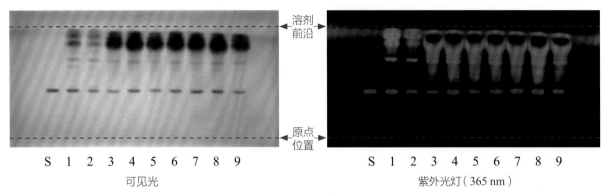

可见光　　　　　　　　　　　　　　　　紫外光灯（365 nm）

图 4　高效硅胶 G 预制薄层板（青岛海洋化工厂分厂，批号：20150708）

S. 黄芪甲苷对照品（110781-201314）

1. 黄芪（蒙古黄芪）对照药材（120974-201311）

2. 黄芪（膜荚黄芪）对照药材（121462-201304）

3～9. 供试品（批号：S01017；R02158；R02278；P01332；P01518；P01539；P04029）

说明

*《中国药典》本项鉴别以黄芪甲苷对照品为对照，本实验增加了黄芪对照药材对照，对照药材溶液参照供试品溶液制备方法制备。

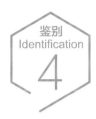

南五味子
Schisandrae Sphenantherae Fructus

t: 23℃ RH: 60%

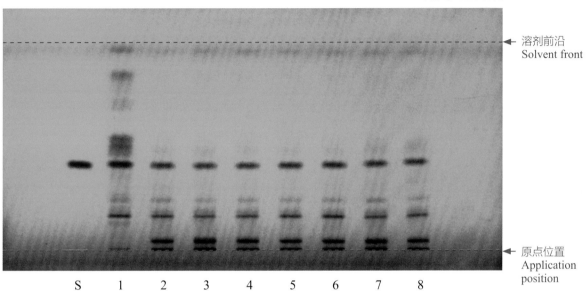

溶剂前沿
Solvent front

原点位置
Application
position

S   1   2   3   4   5   6   7   8

S. 五味子甲素对照品（110764-201312）

1. 南五味子对照药材（121118-201204）

2~8. 供试品（批号：S01017；R02158；R02278；
P01332；P01518；P01539；P04029）

S, deoxyschizandrin CRS (110764-201312);

track 1, Schisandrae Sphenantherae Fructus reference drug
(121118-201204);

tracks 2 to 8, different batches of the test samples

供试品溶液 Test Solution	取本品 3 g，粉碎，加三氯甲烷 20 ml，超声处理 30 分钟，滤过，滤液蒸干，残渣加甲醇 2 ml 使溶解。 Pulverize 3 g of pills, add 20 mL of chloroform, ultrasonicate for 30 minutes, and filter. Evaporate the filtrate to dryness, and dissolve the residue in 2 mL of methanol.
对照药材溶液 Reference Drug Solution	取南五味子对照药材 1 g，同法制成对照药材溶液。 Prepare a solution of 1 g of Schisandrae Sphenantherae Fructus reference drug in the same method as the test solution preparation.
对照品溶液 Reference Solution	取五味子甲素对照品，加甲醇制成每 1 ml 含 1 mg 的溶液。 Dissolve deoxyschizandrin CRS in methanol to prepare a solution containing 1 mg per mL.
薄层板 Stationary Phase	高效硅胶 GF_{254} 预制薄层板（烟台市化学工业研究所，批号：150721）。 HPTLC silica gel GF_{254} pre-coated plate (Yantai Chemical Industry Research Institute, Lot. 150721).
点样 Sample Application	5 μl，条带状点样，条带宽度为 8 mm，条带间距为 16 mm，原点距底边为 10 mm。 Apply separately to the plate at 10 mm from the lower edge, as bands 8 mm, 5 μL of each of the reference drug solution, the reference solution and the test solution, leaving 16 mm between tracks.
展开剂 Mobile Phase	石油醚（60~90℃）-乙酸乙酯-甲酸（20:5:1）10℃以下放置的上层溶液，15 ml。 The upper layer of a mixture of petroleum ether (60-90℃), ethyl acetate and formic acid (20:5:1), stood overnight below 10℃, 15 mL.
展开缸 Developing Chamber	双槽展开缸，20 cm×10 cm。 Twin trough chamber, 20 cm × 10 cm.
展开 Development	展开缸预平衡 15 分钟，上行展开，展距为 8 cm。 Equilibrate the chamber with the mobile phase for 15 minutes, develop vertically for 8 cm.
检视 Detection	置紫外光灯（254 nm）下检视。 Examine under ultraviolet light at 254 nm.

不同薄层板薄层色谱图的比较

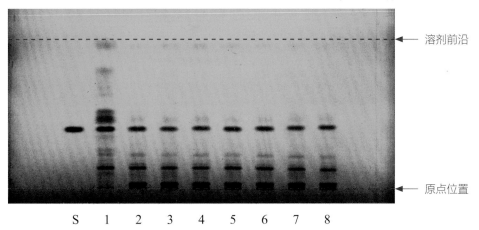

图 1　硅胶 F_{254} 预制薄层板（DC-Fertigplatten DURASIL-25/UV$_{254}$，MN 批号：309245）

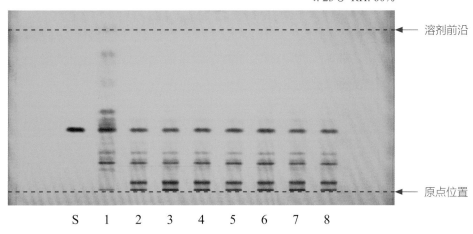

图 2　高效硅胶 F_{254} 预制薄层板（HPTLC-Fertigplatten Nano-DURASIL-20 UV$_{254}$，MN 批号：409273）

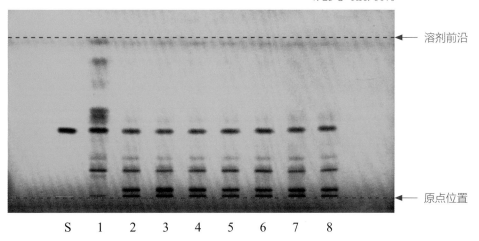

图 3　高效硅胶 GF_{254} 预制薄层板（烟台市化学工业研究所，批号：150721）

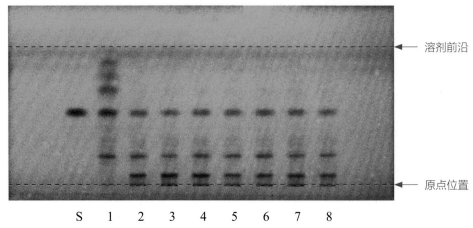

t: 23℃ RH: 60%

────────── 溶剂前沿

────────── 原点位置

S　1　2　3　4　5　6　7　8

图 4　高效硅胶 GF$_{254}$ 预制薄层板（青岛海洋化工厂分厂，批号：20150512）

S. 五味子甲素对照品（110764-201312）

1. 南五味子对照药材（121118-201204）

2～8. 供 试 品（批 号：S01017；R02158；R02278；P01332；P01518；P01539；P04029）

说明

《中国药典》本项鉴别展开剂为石油醚（60～90℃）- 乙酸乙酯 - 甲酸（20：5：1）10℃以下放置的上层溶液，未说明放置时间，本实验统一放置过夜后使用。

（广州市药品检验所　王秀芹　严家浪）

鉴别
Identification

三七
Notoginseng Radix et Rhizoma

t: 7℃ RH: 45%

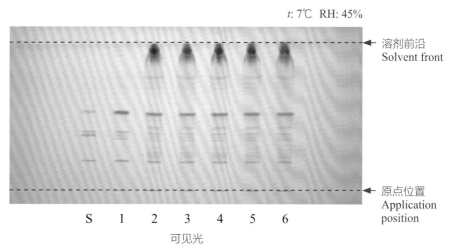

← 溶剂前沿 Solvent front

← 原点位置 Application position

S　1　2　3　4　5　6

可见光

A 10% solution of sulfuric acid in ethanol, white light

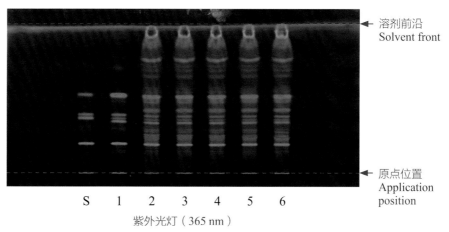

← 溶剂前沿 Solvent front

← 原点位置 Application position

S　1　2　3　4　5　6

紫外光灯（365 nm）

A 10% solution of sulfuric acid in ethanol, UV 365 nm

S. 人参皂苷 Rg_1（110703-200118）、三七皂苷 R_1（110745-200516）、人参皂苷 Re（110754-200421）和人参皂苷 Rb_1（110704-200921）混合对照品
1. 三七对照药材（120941-201108）
2~6. 供试品（批号：0131235；0150322；0150350；0150351；0150576）

S, ginsenoside Rb_1 CRS (110704-200921), ginsenoside Re CRS (110745-200421), notoginsenoside R_1 CRS (110754-200516) and ginsenoside Rg_1 CRS (110703-200118) (increasing R_f);
track1, Notoginseng Radix et Rhizoma reference drug (120941-201108);
tracks 2 to 6, different batches of the test samples

供试品溶液 Test Solution	取本品4片［规格（1）］或2片［规格（2）］，研细，加甲醇50 ml，加热回流1小时，放冷，滤过，滤液回收溶剂至干，残渣加水20 ml使溶解，用水饱和的正丁醇振摇提取2次，每30 ml，合并正丁醇，用氨试液洗涤2次，每次30 ml，取正丁醇液，回收溶剂至干，残渣加甲醇1 ml使溶解。 Pulverize 4 tablets [Strength (1)] or 2 tablets [Strength (2)], add 50 mL of methanol, heat under reflux for 1 hour, cool and filter. Evaporate the filtrate to dryness, dissolve the residue in 20 mL of water, extract with two 30-mL quantities of *n*-butanol saturated with water. Combine the *n*-butanol extracts, wash with two 30-mL quantities of ammonia TS. Evaporate the *n*-butanol extracts to dryness and dissolve the residue in 1 mL of methanol.
对照药材溶液 Reference Drug Solution	取三七对照药材0.1 g，加甲醇30 ml，同供试品溶液制备方法制成对照药材溶液。 Prepare a solution of 0.1 g of Notoginseng Radix et Rhizoma reference drug and 30 mL of methanol in the same method as the test solution preparation.
对照品溶液 Reference Solution	取人参皂苷Rb$_1$、人参皂苷Rg$_1$、人参皂苷Re、三七皂苷R$_1$对照品，加甲醇制成每1 ml各含1 mg的混合溶液。 Dissolve ginsenoside Rg$_1$ CRS, ginsenoside Rb$_1$ CRS, ginsenoside Re CRS and notoginsenoside R$_1$ CRS in methanol to prepare a mixture containing 1 mg of each per mL.
薄层板 Stationary Phase	高效硅胶预制薄层板（HPTLC-Fertigplatten Nano-DURASIL-20，MN，批号：503083）。 HPTLC silica gel pre-coated plate (HPTLC-Fertigplatten Nano-DURASIL-20, MN, Lot.503083).
点样 Sample Application	2 µl，条带状点样，条带宽度为8 mm，条带间距为17 mm，原点距底边为10 mm。 Apply separately to the plate at 10 mm from the lower edge, as bands 8 mm, 2 µL of each of the reference solution, the reference drug solution and the test solution, leaving 17 mm between tracks.
展开剂 Mobile Phase	三氯甲烷－甲醇－水（13:7:2）10℃以下放置的下层溶液，15 ml。 The lower layer of a mixture of chloroform, methanol and water (13:7:2), stood below 10℃, 15 mL.
展开缸 Developing Chamber	双槽展开缸，20 cm×10 cm。 Twin trough chamber, 20 cm×10 cm.
展开 Development	展开缸10℃下预平衡15分钟，上行展开，展距为8 cm。 Equilibrate the chamber with the mobile phase for 15 minutes, develop vertically for 8 cm.
显色 Derivatization	喷以10%的硫酸乙醇溶液，在105℃加热至斑点显色清晰。 Spray with a 10% solution of sulfuric acid in ethanol, and heat at 105℃ until the spots become distinct.
检视 Detection	（1）置可见光下检视；（2）置紫外光灯（365 nm）下检视。 Examine in white light and ultraviolet light at 365 nm.
备注 Note	混合对照品色谱中由上至下依次为人参皂苷Rg$_1$、三七皂苷R$_1$、人参皂苷Re、人参皂苷Rb$_1$。 Spots in the chromatogram obtained with the reference solution are ginsenoside Rb$_1$, ginsenoside Re, notoginsenoside R$_1$ and ginsenoside Rg$_1$ with increasing R_f.

不同薄层板薄层色谱图的比较

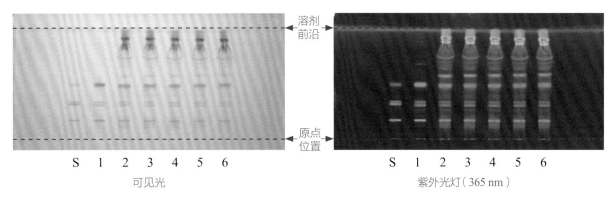

图 1　硅胶预制薄层板（DC-Fertigplatten DURASIL-25，MN　批号：407195）

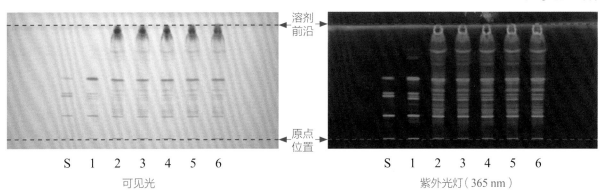

图 2　高效硅胶预制薄层板（HPTLC-Fertigplatten Nano-DURASIL-20，MN　批号：503083）

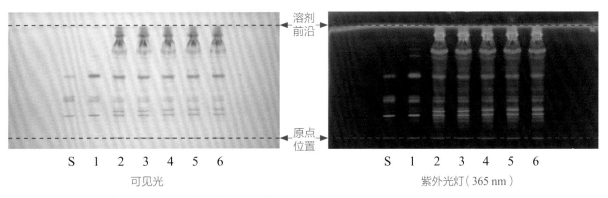

图 3　高效硅胶 G 预制薄层板（烟台市化学工业研究所，批号：20150814）

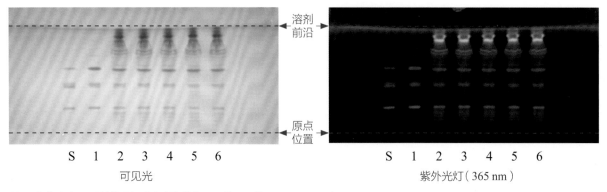

图 4 高效硅胶 G 预制薄层板（青岛海洋化工厂分厂，批号：20150912）

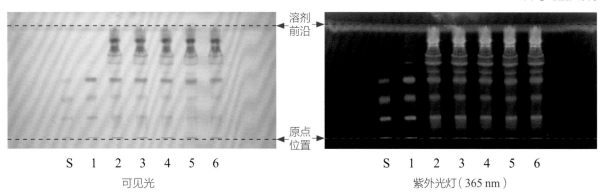

图 5 硅胶预制薄层板（DC-Fertigplatten SIL G-25，MN 批号：407191）

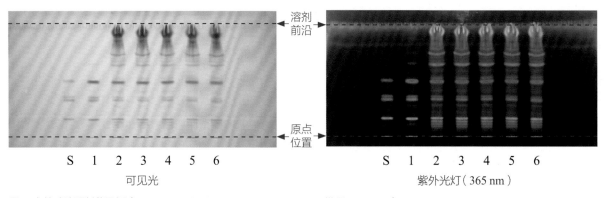

图 6 高效硅胶预制薄层板（HPTLC-Fertigplatten Nano-SIL-20，MN 批号：409251）

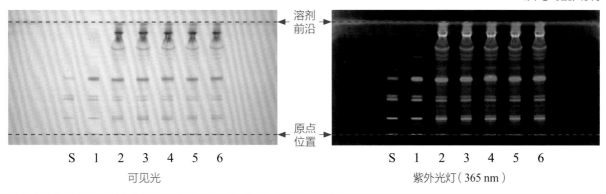

t: 7℃ RH: 45%

溶剂
前沿

原点
位置

S 1 2 3 4 5 6
可见光

S 1 2 3 4 5 6
紫外光灯（365 nm）

图 7 硅胶预制薄层板（TLC Silica gel 60，Merck，批号：HX42524823）

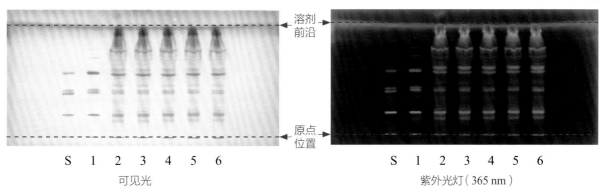

t: 7℃ RH: 45%

溶剂
前沿

原点
位置

S 1 2 3 4 5 6
可见光

S 1 2 3 4 5 6
紫外光灯（365 nm）

图 8 高效硅胶预制薄层板（HPTLC Silica gel 60，Merck，批号：HX54710541）

S. 人参皂苷 Rg_1（110703-200118）、三七皂苷 R_1（110745-200516）、人参皂苷 Re（110754-200421）和人参皂苷 Rb_1（110704-200921）混合对照品

1. 三七对照药材（120941-201108）
2～6. 供试品（批号：0131235；0150322；0150350；0150351；0150576）

（广州市药品检验所 毕福钧 吕渭升）

血府逐瘀胶囊
Xuefu Zhuyu Capsules

鉴别
Identification
2

枳壳
Aurantii Fructus

t: 24℃ RH: 58%

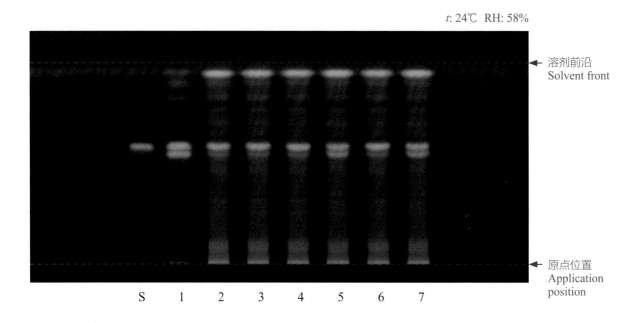

→ 溶剂前沿
Solvent front

→ 原点位置
Application position

S   1   2   3   4   5   6   7

S. 柚皮苷对照品（110722-201312）

1. 枳壳对照药材（120981-201104）

2～7. 供试品（批号：E03023；E03076；E03081；E03098；E03120；E03177）

S, naringin CRS (110722-201312);

track 1, Aurantii Fructus reference drug (120981-201104);

tracks 2 to 7, different batches of the test samples

供试品溶液 Test Solution	取本品内容物 5 g，加甲醇 20 ml，超声处理 1 小时，静置 2 小时，滤过，滤液浓缩至约 10 ml。 To 5 g of content of the capsules, add 20 mL of methanol, ultrasonicate for 1 hour, stand for 2 hours, and filter. Concentrate the filtrate to about 10 mL.
对照药材溶液 Reference Drug Solution	取枳壳对照药材 1g，加甲醇 10 ml，超声处理 30 分钟，滤过，取滤液。 To 1 g of Aurantii Fructus reference drug, add 10 mL of methanol, ultrasonicate for 30 minutes, filter and use the filtrate.
对照品溶液 Reference Solution	取柚皮苷对照品，用甲醇制成每 1 ml 含 0.5 mg 的溶液。 Dissolve naringin CRS in methanol to prepare a solution containing 0.5 mg per mL.
薄层板 Stationary Phase	高效硅胶预制薄层板（HPTLC-Fertigplatten Nano-DURASIL-20, MN 批号：503083）。 HPTLC silica gel pre-coated plate (HPTLC-Fertigplatten Nano-DURASIL-20, MN, Lot. 503083).
点样 Sample Application	S：5 µl；1：2 µl；2~7：3 µl，条带状点样，条带宽度为 8 mm，条带间距为 16 mm，原点距底边为 10 mm。 Apply separately to the plate at 10 mm from the lower edge, as bands 8 mm, 3 µL of the test solution, 2 µL of the reference drug solution and 5 µL of the reference solution, leaving 16 mm between tracks.
展开剂 Mobile Phase	乙酸乙酯 – 乙醇 – 水（8:2:1），15 ml。 Ethyl acetate, ethanol and water (8:2:1), 15 mL.
展开缸 Developing Chamber	双槽展开缸，20 cm × 10 cm。 Twin trough chamber, 20 cm × 10 cm.
展开 Development	展开缸预平衡 15 分钟，上行展开，展距为 8 cm。 Equilibrate the chamber with the mobile phase for 15 minutes, develop vertically for 8 cm.
显色 Derivatization	喷三氯化铝试液，热风吹干。 Spray with aluminum chloride TS, dry with a current of hot air.
检视 Detection	置紫外光灯（365 nm）下检视。 Examine under ultraviolet light at 365 nm.

不同薄层板薄层色谱图的比较

t: 24℃ RH: 60%

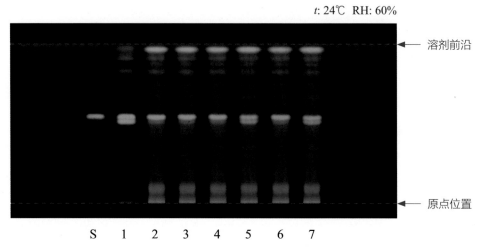

图 1 硅胶预制薄层板（DC-Fertigplatten DURASIL-25，MN 批号：505133）

t: 24℃ RH: 58%

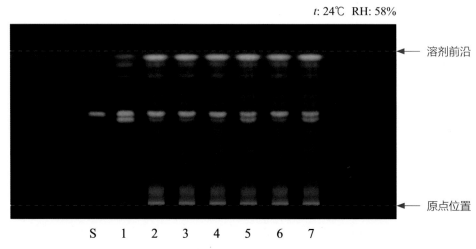

图 2 高效硅胶预制薄层板（HPTLC-Fertigplatten Nano-DURASIL-20，MN 批号：503083）

t: 24℃ RH: 58%

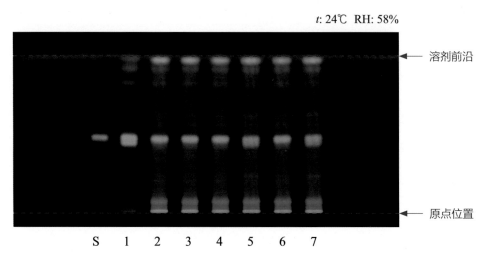

图 3 高效硅胶 G 预制薄层板（烟台市化学工业研究所，批号：20160519）

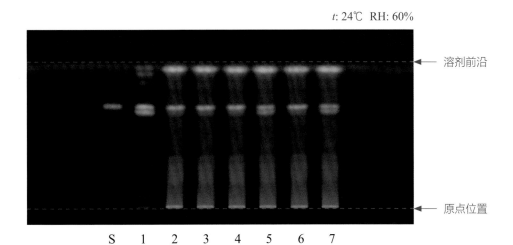

t: 24℃ RH: 60%

溶剂前沿

原点位置

S   1   2   3   4   5   6   7

图 4 高效硅胶 G 预制薄层板（青岛海洋化工厂分厂，批号：20160312）

S. 柚皮苷对照品（110722-201312）

1. 枳壳对照药材（120981-201104）

2～7. 供试品（批号：E03023；E03076；E03081；E03098；E03120；E03177）

当归、川芎
Angelicae Sinensis Radix & Chuanxiong Rhizoma

t: 25℃ RH: 58%

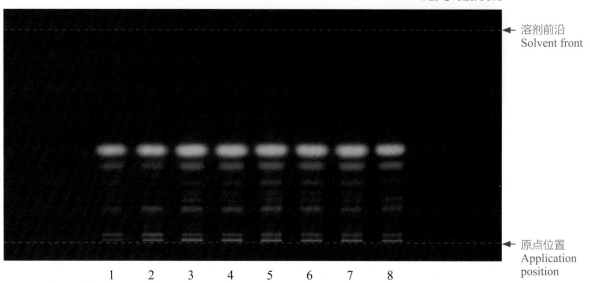

溶剂前沿
Solvent front

原点位置
Application position

1   2   3   4   5   6   7   8

---

1. 当归对照药材（120927-201315）
2. 川芎对照药材（120918-201110）
3～8. 供试品（批号：E03023；E03076；E03081；E03098；E03120；E03177）

Track 1, Angelicae Sinensis Radix reference drug (120927-201315);

track 2, Chuanxiong Rhizoma reference drug (120918-201110);

tracks 3 to 8, different batches of the test samples

供试品溶液 Test Solution	取本品内容物3 g，加石油醚（60～90℃）10 ml，超声处理10分钟，滤过，取滤液。 To 3 g of content of the capsules, add 10 mL of petroleum ether (60-90℃), ultrasonicate for 10 minutes, filter and use the filtrate.
对照药材溶液 Reference Drug Solution	取当归对照药材、川芎对照药材各1 g，加石油醚（60～90℃）10 ml，同法制成当归、川芎对照药材溶液。 Prepare two solutions of 1 g of each of Angelicae Sinensis Radix reference drug and Chuanxiong Rhizoma reference drug, and 10 mL of petroleum ether (60-90℃) respectively, in the same method as the test solution preparation.
薄层板 Stationary Phase	硅胶预制薄层板（DC-Fertigplatten DURASIL-25，MN 批号：505133）。 TLC silica gel pre-coated plate (DC-Fertigplatten DURASIL-25, MN, Lot.505133).
点样 Sample Application	1～2：10 μl；3～8：4 μl，条带状点样，条带宽度为8 mm，条带间距为16 mm，原点距底边为10 mm。 Apply separately to the plate at 10 mm from the lower edge, as bands 8 mm, 4 μL of the test solution and 10 μL of the reference drug solution, leaving 16 mm between tracks.
展开剂 Mobile Phase	正己烷－乙酸乙酯（9:1），15 ml。 *n*-hexane and ethyl acetate (9:1), 15 mL.
展开缸 Developing Chamber	双槽展开缸，20 cm×10 cm。 Twin trough chamber, 20 cm×10 cm.
展开 Development	展开缸预平衡15分钟，上行展开，展距为8 cm。 Equilibrate the chamber with the mobile phase for 15 minutes, develop vertically for 8 cm.
检视 Detection	置紫外光灯（365 nm）下检视。 Examine under ultraviolet light at 365 nm.

不同薄层板薄层色谱图的比较

t: 25℃ RH: 58%

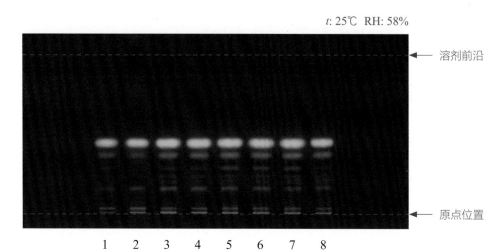

溶剂前沿

原点位置

1　2　3　4　5　6　7　8

图 1　硅胶预制薄层板（DC-Fertigplatten DURASIL-25，MN 批号：505133）

t: 25℃ RH: 58%

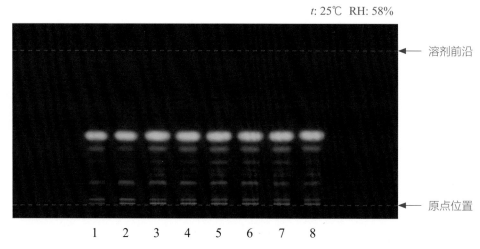

溶剂前沿

原点位置

1　2　3　4　5　6　7　8

图 2　高效硅胶预制薄层板（HPTLC-Fertigplatten Nano-DURASIL-20，MN 批号：503083）

t: 25℃ RH: 60%

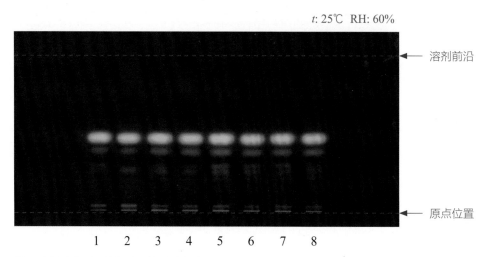

溶剂前沿

原点位置

1　2　3　4　5　6　7　8

图 3　高效硅胶 G 预制薄层板（烟台市化学工业研究所，批号：20160519）

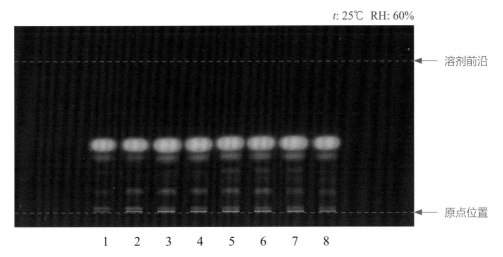

図4 高效硅胶 G 预制薄层板（青岛海洋化工厂分厂，批号：20160312）

1. 当归对照药材（120927-201315）

2. 川芎对照药材（120918-201110）

3~8. 供试品（批号：E03023；E03076；E03081；E03098；E03120；E03177）

柴胡
Bupleuri Radix

t: 24℃ RH: 55%

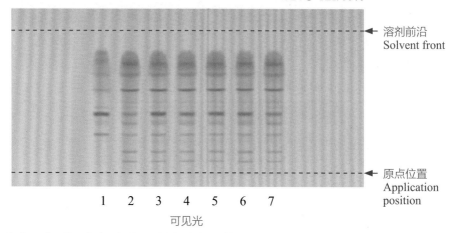

溶剂前沿
Solvent front

原点位置
Application position

1　2　3　4　5　6　7

可见光

A 2% solution of *p*-dimethylaminobenzaldehyde in 40% solution of sulfuric acid, white light

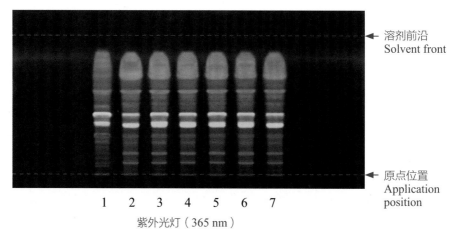

溶剂前沿
Solvent front

原点位置
Application position

1　2　3　4　5　6　7

紫外光灯（365 nm）

A 2% solution of *p*-dimethylaminobenzaldehyde in 40% solution of sulfuric acid, UV 365 nm

1. 柴胡（北柴胡）对照药材（120992-201108）

2~7. 供试品（批号：E03023；E03076；E03081；E03098；E03120；E03177）

Track 1, Bupleuri Radix (*Bupleurum chinense* DC.) reference drug (120992-201108);

tracks 2 to 7, different batches of the test samples

供试品溶液 Test Solution	取本品内容物 4 g，加甲醇 30 ml，超声处理 30 分钟，放冷，滤过，滤液蒸干，残渣加水 30 ml 使溶解，用水饱和的正丁醇振摇提取 3 次，每次 20 ml，合并正丁醇液，用氨试液 50 ml 洗涤，再用正丁醇饱和的水 50 ml 洗涤，弃去水液，正丁醇液蒸干，残渣加甲醇 2 ml 使溶解。 To 4 g of content of the capsules, add 30 mL of methanol, ultrasonicate for 30 minutes, allow to cool, and filter. Evaporate the filtrate to dryness, and dissolve the residue in 30 mL of water. Extract by shaking with three 20-mL quantities of *n*-butanol saturated with water, combine the *n*-butanol extracts, wash with 50 mL of each of ammonia TS and water saturated with *n*-butanol successively, and discard the washings. Evaporate the *n*-butanol extracts to dryness, and dissolve the residue in 2 mL of methanol.
对照药材溶液 Reference Drug Solution	取柴胡对照药材 0.5 g，同法制成对照药材溶液。 Prepare a solution of 0.5 g of Bupleuri Radix reference drug in the same method as the test solution preparation.
薄层板 Stationary Phase	高效硅胶预制薄层板（HPTLC-Fertigplatten Nano-DURASIL-20, MN 批号：503083）。 HPTLC silica gel pre-coated plate (HPTLC-Fertigplatten Nano-DURASIL-20, MN, Lot. 503083).
点样 Sample Application	1：10 μl；2～7：5 μl，条带状点样，条带宽度为 8 mm，条带间距为 16 mm，原点距底边为 10 mm。 Apply separately to the plate at 10 mm from the lower edge, as bands 8 mm, 5 μL of the test solution and 10 μL of the reference drug solution, leaving 16 mm between tracks.
展开剂 Mobile Phase	三氯甲烷－甲醇－水（13：7：2）10℃以下放置过夜的下层溶液，15 ml。 The lower layer of a mixture of chloroform, methanol and water (13:7:2), stood overnight below 10℃, 15 mL.
展开缸 Developing Chamber	双槽展开缸，20 cm×10 cm。 Twin trough chamber, 20 cm×10 cm.
展开 Development	展开缸预平衡 15 分钟，上行展开，展距为 8 cm。 Equilibrate the chamber with the mobile phase for 15 minutes, develop vertically for 8 cm.
显色 Derivatization	喷 2% 对二甲氨基苯甲醛的 40% 硫酸溶液，100℃加热至斑点显色清晰。 Spray with a 2% solution of *p*-dimethylaminobenzaldehyde in 40% solution of sulfuric acid, and heat at 100℃ until the spots become distinct.
检视 Detection	（1）置可见光下检视；（2）置紫外光灯（365 nm）下检视。 (1) Examine in white light; (2) Examine under ultraviolet light at 365 nm.

不同薄层板薄层色谱图的比较

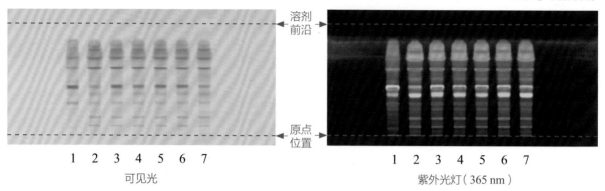

t: 24℃ RH: 55%

1 2 3 4 5 6 7
可见光

1 2 3 4 5 6 7
紫外光灯（365 nm）

图 1 硅胶预制薄层板（DC-Fertigplatten DURASIL-25，MN 批号：505133）

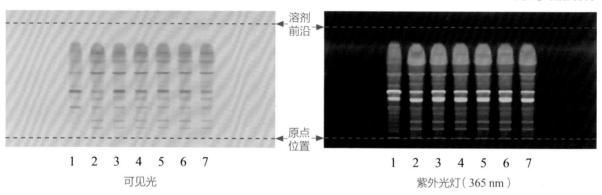

t: 24℃ RH: 55%

1 2 3 4 5 6 7
可见光

1 2 3 4 5 6 7
紫外光灯（365 nm）

图 2 高效硅胶预制薄层板（HPTLC-Fertigplatten Nano-DURASIL-20，MN 批号：503083）

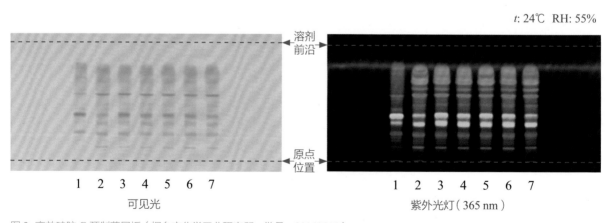

t: 24℃ RH: 55%

1 2 3 4 5 6 7
可见光

1 2 3 4 5 6 7
紫外光灯（365 nm）

图 3 高效硅胶 G 预制薄层板（烟台市化学工业研究所，批号：20160519）

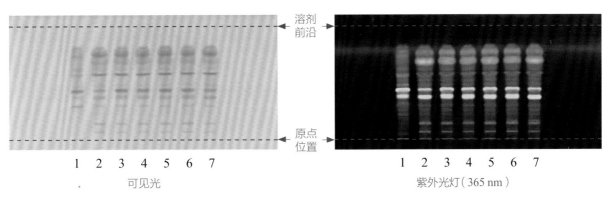

t: 24℃ RH: 55%

溶剂
前沿

原点
位置

1 2 3 4 5 6 7
可见光

1 2 3 4 5 6 7
紫外光灯（365 nm）

图 4　高效硅胶 G 预制薄层板（青岛海洋化工厂分厂，批号：20160312）

1. 柴胡（北柴胡）对照药材（120992-201108）

2～7. 供试品（批号：E03023；E03076；E03081；E03098；E03120；E03177）

甘草
Glycyrrhizae Radix et Rhizoma

t: 24℃ RH: 58%

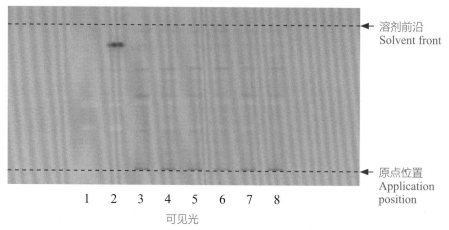

← 溶剂前沿
Solvent front

← 原点位置
Application position

1　2　3　4　5　6　7　8

可见光

A 10% solution of sulfuric acid in ethanol, white light

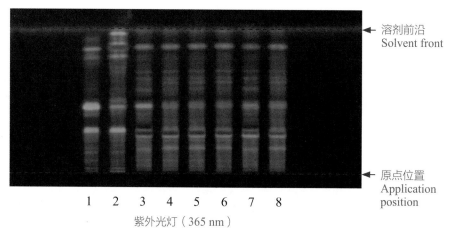

← 溶剂前沿
Solvent front

← 原点位置
Application position

1　2　3　4　5　6　7　8

紫外光灯（365 nm）

A 10% solution of sulfuric acid in ethanol, UV 365 nm

1. 甘草（甘草）对照药材（120904-201318）
2. 甘草（胀果甘草）对照药材（121303-201003）
3~8. 供试品（批号：E03023；E03076；E03081；E03098；E03120；E03177）

Track 1, Glycyrrhizae Radix et Rhizoma (*Glycyrrhiza uralensis*) reference drug (120904-201318);

track 2, Glycyrrhizae Radix et Rhizoma (*Glycyrrhiza inflata*) reference drug (121303-201003);

tracks 3 to 8, different batches of the test samples

供试品溶液 Test Solution	取本品内容物 4 g，加甲醇 40 ml，超声处理 30 分钟，滤过，滤液蒸干，残渣加水 20 ml 使溶解，用乙醚振摇提取 2 次，每次 20 ml，弃去乙醚液，再用水饱和的正丁醇振摇提取 2 次，每次 20 ml，合并正丁醇液，用正丁醇饱和的水洗涤 2次，每次 20 ml，弃去水液，正丁醇液蒸干，残渣加甲醇 2 ml 使溶解。 To 4 g of content of the capsules, add 40 mL of methanol, ultrasonicate for 30 minutes, and filter. Evaporate the filtrate to dryness, and dissolve the residue in 20 mL of water. Extract by shaking with two 20-mL quantities of ether, discard the ether extracts, extract again by shaking with two 20-mL quantities of *n*-butanol saturated with water. Combine the *n*-butanol extracts, wash with two 20-mL quantities of water saturated with *n*-butanol, and discard the washings. Evaporate the *n*-butanol extracts to dryness, and dissolve the residue in 2 mL of methanol.
对照药材溶液 Reference Drug Solution	取甘草对照药材 0.5 g，同法制成对照药材溶液。 Prepare a solution of 0.5 g of Glycyrrhizae Radix et Rhizoma reference drug in the same method as the test solution preparation.
薄层板 Stationary Phase	硅胶预制薄层板（DC-Fertigplatten DURASIL-25，MN，批号：505133）。 TLC silica gel pre-coated plate (DC-Fertigplatten DURASIL-25, MN, Lot. 505133).
点样 Sample Application	1～2：1 µl；3～8：2 µl，条带状点样，条带宽度为 8 mm，条带间距为 16 mm，原点距底边为 10 mm。 Apply separately to the plate at 10 mm from the lower edge, as bands 8 mm, 2 µL of the test solution and 1 µL of each of the reference drug solution, leaving 16 mm between tracks.
展开剂 Mobile Phase	三氯甲烷－甲醇－水（13:6:2）10℃下放置过夜的下层溶液，15 ml。 The lower layer of a mixture of chloroform, methanol and water (13:6:2), stood overnight below 10℃, 15 mL.
展开缸 Developing Chamber	双槽展开缸，20 cm×10 cm。 Twin trough chamber, 20 cm×10 cm.
展开 Development	展开缸预平衡 15 分钟，上行展开，展距为 8 cm。 Equilibrate the chamber with the mobile phase for 15 minutes, develop vertically for 8 cm.
显色 Derivatization	喷 10% 硫酸乙醇溶液，110℃加热至斑点显色清晰。 Spray with a 10% solution of sulfuric acid in ethanol, and heat at 110℃ until the spots become distinct.
检视 Detection	（1）置可见光下检视；（2）置紫外光灯（365 nm）下检视。 (1) Examine in white light; (2) Examine under ultraviolet light at 365 nm.

不同薄层板薄层色谱图的比较

t: 24℃ RH: 58%

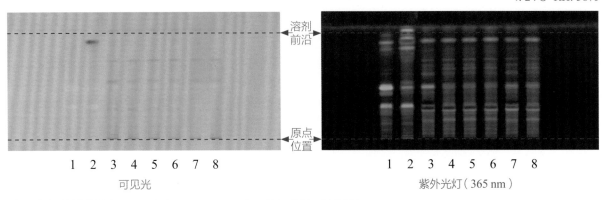

溶剂前沿

原点位置

1 2 3 4 5 6 7 8
可见光

1 2 3 4 5 6 7 8
紫外光灯（365 nm）

图 1 硅胶预制薄层板（DC-Fertigplatten DURASIL-25，MN 批号：505133）

t: 24℃ RH: 55%

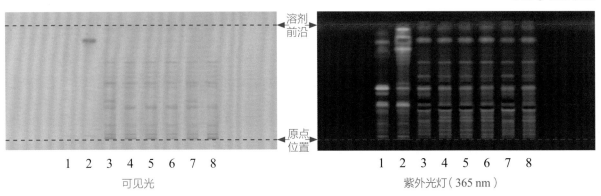

溶剂前沿

原点位置

1 2 3 4 5 6 7 8
可见光

1 2 3 4 5 6 7 8
紫外光灯（365 nm）

图 2 高效硅胶预制薄层板（HPTLC-Fertigplatten Nano-DURASIL-20，MN 批号：503083）

t: 24℃ RH: 55%

溶剂前沿

原点位置

1 2 3 4 5 6 7 8
可见光

1 2 3 4 5 6 7 8
紫外光灯（365 nm）

图 3 高效硅胶 G 预制薄层板（烟台市化学工业研究所，批号：20160519）

t: 24℃ RH: 55%

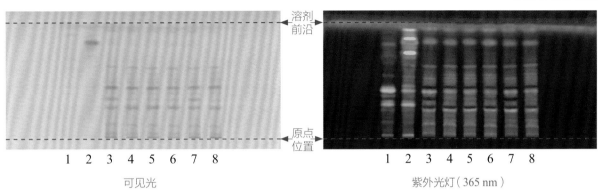

图 4 高效硅胶 G 预制薄层板（青岛海洋化工厂分厂，批号：20160312）

---

1. 甘草（甘草）对照药材（120904-201318）

2. 甘草（胀果甘草）对照药材（121303-201003）

3～8. 供试品（批号：E03023；E03076；E03081；E03098；E03120；E03177）

（广州市药品检验所　王秀芹　严家浪）

养阴清肺膏

Yangyin Qingfei Concentrated Decoction

鉴别
Identification
1

牡丹皮
Moutan Cortex

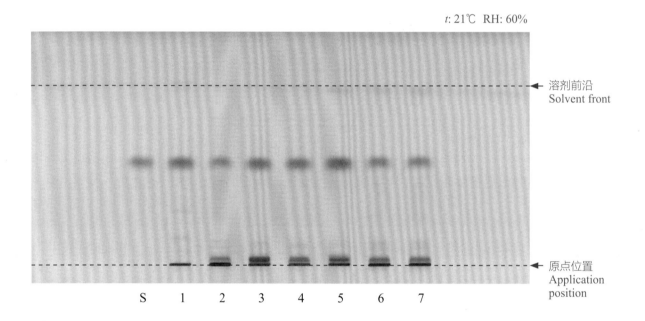

t: 21℃ RH: 60%

溶剂前沿
Solvent front

原点位置
Application position

S   1   2   3   4   5   6   7

S. 丹皮酚对照品（110708-200506）

1. 牡丹皮对照药材（121490-201102）

2~4. 供试品（批号：150402；150705；161012，企业A）

5~7. 供试品（批号：20140305；20150405；20160405，企业B）

S, paeonol CRS (110708-200506);

track 1, Moutan Cortex reference drug (121490-201102);

tracks 2 to 7, different batches of the test samples

供试品溶液 Test Solution	取本品 25 ml，加甲醇 75 ml，超声处理 30 分钟，滤过，滤液低温回收溶剂至稠膏状，残渣加水 30 ml 使溶解，用乙醚振摇提取 2 次，每次 30 ml，合并乙醚提取液，水层备用，乙醚液回收溶剂至干，残渣加甲醇 1 ml 使溶解。 Measure 25 mL of the decoction to a stoppered conical flask, add 75 mL of methanol, ultrasonicate for 30 minutes, and filter. Concentrate the filtrate at low temperature, and dissolve the residue in 30 mL of water and extract by shaking with two 30-mL quantities of ether. Combine the ether extracts, keep the water layer for later use, and evaporate the ether extracts to dryness. Dissolve the residue in 1 mL of methanol.
对照药材溶液 * Reference Drug Solution*	取牡丹皮对照药材 1 g，同供试品溶液制备方法制成对照药材溶液。 Prepare a solution of 1 g of Moutan Cortex reference drug in the same method as the test solution preparation.
对照品溶液 Reference Solution	取丹皮酚对照品，加甲醇制成每 1 ml 含 1mg 的溶液。 Dissolve paeonol CRS in methanol to prepare a solution containing 1 mg per mL.
薄层板 Stationary Phase	高效硅胶 G 预制薄层板（青岛海洋化工厂分厂，批号：20160712）。 HPTLC silica gel pre-coated plate (Qingdao Haiyang Chemical Co. Ltd., Lot. 20160712).
点样 Sample Application	S：15 µl；1：5 µl；2~4：15 µl；5~7：10 µl，条带状点样，条带宽度为 8 mm，条带间距为 16 mm，原点距底边为 10 mm。 Apply separately to the plate at 10 mm from the lower edge, as bands 8 mm, 10-15 µL of the test solution, 5 µL of the reference drug solution and 15 µL of the reference solution, leaving 16 mm between tracks.
展开剂 Mobile Phase	环己烷 - 乙酸乙酯（13：2），15 ml。 Cyclohexane and ethyl acetate (13:2), 15 mL.
展开缸 Developing Chamber	双槽展开缸，20 cm×10 cm。 Twin trough chamber, 20 cm×10 cm.
展开 Development	展开缸预平衡 15 分钟，上行展开，展距为 8 cm。 Equilibrate the chamber with the mobile phase for 15 minutes, develop vertically for 8 cm.
显色 Derivatization	喷盐酸酸性 5% 三氯化铁乙醇溶液，加热至斑点显色清晰。 Spray with a 5% solution of ferric chloride in ethanol acidified by hydrochloric acid, and heat until the spots become distinct.
检视 Detection	置可见光下检视。 Examine in white light.

不同薄层板薄层色谱图的比较

t: 21℃ RH: 60%

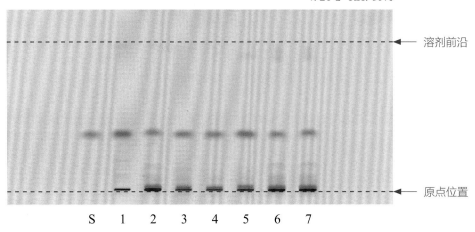

图 1 硅胶预制薄层板（DC-Fertigplatten SIL G-25，MN 批号：407191）

t: 21℃ RH: 60%

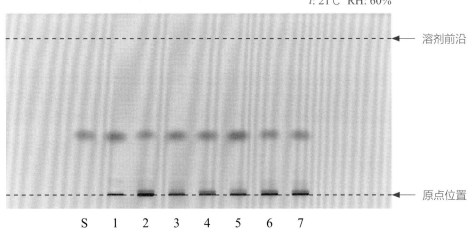

图 2 高效硅胶预制薄层板（HPTLC-Fertigplatten Nano-SIL-20，MN 批号：409251）

t: 21℃ RH: 60%

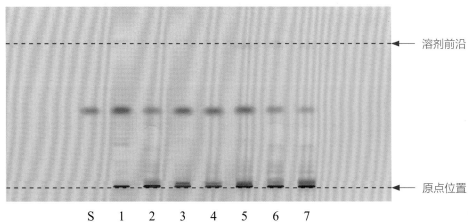

图 3 高效硅胶 G 预制薄层板（烟台市化学工业研究所，批号：20160727）

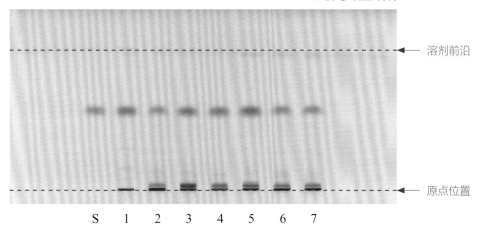

t: 21℃ RH: 60%

溶剂前沿

原点位置

S 1 2 3 4 5 6 7

图4 高效硅胶G预制薄层板（青岛海洋化工厂分厂，批号：20160712）

S. 丹皮酚对照品（110708-200506）

1. 牡丹皮对照药材（121490-201102）

2~4. 供试品（批号：150402；150705；161012，企业A）

5~7. 供试品（批号：20140305；20150405；20160405，企业B）

*《中国药典》本项鉴别以丹皮酚对照品为对照，本实验增加了牡丹皮对照药材对照。对照药材溶液参照供试品溶液制备方法制备。

白芍、玄参
Paeoniae Radix Alba & Scrophulariae Radix

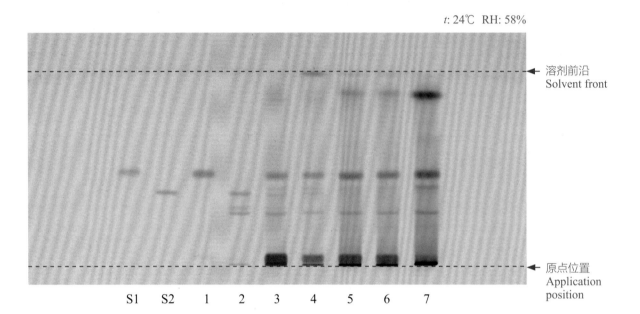

t: 24℃ RH: 58%

溶剂前沿
Solvent front

原点位置
Application
position

S1　S2　1　2　3　4　5　6　7

S1. 芍药苷对照品（110736-201438）

S2. 哈巴俄苷对照品（111730-201508）

1. 白芍对照药材（120905-201109）

2. 玄参对照药材（121008-201308）

3~4. 供试品（批号：150402；150705，企业 A）

5~6. 供试品（批号：20150405；20160405，企业 B）

7. 供试品（批号：16132024，企业 C）

S1, paeoniflorin CRS (110736-201438);

S2, harpagoside CRS (111730-201508);

track 1, Paeoniae Radix Alba reference drug (120905-201109);

tracks 2 to 7, different batches of the test samples

供试品溶液 Test Solution	取〔鉴别〕(1)项下乙醚提取后的水溶液，通过 AB-8 型大孔吸附树脂柱（内径为 1 cm，柱高为 10 cm），用水 50 ml 洗脱，弃去洗脱液，再用甲醇 50 ml 洗脱，收集洗脱液，加在中性氧化铝柱（100～200 目，2 g，内径为 1 cm）上，收集流出液，回收溶剂至干，残渣加甲醇 1 ml 使溶解。 Apply the water layer obtained under *Indentification* (1) to a column packed with AB-8 macroporous absorption resin (1 cm in inner diameter, 10 cm in height), elute with 50 mL of water, and discard the eluent, and elute with 50 mL of methanol. Collect the eluent, apply to a column packed with neutral alumina (100-200 mesh, 2 g, 1 cm in inner diameter), collect the eluent and evaporate to dryness. Dissolve the residue in 1 mL of methanol.
对照药材溶液 * Reference Drug Solution*	取玄参对照药材 2 g、白芍对照药材 1 g，分别加水 100 ml，煎煮 30 分钟，滤过，滤液浓缩至 25 ml，用乙醚振摇提取 2 次，每次 30 ml，弃去乙醚液，水层同供试品溶液制备方法制成对照药材溶液。 To 2 g of Scrophulariae Radix reference drug and 1 g of Paeoniae Radix Alba reference drug, add 100 mL of water respectively, decoct for 30 minutes, and filter. Evaporate the filtrate to 25 mL, extract by shaking with two 30-mL quantities of ether, and discard the ether extracts. To the water layer, prepare a solution in the same method as the test solution preparation.
对照品溶液 Reference Solution	取芍药苷、哈巴俄苷对照品，加甲醇分别制成每 1 ml 含 1 mg 的溶液。 Dissolve paeoniflorin CRS and harpagoside CRS in methanol respectively to prepare two solutions containing 1 mg per mL of each.
薄层板 Stationary Phase	高效硅胶 G 预制薄层板（烟台市化学工业研究所，批号：20160519）。 HPTLC silica gel pre-coated plate (Yantai Chemical Industry Research Institute, Lot. 20160519).
点样 Sample Application	S1～2：5 µl；3～7：10 µl，条带状点样，条带宽度为 8 mm，条带间距为 16 mm，原点距底边为 10 mm。 Apply separately to the plate at 10 mm from the lower edge, as bands 8 mm, 10 µL of the test solution, 5 µL of each of the reference drug solution and the reference solution, leaving 16 mm between tracks.
展开剂 Mobile Phase	乙酸乙酯－丁酮－甲酸－水（5:3:1:1），15 ml。 Ethyl acetate, butanone, formic acid and water (5:3:1:1), 15 mL.
展开缸 Developing Chamber	双槽展开缸，20 cm×10 cm。 Twin trough chamber, 20 cm×10 cm.
展开 Development	展开缸用滤纸贴于内壁，下端浸入展开剂，预平衡 15 分钟，上行展开，展距为 8 cm。 Equilibrate the chamber with a filter paper immersed into mobile phase in one trough and the mobile phase in another trough for 15 minutes, develop vertically for 8 cm.
显色 Derivatization	喷以 10% 硫酸乙醇溶液，在 105℃加热至斑点显色清晰。 Spray with a 10% solution of sulfuric acid in ethanol, and heat at 105℃ until the spots become distinct.
检视 Detection	置可见光下检视。 Examine in white light.

不同薄层板薄层色谱图的比较

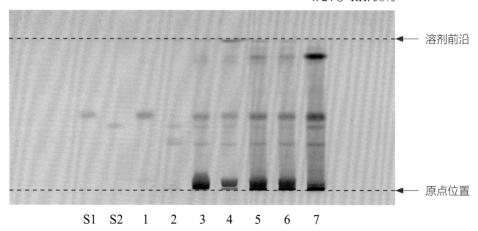

图 1 硅胶预制薄层板（DC-Fertigplatten DURASIL-25，MN 批号：505133）

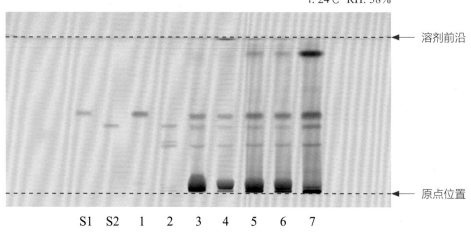

图 2 高效硅胶预制薄层板（HPTLC-Fertigplatten Nano-DURASIL-20，MN 批号：503083）

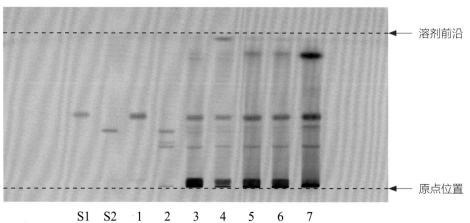

图 3 高效硅胶 G 预制薄层板（烟台市化学工业研究所，批号：20160519）

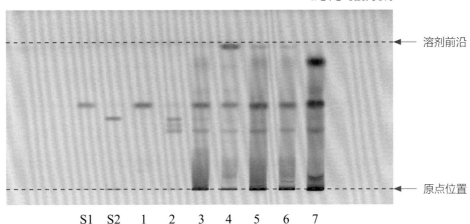

图4 高效硅胶 G 预制薄层板（青岛海洋化工厂分厂，批号：20150708）

图1~图4

S1. 芍药苷对照品（110736-201438）

S2. 哈巴俄苷对照品（111730-201508）

1. 白芍对照药材（120905-201109）

2. 玄参对照药材（121008-201308）

3~4. 供试品（批号：150402；150705，企业 A）

5~6. 供试品（批号：20150405；20160405，企业 B）

7. 供试品（批号：16132024，企业 C）

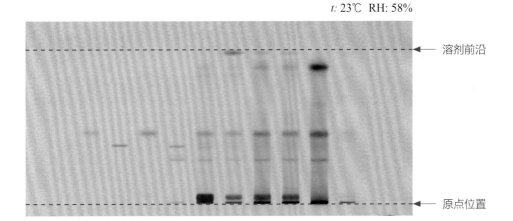

图5 修改方法专属性考察图谱—高效硅胶 G 预制薄层板（烟台市化学工业研究所，批号：20160519）

图5

S1. 芍药苷对照品（110736-201438）

S2. 哈巴俄苷对照品（111730-201508）

1. 白芍对照药材（120905-201109）

2. 玄参对照药材（121008-201308）

3~4. 供试品（批号：150402；150705，企业 A）

5~6. 供试品（批号：20150405；20160405，企业 B）

7. 供试品（批号：16132024，企业 C）

8. 玄参阴性对照（自制）

说明

1. 《中国药典》本项鉴别以芍药苷对照品为对照，本次实验增加了白芍对照药材对照。

2. 供试品色谱中在与哈巴俄苷对照品色谱相应位置处斑点不清晰，实验中比较了 MN 普通板、MN 高效板、烟台高效板及青岛高效板四种薄层板（图1~图4），结果只有烟台高效板分离效果较好，供试品色谱中哈巴俄苷斑点可以与其上面斑点达到分离，其他三种薄层板哈巴俄苷斑点基本与其上面斑点合并为一个斑点。供试品色谱中除哈巴俄苷斑点外还有一个比较明显的斑点与玄参对照药材色谱相对应，且玄参阴性对照无干扰（图5），本实验增加了玄参对照药材对照。

3. 玄参阴性对照溶液制备（图5）：取玄参阴性样品适量（相当于样品 25 g 量），加甲醇 50 ml，按供试品溶液制备方法制成玄参阴性对照溶液。

（广州市药品检验所　王秀芹　严家浪）

鉴别
Identification
1

大黄
Rhei Radix et Rhizoma

t: 23℃ RH: 50%

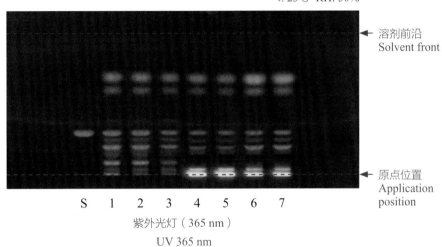

紫外光灯（365 nm）
UV 365 nm

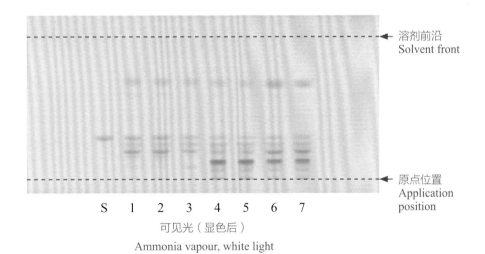

可见光（显色后）
Ammonia vapour, white light

S. 大黄素对照品（110756-200110）

1. 大黄（唐古特大黄）对照药材（120902-201311）

2. 大黄（药用大黄）对照药材（120984-201202）

3. 大黄（掌叶大黄）对照药材（121249-201304）

4~5. 供试品（批号：140419；140402，企业 A）

6. 供试品（批号：YQ15051201，企业 B）

7. 供试品（批号：130302，企业 C）

S, emodin CRS (110756-200110);

track 1, Rhei Radix et Rhizoma (*Rheum tanguticum*) reference drug (120902-201311);

track 2, Rhei Radix et Rhizoma (*Rheum officinale*) reference drug (120984-201202);

track 3, Rhei Radix et Rhizoma (*Rheum palmatum*) reference drug (121249-201304);

tracks 4 to 7, different batches of the test samples

供试品溶液 Test Solution	取本品 4 g，加甲醇 25 ml，浸渍 2 小时并时时振摇，滤过，滤液蒸干，残渣加水 10 ml 使溶解，再加盐酸 1 ml，加热回流 30 分钟，立即冷却，用三氯甲烷振摇提取 2 次，每次 10 ml，合并三氯甲烷液，浓缩至 1 ml。 Macerate 4 g of granules in 25 mL of methanol for 2 hours, shake constantly, and filter. Evaporate the filtrate to dryness, and dissolve the residue in 10 mL of water. Add 1 mL of hydrochloric acid, heat under reflux for 30 minutes, and cool immediately. Extract by shaking with two 10-mL quantities of chloroform, combine the chloroform extracts, and concentrate to about 1 mL.
对照药材溶液 Reference Drug Solution	取大黄对照药材 0.1 g，同法制成对照药材溶液。 Prepare a solution of 0.1 g of Rhei Radix et Rhizoma reference drug in the same method as the test solution preparation.
对照品溶液 Reference Solution	取大黄素对照品，加三氯甲烷制成每 1 ml 含 0.5 mg 的溶液。 Dissolve emodin CRS in chloroform to prepare a solution containing 0.5 mg per mL.
薄层板 Stationary Phase	高效硅胶 G 预制薄层板（青岛海洋化工厂分厂，批号：20160312）。 HPTLC silica gel pre-coated plate (Qingdao Haiyang Chemical Co. Ltd., Lot. 20150912).
点样 Sample Application	S：5 μl；1～7：10 μl，条带状点样，条带宽度为 8 mm，条带间距为 16 mm，原点距底边为 10 mm。 Apply separately to the plate at 10 mm from the lower edge, as bands 8 mm, 10 μL of each of the test solution and the reference drug solution and 5 μL of the reference solution, leaving 16 mm between tracks.
展开剂 Mobile Phase	石油醚（60～90℃）－甲酸乙酯－甲酸（15：5：1）的上层溶液，15 ml。 The upper layer of a mixture of petroleum ether (60-90℃), ethyl formate and formic acid (15:5:1), 15 mL.
展开缸 Developing Chamber	双槽展开缸，20 cm×10 cm。 Twin trough chamber, 20 cm×10 cm.
展开 Development	展开缸不需预平衡，直接上行展开，展距为 8 cm。 Develop vertically for 8 cm.
显色和检视 Derivatization & Detection	紫外光灯（365 nm）下检视后，薄层板置氨蒸气中熏，可见光下检视。 Examine under ultraviolet light at 365 nm, then expose the plate to ammonia vapour until the bands turn to red, and examine in white light.

不同薄层板薄层色谱图的比较

t: 23℃ RH: 50%

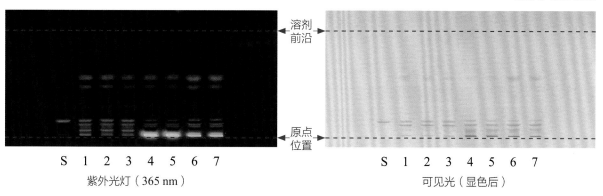

图 1 硅胶预制薄层板（DC-Fertigplatten DURASIL-25，MN 批号：505133）

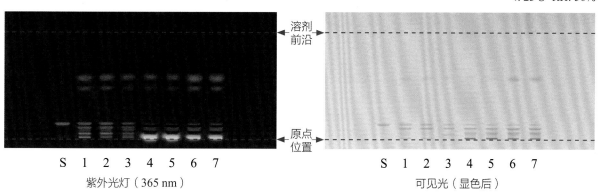

图 2 高效硅胶预制薄层板（HPTLC-Fertigplatten Nano-DURASIL-20，MN 批号：503083）

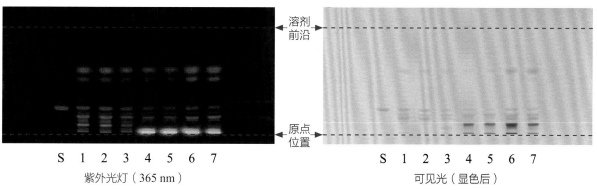

图 3 高效硅胶 G 预制薄层板（烟台市化学工业研究所，批号：20160519）

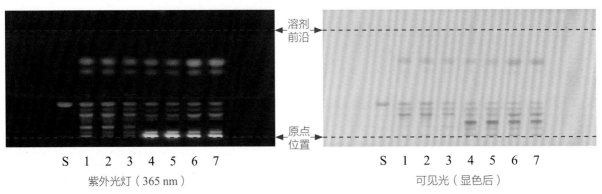

图4 高效硅胶 G 预制薄层板（青岛海洋化工厂分厂，批号：20160312）

S. 大黄素对照品（110756-200110）

1. 大黄（唐古特大黄）对照药材（120902-201311）

2. 大黄（药用大黄）对照药材（120984-201202）

3. 大黄（掌叶大黄）对照药材（121249-201304）

4~5. 供试品（批号：140419；140402，企业 A）

6. 供试品（批号：YQ15051201，企业 B）

7. 供试品（批号：130302，企业 C）

黄芩
Scutellariae Radix

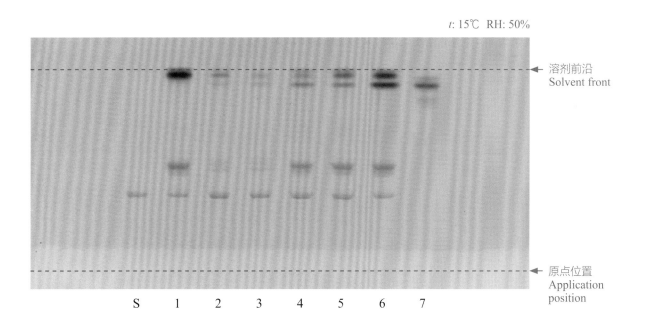

t: 15℃ RH: 50%

溶剂前沿
Solvent front

原点位置
Application
position

S 1 2 3 4 5 6 7

S. 黄芩苷对照品（110715-201318）

1. 黄芩对照药材（120955-201309）

2~3. 供试品（批号：140419；140402；企业 A）

4. 供试品（批号：YQ15051201，企业 B）

5. 供试品（批号：14010001，企业 D）

6. 供试品（批号：130302，企业 C）

7. 黄芩阴性对照（自制）

S, baicalin CRS (110715-201318);

track 1, Scutellariae Radix reference drug (120955-201309);

tracks 2 to 6, different batches of the test samples;

track 7, blank granules of Scutellariae Radix

供试品溶液 * Test Solution*	取本品 4 g，加甲醇 25 ml，超声处理 20 分钟，滤过，滤液蒸干，残渣加水 20 ml，加热使溶解，用盐酸调 pH 值至 3～4，用乙酸乙酯振摇提取 2 次，每次 20 ml，合并乙酸乙酯液，用 0.05 mol/L 硫酸溶液 30 ml 洗涤，再用水洗至中性，分取乙酸乙酯液，蒸干，残渣加甲醇 1 ml 使溶解。 To 4 g of granules, add 25 mL of methanol, ultrasonicate for 20 minutes, and filter. Evaporate the filtrate to dryness, and dissolve the residue in 20 mL of water by heating. Adjust to pH 3-4 with hydrochloric acid, and extract by shaking with two 20-mL quantities of ethyl acetate. Combine the ethyl acetate extracts, wash with 30 mL of 0.05 mol/L solution of sulfuric acid, then wash with water until pH 7. Separate the ethyl acetate layer, evaporate to dryness, and dissolve the residue in 1 mL of methanol.
对照药材溶液 Reference Drug Solution	取黄芩对照药材 0.5 g，同法制成对照药材溶液。 Prepare a solution of 0.5 g of Scutellariae Radix reference drug in the same method as the test solution preparation.
对照品溶液 Reference Solution	取黄芩苷对照品，加甲醇制成每 1 ml 含 1mg 的溶液。 Dissolve baicalin CRS in methanol to prepare a solution containing 1 mg per mL.
阴性对照溶液 * Negative Control Solution*	取黄芩阴性样品 4 g，按供试品溶液制备方法制成黄芩阴性对照溶液。 Prepare a solution of 4 g of blank granules of Scutellariae Radix in the same method as the test solution preparation.
薄层板 Stationary Phase	高效硅胶预制薄层板（HPTLC-Fertigplatten Nano-DURASIL-20，MN，批号：510297），用 4% 醋酸钠溶液浸渍改性。 HPTLC silica gel pre-coated plate (HPTLC-Fertigplatten Nano-DURASIL-20, MN, Lot.510297), immersed with a 4% solution of sodium acetate.
点样 Sample Application	S：5 µl；1：2 µl；2～7：3～5 µl，条带状点样，条带宽度为 8 mm，条带间距为 16 mm，原点距底边为 10 mm。 Apply separately to the plate at 10 mm from the lower edge, as bands 8 mm, 3-5 µL of the test solution, 2 µL of the reference drug solution and 5 µL of the reference solution, leaving 16 mm between tracks.
展开剂 Mobile Phase	乙酸乙酯－丁酮－甲酸－水（5:3:1:1），15 ml。 Ethyl acetate, butanone, formic acid and water (5:3:1:1), 15 mL.
展开缸 Developing Chamber	双槽展开缸，20 cm×10 cm。 Twin trough chamber, 20 cm × 10 cm.
展开 Development	展开缸预平衡 15 分钟，上行展开，展距为 8 cm。 Equilibrate the chamber with the mobile phase for 15 minutes, develop vertically for 8 cm.
显色 Derivatization	喷以 2% 三氯化铁乙醇溶液。 Spray with a 2% solution of ferric chloride in ethanol.
检视 Detection	置可见光下检视。 Examine in white light.

不同薄层板薄层色谱图的比较

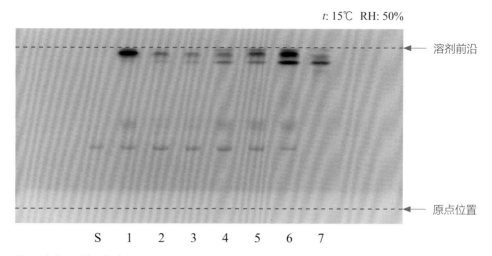

图1 硅胶预制薄层板（DC-Fertigplatten DURASIL-25，MN 批号：505133），用4%醋酸钠溶液浸渍改性

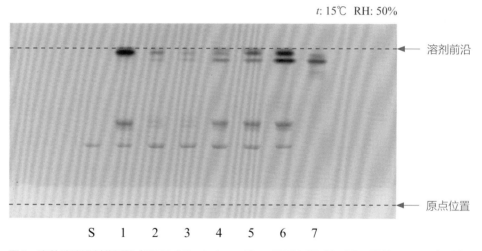

图2 高效硅胶预制薄层板（HPTLC-Fertigplatten Nano-DURASIL-20，MN 批号：510297），用4%醋酸钠溶液浸渍改性

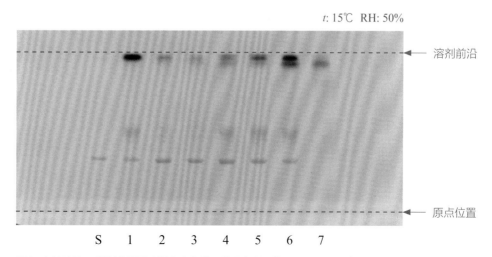

图3 高效硅胶G预制薄层板（烟台市化学工业研究所，批号：20151127），用4%醋酸钠溶液浸渍改性

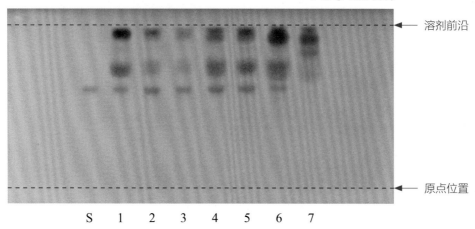

图 4 高效硅胶 G 预制薄层板（青岛海洋化工厂分厂，批号：20150912），用 4% 醋酸钠溶液浸渍改性

图 1～图 4

S. 黄芩苷对照品（110715-201318）

1. 黄芩对照药材（120955-201309）

2~3. 供试品（批号：140419；140402；企业 A）

4. 供试品（批号：YQ15051201，企业 B）

5. 供试品（批号：14010001，企业 C）

6. 供试品（批号：130302，企业 D）

7. 黄芩阴性对照（自制）

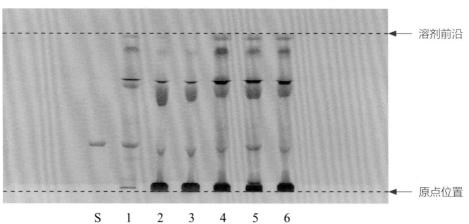

图 5 《中国药典》方法—硅胶预制薄层板（DC-Fertigplatten DURASIL-25，MN 批号：505133），用 4% 醋酸钠溶液浸渍改性

图 5

S. 黄芩苷对照品（110715-201318）

1. 黄芩对照药材（120955-201309）

2~3. 供试品（批号：140419；140402；企业 A）

4. 供试品（批号：YQ15051201，企业 B）

5. 供试品（批号：14010001，企业 C）

6. 供试品（批号：130302，企业 D）

《中国药典》本项鉴别供试品溶液制备方法以甲醇为提取溶剂，在盐酸酸性条件下制备供试品溶液，所得供试品溶液浓稠，呈深棕褐色，点样量为 5 μl 时，黄芩主斑点不清晰，增加点样量至 15 μl，斑点较清晰，但点样困难，且因杂质较多，致斑点变形（图 5），实验中比较了 MN 普通板、MN 高效板、烟台高效板及青岛高效板四种薄层板，结果均不理想。本实验参照《中国药典》2015 年版一部"一清胶囊"黄芩鉴别项下方法制备供试品溶液，结果薄层色谱显示黄芩主斑点清晰，黄芩阴性对照无干扰，薄层色谱图见图 1～图 4。

黄连
Coptidis Rhizoma

t: 18℃ RH: 50%

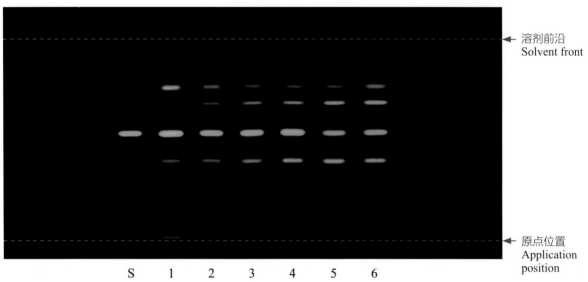

← 溶剂前沿
Solvent front

← 原点位置
Application
position

S 1 2 3 4 5 6

S. 盐酸小檗碱对照品（110713-201212）

1. 黄连（三角叶黄连）对照药材（120913-201310）

2~3. 供试品（批号：140419；140402，企业A）

4. 供试品（批号：YQ15051201，企业B）

5. 供试品（批号：14010001，企业C）

6. 供试品（批号：130302，企业D）

S, berberine hydrochloride CRS (110713-201212);

track 1, Coptidis Rhizoma (*Coptis deltoidea*) reference drug
(120913-201310);

tracks 2 to 6, different batches of the test samples

供试品溶液 Test Solution	取本品 4 g，加甲醇 25 ml，浸渍 2 小时并时时振摇，滤过，滤液浓缩至 2 ml。 Macerate 4 g of granules in 25 mL of methanol for 2 hours, shake constantly, and filter. Concentrate the filtrate to about 2 mL.
对照药材溶液 Reference Drug Solution	取黄连对照药材 50 mg，加甲醇 5 ml，加热回流 15 分钟，滤过，滤液加甲醇使成 5 ml。 To 50 mg of Coptidis Rhizoma reference drug, add 5 mL of methanol, heat under reflux for 15 minutes, and filter. Dilute the filtrate with methanol to 5 mL.
对照品溶液 Reference Solution	取盐酸小檗碱对照品，加甲醇制成每 1 ml 含 0.5 mg 的溶液。 Dissolve berberine hydrochloride CRS in methanol to prepare a solution containing 0.5 mg per mL.
薄层板 Stationary Phase	硅胶预制薄层板（DC-Fertigplatten DURASIL-25，MN，批号：505133）。 TLC silica gel pre-coated plate (DC-Fertigplatten DURASIL-25, MN, Lot. 505133).
点样 Sample Application	S：6 μl；1：2 μl；2～6：3～5 μl，条带状点样，条带宽度为 8 mm，条带间距为 16 mm，原点距底边为 10 mm。 Apply separately to the plate at 10 mm from the lower edge, as bands 8 mm, 3-5 μL of the test solution, 2 μL of the reference drug solution and 6 μL of the reference solution, leaving 16 mm between tracks.
展开剂 Mobile Phase	甲苯－乙酸乙酯－异丙醇－甲醇－浓氨试液（12:6:3:3:1），15 ml。 Toluene, ethyl acetate, isopropanol, methanol and concentrated ammonia TS (12:6:3:3:1), 15 mL.
展开缸 Developing Chamber	双槽展开缸，20 cm×10 cm。 Twin trough chamber, 20 cm × 10 cm.
展开 Development	展开缸一侧槽加展开剂 15 ml，另一侧槽加浓氨试液 5 ml，饱和 15 分钟，上行展开，展距为 8 cm。 Equilibrate the chamber with 5 mL of concentrated ammonia TS in one trough and 15 mL of the mobile phase in another trough for 15 minutes, develop vertically for 8 cm.
检视 Detection	置紫外光灯（365 nm）下检视。 Examine under ultraviolet light at 365 nm.
备注 Note	浓氨试液加入量的多少和展开缸饱和时间的长短会影响斑点的分离效果。 The amount of concentrated ammonia added and the equilibration time will affect the separation effect of the spots.

不同薄层板薄层色谱图的比较

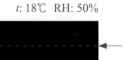

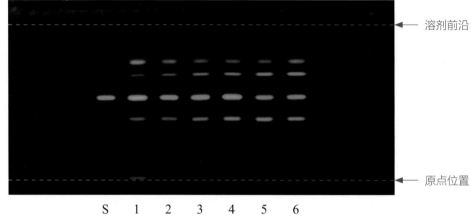

图 1 硅胶预制薄层板（DC-Fertigplatten DURASIL-25，MN 批号：505133）

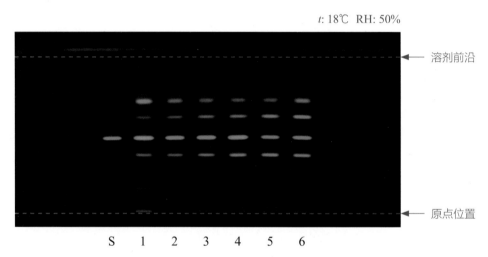

图 2 高效硅胶预制薄层板（HPTLC-Fertigplatten Nano-DURASIL-20，MN 批号：510297）

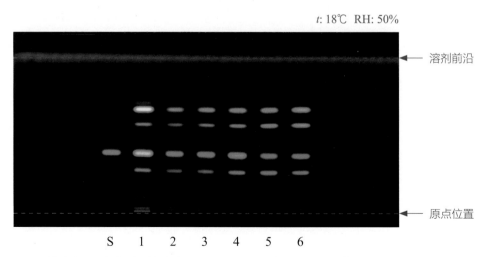

图 3 高效硅胶 G 预制薄层板（烟台市化学工业研究所，批号：20151127）

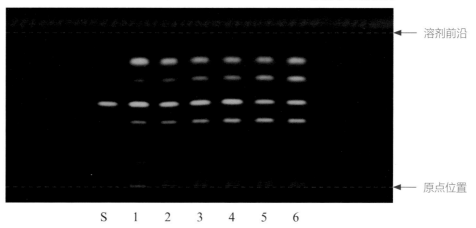

图 4 高效硅胶 G 预制薄层板（青岛海洋化工厂分厂，批号：20150912）

S. 盐酸小檗碱对照品（110713-201212）

1. 黄连（三角叶黄连）对照药材（120913-201310）

2~3. 供试品（批号：140419；140402，企业 A）

4. 供试品（批号：YQ15051201，企业 B）

5. 供试品（批号：14010001，企业 C）

6. 供试品（批号：130302，企业 D）

（广州市药品检验所　严家浪　王秀芹）

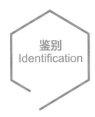

鉴别
Identification

益母草
Leonuri Herba

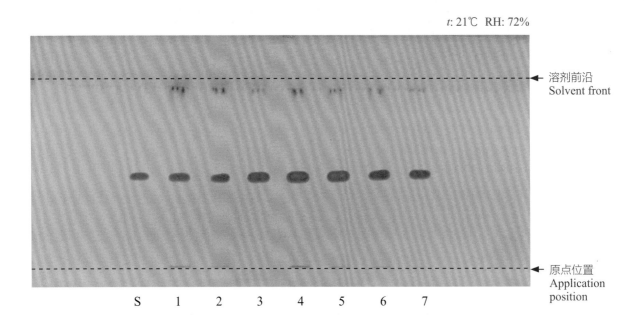

t: 21℃ RH: 72%

→ 溶剂前沿
Solvent front

→ 原点位置
Application
position

S   1   2   3   4   5   6   7

S. 盐酸水苏碱对照品（110712-201111）

1. 益母草对照药材（120912-201209）

2. 供试品（批号：12101137，企业 A）

3. 供试品（批号：141102，企业 B）

4. 供试品（批号：1205261，企业 C）

5. 供试品（批号：14110005，企业 D）

6. 供试品（批号：131103，企业 E）

7. 供试品（批号：5371302，企业 F）

S, stachydrine hydrochloride CRS (110712-201111);

track1, Leonuri Herba reference drug (120912-201209);

tracks 2 to 7, different batches of the test samples

供试品溶液 Test Solution	取本品适量，混匀，研细，取约 6 g 或 2 g（无蔗糖），加沸水 10 ml 使溶解，用稀盐酸调节 pH 值至 1~2，通过 732 钠型阳离子交换树脂柱（内径为 2 cm，柱高为 15 cm），用水洗脱至洗脱液无色，弃去洗脱液，再用氨溶液（2→13）250 ml 洗脱，收集洗脱液，蒸干，残渣用 70%乙醇溶解并转移至 10 ml 量瓶中，加 70%乙醇至刻度，摇匀，滤过，取续滤液。 Dissolve 6 g or 2 g (without sucrose) of the granules in 10 mL of boiling water, adjust to pH 1-2 with dilute hydrochloric acid, apply to a column packed with sodium cation exchange resin of type 732 (2 cm in inner diameter, 15 cm in height), elute with water until the eluent is colourless. Discard the eluent, elute with 250 mL of ammonia solution (2→13), collect the eluent and evaporate to dryness. Dissolve the residue in 70% ethanol and transfer to a 10 mL volumetric flask, dilute with 70% ethanol to volume, mix well, filter, and use the successive filtrate.
对照药材溶液 * Reference Drug Solution*	取益母草对照药材 1 g，加水 50 ml 煎煮 1 小时，滤过，滤液浓缩至约 10 ml，用稀盐酸调节 pH 值至 1~2，同供试品溶液制备方法制成对照药材溶液。 Decoct 1 g of Leonuri Herba reference drug with 50 mL of water for 1 hour, and filter. Concentrate the filtrate to 10 mL, and prepare a solution in the same method as the test solution preparation, begining at "adjust to pH 1-2 with dilute hydrochloric acid".
对照品溶液 Reference Solution	取盐酸水苏碱对照品，加 70%乙醇制成每 1 ml 含 2 mg 的溶液。 Dissolve Stachydrine hydrochloride CRS in 70% ethanol to prepare a solution containing 2 mg per mL.
薄层板 Stationary Phase	高效硅胶 G 预制薄层板（青岛海洋化工厂分厂，批号：20150912）。 HPTLC silica gel pre-coated plate (Qingdao Haiyang Chemical Co. Ltd., Lot. 20150912).
点样 Sample Application	对照品溶液和对照药材溶液各 5 µl，供试品溶液 2 µl，条带状点样，条带宽度为 8 mm，条带间距为 16 mm，原点距底边为 10 mm。 Apply separately to the plate at 10 mm from the lower edge, as bands 8 mm, 5 µL of each of the reference solution and the reference drug solution, 2 µL of the test solution, leaving 16 mm between tracks.
展开剂 Mobile Phase	丙酮－无水乙醇－盐酸（10:6:1），15 ml。 Acetone, anhydrous ethanol, and hydrochloric acid (10:6:1), 15 mL.
展开缸 Developing Chamber	双槽展开缸，20 cm×10 cm。 Twin trough chamber, 20 cm × 10 cm.
展开 Development	展开缸预平衡 15 分钟，上行展开，展距为 8 cm。 Equilibrate the chamber with the mobile phase for 15 minutes, develop vertically for 8 cm.
显色 Derivatization	在 105℃加热 15 分钟使薄层板上残留盐酸完全挥尽，放冷，喷以 10%硫酸乙醇溶液，在 105℃烘干，喷以稀碘化铋钾试液－1%三氯化铁乙醇溶液（10:1）混合溶液至斑点显色清晰。 Heat at 105℃ for 15 minutes to expel the hydrochloric acid completely from the plate. Spray with a 10% solution of sulfuric acid in ethanol, heat at 105℃ to dryness, spray with a mixture of dilute bismuth potassium iodide TS and 1% solution of ferric chloride in ethanol (10:1) until the spots become distinct.
检视 Detection	置可见光下检视。 Examine in white light.

不同薄层板薄层色谱图的比较

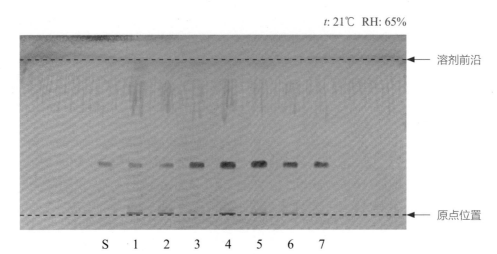

图 1　硅胶预制薄层板（TLC Silica gel 60，Merck，批号：HX42524823）

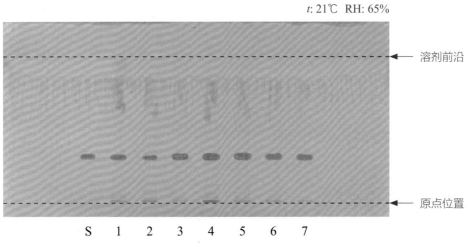

图 2　高效硅胶预制薄层板（HPTLC Silica gel 60，Merck，批号：HX54710541）

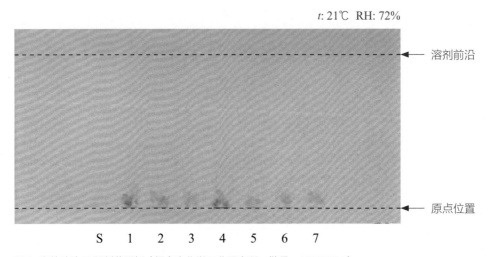

图 3　高效硅胶 G 预制薄层板（烟台市化学工业研究所，批号：20150814）

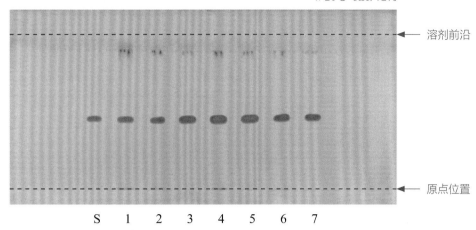

图 4 高效硅胶 G 预制薄层板（青岛海洋化工厂分厂，批号：20150912）

S. 盐酸水苏碱对照品（110712-201111）

1. 益母草对照药材（120912-201209）

2. 供试品（批号：12101137，企业 A）

3. 供试品（批号：141102，企业 B）

4. 供试品（批号：1205261，企业 C）

5. 供试品（批号：14110005，企业 D）

6. 供试品（批号：131103，企业 E）

7. 供试品（批号：5371302，企业 F）

说明

1.《中国药典》本项鉴别以盐酸水苏碱对照品为对照，本实验增加益母草对照药材对照。对照药材溶液参照本品制法和供试品溶液制备方法制备。

2. 烟台高效板、MN 普通板和高效板的展开效果不理想，不显示斑点（如图3），不适用于本鉴别。

（广州市药品检验所 毕福钧 吕渭升）

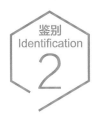

金银花
Lonicerae Japonicae Flos

t: 20℃ RH: 57%

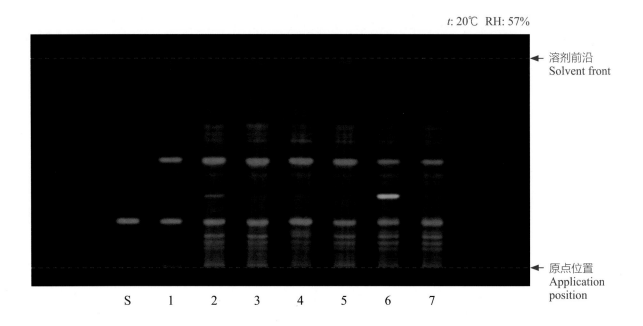

S. 绿原酸对照品（110753-201415）

1. 金银花对照药材（121060-201107）

2~3. 供试品（批号：13120196；14120976，企业A）

4~5. 供试品（批号：11007；15001，企业B）

6~7. 供试品（批号：150157；150552，企业C）

S, chlorogenic acid CRS (110753-201415);

track1, Lonicerae Japonicae Flos reference drug (121060-201107);

tracks 2 to 7, different batches of the test samples

供试品溶液 Test Solution	取本品 10 片，薄膜衣片除去包衣，研细，加乙醇 20 ml，加热回流 1 小时，放冷，滤过，滤液蒸干，残渣加乙醇 2 ml 使溶解。 Pulverize 10 tablets with coats removed, add 20 mL of ethanol, heat under reflux for 1 hour, allow to cool and filter. Evaporate the filtrate to dryness, and dissolve the residue in 2 mL of ethanol.
对照药材溶液 Reference Drug Solution	取金银花对照药材 0.3 g，加乙醇 20 ml，加热回流 20 分钟，放冷，滤过，滤液蒸干，残渣加乙醇 2 ml 使溶解。 To 0.3 g of Lonicerae Japonicae Flos reference drug, add 20 mL of ethanol, heat under reflux for 20 minutes, allow to cool, and filter. Evaporate the filtrate to dryness and dissolve the residue in 2 mL of ethanol.
对照品溶液 Reference Solution	取绿原酸对照品，加甲醇制成每 1 ml 含 1 mg 的溶液。 Dissolve chlorogenic acid CRS in methanol to prepare a solution containing 1 mg per mL.
薄层板 Stationary Phase	高效硅胶预制薄层板（HPTLC-Fertigplatten Nano-DURASIL-20，MN，批号：503083）。 HPTLC silica gel pre-coated plate (HPTLC-Fertigplatten Nano-DURASIL-20, MN, Lot. 503083).
点样 Sample Application	5 μl，条带状点样，条带宽度为 8 mm，条带间距为 16 mm，原点距底边为 10 mm。 Apply separately to the plate at 10 mm from the lower edge, as bands 8 mm, 5 μL of each of the reference solution, the reference drug solution and the test solution, leaving 16 mm between tracks.
展开剂 Mobile Phase	乙酸丁酯－甲酸－水（7∶2.5∶2.5）的上层溶液，15 ml。 The upper layer of a mixture of butyl acetate, formic acid and water (7:2.5:2.5), 15 mL.
展开缸 Developing Chamber	双槽展开缸，20 cm×10 cm。 Twin trough chamber, 20 cm×10 cm.
展开 Development	展开缸预平衡 15 分钟，上行展开，展距为 8 cm。 Equilibrate the chamber with the mobile phase for 15 minutes, develop vertically for 8 cm.
检视 Detection	置紫外光灯（365 nm）下检视。 Examine under ultraviolet light at 365 nm.

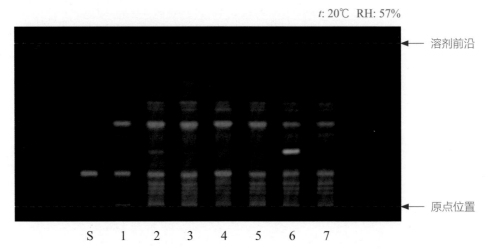

图1 硅胶预制薄层板（DC-Fertigplatten DURASIL-25，MN 批号：407195）

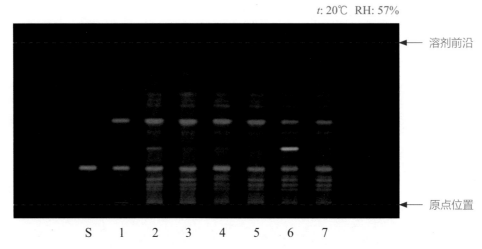

图2 高效硅胶预制薄层板（HPTLC-Fertigplatten Nano-DURASIL-20，MN 批号：503083）

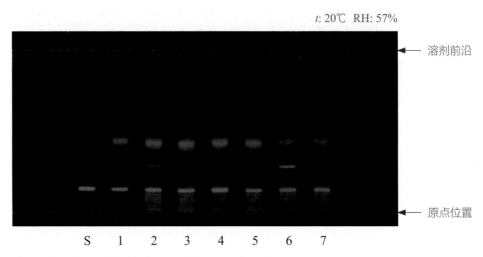

图3 高效硅胶G预制薄层板（烟台市化学工业研究所，批号：20150814）

t: 20℃   RH: 57%

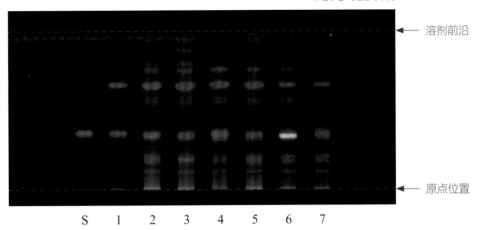

溶剂前沿

原点位置

S   1   2   3   4   5   6   7

图 4 高效硅胶 G 预制薄层板（青岛海洋化工厂分厂，批号：20150912）

S. 绿原酸对照品（110753-201415）

1. 金银花对照药材（121060-201107）

2~3. 供试品（批号：13120196，14120976，企业 A）

4~5. 供试品（批号：11007，15001，企业 B）

6~7. 供试品（批号：150157，150552，企业 C）

连翘
Forsythiae Fructus

t: 20℃ RH: 42%

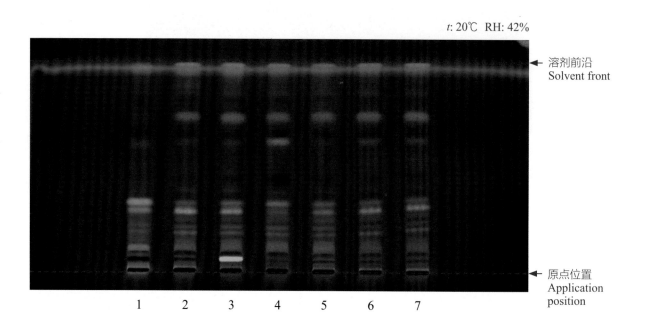

溶剂前沿
Solvent front

原点位置
Application
position

1   2   3   4   5   6   7

---

1. 连翘对照药材（120908-201216）

2~3. 供试品（批号：150552；150157，企业 C）

4~5. 供试品（批号：11007；15001，企业 B）

6~7. 供试品（批号：1120240；14120976，企业 A）

Track 1, Forsythiae Fructus reference drug (120908-201216);

tracks 2 to 7, different batches of the test samples

供试品溶液 Test Solution	取〔鉴别〕（2）项下的供试品溶液。 Solution obtained under *Identification* (2).
对照药材溶液 Reference Drug Solution	取连翘对照药材 1 g，加水 40 ml，置水浴中浸渍 1 小时，滤过，滤液蒸干，残渣加乙醇 20 ml，加热回流 20 分钟，放冷，滤过，滤液蒸干，残渣加乙醇 2 ml 使溶解，滤过，取滤液。 Macerate 1 g of Forsythiae Fructus reference drug with 40 mL of water on a water bath for 1 hour and filter. Evaporate the filtrate to dryness, add 20 mL of ethanol, heat under reflux for 20 minutes, allow to cool, filter and evaporate the filtrate to dryness. Dissolve the residue in 2 mL of ethanol, filter and use the filtrate as the reference drug solution.
薄层板 Stationary Phase	高效硅胶 G 预制薄层板（烟台市化学工业研究所，批号：20160727）。 HPTLC silica gel pre-coated plate (Yantai Chemical Industry Research Institute, Lot. 20160727).
点样 Sample Application	对照药材 6 μl，供试品 5 μl，条带状点样，条带宽度为 8 mm，条带间距为 18 mm，原点距底边为 10 mm。 Apply separately to the plate at 10 mm from the lower edge, as bands 8 mm, 6 μL of the reference drug solution and 5 μL of each of the test solution, leaving 18 mm between tracks.
展开剂 Mobile Phase	三氯甲烷 – 甲醇（20:1），15 ml。 Chloroform and methanol (20:1), 15 mL.
展开缸 Developing Chamber	双槽展开缸，20 cm×10 cm。 Twin trough chamber, 20 cm × 10 cm.
展开 Development	展开缸预平衡 15 分钟，上行展开，展距为 8 cm。 Equilibrate the chamber with the mobile phase for 15 minutes, develop vertically for 8 cm.
显色 Derivatization	喷以醋酐 – 硫酸（20:1）混合溶液，在 105℃加热至斑点显色清晰。 Spray with a mixture of acetic anhydride and sulfuric acid (20:1), and heat at 105℃ until the spots become distinct.
检视 Detection	置紫外光（365 nm）下检视。 Examine under ultraviolet light at 365 nm.

不同薄层板薄层色谱图的比较

t: 20℃ RH: 42%

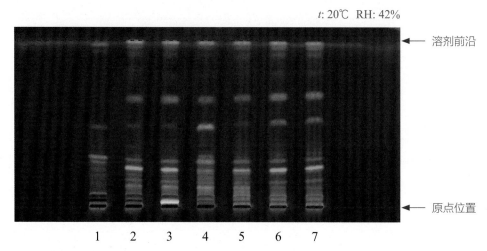

溶剂前沿

原点位置

1 2 3 4 5 6 7

图 1 硅胶预制薄层板（DC-Fertigplatten DURASIL-25，MN 批号：511314）

t: 20℃ RH: 42%

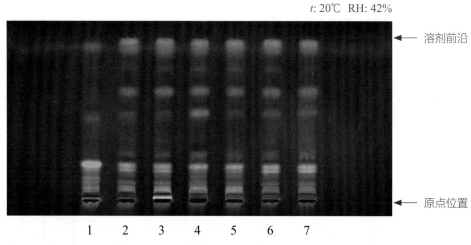

溶剂前沿

原点位置

1 2 3 4 5 6 7

图 2 高效硅胶预制薄层板（HPTLC-Fertigplatten Nano-SIL-20，MN 批号：409251）

t: 20℃ RH: 42%

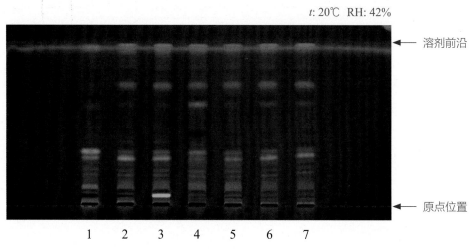

溶剂前沿

原点位置

1 2 3 4 5 6 7

图 3 高效硅胶 G 预制薄层板（烟台市化学工业研究所，批号：20160727）

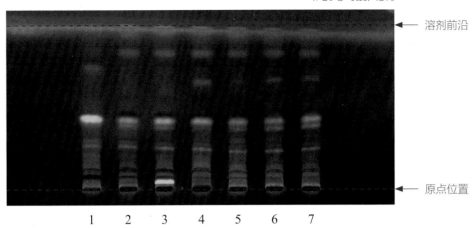

图 4 高效硅胶 G 预制薄层板（青岛海洋化工厂分厂，批号：20150912）

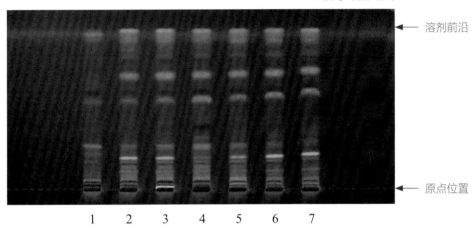

图 5 高效硅胶预制薄层板（HPTLC-Fertigplatten Nano-DURASIL-20，MN 批号：503083）

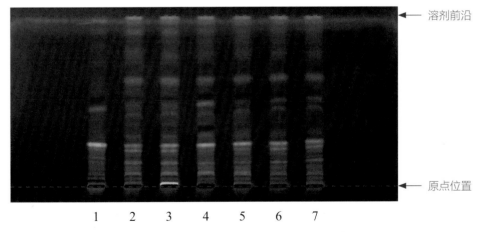

图 6 硅胶预制薄层板（TLC Silica gel 60，Merck，批号：HX42524826）

1. 连翘对照药材（120908-201216）　　　　　　4~5. 供试品（批号：11007；15001，企业 B）

2~3. 供试品（批号：150552；150157，企业 C）　6~7. 供试品（批号：1120240；14120976，企业 A）

薄荷、荆芥
Menthae Haplocalycis Herba & Schizonepetae Herba

t: 20℃ RH: 55%

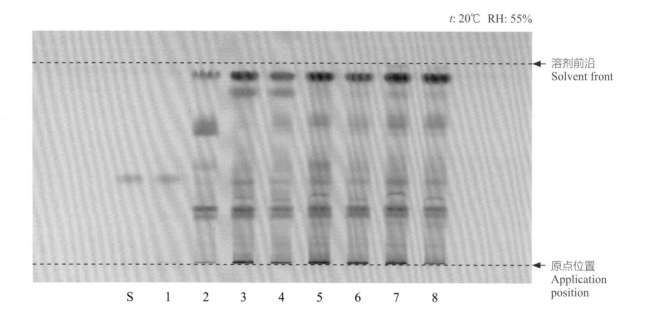

溶剂前沿
Solvent front

原点位置
Application position

S   1   2   3   4   5   6   7   8

S. 薄荷脑对照品（110728-200506）

1. 薄荷对照药材（120916-201310）

2. 荆芥对照药材（120911-201411）

3～4. 供试品（批号：13120196；14120976，企业 A）

5～6. 供试品（批号：11007；15001，企业 B）

7～8. 供试品（批号：150157；150552，企业 C）

S, menthol CRS (110728-200506);

track 1, Menthae Haplocalycis Herba reference drug (120916-201310);

track 2, Schizonepetae Herba reference drug (120911-201411);

tracks 3 to 8, different batches of the test samples

供试品溶液 Test Solution	取本品 10 片，薄膜衣片除去包衣，研细，加石油醚（60～90℃）20 ml，密塞，超声处理 20 分钟，滤过，滤液挥至约 1 ml。 Pulverize 10 tablets with coats removed, add 20 mL of petroleum ether (60-90℃), ultrasonicate for 20 minutes, filter and evaporate the filtrate to 1 mL.
对照药材溶液 * Reference Drug Solution*	1. 取薄荷对照药材 0.5 g，照挥发油测定法（通则 2204）提取，加石油醚（60～90℃）2 ml，缓缓加热至沸，并保持微沸 1 小时，放置 30 分钟后，取石油醚液。 To 0.5 g of Menthae Haplocalycis Herba reference drug, carry out the method for determination of volatile oil <General Chaper 2204>, add 2 mL of petroleum ether (60-90℃), heat slowly and keep boiling for 1 hour, allow to stand for 30 minutes, separate and use the petroleum ether layer as the reference drug solution. 2. 取荆芥对照药材 0.4 g，加石油醚（60～90℃）20 ml，同供试品溶液制备方法制成对照药材溶液。 Prepare a solution of 0.4 g of Schizonepetae Herba reference drug in the same method as the test solution preparation.
对照品溶液 Reference Solution	取薄荷脑对照品，加乙醇制成每 1 ml 含 2 mg 的溶液。 Dissolve menthol CRS in ethanol to prepare a solution containing 2 mg per mL.
薄层板 Stationary Phase	高效硅胶预制薄层板（HPTLC-Fertigplatten Nano-DURASIL-20，MN，批号：503083）。 HPTLC silica gel pre-coated plate (HPTLC-Fertigplatten Nano-DURASIL-20, MN, Lot. 503083).
点样 Sample Application	对照品溶液与对照药材溶液各 2 μl，供试品溶液 4 μl，条带状点样，条带宽度为 8 mm，条带间距为 16 mm，原点距底边为 10 mm。 Apply separately to the plate at 10 mm from the lower edge, as bands 8 mm, 2 μL of each of the reference solution and the reference drug solution, 4 μL of the test solution, leaving 16 mm between tracks.
展开剂 Mobile Phase	正己烷－乙酸乙酯（17:3），15 ml。 n-hexane and ethyl acetate (17:3), 15 mL.
展开缸 Developing Chamber	双槽展开缸，20 cm×10 cm。 Twin trough chamber, 20 cm×10 cm.
展开 Development	展开缸预平衡 15 分钟，上行展开，展距为 8 cm。 Equilibrate the chamber with the mobile phase for 15 minutes, develop vertically for 8 cm.
显色 Derivatization	喷以 5％香草醛硫酸溶液，在 105℃加热至斑点显色清晰。 Spray with a 5％ solution of vanillin in sulfuric acid, and heat at 105℃until the spots become distinct.
检视 Detection	置可见光下检视。 Examine in white light.

不同薄层板薄层色谱图的比较

t: 20℃　RH: 55%

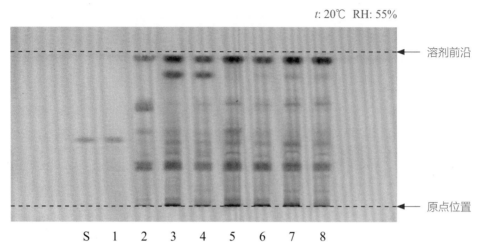

图 1　硅胶预制薄层板（DC-Fertigplatten DURASIL-25，MN　批号：407195）

t: 20℃　RH: 55%

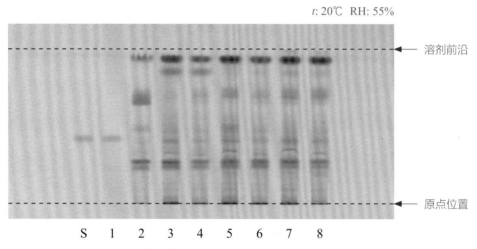

图 2　高效硅胶预制薄层板（HPTLC-Fertigplatten Nano-DURASIL-20，MN　批号：503083）

t: 20℃　RH: 70%

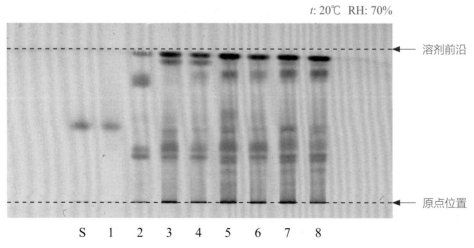

图 3　高效硅胶 G 预制薄层板（烟台市化学工业研究所，批号：20150814）

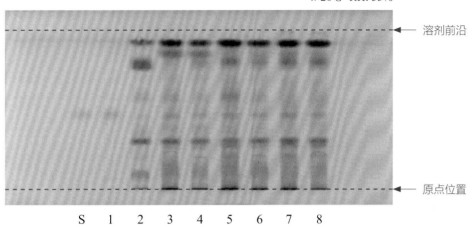

t: 20℃ RH: 55%

溶剂前沿

原点位置

S　1　2　3　4　5　6　7　8

图 4　高效硅胶 G 预制薄层板（青岛海洋化工厂分厂，批号：20150912）

S.　薄荷脑对照品（110728-200506）

1.　薄荷对照药材（120916-201310）

2.　荆芥对照药材（120911-201411）

3～4.　供试品（批号：13120196；14120976，企业 A）

5～6.　供试品（批号：11007；15001，企业 B）

7～8.　供试品（批号：150157；150552，企业 C）

说明

《中国药典》本项鉴别以荆芥对照药材与薄荷脑对照品为对照，本实验增加薄荷对照药材对照。对照药材溶液参照本品制法和供试品溶液制备方法制备。

甘草、牛蒡子
Glycyrrhizae Radix et Rhizoma & Arctii Fructus

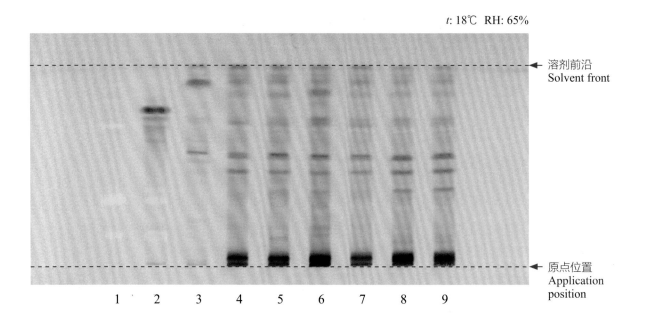

t: 18℃ RH: 65%

溶剂前沿
Solvent front

原点位置
Application position

1　2　3　4　5　6　7　8　9

1. 甘草（甘草）对照药材（120904-201318）

2. 甘草（胀果甘草）对照药材（121303-201003）

3. 牛蒡子对照药材（120903-201109）

4~5. 供试品（批号：13120196；14120976，企业 A）

6~7. 供试品（批号：11007；15001，企业 B）

8~9. 供试品（批号：150157；150552，企业 C）

Track 1, Glycyrrhizae Radix et Rhizoma (*Glycyrrhiza uralensis*) reference drug (120904-201318);

track 2, Glycyrrhizae Radix et Rhizoma (*Glycyrrhiza inflata*) reference drug (121303-201003);

track 3, Arctii Fructus reference drug (120903-201109);

tracks 4 to 9, different batches of the test samples

供试品溶液 Test Solution	取〔鉴别〕（2）项下的供试品溶液。 Solution obtained under *Identification* (2).
对照药材溶液 Reference Drug Solution	取牛蒡子对照药材 1.2 g、甘草对照药材 1 g，分别加乙醇 20 ml，加热回流 1 小时，滤过，滤液蒸干，残渣分别加乙醇 2 ml 使溶解。 To 1.2 g of Arctii Fructus reference drug and 1 g of Glycyrrhizae Radix et Rhizoma reference drug, add 20 mL of ethanol for each and heat under reflux for 1 hour, and filter. Evaporate the filtrate to dryness, and dissolve the residue in 2 mL of ethanol respectively.
薄层板 Stationary Phase	高效硅胶 G 预制薄层板（烟台市化学工业研究所，批号：20150814）。 HPTLC silica gel pre-coated plate (Yantai Chemical Industry Research Institute, Lot. 20150814).
点样 Sample Application	1.5 μl，条带状点样，条带宽度为 8 mm，条带间距为 16 mm，原点距底边为 10 mm。 Apply separately to the plate at 10 mm from the lower edge, as bands 8 mm, 1.5 μL of each of the reference drug solution and the test solution, leaving 16 mm between tracks.
展开剂 Mobile Phase	三氯甲烷－甲醇－水（40∶10∶1），15 ml。 Chloroform, methanol and water (40:10:1), 15 mL.
展开缸 Developing Chamber	双槽展开缸，20 cm×10 cm。 Twin trough chamber, 20 cm × 10 cm.
展开 Development	展开缸预平衡 15 分钟，上行展开，展距为 8 cm。 Equilibrate the chamber with the mobile phase for 15 minutes, develop vertically for 8 cm.
显色 Derivatization	喷以 10% 硫酸乙醇溶液，在 105℃加热至斑点显色清晰。 Spray with a 10% solution of sulfuric acid in ethanol, and heat at 105℃ until the spots become distinct.
检视 Detection	置可见光下检视。 Examine in white light.

不同薄层板薄层色谱图的比较

t: 18℃ RH: 58%

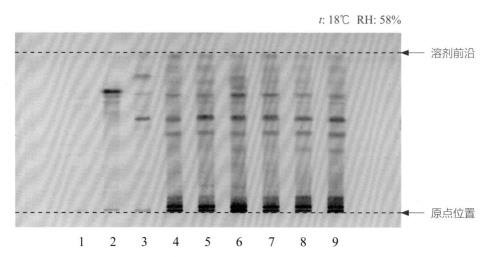

溶剂前沿

原点位置

    1   2   3   4   5   6   7   8   9

图 1 硅胶预制薄层板（DC-Fertigplatten DURASIL-25，MN 批号：407195）

t: 18℃ RH: 58%

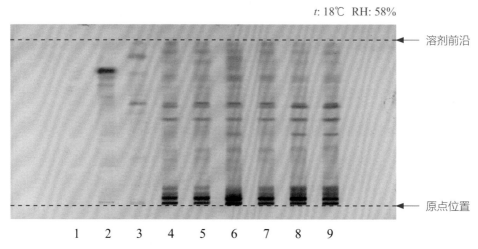

溶剂前沿

原点位置

    1   2   3   4   5   6   7   8   9

图 2 高效硅胶预制薄层板（HPTLC-Fertigplatten Nano-DURASIL-20，MN 批号：503083）

t: 18℃ RH: 65%

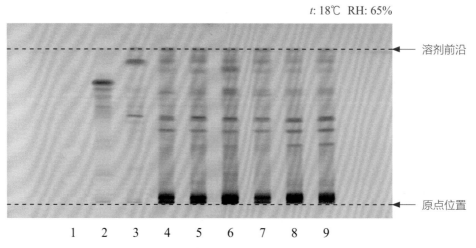

溶剂前沿

原点位置

    1   2   3   4   5   6   7   8   9

图 3 高效硅胶 G 预制薄层板（烟台市化学工业研究所，批号：20150814）

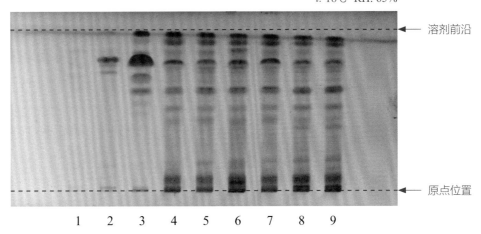

t: 18℃ RH: 65%

← 溶剂前沿

← 原点位置

1　2　3　4　5　6　7　8　9

图 4　高效硅胶 G 预制薄层板（青岛海洋化工厂分厂，批号：20150912）

图 1~图 4

1. 甘草（甘草）对照药材（120904-201318）
2. 甘草（胀果甘草）对照药材（121303-201003）
3. 牛蒡子对照药材（120903-201109）

4~5. 供试品（批号：13120196；14120976，企业 A）
6~7. 供试品（批号：11007；15001，企业 B）
8~9. 供试品（批号：150157；150552，企业 C）

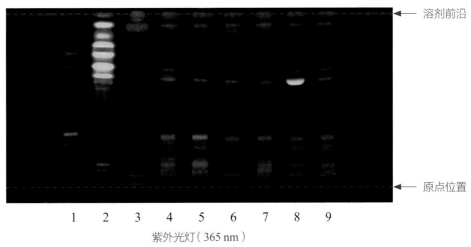

t: 18℃ RH: 65%

← 溶剂前沿

← 原点位置

1　2　3　4　5　6　7　8　9

紫外光灯（365 nm）

图 5　高效硅胶 G 预制薄层板（烟台市化学工业研究所，批号：20150814）

图 5

1. 甘草（甘草）对照药材（120904-201318）
2. 甘草（胀果甘草）对照药材（121303-201003）
3. 牛蒡子对照药材（120903-201109）

4~5. 供试品（批号：13120196；14120976，企业 A）
6~7. 供试品（批号：11007；15001，企业 B）
8~9. 供试品（批号：150157；150552，企业 C）

说明

《中国药典》本项鉴别在可见光下检视，甘草的黄色特征斑点不够清晰（图1～图4），可增加置紫外光灯（365 nm）下检视（图5）。

（广州市药品检验所　毕福钧　吕渭升）

玉屏风颗粒

Yupingfeng Granules

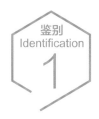

鉴别
Identification
1

黄芪
Astragali Radix

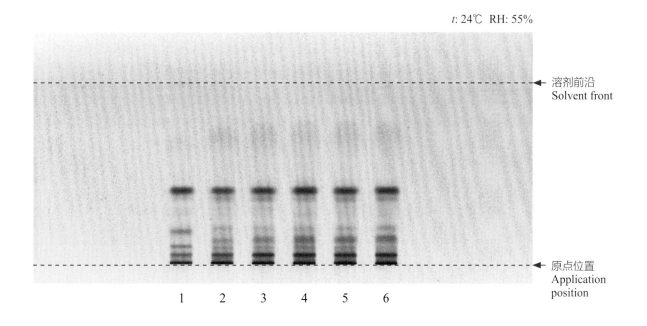

t: 24℃ RH: 55%

溶剂前沿
Solvent front

原点位置
Application
position

1   2   3   4   5   6

---

1. 黄芪（蒙古黄芪）对照药材（120974-201311）
2～6. 供 试 品（批 号: 120606；120613；
121104；121215；130808）

Track 1, Astragali Radix [*Astragalus membranaceus* (Fisch.) Bge.
var. *mongholicus*. (Bge.) Hsiao] reference drug (120974-201311);
tracks 2 to 6, difference batches of the test samples

供试品溶液 Test Solution	取本品 5 g，加水 20 ml 使溶解，滤过，滤液用三氯甲烷提取 2 次（25 ml、15 ml），合并三氯甲烷提取液，蒸干，残渣加甲醇 1 ml 使溶解。 Dissolve 5 g of the granules in 20 mL of water, filter, extract the filtrate with 25 mL and 15 mL of chloroform separately. Combine the extracts, evaporate to dryness, and dissolve the residue in 1 mL of methanol.
对照药材溶液 Reference Drug Solution	取黄芪对照药材 6 g，加水煎煮二次（250 ml、150 ml），每次 30 分钟，合并煎液，滤过，滤液浓缩至约 5 ml，加乙醇 3 倍量使沉淀，静置，滤过，滤液蒸干，残渣加水 10 ml 溶解，滤过，自"滤液用三氯甲烷提取 2 次"起，同法制成对照药材溶液。 Decoct 6 g of Astragali Radix reference drug with 250 mL and 150 mL of water separately, 30 minutes for each. Combine the decoctions, and filter. Concentrate the filtrate to about 5 mL and precipitate with three times volume of ethanol, allow to stand, and filter. Evaporate the filtrate to dryness, dissolve the residue in 10 mL of water, and filter, prepare a solution in the same method as the test solution preparation beginning at "extract the filtrate with 25 mL and 15 mL of chloroform separately".
薄层板 Stationary Phase	高效硅胶预制薄层板（HPTLC-Fertigplatten Nano-DURASIL-20，MN，批号：305143）。 HPTLC silica gel pre-coated plate (HPTLC-Fertigplatten Nano-DURASIL-20, MN, Lot. 305143).
点样 Sample Application	8 µl，条带状点样，条带宽度为 8 mm，条带间距为 16 mm，原点距底边为 10 mm。 Apply separately to the plate at 10 mm from the lower edge, as bands 8 mm, 8 µL of each of the reference drug solution and the test solution, leaving 16 mm between tracks.
展开剂 Mobile Phase	石油醚（60～90℃）－乙酸乙酯（2:1），15 ml。 Petroleum ether (60-90℃) and ethyl acetate (2:1), 15 mL.
展开缸 Developing Chamber	双槽展开缸，20 cm×10 cm。 Twin through chamber, 20 cm × 10 cm.
展开 Development	展开缸预平衡 15 分钟，上行展开，展距为 8 cm。 Equilibrate the chamber with the mobile phase for 15 minutes, develop vertically for 8 cm.
显色 Derivatization	喷以 1% 铁氰化钾 －2% 三氯化铁试液等量的混合溶液（临用配制）。 Spray with a mixture of 1% solution of potassium hexacynoferrate and 2% solution of ferric chloride (1:1), prepared freshly before use.
检视 Detection	置可见光下检视。 Examine in white light.

不同薄层板薄层色谱图的比较

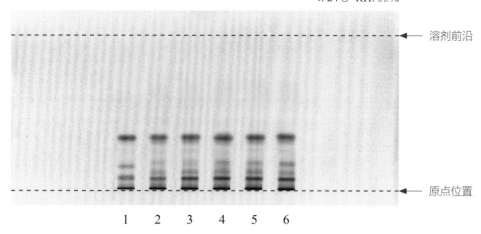

图 1 硅胶预制薄层板（DC-Fertigplatten DURASIL-25，MN 批号：112340）

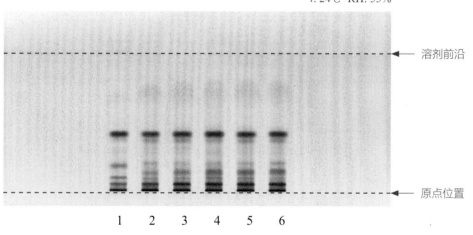

图 2 高效硅胶预制薄层板（HPTLC-Fertigplatten Nano-DURASIL-20，MN 批号：305143）

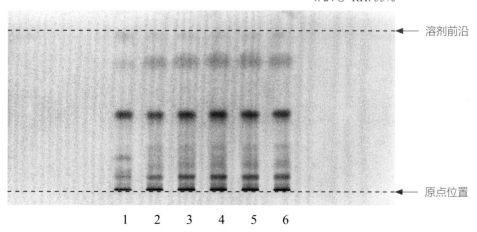

图 3 高效硅胶 G 预制薄层板（烟台市化学工业研究所，批号：150409）

t: 24℃ RH: 55%

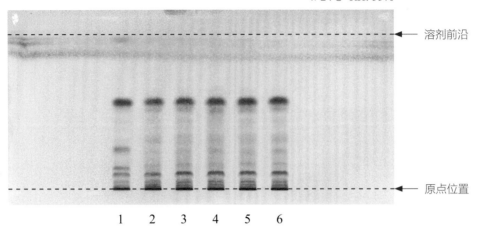

← 溶剂前沿

← 原点位置

1　2　3　4　5　6

图 4　高效硅胶 G 预制薄层板（青岛海洋化工厂分厂，批号：20150708）

1. 黄芪（蒙古黄芪）对照药材（120974-201311）　|　2～6. 供试品（批号：120606；120613；121104；121215；130808）

白术
Atractylodis Macrocephalae Rhizoma

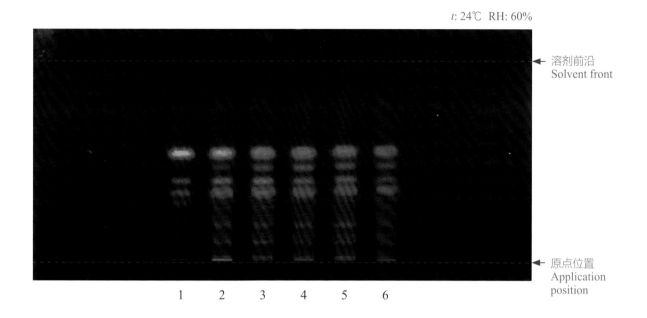

t: 24℃ RH: 60%

溶剂前沿
Solvent front

原点位置
Application
position

1   2   3   4   5   6

---

1. 白术对照药材（120925-201310）
2~6. 供试品（批号：120606；120613；121104；121215；130808）

Track 1, Atractylodis Macrocephalae Rhizoma reference drug (120925-201310);

tracks 2 to 6, difference batches of the test samples

供试品溶液 Test Solution	取本品 5 g，加水 20 ml 使溶解，滤过，滤液用石油醚（30～60℃）振摇提取 2 次（25 ml、20 ml），合并石油醚液，挥干，残渣加甲醇 0.5 ml 使溶解。 Dissolve 5 g of the granules in 20 mL of water, filter, extract the filtrate with 25 mL and 20 mL of petroleum ether (30-60℃) separately. Combine the extracts, evaporate to dryness, and dissolve the residue in 0.5 mL of methanol.
对照药材溶液 Reference Drug Solution	取白术对照药材 2 g，加水 250 ml，煎煮 30 分钟，放冷，滤过，滤液浓缩至约 10 ml，加乙醇 30 ml 振摇，静置，滤过，滤液蒸至无醇味，自"用石油醚（30～60℃）振摇提取 2 次"起，同法制成对照药材溶液。 Decoct 2 g of Atractylodis Macrocephalae Rhizoma reference drug with 250 mL of water for 30 minutes, and filter. Concentrate the filtrate to about 10 mL, add 30 mL of ethanol, shake and allow to stand, and filter. Evaporate the filtrate until no ethanol remained, prepare a solution in the same method as the test solution preparation beginning at "extract the filtrate with 25 mL and 20 mL of petroleum ether (30-60℃) separately".
薄层板 Stationary Phase	高效硅胶 G 预制薄层板（烟台市化学工业研究所，批号：150409）。 HPTLC silica gel pre-coated plate (Yantai Chemical Industry Research Institute, Lot. 150409).
点样 Sample Application	5 μl，条带状点样，条带宽度为 8 mm，条带间距为 16 mm，原点距底边为 10 mm。 Apply separately to the plate at 10 mm from the lower edge, as bands 8 mm, 5 μL of each of the reference drug solution and the test solution, leaving 16 mm between tracks.
展开剂 Mobile Phase	环己烷－乙酸乙酯（7:3），15 ml。 Cyclohexane and ethyl acetate (7:3), 15 mL.
展开缸 Developing Chamber	双槽展开缸，20 cm × 10 cm。 Twin trough chamber, 20 cm × 10 cm.
展开 Development	展开缸预平衡 15 分钟，上行展开，展距为 8 cm。 Equilibrate the chamber with the mobile phase for 15 minutes, develop vertically for 8 cm.
显色 Derivatization	喷 5% 对二甲氨基苯甲醛的 10% 硫酸乙醇溶液，在 105℃加热 8 分钟。 Spray with a 5% solution of dimethylaminobenzaldehyde in 10% sulfuric acid, and heat at 105℃ for 8 minutes.
检视 Detection	置紫外光灯（365 nm）下检视。 Examine under ultraviolet light at 365 nm.

不同薄层板薄层色谱图的比较

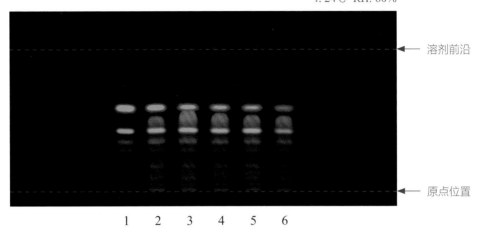

图 1 硅胶预制薄层板（DC-Fertigplatten SIL G-25，MN 批号：301008）

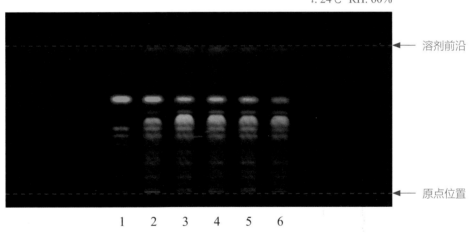

图 2 高效硅胶预制薄层板（HPTLC-Fertigplatten Nano-DURASIL-20，MN 批号：305143）

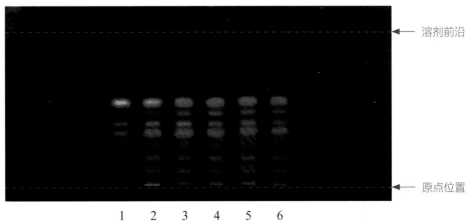

图 3 高效硅胶 G 预制薄层板（烟台市化学工业研究所，批号：150409）

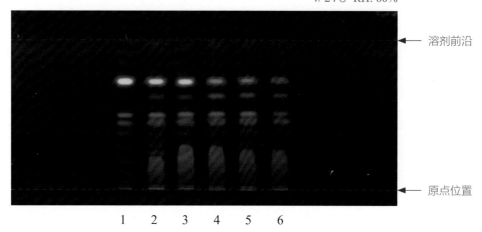

t: 24℃　RH: 60%

溶剂前沿

原点位置

1　2　3　4　5　6

图 4　高效硅胶 G 预制薄层板（青岛海洋化工厂分厂，批号：20150708）

1. 白术对照药材（120925-201310）　│　2～6. 供试品（批号：120606；120613；121104；121215；130808）

防风
Saposhnikoviae Radix

t: 23℃ RH: 58%

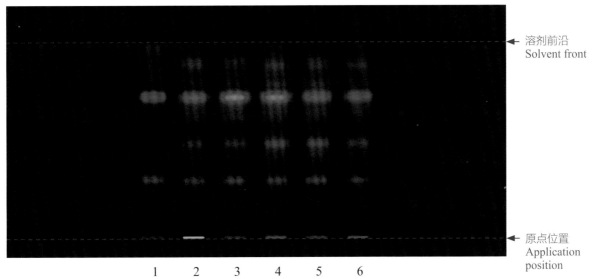

溶剂前沿
Solvent front

原点位置
Application
position

1   2   3   4   5   6

1. 防风对照药材（120947-201108）

2~6. 供试品（批号：120606；120613；121104；121215；130808）

Track 1, Saposhnikoviae Radix reference drug (120947-201108);

tracks 2 to 6, different batches of the test samples

供试品溶液 Test Solution	取〔鉴别〕（2）项下的供试品溶液。 Obtained under *Identification* (2).
对照药材溶液 Reference Drug Solution	取防风对照药材 2 g，照〔鉴别〕（2）项下对照药材溶液制备方法同法制成。 Prepare a solution of 2 g of Saposhnikoviae Radix reference drug in the same method as the reference drug solution preparation under *Identification* (2).
薄层板 Stationary Phase	高效硅胶预制薄层板（HPTLC-Fertigplatten Nano-DURASIL-20，MN，批号：305143）。 HPTLC silica gel pre-coated plate (HPTLC-Fertigplatten Nano-DURASIL-20, MN, Lot. 305143).
点样 Sample Application	8 μl，条带状点样，条带宽度为 8 mm，条带间距为 16 mm，原点距底边为 10 mm。 Apply separately to the plate at 10 mm from the lower edge, as bands 8 mm, 8 μL of each of the reference drug solution and the test solution, leaving 16 mm between tracks.
展开剂 Mobile Phase	石油醚（60~90℃）－乙酸乙酯（1:1），15 ml。 Petroleum ether (60-90℃) and ethyl acetate (1:1), 15 mL.
展开缸 Developing Chamber	双槽展开缸，20 cm×10 cm。 Twin trough chamber, 20 cm × 10 cm.
展开 Development	展开缸预平衡 15 分钟，上行展开，展距为 8 cm。 Equilibrate the chamber with the mobile phase for 15 minutes, develop vertically for 8 cm.
检视 Detection	置紫外光灯（365 nm）下检视。 Examine under ultraviolet light at 365 nm.

不同薄层板薄层色谱图的比较

t: 23℃ RH: 58%

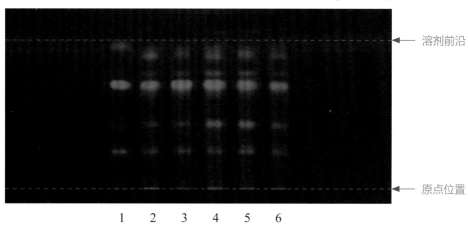

溶剂前沿

原点位置

1　2　3　4　5　6

图 1　硅胶预制薄层板（DC-Fertigplatten SIL G-25，MN 批号：301008）

t: 23℃ RH: 58%

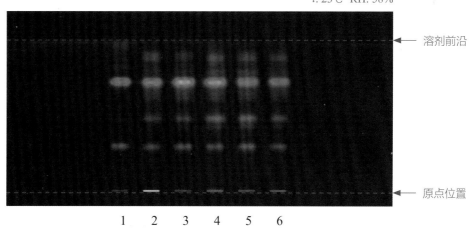

溶剂前沿

原点位置

1　2　3　4　5　6

图 2　高效硅胶预制薄层板（HPTLC-Fertigplatten Nano-DURASIL-20，MN 批号：305143）

t: 23℃ RH: 58%

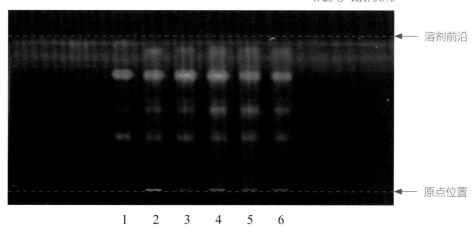

溶剂前沿

原点位置

1　2　3　4　5　6

图 3　高效硅胶 G 预制薄层板（烟台市化学工业研究所，批号：150409）

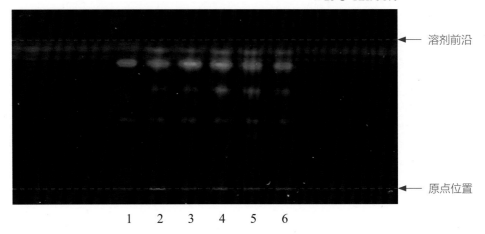

图4 高效硅胶 G 预制薄层板（青岛海洋化工厂分厂，批号：20150708）

1. 防风对照药材（120947-201108） | 2~6. 供试品（批号：120606；120613；121104；121215；130808）

（广州市药品检验所　王秀芹　严家浪）

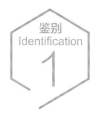

延胡索
Corydalis Rhizoma

t: 24℃ RH: 60%

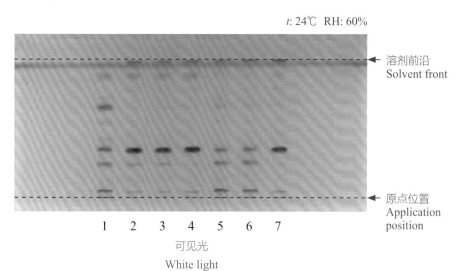

溶剂前沿
Solvent front

原点位置
Application position

1　2　3　4　5　6　7

可见光
White light

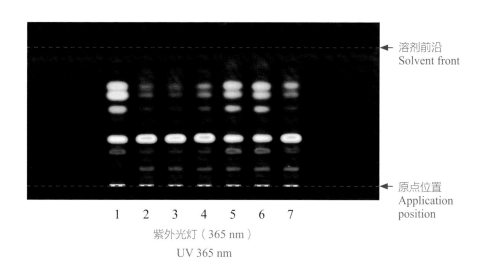

溶剂前沿
Solvent front

原点位置
Application position

1　2　3　4　5　6　7

紫外光灯（365 nm）
UV 365 nm

---

1. 延胡索对照药材（120928-201208）
2~4. 供试品（批号：110103；110920；120707，企业 A）
5~6. 供试品（批号：11005；14005；企业 B）
7. 供试品（批号：20130309，企业 C）

Track 1, Corydalis Rhizoma reference drug (120928-201208);

tracks 2 to 7, different batches of the test samples

供试品溶液 Test Solution	取本品 10 片，除去包衣，研细，加甲醇 50 ml，超声处理 30 分钟，滤过，滤液加中性氧化铝 5 g，振摇数分钟，滤过，滤液蒸干，残渣加水适量使溶解，加浓氨试液调节 pH 值至 9～10，用乙醚振摇提取 3 次，每次 10 ml，乙醚液蒸干，残渣加甲醇 1 ml 使溶解。 Pulverize 10 tablets with coats removed, add 50 mL of methanol, ultrasonicate for 30 minutes, and filter. To the filtrate, add 5 g of neutral alumina, shake for a few minutes, and filter. Evaporate the filtrate to dryness, dissolve the residue in quantities of waters, adjust to pH 9-10 with concentrated ammonia TS. Extract with three 10-mL quantities of ether, evaporate the ether extracts to dryness, and dissolve the residue in 1 mL of methanol.
对照药材溶液 Reference Drug Solution	取延胡索对照药材 1 g，加甲醇 50 ml，超声处理 30 分钟，滤过，自"滤液蒸干"起，同法制成对照药材溶液。 To 1 g of Corydalis Rhizoma reference drug, add 50 mL of methanol, ultrasonicate for 30 minutes, filter, Prepare a solution in the same method as the test solution preparation beginning at "evaporate the filtrate to dryness".
薄层板 * Stationary Phase*	高效硅胶 G 预制薄层板（青岛海洋化工厂分厂，批号：20150708）。 HPTLC silica gel pre-coated plate (Qingdao Haiyang Chemical Co. Ltd, Lot. 20150708).
点样 Sample Application	1：3 μl；2～4：4 μl；5～7：2 μl，条带状点样，条带宽度为 8 mm，条带间距为 16 mm，原点距底边为 10 mm。 Apply separately to the plate at 10 mm from the lower edge, as bands 8 mm, 3 μL of the reference drug solution and 2-4 μL of the test solution, leaving 16 mm between tracks.
展开剂 * Mobile Phase*	甲苯 – 丙酮（9:2），15 ml。 Toluene and acetone (9:2), 15 mL.
展开缸 Developing Chamber	双槽展开缸，20 cm×10 cm。 Twin trough chamber, 20 cm×10 cm.
展开 Development	展开缸预平衡 15 分钟，上行展开，展距为 8 cm。 Equilibrate the chamber with the mobile phase for 15 minutes, develop vertically for 8 cm.
显色与检视 Derivatization & Detection	可见光下检视后，置碘蒸气熏至斑点显色清晰，挥尽板上吸附的碘后，置紫外光灯（365 nm）下检视。 Examine in white light, then expose to iodine vapour until the spots become visible. Examine under ultraviolet light at 365 nm after expel iodine completely from the plate.

不同薄层板薄层色谱图的比较

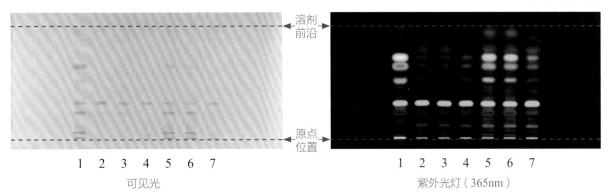

图 1 硅胶预制薄层板（DC-Fertigplatten DURASIL-25，MN 批号：304115）

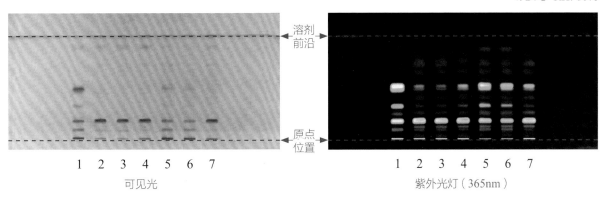

图 2 高效硅胶预制薄层板（HPTLC-Fertigplatten Nano-DURASIL-20，MN 批号：401280）

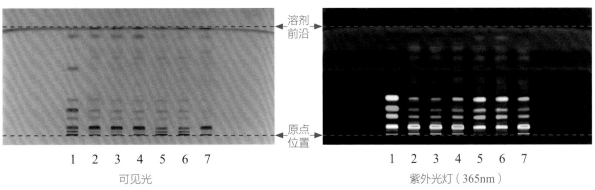

图 3 高效硅胶 G 预制薄层板（烟台市化学工业研究所，批号：150422）

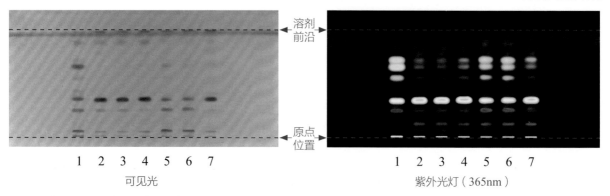

图 4　高效硅胶 G 预制薄层板（青岛海洋化工厂分厂，批号：20150708）

图 1~图 4

1. 延胡索对照药材（120928-201208）

2~4. 供试品（批号：110103；110920；120707，企业 A）

5~6. 供试品（批号：11005；14005；企业 B）

7. 供试品（批号：20130309，企业 C）

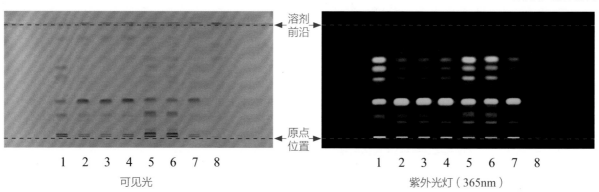

图 5　修改方法专属性考察—硅胶预制薄层板（DC-Fertigplatten DURASIL-25，MN 批号：304115）

图 5

1. 延胡索对照药材（120928-201208）

2~4. 供试品（批号：110103；110920；120707，企业 A）

5~6. 供试品（批号：11005；14005；企业 B）

7. 供试品（批号：20130309，企业 C）

8. 延胡索阴性对照（自制）

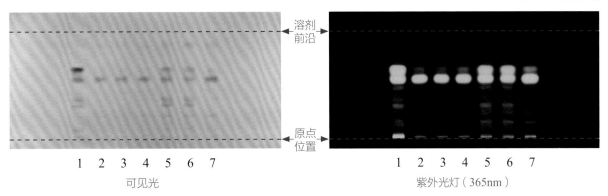

溶剂前沿

原点位置

1 2 3 4 5 6 7

可见光

1 2 3 4 5 6 7

紫外光灯（365nm）

图6《中国药典》方法—硅胶预制薄层板（DC-Fertigplatten DURASIL-25，MN 批号：304115）（用1%氢氧化钠溶液浸渍改性）

图6

1. 延胡索对照药材（120928-201208）

2~4. 供试品（批号：110103；110920；120707，企业A）

5~6. 供试品（批号：11005；14005；企业B）

7. 供试品（批号：20130309，企业C）

说明

1.《中国药典》本项鉴别采用1%氢氧化钠溶液浸渍改性的硅胶G薄层板，以正己烷-三氯甲烷-甲醇（7.5：4：1）为展开剂，结果部分批次的供试品色谱只显示1~2斑点与延胡索对照药材色谱相对应，实验中比较了MN普通板、MN高效板、烟台高效板及青岛高效板4种薄层板，结果显示供试品色谱特征斑点少（图6）。参照《中国药典》2015年版一部"延胡索"的薄层色谱条件，采用硅胶G薄层板，展开剂改用甲苯-丙酮（9：2），结果供试品色谱在与延胡索对照药材色谱相应位置显5个相应的斑点（图1~图4）。延胡索阴性对照无干扰（图5）。

2. 延胡索阴性对照溶液制备（图5）：取缺延胡索阴性样品适量（相当于10片量），加甲醇50ml，按供试品溶液制备方法制成延胡索阴性对照溶液。

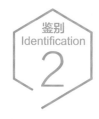

白芷
Angelicae Dahuricae Radix

t: 24℃   RH: 58%

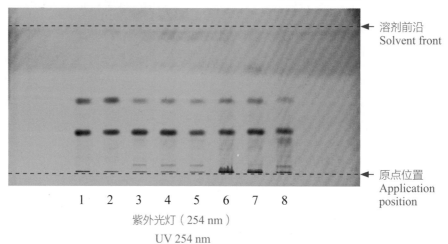

紫外光灯（254 nm）
UV 254 nm

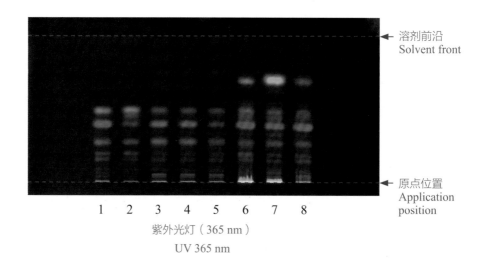

紫外光灯（365 nm）
UV 365 nm

1. 白芷（白芷）对照药材（120945-201309）
2. 白（杭白芷）对照药材（120945-201008）
3～5. 供试品（批号：110103；110920；120707，企业 A）
6～7. 供试品（批号：11005；14005；企业 B）
8. 供试品（批号：20130309，企业 C）

Track 1, Angelicae Dahuricae Radix (*Angelica dahurica*) reference drug (120945-201309);

track 2, Angelicae Dahuricae Radix (*Angelica dahurica* var. *formosana*) reference drug (120945-201008);

tracks 3 to 8, different batches of the test samples

供试品溶液 Test Solution	取本品10片，除去包衣，研细，加石油（60～90℃）20 ml，超声处理20分钟，滤过，滤液挥至约1 ml。 Pulverize 10 tablets with coats removed, add 20 mL of petroleum ether (60-90℃), ultrasonicate for 20 minutes, and filter. Evaporate the filtrate to about 1 mL.
对照药材溶液 Reference Drug Solution	取白芷对照药材0.5 g，同法制成对照药材溶液。 Prepare a solution of 0.5 g of Angelicae Dahuricae Radix reference drug in the same method as the test solution preparation.
薄层板 Stationary Phase	硅胶 F_{254} 预制薄层板（DC-Fertigplatten DURASIL-25/UV$_{254}$，MN，批号：309245）。 TLC silica gel F_{254} pre-coated plate (DC-Fertigplatten DURASIL-25/UV$_{254}$, MN, Lot. 309245).
点样 Sample Application	1：5 μl；2～5：10 μl；6～7：4 μl；8：8 μl，条带状点样，条带宽度为8 mm，条带间距为16 mm，原点距底边为10 mm。 Apply separately to the plate at 10 mm from the lower edge, as bands 8 mm, 5 μL of Angelicae Dahuricae Radix (*Angelica dahurica*) reference drug solution, 10 μL of Angelicae Dahuricae Radix (*Angelica dahurica* var. *formosana*) reference drug solution, and 4-10 μL of the test solution, leaving 16 mm between tracks.
展开剂 Mobile Phase	石油（60～90℃）－乙醚（3:2），15 ml。 Petroleum ether (60-90℃) and ether (3:2), 15 mL.
展开缸 Developing Chamber	双槽展开缸，20 cm×10 cm。 Twin trough chamber, 20 cm×10 cm.
展开 Development	展开缸预平衡15分钟，上行展开，展距为8 cm。 Equilibrate the chamber with the mobile phase for 15 minutes, develop vertically for 8 cm.
检视 Detection	（1）置紫外光灯（254 nm）下检视；（2）置紫外光灯（365 nm）下检视 Examine under ultraviolet light at 254 nm and 365 nm.

不同薄层板薄层色谱图的比较

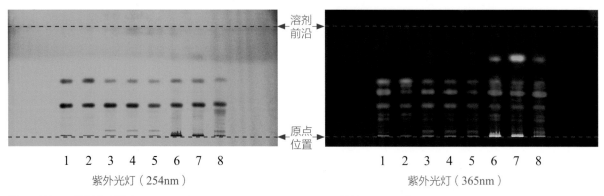

图 1 硅胶 F_{254} 预制薄层板（DC-Fertigplatten DURASIL-25/UV$_{254}$，MN 批号：309245）

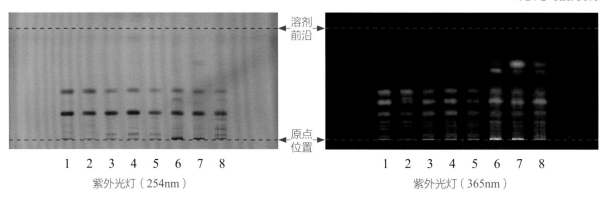

图 2 高效硅胶 F_{254} 预制薄层板（HPTLC-Fertigplatten Nano-DURASIL-20 UV$_{254}$，MN 批号：409273）

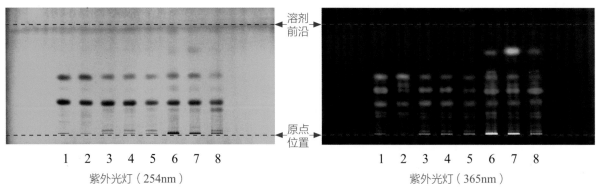

图 3 高效硅胶 GF_{254} 预制薄层板（烟台市化学工业研究所，批号：150418）

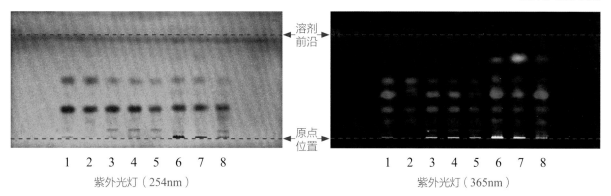

t: 24℃ RH: 58%

溶剂
前沿

原点
位置

紫外光灯（254nm）   紫外光灯（365nm）

图 4 高效硅胶 GF$_{254}$ 预制薄层板（青岛海洋化工厂分厂，批号：20150512）

1. 白芷（白芷）对照药材（120945-201309）
2. 白芷（杭白芷）对照药材（120945-201008）
3～5. 供试品（批号：110103；110920；120707，企业 A）

6～7. 供试品（批号：11005；14005；企业 B）
8. 供试品（批号：20130309，企业 C）

（广州市药品检验所　王秀芹　严家浪）

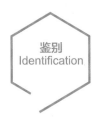

鉴别
Identification

酸枣仁
Ziziphi Spinosae Semen

t: 20℃ RH: 65%

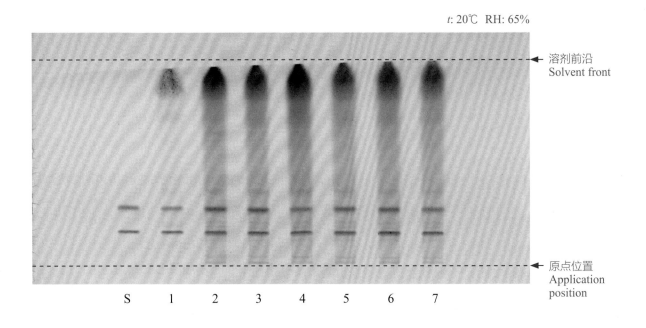

溶剂前沿
Solvent front

原点位置
Application
position

S   1   2   3   4   5   6   7

S. 酸枣仁皂苷 A (110734-200510)、酸枣仁皂苷 B
(110814-200607) 混合对照品
1. 酸枣仁对照药材 (121517-201103)
2 ~ 7. 供试品（批号：130302；140901；141202；141003；
150304；150402）

S, jujuboside A CRS (110734-200510) and jujuboside B CRS
(110814-200607) (increasing R_f);

track 1, Ziziphi Spinosae Semen reference drug (121517-
201103);

tracks 2 to 7, different batches of the test samples

供试品溶液 Test Solution	取本品内容物 4 g，加乙醚 50 ml，加热回流 30 分钟，滤过，滤渣挥干溶剂，加甲醇 50 ml，加热回流 30 分钟，滤过，滤液蒸干，残渣加水 20 ml 使溶解，用水饱和的正丁醇振摇提取 3 次，每次 25 ml，合并正丁醇液，用氨试液洗涤 2 次，每次 10 ml，取正丁醇液，蒸干，残渣加甲醇 1 ml 使溶解。 To 4 g of content of the capsules, add 50 mL of ether, heat under reflux for 30 minutes, and filter. Expel ether from the residue, add 50 mL of methanol, heat under reflux for 30 minutes, and filter. Evaporate the filtrate to dryness, and dissolve the residue in 20 mL of water. Extract with three 25-mL quantities of n-butanol saturated with water, combine the n-butanol extracts, wash with two 10 mL quantities of ammonia TS. Evaporate the n-butanol extract to dryness, and dissolve the residue in 1 mL of methanol.
对照药材溶液 * Reference Drug Solution*	取酸枣仁对照药材 1 g，加乙醚 50 ml，同供试品溶液制备方法制成对照药材溶液。 Prepare a solution of 1 g of Ziziphi Spinosae Semen reference drug in the same method as the test solution preparation.
对照品溶液 Reference Solution	取酸枣仁皂苷 A 对照品、酸枣仁皂苷 B 对照品，加甲醇制成每 1 ml 各含 1 mg 的混合溶液。 Dissolve jujuboside A CRS and jujuboside B CRS in methanol to prepare a mixture containing 1 mg of each per mL.
薄层板 Stationary Phase	高效硅胶 G 预制薄层板（烟台市化学工业研究所，批号：20150814）。 HPTLC silica gel pre-coated plate (Yantai Chemical Industry Research Institute, Lot.20150814).
点样 Sample Application	对照药材溶液 10 μl，对照品溶液与供试品溶液各 5 μl，条带状点样，条带宽度为 8 mm，条带间距为 16 mm，原点距底边为 10 mm。 Apply separately to the plate at 10 mm from the lower edge, as bands 8 mm, 5 μL of the reference solution, 10 μL of the reference drug solution, and 5 μL of the test solution, leaving 16 mm between tracks.
展开剂 Mobile Phase	水饱和的正丁醇，15 ml。 n-butanol saturated with water, 15 mL.
展开缸 Developing Chamber	双槽展开缸，20 cm×10 cm。 Twin trough chamber, 20 cm × 10 cm.
展开 Development	展开缸预平衡 15 分钟，上行展开，展距为 8 cm。 Equilibrate the chamber with the mobile phase for 15 minutes, develop vertically for 8 cm.
显色 Derivatization	喷以 5% 香草醛硫酸溶液，加热至斑点显色清晰。 Spray with a 5% solution of vanillin in sulfuric acid, and heat until the spots become distinct.
检视 Detection	置可见光下检视。 Examine in white light.
备注 Note	混合对照品色谱中由上至下依次为酸枣仁皂苷 B、酸枣仁皂苷 A。 Spots in the chromatogram obtained with the reference solution are jujuboside A and jujuboside B with increasing R_f.

不同薄层板薄层色谱图的比较

t: 18℃ RH: 50%

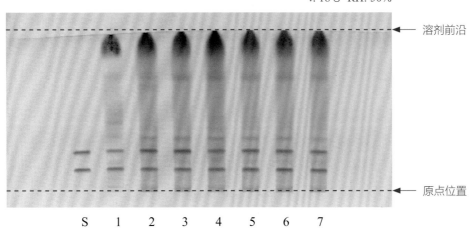

← 溶剂前沿

← 原点位置

S 1 2 3 4 5 6 7

图 1 硅胶预制薄层板（DC-Fertigplatten DURASIL-25，MN 批号：407195）

t: 18℃ RH: 50%

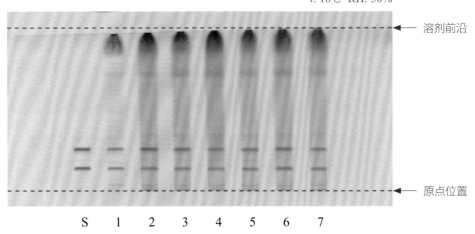

← 溶剂前沿

← 原点位置

S 1 2 3 4 5 6 7

图 2 高效硅胶预制薄层板（HPTLC-Fertigplatten Nano-DURASIL-20，MN 批号：503083）

t: 20℃ RH: 65%

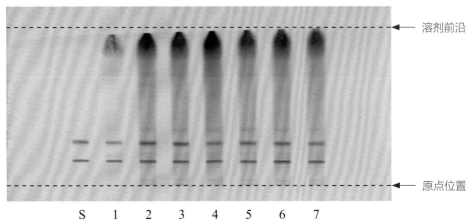

← 溶剂前沿

← 原点位置

S 1 2 3 4 5 6 7

图 3 高效硅胶 G 预制薄层板（烟台市化学工业研究所，批号：20150814）

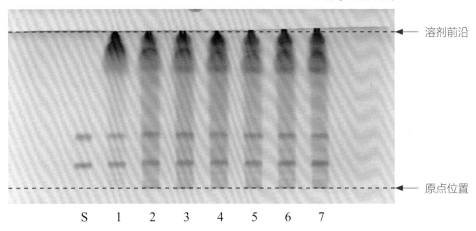

t: 18℃ RH: 50%

溶剂前沿

原点位置

图 4　高效硅胶 G 预制薄层板（青岛海洋化工厂分厂，批号：20150912）

S.　酸枣仁皂苷 A（110734-200510）、酸枣仁皂苷 B（110814-200607）混合对照品

1.　酸枣仁对照药材（121517-201103）

2～7.　供试品（批号：130302；140901；141202；141003；150304；150402）

*《中国药典》本项鉴别以酸枣仁皂苷 A 对照品与酸枣仁皂苷 B 对照品为对照，本实验增加酸枣仁对照药材对照。对照药材溶液参照供试品溶液制备方法制备。

（广州市药品检验所　毕福钧　吕渭升）

柴胡
Bupleuri Radix

t: 24℃ RH: 56%

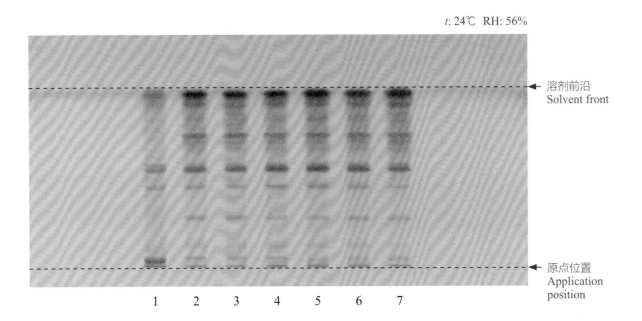

溶剂前沿
Solvent front

原点位置
Application
position

1   2   3   4   5   6   7

1. 柴胡（北柴胡）对照药材（120992-201108）

2~4. 供试品（批号：41140345；41141005；41151136，有糖型，企业 A）

5~6. 供试品（批号：41151228；41160207，无糖型，企业 A）

7. 供试品（批号：130506，无糖型，企业 B）

Track 1, Bupleuri Radix (*Bupleurum chinense DC.*) reference drug (120992-201108); tracks 2 to 7, different batches of the test samples

供试品溶液 Test Solution	取本品 1 袋，研细，加甲醇 30 ml，超声处理 20 分钟，滤过，滤液蒸干，残渣加水 20 ml 使溶解，用水饱和的正丁醇提取 2 次，每次 20 ml，合并正丁醇液，用氨试液洗涤 2 次（20 ml，10 ml），洗液弃去，再用正丁醇饱和的水洗涤 2 次，每次 20 ml，弃去洗液，分取正丁醇液，浓缩至干，残渣加甲醇 1 ml 使溶解。 Pulverize a pack of granules, add 30 mL of methanol, ultrosonicate for 20 minutes, and filter. Evaporate the filtrate to dryness, dissolve the residue in 20 mL of water and extract with two 20-mL quantities of *n*-butanol saturated with water. Combine the *n*-butanol extracts, wash with 20 mL and 10 mL of ammonia TS respectively, discard the ammonia washings, wash with two 20-mL quantities of water saturated with *n*-butanol, and discard the washings. Evaporate the *n*-butanol extracts to dryness, and dissolve the residue in 1 mL of methanol.
对照药材溶液 Reference Drug Solution	取柴胡对照药材 1 g，加水 75 ml，煎煮 2 次，每次 30 分钟，合并煎液，滤过，滤液蒸干，残渣加甲醇 5 ml 使溶解。 Decoct 1 g of Bupleuri Radix reference drug with 75 mL of water for twice, 30 minutes of each. Combine the decoctions, and filter. Evaporate the filtrate to dryness, and dissolve the residue in 5 mL of methanol.
薄层板 Stationary Phase	高效硅胶预制薄层板（HPTLC-Fertigplatten Nano-DURASIL-20, MN　批号：503083）。 HPTLC silica gel pre-coated plate (HPTLC-Fertigplatten Nano-DURASIL-20, MN, Lot. 503083).
点样 Sample Application	8 μl，条带状点样，条带宽度为 8 mm，条带间距为 16 mm，原点距底边为 10 mm。 Apply separately to the plate at 10 mm from the lower edge, as bands 8 mm, 8 μL of each of the test solutions and the reference drug solution, leaving 16 mm between tracks.
展开剂 Mobile Phase	乙酸乙酯－乙醇－水（8:2:1），15 ml。 Ethyl acetate, ethanol and water (8:2:1), 15 mL.
展开缸 Developing Chamber	双槽展开缸，20 cm × 10 cm。 Twin trough chamber, 20 cm × 10 cm.
展开 Development	展开缸预平衡 15 分钟，上行展开，展距为 8 cm。 Equilibrate the chamber with the mobile phase for 15 minutes, develop vertically for 8 cm.
显色 Derivatization	喷 50% 香草醛硫酸溶液－甲醇－冰醋酸（1:25:25）的混合溶液，加热至斑点显色清晰。 Spray with a mixture of 50% vanillin in sulfuric acid, methanol and glacial acetic acid (1:25:25), heat until the spots become distinct.
检视 Detection	置可见光下检视。 Examine in white light.

不同薄层板薄层色谱图的比较

t: 24℃ RH: 56%

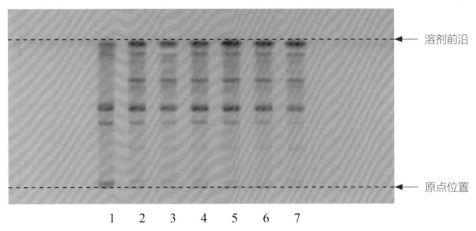

溶剂前沿

原点位置

1　2　3　4　5　6　7

图1　硅胶预制薄层板（DC-Fertigplatten DURASIL-25，MN 批号：505133）

t: 24℃ RH: 56%

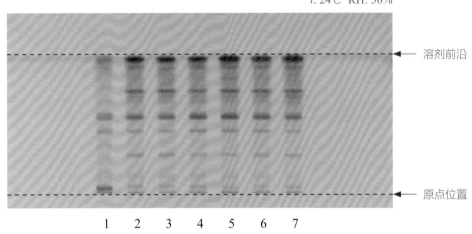

溶剂前沿

原点位置

1　2　3　4　5　6　7

图2　高效硅胶预制薄层板（HPTLC-Fertigplatten Nano-DURASIL-20，MN 批号：503083）

t: 24℃ RH: 58%

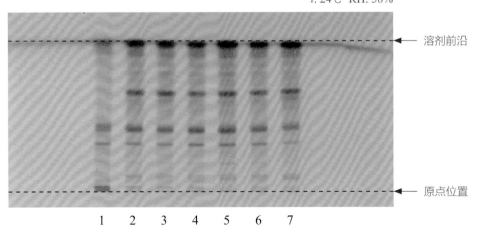

溶剂前沿

原点位置

1　2　3　4　5　6　7

图3　高效硅胶 G 预制薄层板（烟台市化学工业研究所，批号：20160519）

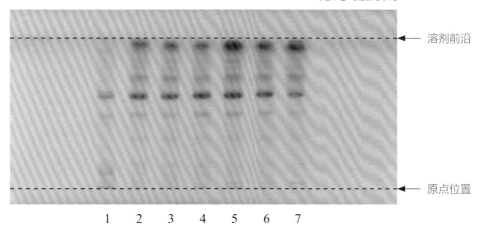

t: 24℃ RH: 58%

溶剂前沿

原点位置

1 2 3 4 5 6 7

图 4　高效硅胶 G 预制薄层板（青岛海洋化工厂分厂，批号：20160312）

---

1. 柴胡（北柴胡）对照药材（120992-201108）

2~4. 供试品（批号：41140345；41141005；41151136，有糖型，企业 A）

5~6. 供 试 品（批 号：41151228；41160207，无 糖型，企业 A）

7. 供试品（批号：130506，无糖型，企业 B）

陈皮
Citri Reticulatae Pericarpium

t: 25℃ RH: 58%

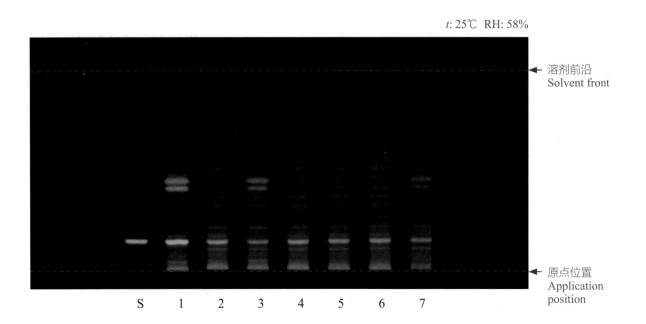

溶剂前沿
Solvent front

原点位置
Application position

S   1   2   3   4   5   6   7

S. 橙皮苷对照品（110721-201316）

1. 陈皮对照药材（120969-201109）

2~4. 供试品（批号：41140345；41141005；41151136，有糖型，企业 A）

5~6. 供试品（批号：41151228；41160207，无糖型，企业 A）

7. 供试品（批号：130506，无糖型，企业 B）

S, hesperidin CRS (110721-201316);

track 1, Citri Reticulatae Pericarpium reference drug (120969-201109);

tracks 2 to 7, different batches of the test samples

供试品溶液 Test Solution	取本品 1 袋，研细，加甲醇 30 ml，超声处理 20 分钟，滤过，取滤液。 Pulverize a pack of granules, add 30 mL of methanol, ultrosonicate for 20 minutes, and filter. Use the filtrate as the test solution.
对照药材溶液 Reference Drug Solution	取陈皮对照药材 0.5 g，加甲醇 5 ml，超声处理 10 分钟，滤过，取滤液。 To 0.5 g of Citri Reticulatae Pericarpium reference drug, add 5 mL of methanol, ultrosonicate for 10 minutes, and filter. Use the filtrate as the reference drug solution.
对照品溶液 Reference Solution	取橙皮苷对照品，加甲醇制成饱和溶液。 Dissolve hesperidin CRS in methanol to prepare a saturated solution.
薄层板 Stationary Phase	高效硅胶 G 预制薄层板（烟台市化学工业研究所，批号：20160519）。 HPTLC silica gel pre-coated plate (Yantai Chemical Industry Research Institute, Lot. 20160519).
点样 Sample Application	3 μl，条带状点样，条带宽度为 8 mm，条带间距为 16 mm，原点距底边为 10 mm。 Apply separately to the plate at 10 mm from the lower edge, as bands 8 mm, 3 μL of each of the test solutions, the reference drug solution and the reference solution, leaving 16 mm between tracks.
展开剂 Mobile Phase	（1）乙酸乙酯－甲醇－水（100∶17∶13），15 ml； （2）甲苯－乙酸乙酯－甲酸－水（20∶10∶1∶1）的上层溶液，15 ml。 Double development with two mobile phases: (1) Ethyl acetate, methanol and water (100:17:13), 15 mL, and (2) the upper layer of a mixture of toluene, ethyl acetate, formic acid and water (20:10:1:1), 15 mL.
展开缸 Developing Chamber	双槽展开缸，20 cm × 10 cm。 Twin trough chamber, 20 cm × 10 cm.
展开 Development	展开缸用展开剂（1）预平衡 15 分钟，上行展开 3 cm；取出，晾干；展开缸再用展开剂（2）预平衡 15 分钟，上行展开 8 cm。 Equilibrate the chamber with the mobile phase (1) for 15 minutes, develop vertically for 3 cm. Remove the plate, dry in air, then equilibrate the chamber with the mobile phase (2) for 15 minutes, develop vertically for 8 cm.
显色 Derivatization	喷三氯化铝试液。 Spray with aluminum chloride TS.
检视 Detection	置紫外光灯（365 nm）下检视。 Examine under ultraviolet light at 365 nm.

不同薄层板薄层色谱图的比较

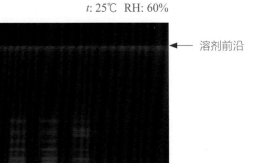

图 1 硅胶预制薄层板（DC-Fertigplatten DURASIL-25，MN 批号：505133）

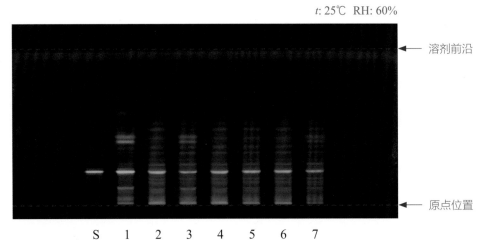

图 2 高效硅胶预制薄层板（HPTLC-Fertigplatten Nano-DURASIL-20，MN 批号：503083）

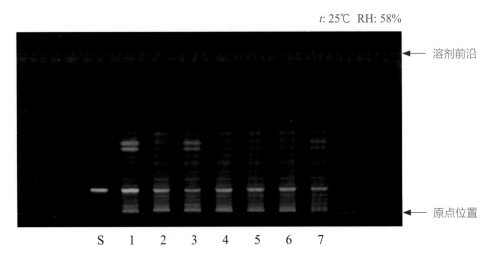

图 3 高效硅胶 G 预制薄层板（烟台市化学工业研究所，批号：20160519）

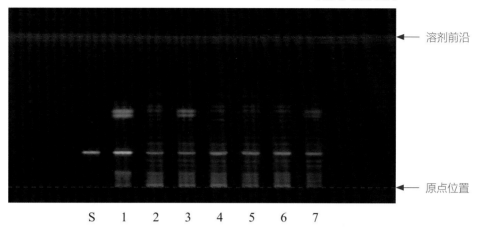

t: 25℃ RH: 58%

溶剂前沿

原点位置

图 4 高效硅胶 G 预制薄层板（青岛海洋化工厂分厂，批号：20160312）

S. 橙皮苷对照品（110721-201316)

1. 陈皮对照药材（120969-201109)

2~4. 供试品（批号：41140345；41141005；41151136，有糖型，企业 A）

5~6. 供试品（批号：41151228；41160207，无糖型，企业 A）

7. 供试品（批号：130506，无糖型，企业 B）

防风
Saposhnikoviae Radix

t: 24℃　RH: 58%

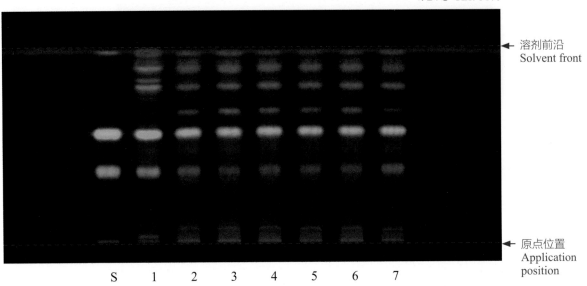

溶剂前沿
Solvent front

原点位置
Application
position

S　1　2　3　4　5　6　7

S.　升麻素苷（111522-201511）和 5-*O*- 甲基维斯阿米醇苷（111523-201509）混合对照品

1. 防风对照药材（120947-201108）

2~4. 供试品（批号：41140345；41141005；41151136，有糖型，企业 A）

5~6. 供试品（批号：41151228；41160207，无糖型，企业 A）

7. 供试品（批号：130506，无糖型，企业 B）

S, prim-*O*-glucosylcimifugin CRS (111522-201511) and 5-*O*-methylvisamminoside CRS (111523-201509) (increasing R_f);

track 1, Saposhnikoviae Radix reference drug (120947-201108);

tracks 2 to 7, different batches of the test samples

供试品溶液 Test Solution	取〔鉴别〕（2）项下的供试品溶液。 Obtained under *Identification* (2).
对照药材溶液 Reference Drug Solution	取防风对照药材 1 g，加丙酮 20 ml，超声处理 20 分钟，滤过，滤液蒸干，残渣 加乙醇 1 ml 使溶解。 To 1 g of Saposhnikoviae Radix reference drug, add 20 mL of acetone, ultrasonicate for 20 minutes, and filter. Evaporate the filtrate to dryness and dissolve the residue in 1 mL of ethanol.
对照品溶液 Reference Solution	取升麻素苷对照品、5-*O*-甲基维斯阿米醇苷对照品，加甲醇制成每 1 ml 各含 1 mg 的混合溶液。 Dissolve prim-*O*-glucosylcimifugin CRS and 5-*O*-methylvisamminoside CRS in methanol to prepare a mixture containing 1 mg of each per mL.
薄层板 Stationary Phase	硅胶预制薄层板（DC-Fertigplatten DURASIL-25，MN，批号：505133）。 TLC silica gel pre-coated plate (DC-Fertigplatten DURASIL-25, MN, Lot. 505133).
点样 Sample Application	S～1：5 µl；2～7：10 µl，条带状点样，条带宽度为 8 mm，条带间距为 16 mm，原点距底边为 10 mm。 Apply separately to the plate at 10 mm from the lower edge, as bands 8 mm, 10 µL of the test solutions, 5 µL of each of the reference drug solution and the reference solution, leaving 16 mm between tracks.
展开剂 Mobile Phase	三氯甲烷 – 甲醇（4:1），15 ml。 Chloroform and methanol (4:1), 15 mL.
展开缸 Developing Chamber	双槽展开缸，20 cm × 10 cm。 Twin trough chamber, 20 cm × 10 cm.
展开 Development	展开缸预平衡 15 分钟，上行展开，展距为 8 cm。 Equilibrate the chamber with the mobile phase for 15 minutes, develop vertically for 8 cm.
显色 Derivatization	喷三氯化铝试液，热风吹干。 Spray with aluminum chloride TS and dry in a current of hot air.
检视 Detection	置紫外光灯（365 nm）下检视。 Examine under ultraviolet light at 365 nm.
备注 Note	混合对照品色谱中由上到下依次为 5-*O*-甲基维斯阿米醇苷和升麻素苷。 Spots in the chromatogram obtained with the reference solution are prim-*O*- glucosylcimifugin and 5-*O*-methylvisamminoside with increasing R_f.

不同薄层板薄层色谱图的比较

t: 24℃ RH: 58%

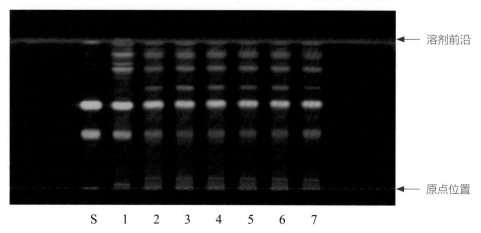

图 1 硅胶预制薄层板（DC-Fertigplatten DURASIL-25，MN 批号：505133）

t: 24℃ RH: 58%

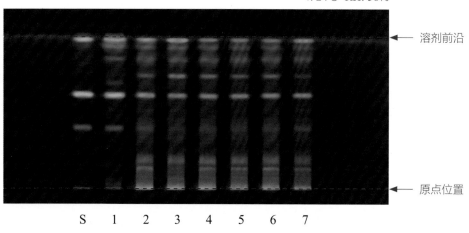

图 2 高效硅胶预制薄层板（HPTLC-Fertigplatten Nano-DURASIL-20，MN 批号：503083）

t: 24℃ RH: 58%

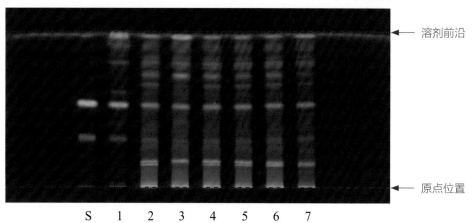

图 3 高效硅胶 G 预制薄层板（烟台市化学工业研究所，批号：20160519）

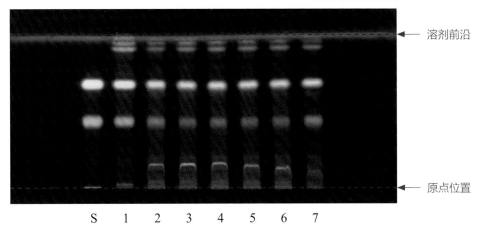

t: 24℃ RH: 58%

← 溶剂前沿

← 原点位置

S　1　2　3　4　5　6　7

图 4　高效硅胶 G 预制薄层板（青岛海洋化工厂分厂，批号：20160312）

S. 升麻素（111522-201511）和 5-*O*- 甲基维斯阿米醇苷（111523-201509）混合对照品

1. 防风对照药材（120947-201108）

2~4. 供试品（批号：41140345；41141005；41151136，有糖型，企业 A）

5~6. 供试品（批号：41151228；41160207，无糖型，企业 A）

7. 供试品（批号：130506，无糖型，企业 B）

（广州市药品检验所　严家浪　王秀芹）

鉴别
Identification
2

钩藤
Uncariae Ramulus Cum Uncis

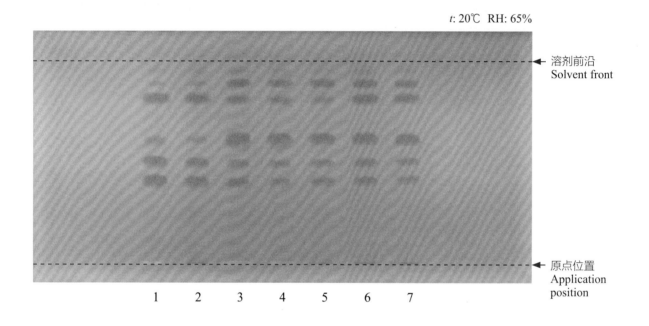

t: 20℃ RH: 65%

溶剂前沿
Solvent front

原点位置
Application
position

1　2　3　4　5　6　7

1. 钩藤（钩藤）对照药材（121190-201204）
2~7. 供试品（批号：1502016H；1505024H；1506026H；1504029H；1505030H；1506040H）

Track 1, Uncariae Ramulus Cum Uncis (*Uncaria rhynchophylla*) reference drug (121190-201204); tracks 2 to 7, different batches of the test samples

供试品溶液 Test Solution	取本品 9 g，研细，用浓氨试液湿润，加乙醚 100 ml，加热回流 1 小时，滤过，滤液用 5% 盐酸溶液振摇提取 2 次，每次 20 ml，合并提取液，用浓氨试液调节 pH 值至 9，再用乙醚振摇提取 2 次，每次 20 ml，合并乙醚提取液，挥干，残渣加无水乙醇 1 ml 使溶解，离心，取上清液。 Triturate 9 g of the pills, moisten with concentrated ammonia TS, add 100 mL of ether, heat under reflux for 1 hour, and filter. Extract the filtrate by shaking with two 20-mL quantities of a 5% solution of hydrochloric acid. Combine the extracts, adjust to pH 9 with concentrated ammonia TS, extract with two 20-mL quantities of ether. Combine the ether extracts, evaporate to dryness, dissolve the residue in 1 mL of anhydrous ethanol, centrifuge, and use the supernatant.
对照药材溶液 Reference Drug Solution	取钩藤对照药材 2 g，同供试品溶液制备方法制成对照药材溶液。 Prepare a solution of 2 g of Uncariae Ramulus Cum Uncis reference drug in the same method as the test solution praparation.
薄层板 Stationary Phase	高效硅胶 G 预制薄层板（青岛海洋化工厂分厂，批号：20150912）。 HPTLC silica gel pre-coated plate (Qingdao Haiyang Chemical Co. Ltd., Lot.20150912).
点样 Sample Application	对照药材溶液 7 μl，供试品溶液 10 μl，条带状点样，条带宽度为 8 mm，条带间距为 16 mm，原点距底边为 10 mm。 Apply separately to the plate at 10 mm from the lower edge, as bands 8 mm, 7 μL of the reference drug solution and 10 μL of each of the test solution, leaving 16 mm between tracks.
展开剂 Mobile Phase	三氯甲烷 – 丙酮 – 浓氨试液（50:20:0.3），15 ml。 Chloroform, acetone and concentrated ammonia TS (50:20:0.3), 15 mL.
展开缸 Developing Chamber	双槽展开缸，20 cm × 10 cm。 Twin trough chamber, 20 cm × 10 cm.
展开 Development	展开缸预平衡 15 分钟，上行展开，展距为 8 cm。 Equilibrate the chamber with the mobile phase for 15 minutes, develop vertically for 8 cm.
显色 Derivatization	喷以稀碘化铋钾试液。 Spray with dilute bismuth potassium iodide TS.
检视 Detection	置可见光下检视。 Examine in white light.

不同薄层板薄层色谱图的比较

t: 20℃   RH: 65%

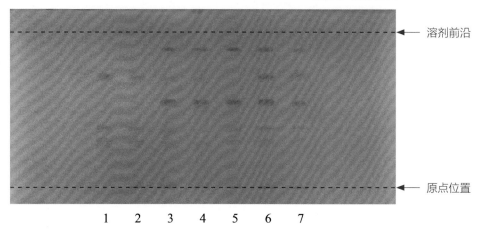

← 溶剂前沿

← 原点位置

1　2　3　4　5　6　7

图 1　硅胶预制薄层板（TLC Silica gel 60，Merck，批号：HX42524823）

t: 20℃   RH: 65%

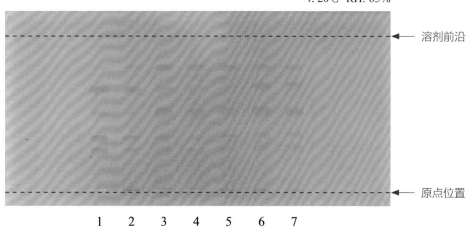

← 溶剂前沿

← 原点位置

1　2　3　4　5　6　7

图 2　高效硅胶预制薄层板（HPTLC Silica gel 60，Merck，批号：HX54710541）

t: 20℃   RH: 65%

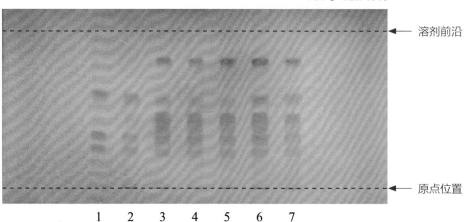

← 溶剂前沿

← 原点位置

1　2　3　4　5　6　7

图 3　高效硅胶 G 预制薄层板（烟台市化学工业研究所，批号：20150814）

不同薄层板薄层色谱图的比较

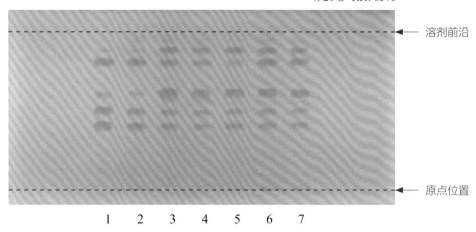

t: 20℃　RH: 65%

← 溶剂前沿

← 原点位置

1　2　3　4　5　6　7

图 4　高效硅胶 G 预制薄层板（青岛海洋化工厂分厂，批号：20150912）

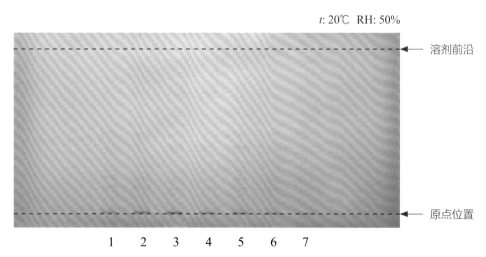

t: 20℃　RH: 50%

← 溶剂前沿

← 原点位置

1　2　3　4　5　6　7

图 5　硅胶预制薄层板（DC-Fertigplatten SIL G-25，MN 批号：405127）

t: 20℃　RH: 50%

← 溶剂前沿

← 原点位置

1　2　3　4　5　6　7

图 6　高效硅胶预制薄层板（HPTLC-Fertigplatten Nano-SIL-20，MN 批号：409251）

t: 20℃ RH: 57%

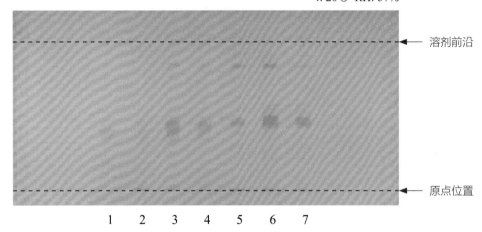

溶剂前沿

原点位置

1 2 3 4 5 6 7

图 7 硅胶预制薄层板（DC-Fertigplatten DURASIL-25，MN 批号：407195）

t: 20℃ RH: 57%

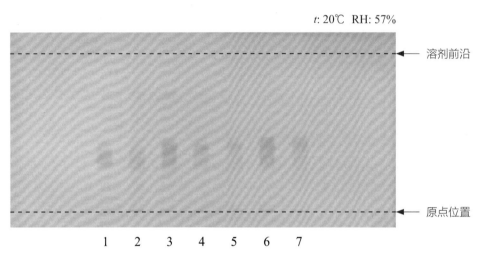

溶剂前沿

原点位置

1 2 3 4 5 6 7

图 8 高效硅胶预制薄层板（HPTLC-Fertigplatten Nano-DURASIL-20，MN 批号：503083）

1. 钩藤（钩藤）对照药材（121190-201204）

2～7. 供试品（批号：1502016H；1505024H；1506026H；1504029H；1505030H；1506040H）

说明

MN 普通板（DC-Fertigplatten DURASIL-25）和高效板（HPTLC-Fertigplatten Nano-DURASIL-20）薄层图谱的展开效果不理想（图7、图8），不适用于本鉴别。

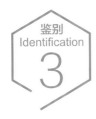

白芍
Paeoniae Radix Alba

t: 16℃ RH: 30%

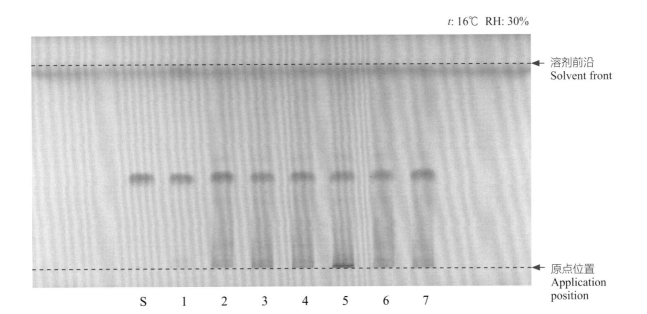

溶剂前沿
Solvent front

原点位置
Application
position

S   1   2   3   4   5   6   7

S. 芍药苷对照品（110736-201438）

1. 白芍对照药材（120905-201109）

2~7. 供试品（批号：1502016H；1505024H；1506026H；1504029H；1505030H；1506040H）

S, paeoniflorin CRS (110736-201438);

track 1, Paeoniae Radix Alba reference drug (120905-201109);

tracks 2 to 7, different batches of the test samples

供试品溶液 Test Solution	取本品 5 g，研细，加水 300 ml，煎煮 2 小时，滤过，滤液加无水乙醇至含醇量达 75%，静置过夜，滤过，滤液蒸至近干，残渣用水 50 ml 溶解，用三氯甲烷振摇提取 3 次，每次 30 ml，弃去三氯甲烷液，水溶液用水饱和的正丁醇振摇提取 4 次，每次 30 ml，合并正丁醇提取液，用正丁醇饱和的水 50 ml 洗涤，正丁醇液蒸干，残渣用水 20 ml 溶解，滤过，滤液蒸干，残渣用乙酸乙酯 30 ml 溶解，滤过，滤液蒸干，残渣加甲醇 1 ml 使溶解。 Triturate 5 g of the pills, decoct with 300 mL of water for 2 hours, and filter. To filtrate, add anhydrous ethanol up to 75% ethanol content, allow to stand overnight, and filter. Evaporate the filtrate to nearly dryness, dissolve the residue with 50 mL of water, extract by shaking with three 30-mL quantities of chloroform, and discard the chloroform extract. Extract the water solution by shaking with four 30-mL quantities of *n*-butanol saturated with water, combine the *n*-butanol extracts, and wash with 50 mL of water saturated with *n*-butanol. Evaporate the *n*-butanol extract to dryness, dissolve the residue in 20 mL of water, and filter. Evaporate the filtrate to dryness, dissolve the residue in 30 mL of ethyl acetate, and filter. Evaporate the filtrate to dryness, and dissolve the residue in 1 mL of methanol.
对照药材溶液 Reference Drug Solution	取白芍对照药材 1.5 g，加水 50 ml，煎煮 1 小时，滤过，滤液用水饱和的正丁醇振摇提取 3 次，每次 30 ml，合并正丁醇提取液，自"用正丁醇饱和的水 50 ml 洗涤"起，同供试品溶液制备方法制成对照药材溶液。 To 1.5 g of Paeoniae Radix Alba reference drug, decoct with 50 mL of water for 1 hour, and filter. Extract the filtrate with three 30-mL quantities of *n*-butanol saturated with water, combine the *n*-butanol extracts, and prepare a solution in the same method as the test solution preparation beginning at "wash with 50 mL of water saturated with *n*-butanol".
对照品溶液 Reference Solution	取芍药苷对照品，加甲醇制成每 1 ml 含 5 mg 的溶液。 Dissolve paeoniflorin CRS in methanol to prepare a solution containing 5 mg per mL.
薄层板 Stationary Phase	高效硅胶 G 预制薄层板（青岛海洋化工厂分厂，批号：20150912）。 HPTLC silica gel pre-coated plate (Qingdao Haiyang Chemical Co. Ltd., Lot.20150912).
点样 Sample Application	对照药材溶液与对照品溶液各 1 μl，供试品溶液 3 μl，条带状点样，条带宽度为 8 mm，条带间距为 16 mm，原点距底边为 10 mm。 Apply separately to the plate at 10 mm from the lower edge, as bands 8 mm, 1 μL of each of the reference solution and the reference drug solution, 3 μL of the test solution, leaving 16 mm between tracks.
展开剂 Mobile Phase	乙酸乙酯－甲醇（7:1），15 ml。 Ethyl acetate and methanol (7:1), 15 mL.
展开缸 Developing Chamber	双槽展开缸，20 cm × 10 cm。 Twin trough chamber, 20 cm × 10 cm.
展开 Development	展开缸预平衡 15 分钟，上行展开，展距为 8 cm。 Equilibrate the chamber with the mobile phase for 15 minutes, develop vertically for 8 cm.
显色 Derivatization	喷以 5% 香草醛硫酸溶液，在 105℃加热至斑点显色清晰。 Spray with a 5% solution of vanillin in sulfuric acid, and heat at 105℃ until the spots become distinct.
检视 Detection	置可见光下检视。 Examine in white light.

不同薄层板薄层色谱图的比较

t: 16℃　RH: 30%

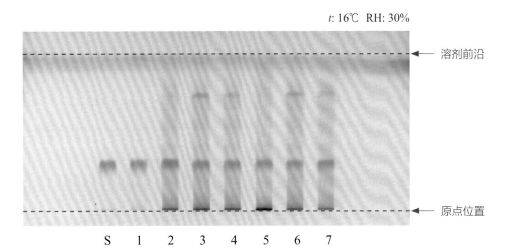

溶剂前沿

原点位置

S　1　2　3　4　5　6　7

图 1　硅胶预制薄层板（DC-Fertigplatten DURASIL-25，MN　批号：407195）

t: 16℃　RH: 30%

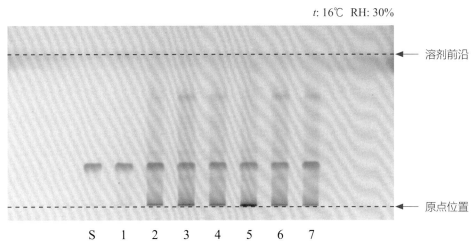

溶剂前沿

原点位置

S　1　2　3　4　5　6　7

图 2　高效硅胶预制薄层板（HPTLC-Fertigplatten Nano-DURASIL-20，MN　批号：503083）

t: 16℃　RH: 30%

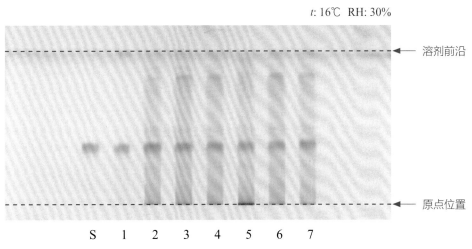

溶剂前沿

原点位置

S　1　2　3　4　5　6　7

图 3　高效硅胶 G 预制薄层板（烟台市化学工业研究所，批号：20150814）

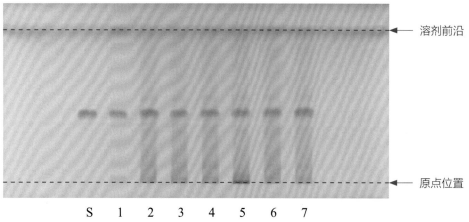

图 4　高效硅胶 G 预制薄层板（青岛海洋化工厂分厂，批号：20150912）

S. 芍药苷对照品（110736-201438）

1. 白芍对照药材（120905-201109）

2~7. 供试品（批号：1502016H；1505024H；1506026H；1504029H；1505030H；1506040H）

麻黄
Ephedrae Herba

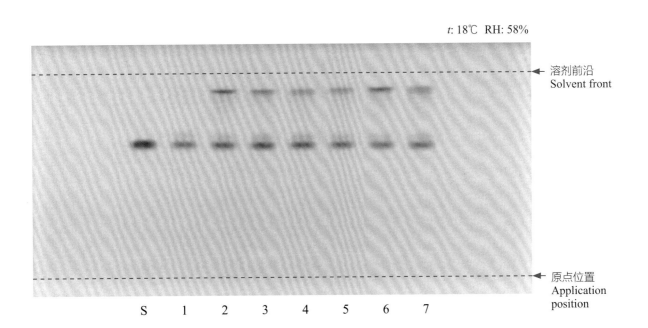

t: 18℃ RH: 58%

溶剂前沿
Solvent front

原点位置
Application
position

S   1   2   3   4   5   6   7

S. 盐酸麻黄碱对照品（171241-201007）

1. 麻黄（草麻黄）对照药材（121051-201005）

2~7. 供试品（批号：1502016H；1505024H；1506026H；1504029H；1505030H；1506040H）

S, ephedrine hydrochloride CRS (171241-201007);

track 1, Ephedrae Herba (*Ephedra sinica*) reference drug (121051-201005);

tracks 2 to 7, different batches of the test samples

供试品溶液 Test Solution	取〔鉴别〕（2）项下的供试品溶液。 Test solution obtained under *Identification* (2).
对照药材溶液 Reference Drug Solution	取麻黄对照药材1 g，用浓氨试液湿润，加乙醚40 ml，加热回流1小时，滤过，滤液挥干，残渣加无水乙醇2 ml 使溶解，滤过，取滤液。 To 1 g of Ephedrae Herba reference drug, moisten with concentrated ammonia TS, add 40 mL of ether, heat under reflux for 1 hour, and filter. Evaporate the filtrate to dryness, dissolve the residue in 2 mL of anhydrous ethanol, filter, and use the filtrate as the reference drug solution.
对照品溶液 Reference Solution	取盐酸麻黄碱对照品，加甲醇制成每1 ml 含0.5 mg 的溶液。 Dissolve ephedrine hydrochloride CRS in methanol to prepare a solution containing 0.5 mg per mL.
薄层板 Stationary Phase	高效硅胶G 预制薄层板（青岛海洋化工厂分厂，批号：20150912）。 HPTLC silica gel pre-coated plate (Qingdao Haiyang Chemical Co. Ltd., Lot.20150912).
点样 Sample Application	对照品与对照药材溶液各5 μl，供试品溶液10 μl，条带状点样，条带宽度为8 mm，条带间距为16 mm，原点距底边为10 mm。 Apply separately to the plate at 10 mm from the lower edge, as bands 8 mm, 5 μL of each of the reference solution and the reference drug solution, 10 μL of the test solutions, leaving 16 mm between tracks.
展开剂 Mobile Phase	三氯甲烷－甲醇－浓氨试液（4:1:0.1），15 ml。 Chloroform, methanol and concentrated ammonia TS (4:1:0.1), 15 mL.
展开缸 Developing Chamber	双槽展开缸，20 cm×10 cm。 Twin trough chamber, 20 cm × 10 cm.
展开 Development	展开缸预平衡15分钟，上行展开，展距为8 cm。 Equilibrate the chamber with the mobile phase for 15 minutes, develop vertically for 8 cm.
显色 Derivatization	喷以茚三酮试液，在105℃加热至斑点显色清晰。 Spray with ninhydrin TS and heat at 105℃ until the spots become distinct.
检视 Detection	置可见光下检视。 Examine in white light.

不同薄层板薄层色谱图的比较

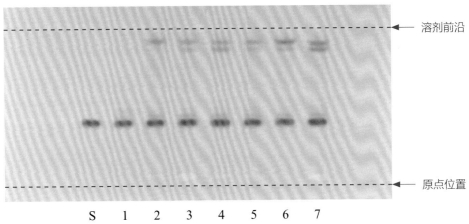

图 1 硅胶预制薄层板（DC-Fertigplatten SIL G-25，MN 批号：405127）

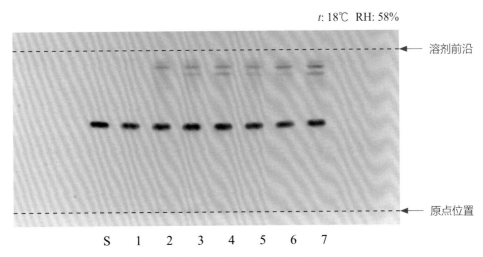

图 2 高效硅胶预制薄层板（HPTLC-Fertigplatten Nano-SIL-20，MN 批号：409251）

图 3 高效硅胶 G 预制薄层板（烟台市化学工业研究所，批号：20150814）

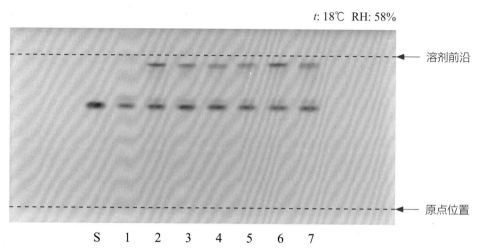

t: 18℃ RH: 58%

溶剂前沿

原点位置

S 1 2 3 4 5 6 7

图 4 高效硅胶 G 预制薄层板（青岛海洋化工厂分厂，批号：20150912）

S. 盐酸麻黄碱对照品（171241-201007）

1. 麻黄（草麻黄）对照药材（121051-201005）

2~7. 供试品（批号：1502016H；1505024H；1506026H；1504029H；1505030H；1506040H）

独活
Angelicae Pubescentis Radix

t: 25℃ RH: 75%

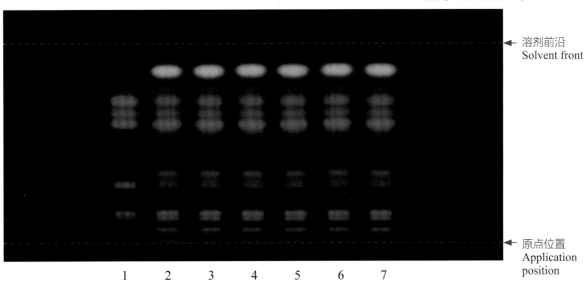

溶剂前沿
Solvent front

原点位置
Application
position

1　2　3　4　5　6　7

---

1. 独活对照药材（120940-201111）

2~7. 供试品（批号：1502016H；1505024H；1506026H；1504029H；1505030H；1506040H）

Track 1, Angelicae Pubescentis Radix reference drug (120940-201111);

tracks 2 to 7, different batches of the test samples

供试品溶液 Test Solution	取本品 10 g，研细，加水 80 ml，超声处理 30 分钟，再加入石油醚（60～90℃）50 ml，超声处理 30 分钟，分取石油醚液，蒸干，残渣加三氯甲烷 1 ml 使溶解。 Triturate 10 g of the pills, add 80 mL of water, ultrasonicate for 30 minutes, add 50 mL of petroleum ether (60-90℃), ultrasonicate for 30 minutes. Separate the petroleum ether solution, evaporate to dryness, and dissolve the residue in 1 mL of chloroform.
对照药材溶液 Reference Drug Solution	取独活对照药材 1 g，同供试品溶液制备方法制成对照药材溶液。 Prepare a solution of 1 g of Angelicae Pubescentis Radix reference drug in the same method as the test solution preparation.
薄层板 Stationary Phase	高效硅胶预制薄层板（HPTLC-Fertigplatten Nano-DURASIL-20，MN，批号：503083）。 HPTLC silica gel pre-coated plate (HPTLC-Fertigplatten Nano-DURASIL-20, MN, Lot.503083).
点样 Sample Application	对照药材溶液 2 μl，供试品溶液 10 μl，条带状点样，条带宽度为 8 mm，条带间距为 16 mm，原点距底边为 10 mm。 Apply separately to the plate at 10 mm from the lower edge, as bands 8 mm, 2 μL of the reference drug solution and 10 μL of the test solutions, leaving 16 mm between tracks.
展开剂 Mobile Phase	石油醚（60～90℃）－乙酸乙酯（2:1），15 ml。 Petroleum ether (60-90℃) and ethyl acetate (2:1), 15 mL.
展开缸 Developing Chamber	双槽展开缸，20 cm×10 cm。 Twin trough chamber, 20 cm × 10 cm.
展开 Development	展开缸预平衡 15 分钟，上行展开，展距为 8 cm。 Equilibrate the chamber with the mobile phase for 15 minutes, develop vertically for 8 cm.
检视 Detection	置紫外光灯（365 nm）下检视。 Examine under ultraviolet light at 365 nm.

不同薄层板薄层色谱图的比较

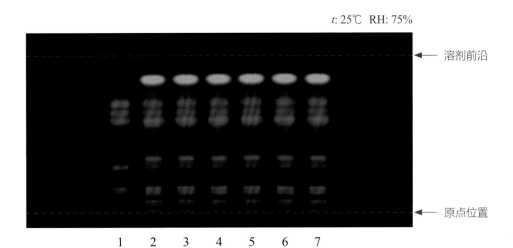

图 1 硅胶预制薄层板（DC-Fertigplatten DURASIL-25，MN 批号：407195）

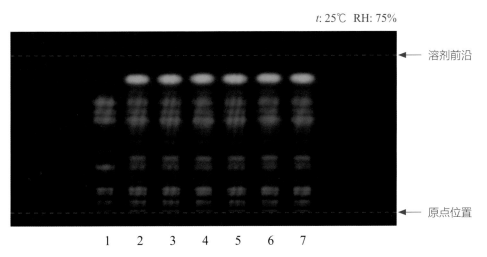

图 2 高效硅胶预制薄层板（HPTLC-Fertigplatten Nano-DURASIL-20，MN 批号：503083）

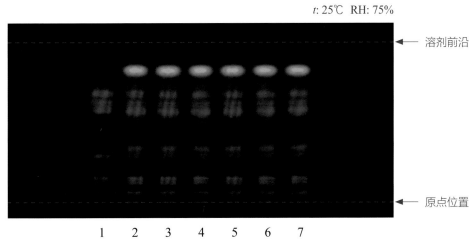

图 3 高效硅胶 G 预制薄层板（烟台市化学工业研究所，批号：20150814）

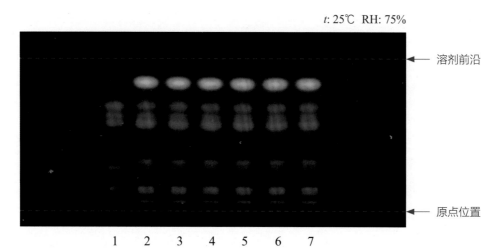

图 4　高效硅胶 G 预制薄层板（青岛海洋化工厂分厂，批号：20150912）

1. 独活对照药材（120940-201111）

2～7. 供试品（批号：1502016H；1505024H；1506026H；1504029H；1505030H；1506040H）

（广州市药品检验所　毕福钧　吕渭升）

鉴别
Identification
2

牡丹皮
Moutan Cortex

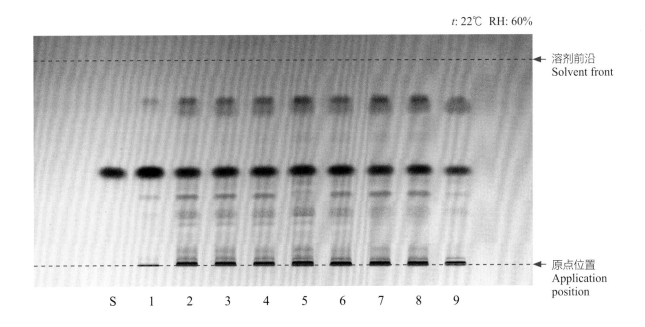

t: 22℃ RH: 60%

溶剂前沿
Solvent front

原点位置
Application
position

S　1　2　3　4　5　6　7　8　9

S. 丹皮酚对照品（110708-200506）

1. 牡丹皮对照药材（121490-201102）

2~4. 供试品（批号：1203174；1033174；1033428，水蜜丸，
企业 A）

5~6. 供试品（批号：130004；120002，水蜜丸，企业 B）

7. 供试（批号：55120001，水蜜丸，企业 C）

8. 供试品（批号：1010007，水蜜丸，企业 D）

9. 供试品（批号：12031741，大蜜丸，企业 E）

S, paeonol CRS (110708-200506);

track 1, Moutan Cortex reference drug (121490-
201102);

tracks 2 to 9, different batches of the test samples

供试品溶液 Test Solution	取本品水蜜丸 6 g，研碎；或取小蜜丸或大蜜丸 9 g，剪碎。加乙醚 15 ml，振摇 15 分钟，放置 1 小时，滤过，滤液挥去乙醚，残渣加丙酮 1 ml 使溶解。 Pulverize 6 g of water-honeyed pills, or cut 9 g of small honeyed pills or big honeyed pills into pieces, add 15 mL of ether, shake for 15 minutes, stand for 1 hour and filter. Expel ether from the filtrate and dissolve the residue in 1 mL of acetone.
对照药材溶液 * Reference Drug Solution*	取牡丹皮对照药材 1 g，同法制成对照药材溶液。 Prepare a solution of 1 g of Moutan Cortex reference drug in the same method as the test solution preparation.
对照品溶液 Reference Solution	取丹皮酚对照品，加丙酮制成每 1 ml 含 1 mg 的溶液。 Dissolve paeonol CRS in acetone to prepare a solution containing 1 mg per mL.
薄层板 Stationary Phase	硅胶预制薄层板（DC-Fertigplatten SIL G-25，MN，批号：301008）。 TLC silica gel pre-coated plate (DC-Fertigplatten SIL G-25, MN, Lot. 301008).
点样 Sample Application	5 μl，条带状点样，条带宽度为 8 mm，条带间距为 16 mm，原点距底边为 10 mm。 Apply separately to the plate at 10 mm from the lower edge, as bands 8 mm, 5 μL of each of the reference drug solution, the reference solution and the test solution, leaving 16 mm between tracks.
展开剂 Mobile Phase	环己烷－乙酸乙酯（3:1），15 ml。 Cyclohexane and ethyl acetate (3:1),15 mL.
展开缸 Developing Chamber	双槽展开缸，20 cm×10 cm。 Twin trough chamber, 20 cm × 10 cm.
展开 Development	展开缸预平衡 15 分钟，上行展开，展距为 8 cm。 Equilibrate the chamber with the mobile phase for 15 minutes, develop vertically for 8 cm.
显色 Derivatization	喷盐酸酸性 5% 三氯化铁乙醇溶液，加热至斑点显色清晰。 Spray with a 5% solution of ferric chloride in ethanol acidified by hydrochloric acid, and heat until the spots become distinct.
检视 Detection	置可见光下检视。 Examine in white light.

不同薄层板薄层色谱图的比较

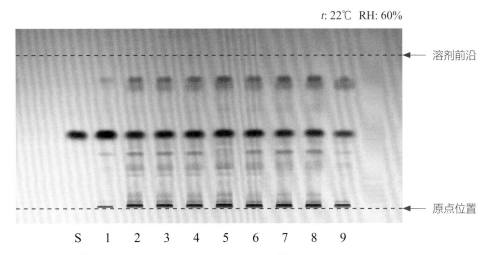

t: 22℃ RH: 60%

溶剂前沿

原点位置

S 1 2 3 4 5 6 7 8 9

图 1 硅胶预制薄层板（DC-Fertigplatten SIL G-25，MN 批号：301008）

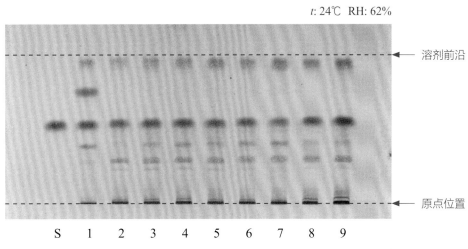

t: 24℃ RH: 62%

溶剂前沿

原点位置

S 1 2 3 4 5 6 7 8 9

图 2 高效硅胶预制薄层板（HPTLC-Fertigplatten Nano-SIL-20，MN 批号：409251）

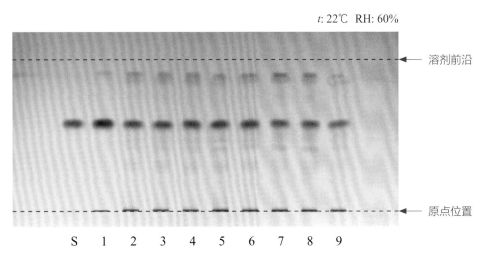

t: 22℃ RH: 60%

溶剂前沿

原点位置

S 1 2 3 4 5 6 7 8 9

图 3 高效硅胶 G 预制薄层板（烟台市化学工业研究所，批号：141229）

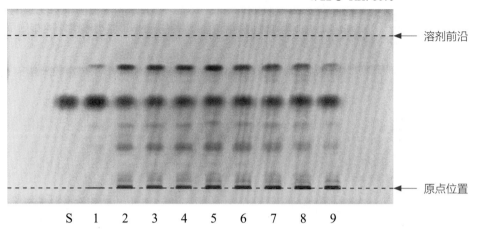

t: 22℃ RH: 60%

← 溶剂前沿

← 原点位置

S　1　2　3　4　5　6　7　8　9

图 4　高效硅胶 G 预制薄层板（青岛海洋化工厂分厂，批号：20141212）

S.　丹皮酚对照品（110708-200506）

1.　牡丹皮对照药材（121490-201102）

2~4. 供试品（批号：1203174；1033174；1033428，水蜜丸，企业 A）

5~6. 供试品（批号：130004；120002，水蜜丸，企业 B）

7.　供试品（批号：55120001，水蜜丸，企业 C）

8.　供试品（批号：1010007，水蜜丸，企业 D）

9.　供试品（批号：12031741，大蜜丸，企业 E）

说明

*《中国药典》本项鉴别以丹皮酚对照品为对照，本实验增加了牡丹皮对照药材对照。对照药材溶液参照供试品溶液制备方法制备。

黄柏
Phellodendri Chinensis Cortex

t: 21℃ RH: 55%

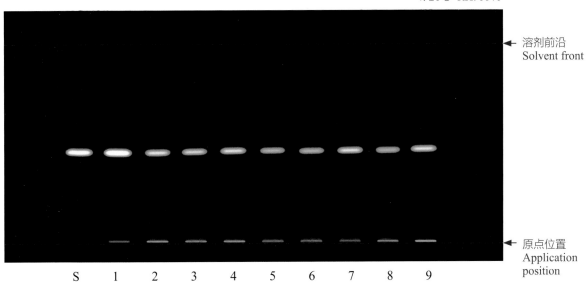

← 溶剂前沿
Solvent front

← 原点位置
Application
position

S 1 2 3 4 5 6 7 8 9

S. 盐酸小檗碱对照品（110713-201212）

1. 黄柏对照药材（121510-201105）

2~4. 供试品（批号：1203174；1033174；1033428，水蜜丸，企业 A）

5~6. 供试品（批号：130004；120002，水蜜丸，企业 B）

7. 供试品（批号：55120001，水蜜丸，企业 C）

8 供试品（批号：1010007，水蜜丸，企业 D）

9. 供试品（批号：12031741，大蜜丸，企业 E）

S, berberine hydrochloride CRS (110713-201212);

track 1, Phellodendri Chinensis Cortex reference drug (121510-201105);

tracks 2 to 9, different batches of the test samples

供试品溶液 Test Solution	取本品 2 g，切碎，加甲醇 5 ml，加热回流 15 分钟，滤过，取滤液，补加甲醇使成 5 ml。 Pulverize or cut 2 g of pills, add 5 mL of methanol, heat under reflux for 15 minutes, filter, replenish the filtrate with methanol to 5 mL.
对照药材溶液 Reference Drug Solution	取黄柏对照药材 0.1 g，同法制成对照药材溶液。 Prepare a solution of 0.1 g of Phellodendri Chinensis Cortex reference drug in the same method as the test solution preparation.
对照品溶液 Reference Solution	取盐酸小檗碱对照品，加甲醇制成每 1 ml 含 0.5 mg 的溶液。 Dissolve berberine hydrochloride CRS in methanol to prepare a solution containing 0.5 mg per mL.
薄层板 Stationary Phase	硅胶预制薄层板（DC-Fertigplatten DURASIL-25，MN，批号：112340）。 TLC silica gel pre-coated plate (DC-Fertigplatten DURASIL-25, MN, Lot. 112340).
点样 Sample Application	1 µl，条带状点样，条带宽度为 8 mm，条带间距为 16 mm，原点距底边为 10 mm。 Apply separately to the plate at 10 mm from the lower edge, as bands 8 mm, 1 µL of each of the reference drug solution, the reference solution and the test solution, leaving 16 mm between tracks.
展开剂 Mobile Phase	甲苯－异丙醇－乙酸乙酯－甲醇－浓氨试液（12:3:6:3:1），15 ml，置氨蒸气预饱和的展开缸内展开。 Toluene, isopropanol, ethyl acetate, methanol and concentrated ammonia TS (12:3:6:3:1), 15 mL.
展开缸 Developing Chamber	双槽展开缸，20 cm×10 cm。 Twin trough chamber, 20 cm×10 cm.
展开 Development	展开缸一侧槽中加入 15 ml 展开剂，另一侧槽中加入 15 ml 的浓氨试液，展开缸预平衡 15 分钟，上行展开，展距为 8 cm。 Equilibrate the chamber with 15 mL of concentrated ammonia TS in one trough and 15 mL of the mobile phase in another trough for 15 minutes, develop vertically for 8 cm.
检视 Detection	置紫外光灯（365 nm）下检视。 Examine under ultraviolet light at 365 nm.

不同薄层板薄层色谱图的比较

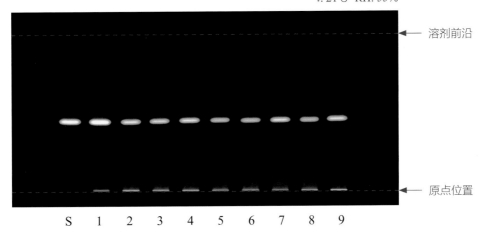

图 1 硅胶预制薄层板（DC-Fertigplatten DURASIL-25，MN 批号：112340）

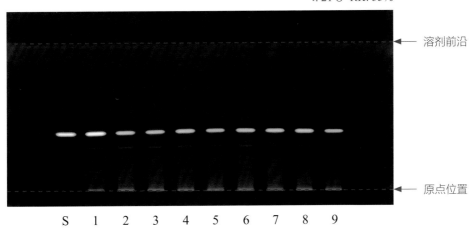

图 2 高效硅胶预制薄层板（HPTLC-Fertigplatten Nano-DURASIL-20，MN 批号：305143）

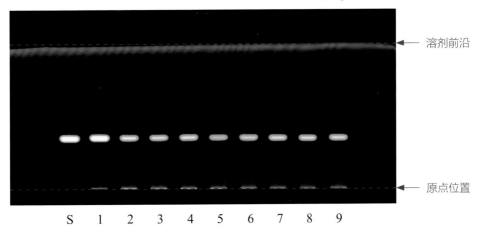

图 3 高效硅胶 G 预制薄层板（烟台市化学工业研究所，批号：141229）

t: 21℃ RH: 55%

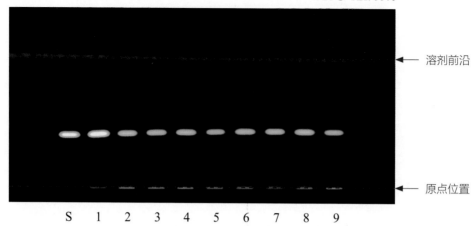

← 溶剂前沿

← 原点位置

S   1   2   3   4   5   6   7   8   9

图 4 高效硅胶 G 预制薄层板（青岛海洋化工厂分厂，批号：20141212）

S. 盐酸小檗碱对照品（110713-201212）

1. 黄柏对照药材（121510-201105）

2～4. 供试品（批号：1203174；1033174；1033428，水蜜丸，企业 A）

5～6. 供试品（批号：130004；120002，水蜜丸，企业 B）

7. 供试品（批号：55120001，水蜜丸，企业 C)

8. 供试品（批号：1010007，水蜜丸，企业 D)

9. 供试品（批号：12031741，大蜜丸，企业 E）

（广州市药品检验所　王秀芹　严家浪 ）

中文索引（按笔画顺序排列）